心血管疾病用药相关问题

——病例与评析

翟晓波　李晓蕾　著

世界图书出版公司
上海·西安·北京·广州

图书在版编目(CIP)数据

心血管疾病用药相关问题：病例与评析/翟晓波，李晓蕾著.—上海：上海世界图书出版公司，2017.7
ISBN 978-7-5192-3039-5

Ⅰ.①心… Ⅱ.①翟… ②李… Ⅲ.①心脏血管疾病-用药法 Ⅳ.①R540.5

中国版本图书馆 CIP 数据核字(2017)第 119286 号

书 名	心血管疾病用药相关问题——病例与评析 Xinxueguan Jibing Yongyao Xiangguan Wenti — Bingli yu Pingxi
著 者	翟晓波 李晓蕾
责任编辑	魏丽沪
装帧设计	上海永正彩色分色制版有限公司
出版发行	上海世界图书出版公司
地 址	上海市广中路 88 号 9 - 10 楼
邮 编	200083
网 址	http:// www.wpcsh.com
经 销	新华书店
印 刷	杭州恒力通印务有限公司
开 本	787mm×1092mm 1/ 16
印 张	19.5
字 数	470 千字
版 次	2017 年 7 月第 1 版 2017 年 7 月第 1 次印刷
书 号	ISBN 978-7-5192-3039-5/ R·424
定 价	200.00 元

ISBN 978-7-5192-3039-5
9 787519 230395

作者介绍

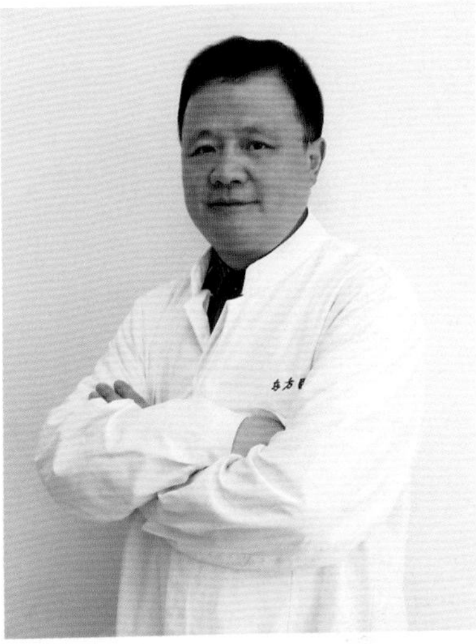

翟晓波，男，上海东方医院药学部临床药师，专业研究方向是临床药学和医院药学。作为一名临床药师，从事临床药学工作二十余年，积累了丰富的临床医学和药学知识，担任《药学服务与研究》等专业杂志的编委。1999 年因肿瘤药敏方面的研究获上海市科技进步三等奖。在“智能化用药监控警示互动系统”和“CPM-抗生素理想曲线版”的研发及成功应用方面取得了很好的成效。在心内科、消化内科等科室与医师面对面讨论案例近百例，揭示出使患者病情恶化、死亡背后存在的用药相关问题。在科研方面，以第一作者发表 SCI 论文 2 篇，在各种核心期刊上发表论文 48 篇，以课题负责人获得上海市卫计委等各种科研立项 10 项。获 2015 年“上海市十佳医技工作者”称号。

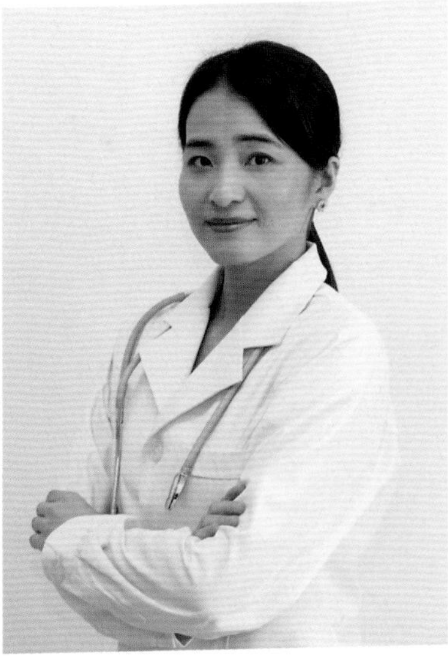

李晓蕾，临床药师，中国药科大学临床药学硕士，上海儿童医学中心主管药师。国内首个专注于儿童安全用药的微信公众号“龙猫药师”创始人，中国医疗自媒体联盟第一批正式成员，上海儿童医学中心院长奖获得者，上海交通大学医学院优秀药师，上海市合理用药先进个人，致力于推广“安全用药”理念。

前　言

医师因相信经验用药、缺乏用药知识等各种原因，有时开具的医嘱与药品说明书、教科书、各种指南不符。在此我们不否认在某些特殊情况下有其合理性，但多数情况下会出现用药相关问题(drug-related problems)。用药相关问题是指在药物治疗过程中所发生的对患者治疗效果和健康结果有任何不良影响或潜在不良影响的事件。包括用药适应证不适宜、给药剂量过大或过小、疗程过长或不足、违反禁忌证、配伍禁忌、有害的药物相互作用、药物不良反应等。患者疾病越复杂、病情越严重，用药就越多，与此相对应，用药相关问题的发生率也就越高。用药相关问题可能延长住院时间、提高住院费用、增加死亡风险。发现用药相关问题并说服医师改正，是临床药师的职责所在。

本书收录的七十多个病例，均是作者作为心内科专业的临床药师在长期实践中亲身遇到的。我们针对死亡或在药物治疗过程中病情加重的病例，对其原因进行深入分析，并找出用药相关问题，提供给医师、药师参考。用药相关问题是客观存在的，且发生率不低。作者的目的是期望引起重视，并通过各方努力，将其发生率降至最低。

翟晓波

2016 年 12 月 20 日

目　　录

Part 1

2013 年临床病例用药分析

Part 2

2014 年临床病例用药分析

Part 3

2015 年临床病例用药分析

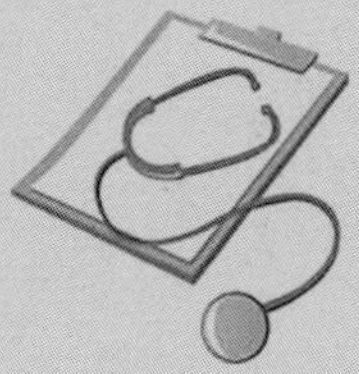

Part 1
2013 年临床病例用药分析

1. 频发室性期前收缩和短阵室性心动过速且感染致死

（2013 年 2 月 8 日）

【概述】

一例扩张性心肌病合并冠心病患者，因频发室性期前收缩、短阵室性心动过速、慢性支气管炎急性发作而入院。入院后患者频发室性期前收缩和短阵室性心动过速，经胺碘酮等抗心律失常治疗效果不佳，心力衰竭加重，另外患者感染进行性加重，最终导致死亡。通过此病例分析，探讨以下两点：1. 患者入院后频发室性期前收缩和短阵室性心动过速、心力衰竭加重的主要原因；2. 肺部感染进行性加重致死的主要原因。

【病史介绍】

患者 76 岁，男性，有扩张性心肌病合并冠心病史 3 年多。2010 年 9 月因频发室性期前收缩、短阵室性心动过速在某医院行 CRTD（心脏再同步化并植入复律除颤器）植入术。有高血压史 30 多年，慢性支气管炎史 10 多年。2012 年 10 月确诊中段食管癌，在某某医院行 γ 刀治疗。

2012 年 12 月 1 日患者发生无明显诱因下咳嗽、咳痰，体温最高 39℃，伴心悸，CRTD 放电约 20 多次。患者因冠心病合并扩张性心肌病、频发室性期前收缩、短阵室性心动过速、CRTD 植入术后、食管中段癌放疗后、高血压 3 级（极高危组）、慢性支气管炎急性发作于 2012 年 12 月 3 日被收入院。查血红蛋白 122.0 g/L（131.0～172.0 g/L），血小板计数 105.0×10^9/L（100×10^9～300×10^9/L），白细胞 15.25×10^9/L（3.69×10^9～9.16×10^9/L），中性粒细胞百分率 93.3%（50%～70%），C 反应蛋白＞160 mg/L（0～8 mg/L），B 型钠尿肽前体 4 092 ng/L（＜450 ng/L），肌酐 102 μmol/L（71～133 μmol/L），肝功能正常。心率 70 次/min，律不齐，可闻及干湿啰音。

【临床经过】

12 月 3 日予孟鲁司特钠 10 mg 每晚 1 次（qn）口服（po）（12 月 3 日—12 月 26 日）平喘，**甲磺酸倍他司汀 6 mg（tid，每日 3 次）po（12 月 3 日—12 月 26 日）**抗眩晕，呋塞米 20 mg（qd，1 日 1 次）po（12 月 3 日—12 月 21 日）利尿，螺内酯 20 mg qd po（12 月 3 日—12 月 10 日）保钾利尿，胺碘酮 0.2 g（bid，1 日 2 次）po（12 月 3 日—12 月 6 日），后来减量为 0.2 g qd po（12 月 6

日—12 月 18 日)，又加量为 0.2 g bid po(12 月 18 日—12 月 24 日)抗心律失常，**吗啡缓释片 10 mg 每 12 小时 1 次(q12h)po(12 月 3 日—12 月 26 日)**镇痛，复方氨基酸(18AA－Ⅱ)250 ml qd iv gtt(静脉滴注)(12 月 3 日—12 月 20 日)静脉营养，**头孢哌酮舒巴坦钠 1.5 g bid iv gtt(12 月 3 日—12 月 15 日)**抗感染。

12 月 6 日，予美托洛尔 6.25 mg bid po(12 月 6 日—12 月 16 日)12.5 mg bid po(12 月 16 日—12 月 18 日)减慢心率。

12 月 7 日，患者仍有咳嗽咳痰，心率 60 次/min，律齐，右下肺可闻及少量干湿啰音，血红蛋白 119.0 g/L(131.0～172.0 g/L)，血小板计数 149.0×10^9/L(100×10^9～300×10^9/L)，白细胞 9.48×10^9/L(3.69×10^9～9.16×10^9/L)，中性粒细胞百分率 89.3%(50%～70%)，C 反应蛋白>20 mg/L(0～8 mg/L)。

12 月 10 日，血红蛋白 124.0 g/L(131.0～172.0 g/L)，血小板计数 144.0×10^9/L(100×10^9～300×10^9/L)，白细胞 15.05×10^9/L(3.69×10^9～9.16×10^9/L)，中性粒细胞百分率 93.4%(50%～70%)，C 反应蛋白 6 mg/L(0～8 mg/L)。予甲钴胺 0.5 mg tid po(12 月 10 日—12 月 26 日)营养神经。

12 月 11 日，CT 示两肺慢性支气管炎、肺气肿伴炎症，双侧胸膜增厚、粘连。**予左氧氟沙星 0.3 g qd iv gtt(12 月 11 日—12 月 15 日)**加强抗感染。

12 月 14 日，白细胞 10.35×10^9/L(3.69×10^9～9.16×10^9/L)，中性粒细胞百分率 85.4%(50%～70%)。

12 月 15 日，患者夜间发作 2 次短阵室性心动过速，CRTD 放电 2 次，予胺碘酮 300 mg 静脉推泵。患者感染好转，**停头孢哌酮舒巴坦钠，停可能延长 Q－T 间期的左氧氟沙星**。

12 月 18 日，患者心率 60 次/min，律齐，右下肺可闻及少量干湿啰音，**体温 38.2℃，近几日频发室性心动过速**。血红蛋白 114.0 g/L(131.0～172.0 g/L)，血小板计数 140.0×10^9/L(100×10^9～300×10^9/L)，白细胞 10.27×10^9/L(3.69×10^9～9.16×10^9/L)，中性粒细胞百分率 88.1%(50%～70%)，C 反应蛋白 46 mg/L(0～8 mg/L)。予琥珀酸美托洛尔 23.75 mg bid po(12 月 18 日—12 月 21 日)抗心律失常，二羟丙茶碱 0.25 g 加生理盐水(NS)100 ml 静脉注射(iv)(12 月 18 日—12 月 20 日)平喘。

12 月 19 日，体温 38.3℃，18:30 pm，再次短阵室性心动过速发作，予胺碘酮 450 mg 静脉输注。

12 月 20 日，白细胞 14.02×10^9/L(3.69×10^9～9.16×10^9/L)，中性粒细胞百分率 91.5%(50%～70%)，C 反应蛋白 81 mg/L(0～8 mg/L)。6:20 am，再次短阵室性心动过速发作，予胺碘酮 450 mg 静脉输注，仍为室性心动过速，予胺碘酮 150 mg 4 次静脉输注(7:10 am，8:57 am，13:06 pm，22:20 pm)。8:50 am，**予 25% 硫酸镁 20 ml 加 NS 250 ml iv**。体温 38.4℃，**予哌拉西林他唑巴坦钠 4.5 g 每 8 小时 1 次(q8h)iv(12 月 20 日—12 月 24 日)**抗感染。

12 月 21 日，查钙 1.78 mmol/L(2.15～2.55 mmol/L)，镁 1.09 mmol/L(0.65～1.05 mmol/L)。16:00 pm，予右侧锁骨下静脉穿刺，测 CVP 正常。体温 38.3℃。予门冬氨酸钾镁口服液 10 ml tid po(12 月 21 日—12 月 26 日)补充钾镁离子，琥珀酸美托洛尔缓释片 23.75 mg qd po(12 月 21 日—12 月 24 日)11.8 mg qn po(12 月 21 日—12 月 25 日)减慢心率，

呋塞米 20 mg bid po(12 月 21 日—12 月 24 日)利尿。

12 月 22 日,**体温 39℃**,予一般物理降温(12 月 22 日—12 月 26 日)。白细胞 11.08×10^9/L(3.69×10^9 ~ 9.16×10^9/L),中性粒细胞百分率 90.0%(50% ~ 70%),C 反应蛋白>160 mg/L(0~8 mg/L)。12:40 pm,**予 25%硫酸镁 20 ml 加 NS 250 ml iv**。

12 月 23 日 10:06 am,心率 60 次/min,起搏心率,右下肺闻及干湿啰音。14:00 pm,午餐后腹泻 3 次,予盐酸小檗碱口服。**18:00 pm,体温 38.6℃,18:30 pm,予吲哚美辛栓 50 mg 纳肛**。患者反复发作短阵室性心动过速,频发室性期前收缩。测血钾 3.1 mmol/L(3.5~5.3 mmol/L),予补钾。共予胺碘酮 600 mg 静脉输注。

12 月 24 日 10:07 am,频发室性期前收缩,白细胞 15.45×10^9/L(3.69×10^9~9.16×10^9/L),中性粒细胞百分率 94.8%(50%~70%),C 反应蛋白>160 mg/L(0~8 mg/L)。予艾司洛尔 0.2 g v。12:15 pm,再次室性心动过速发作,予胺碘酮 450 mg 静脉推泵效果不佳,发作 5 min 后,患者意识不清,予胸外按压,同步 200 J 电复律,室性心动过速终止。14:30 pm,予 5%碳酸氢钠 100 ml iv,二羟丙茶碱 0.25 g 加 NS 50 ml 静脉推泵。

18:00 pm,呼吸内科会诊后停哌拉西林他唑巴坦钠,予利奈唑胺 0.6 g bid iv gtt(**12 月 24 日—12 月 26 日**)抗感染。

12 月 25 日 10:08 am,心电图示 Q-T 间期长,停胺碘酮。12:02 pm 患者诉胸闷,予硝酸甘油后症状缓解。

12 月 26 日 00:15 am,患者突发胸闷、气促,氧饱和度 75%,血压 14.665/8 kPa(110/60 mmHg),心率 90 次/min,双肺可闻及哮鸣音及湿啰音。予甲泼尼龙琥珀酸钠 80 mg v,二羟丙茶碱 0.25 g 加 NS 50 ml 静脉推泵,呋塞米 40 mg 静脉推注。但患者氧饱和度下降至 50%~60%,2:00 am 出现意识模糊,血压 9.33/5.33 kPa(70/40 mmHg),经抢救无效,4:05 am死亡。

【病例用药分析】

一、患者入院后频发室性期前收缩和短阵室性心动过速心力衰竭加重的主要原因

患者 12 月 3 日入院后频发室性期前收缩和短阵室性心动过速,经胺碘酮等抗心律失常治疗效果不佳,另外心力衰竭加重,其主要原因:

(1) 患者有冠心病合并扩张性心肌病、CRTD 植入术后、食道中段癌放疗后、高血压 3 级(极高危组)、慢性支气管炎急性发作,而且感染控制不佳并不断加重,有引发严重心律失常和心力衰竭的疾病基础[1]。

(2) 患者为冠心病合并扩张性心肌病、高血压 3 级(极高危组),并有严重心律失常。根据"中国高血压防治指南 2010"[4],高血压合并冠心病,需应用小剂量阿司匹林(100 mg/d)进行二级预防,阿司匹林不能耐受者可以应用氯吡格雷(75 mg/d)代替。阿司匹林可有效降低严重心血管事件风险 19%~25%。而实际上未口服阿司匹林肠溶片,可能加重心肌缺血,诱发严重心律失常和心力衰竭。

(3) 患者为冠心病合并扩张性心肌病,心力衰竭不断加重。根据"2007 中国慢性心力衰竭

诊断和治疗指南”[5]，血管紧张素转化酶抑制药(ACEI)是被循证医学证实能降低心力衰竭患者死亡率的第一类药物。所有心力衰竭患者，都必须使用ACEI，而且需要终身使用，除非有禁忌证或不能耐受。39个应用ACEI的临床试验，死亡危险率下降24%[5]。该患者血压正常，肾功能正常，没有使用ACEI的禁忌证，但却没有使用ACEI。可能使心力衰竭加重，诱发严重心律失常。

二、肺部感染进行性加重致死的主要原因

患者因冠心病合并扩张性心肌病、频发室性期前收缩、短阵室性心动过速、CRTD植入术后、食道中段癌放疗后、高血压3级(极高危组)、慢性支气管炎急性发作，于2012年12月3日被收入院。经头孢哌酮舒巴坦钠1.5 g bid iv gtt(12月3日—12月15日)，左氧氟沙星0.3 g qd iv gtt(12月11日—12月15日)抗感染等治疗后，肺部感染好转，但在12月15日停用抗生素后，频发室性心动过速。12月18日体温38.2℃，12月20日予哌拉西林他唑巴坦钠4.5 g q8h iv gtt(12月20日—12月24日)抗感染。12月22日体温39℃，感染进行性加重，但直到12月24日18:00 pm，才停哌拉西林他唑巴坦钠，予利奈唑胺0.6 g bid iv gtt(12月24日—12月26日)抗感染。12月26日凌晨死亡。

肺部感染没有得到有效控制，并且进行性加重的主要原因有：

(1) 患者高龄，近期食道癌放疗后，慢性支气管炎急性发作，冠心病合并扩张性心肌病，严重心律失常等疾病使免疫功能低下[1]。

(2) 予吗啡缓释片10 mg q12h po(12月3日—12月26日)，该药常见不良反应是使咳嗽减少，支气管痉挛，呼吸抑制(见萌蒂制药有限公司药品说明书)；予甲磺酸倍他司汀6 mg tid po(12月3日—12月26日)，该药为组胺受体激动剂，可能会通过影响H1受体而导致呼吸道收缩(见卫材药业有限公司药品说明书)。予25%硫酸镁20 ml静脉滴注(12月20日8:50 am，12月22日12:40 pm)，镁离子抑制运动神经-肌肉接头乙酰胆碱的释放，降低或解除肌肉收缩作用，有呼吸抑制作用(见上海旭东海普药业有限公司药品说明书)。上述药物作用可使呼吸道防御功能下降，增加肺炎的发生率，并且使肺炎较难控制[1]。

(3) 予头孢哌酮舒巴坦钠1.5 g bid iv gtt(12月3日—12月15日)，左氧氟沙星0.3 g qd iv gtt(12月11日—12月15日)抗感染治疗后，患者咳嗽咳痰好转，12月14日白细胞10.35×10^9/L，中性粒细胞百分率85.4%。12月15日发作2次短阵室性心动过速，停抗生素。对肺炎抗生素疗程存在争议，但对于金黄色葡萄球菌、铜绿假单胞菌、克雷白杆菌、厌氧菌等容易导致肺组织坏死的致病菌所致的感染，建议抗菌药物疗程在2周以上[1]。患者近期食道癌放疗后，且有慢性支气管炎等严重疾病，使肺部感染控制较为困难，故12月15日停抗生素是否适宜值得商榷，可能使肺部感染复发。

(4) 在12月15日停抗生素后，12月18日体温38.2℃，提示肺部感染复发或新发，加上患者伴有严重基础疾病，按照指南应及早开始正确的经验性抗生素治疗，不然可增加死亡率[2]，但实际上直到12月20日才给予哌拉西林他唑巴坦钠4.5 g q8h iv gtt(12月20日—12月24日)抗感染。

(5) 头孢哌酮舒巴坦钠为广谱抗生素，对革兰阴性杆菌作用强，对产超广谱β-内酰胺酶细菌作用不及碳青霉烯类，对抗甲氧西林金黄色葡萄球菌、表皮葡萄球菌等无效；左氧氟沙星

也是广谱抗菌药，对革兰阴性杆菌作用强，对衣原体、支原体、军团菌、抗酸杆菌均有作用，对产超广谱β-内酰胺酶细菌作用不及碳青霉烯类，对抗甲氧西林金黄色葡萄球菌、表皮葡萄球菌等无效。哌拉西林他唑巴坦钠抗菌谱及抗菌效力与头孢哌酮舒巴坦钠差别不大，与左氧氟沙星差别不是太大（见辉瑞制药有限公司、扬子江药业集团有限公司、惠氏制药有限公司药品说明书）。因此先前予头孢哌酮舒巴坦钠加左氧氟沙星抗感染效果不佳，之后予哌拉西林他唑巴坦钠是否适宜值得商榷，可能使肺部感染控制不佳甚至加重。

(6) 予哌拉西林他唑巴坦钠 4.5 g q8h iv gtt（12月20日—12月24日）后，12月22日体温39℃，提示感染加重，应及时更换更强力抗生素（严重疾病基础上并发的肺部感染，抗感染2～3天效果不佳应及时更换抗生素[2]），而实际上直到12月24日18:00 pm，才停哌拉西林他唑巴坦钠，换用利奈唑胺。延误了控制感染的时机，可能增加死亡率。

(7) 碳青霉烯类抗生素适用于产超广谱β-内酰胺酶的菌株、产氨基糖甙类钝化酶、多重耐药菌引起的严重感染、混合感染、院内感染，以及应用β-内酰胺类、氨基糖甙类、喹诺酮类抗菌药物疗效不佳的患者。万古霉素、替考拉宁、利奈唑胺适用于抗甲氧西林金黄色葡萄球菌和表皮葡萄球菌感染[3]。患者有近期食道癌放疗后、慢性支气管炎急性发作、严重心力衰竭等疾病基础，12月22日体温39℃，12月24日白细胞 15.45×10^9/L，中性粒细胞百分率94.8%，C反应蛋白>160 mg/L，中心静脉置管，插导尿管，呼吸机辅助通气，长期卧床。结合症状体征，病情危重，肺部感染较难控制，符合降阶梯治疗条件[2]。先后予头孢哌酮舒巴坦钠、左氧氟沙星、哌拉西林他唑巴坦钠抗感染效果不佳，通常应予碳青霉烯类（亚胺培南、西司他丁钠或美罗培南）+（万古霉素、替考拉宁、利奈唑胺），估计真菌感染可能者联合应用抗真菌药物如氟康唑、伏立康唑、伊曲康唑、米卡芬净等[3]。而实际上12月24日18:00 pm予利奈唑胺0.6 g bid iv gtt（12月24日—12月26日）抗感染，有可能不能覆盖可能致病菌。对危及生命的感染，早期治疗若能覆盖所有可能致病菌，死亡率为9%～38%；若不能完全覆盖所有可能致病菌死亡率显著增加至29%～61%。因此，12月24日18:00 pm只予利奈唑胺值得商榷，有可能增加死亡率。

【病例总结】

(1) 患者为严重疾病基础上并发肺部感染，应及早开始正确的经验性抗生素治疗，早期治疗若不能覆盖所有可能致病菌，死亡率显著增加。为保证早期抗生素治疗的正确性，需要联合应用广谱抗生素，覆盖耐药革兰阴性杆菌和革兰阳性球菌。该患者常见致病菌可能有铜绿假单胞菌、抗甲氧西林金黄色葡萄球菌（MRSA）、不动杆菌、肠杆菌属细菌和厌氧菌等。可选择氟喹诺酮类或氨基糖苷类联合头孢菌素类、广谱β-内酰胺类、β-内酰胺酶抑制药、碳青霉烯类。估计金黄色葡萄球菌感染可能者联合应用万古霉素、替考拉宁、利奈唑胺，估计真菌感染可能者联合应用抗真菌药物如氟康唑、伏立康唑、伊曲康唑、米卡芬净等[3]。抗感染2～3天效果不佳应及时更换抗生素。

(2) 患者为冠心病合并扩张性心肌，高血压3级（极高危组），应口服阿司匹林肠溶片预防严重心血管事件。患者有严重心力衰竭，只要没有禁忌证就应口服ACEI以降低死亡率。

(3) 患者有老年性慢性支气管炎，而吗啡对支气管哮喘、肺源性心脏病代偿失调者禁用（见萌蒂制药有限公司药品说明书）；甲磺酸倍他司汀通过影响H1受体而导致呼吸道收缩（见卫材药业有限公司药品说明书)；25%硫酸镁对呼吸系统疾病患者禁用(见上海旭东海普药业有限公司药品说明书)。

未遵守上述用药注意事项，可能与患者死亡有相关性。

参考文献

[1] 陆再英，钟南山.内科学[M].第7版.北京：人民卫生出版社，2011，5-38，282-395，814-820.
[2] 梁德雄.重症肺炎抗生素降阶梯治疗使用策略[J].中国医学文摘·内科学，2005，26(4)：484-487.
[3] 刘洋，孟彦苓，杜斌.呼吸机相关肺炎[J].协和医学杂志，2010，1(1)：103-107.
[4] 中国高血压防治指南修订委员会.中国高血压防治指南2010.中华心血管病杂志，2011，39(7)：579-616.
[5] 中华医学会心血管病学分会，中华心血管病杂志编辑委员会.2007中国慢性心力衰竭诊断和治疗指南.中华心血管病杂志，2007，35(12)：1-28.

2. 治疗中发生精神失常、肝肾损害以及严重感染致死

（2013 年 2 月 20 日）

【概述】

一例有长期高血压和脑梗死病史患者，此次因急性广泛前壁心肌梗死而入院，造影显示三支血管均闭塞，无法行经皮冠状动脉介入（PCI）术，植入主动脉内球囊反搏泵（IABP）辅助循环。入院时肝肾功能正常，无感染，在治疗过程中发生 2 次精神失常、肝肾功能损害、高渗性失水、严重感染，最终导致死亡。通过此病例分析，探讨以下几点：1. 患者 2 次出现精神失常的可能原因；2. 入院后患者发生肝肾功能损害的可能原因；3. 患者发生高渗性失水的可能原因；4. 纠正高钠血症和高渗性失水的补液方法；5. 入院后患者发生严重感染导致死亡的可能原因。

【病史介绍】

患者 84 岁，男性，既往有高血压病史 50 多年，2002 年及 2009 年 2 次脑梗死史。2012 年 12 月 9 日来院急诊，诊断急性广泛前壁心肌梗死，绿色通道直接入导管室行冠脉造影，显示三支血管均闭塞，无法行 PCI 术，植入 IABP 辅助循环。患者突发心率减慢，心电监护示窦性心律 45 次/min，血压降至 8.67/7.33 kPa（65/55 mmHg）。立即予阿托品 0.5 mg 静脉推注，肾上腺素 0.5 mg 静脉推注，多巴胺静脉推泵，血压上升后稳定于 14.67～16/8～9.33 kPa（110～120/60～70 mmHg），心率上升后稳定于 130～150 次/min。考虑患者血管病变重，风险大，告知家属结束手术，收入冠心病监护治疗病房（CCU），诊断为冠心病、急性广泛前壁及高侧壁心肌梗死，完全性右束支传导阻滞，心源性休克，心功能Ⅳ级（Killip），高血压 3 级（极高危），脑梗死后。

【临床经过】

12 月 9 日，给予患者阿司匹林肠溶片 100 mg qd po（12 月 9 日—1 月 10 日）、氯吡格雷 75 mg qd po（12 月 9 日—1 月 10 日）抗血小板聚集，低分子肝素钙 0.4 ml q12h 皮下注射（ih）（12 月 9 日—12 月 10 日），后来减量至 0.2 ml q12h ih（12 月 17 日—12 月 21 日）抗凝，肝素钠 2 500 u 动脉置管护理（12 月 9 日—12 月 24 日），阿托伐他汀钙 20 mg qn po（12 月 9 日—12 月 27 日）稳定斑块，泮托拉唑钠 60 mg qd iv gtt（12 月 9 日—12 月 10 日），后增量至 60 mg bid iv gtt（12 月 10 日—12 月 21 日）护胃，肾上腺素 2 mg 静脉推泵（12 月 9 日 23:16 pm、

23:42 pm，12 月 10 日 11:12 am、19:55 pm，12 月 11 日 16:55 pm、23:16 pm，12 月 12 日 16:46 pm，12 月 20 日 10:40 am、14:04 pm)，肾上腺素 1 mg 静脉推泵(12 月 20 日 16:29 pm，12 月 21 日 16:45 pm)。多巴胺 200 mg 静脉推泵(12 月 9 日 23:17 pm、23:45 pm，12 月 10 日 11:11 am、18:07 pm，12 月 11 日 11:17 am、16:56 pm，12 月 12 日 13:04 pm、16:51 pm、23:13 pm，12 月 13 日 8:52 am、9:10 am、23:04 pm，12 月 16 日 9:24 am，12 月 17 日 18:17 pm，12 月 18 日 9:39 am、17:23 pm，12 月 19 日 9:48 am、18:32 pm、23:48 pm，12 月 20 日 9:00 am、10:40 am，12 月 21 日 12:21 pm、16:46 pm，12 月 22 日 6:28 am、15:18 pm，12 月 23 日 8:19 am、16:29 pm)，胺碘酮 300 mg 静脉推泵(12 月 9 日—12 月 11 日)。

12 月 11 日 6:00 am，患者气促、呼吸困难，口唇发绀，氧饱和度 78%。考虑合并呼吸衰竭，予 BiPAP 呼吸机辅助通气。10:21 am，患者阵发性胸痛，呕吐，心率 78 次/min，血压 13.33/8.27 kPa(100/62 mmHg)。予**胺碘酮 0.2 g tid po(12 月 11 日—12 月 14 日)，后来逐渐减量为 0.2 g bid po(12 月 14 日—12 月 21 日)，0.2 g qd po(12 月 21 日—12 月 26 日)，0.1 g qd po(12 月 26 日—12 月 28 日)**抗心律失常，**多潘立酮 10 mg tid po(12 月 11 日—12 月 26 日)**止吐，螺内酯 20 mg tid po(12 月 11 日—12 月 25 日)，20 mg bid po(12 月 25 日—1 月 10 日)保钾利尿，曲美他嗪 20 mg tid po(12 月 11 日—1 月 10 日)营养心肌。餐后血糖 8.77 mmol/L(正常范围应<7.8 mmol/L)。

12 月 13 日，予右颈内静脉穿刺置管测中心静脉压(CVP)，即刻 1.18 kPa[12 cmH_2O (0.49～0.98 kPa，5～10 cmH_2O)]。

12 月 14 日，患者心率 78 次/min，血压 125/55 mmHg，双肺底可及湿啰音。予复方氨基酸(18AA-Ⅱ)250 ml qd iv gtt(12 月 14 日—1 月 10 日)静脉营养。

12 月 17 日，生命体征平稳，心率 72 次/min，血压 16.67/7.33 kPa(125/55 mmHg)，意识清，精神差，双肺底可及湿啰音。B 型钠尿肽前体 7 232 ng/L(<450 ng/L)，肌酸激酶同工酶 3.57 μg/L(0.1～4.94 μg/L)，肌红蛋白 107.9 μg/L(28.0～72.0 μg/L)，高敏肌钙蛋白 5.63 μg/L(0.000～0.014 μg/L)，**肌酐 73 μmol/L(59～104 μmol/L)**，射血分数(EF)35%(>50%)，**胸片示双肺炎症**。

12 月 18 日，患者 2:00 am 开始烦躁不安，情绪激动，不配合治疗，心率 100 次/min，血压 13.07/7.47 kPa(98/56 mmHg)。考虑躯体疾病引起精神障碍不能除外，患者烦躁不安，引起交感神经兴奋，加重心肌耗氧量，呼吸频率加快，造成过度通气，均可影响预后，予丙泊酚镇静。予地高辛 0.125 mg qd po(12 月 18 日—1 月 6 日)强心。

12 月 19 日，**血培养检出表皮葡萄球菌，对环丙沙星、左氧氟沙星、莫西沙星、万古霉素、利奈唑胺等敏感**。血气分析示氧分压(PO_2)10.27 kPa[77 mmHg(11.07～14.40 kPa，83～108 mmHg)]，二氧化碳分压(PCO_2)2.53 kPa[19 mmHg(4.67～6 kPa，35～45 mmHg)]，pH 7.58(7.35～7.45)。患者烦躁不安，情绪激动，不配合治疗，吵闹要回家，拒绝进食。临床心理科医师会诊考虑谵妄状态，**予奥氮平 5 mg qd po(12 月 19 日—12 月 27 日)，后来减量为 2.5 mg qd po(12 月 27 日—1 月 3 日)**。患者心率 110 次/min，血压 13.6/7.47 kPa(102/56 mmHg)，双肺底可及湿啰音。查血红蛋白 139.0 g/L(131.0～172.0 g/L)，血小板计数 330.0×10^9/L(100×10^9～300×10^9/L)，白细胞 11.28×10^9/L(3.69×10^9～9.16×10^9/L)，中性粒细胞百分率 88.5%(50%～70%)。**予哌拉西林他唑巴坦钠 4.5 g bid iv gtt(12 月 19 日—**

12月25日)抗感染。

12月20日,患者仍烦躁不安,情绪激动,不配合治疗,拒绝进食。B型钠尿肽前体>35 000 ng/L(<450 ng/L),血气分析示 PO_2 8.67 kPa[65 mmHg(11.07～14.40 kPa,83～108 mmHg)],PCO_2 2.4 kPa[18 mmHg(4.67～6 kPa,35～45 mmHg)],pH 7.53(7.35～7.45)。

12月21日,**将泮托拉唑钠减量为 60 mg qd iv gtt(12月21日—12月29日)**护胃。患者烦躁不安及情绪激动较前略有好转。15:28 pm,患者突发恶心、呕吐胃内容物,心率130次/min,血压14.67/10.67 kPa(110/80 mmHg),氧饱和度95%,精神萎靡。**予安素8勺加入米汤qd po(12月21日—1月10日)**。

12月22日,患者烦躁不安及情绪激动较前有好转,进食时有呕吐。

12月23日,患者烦躁不安及情绪激动较好转,进食时有呕吐,心率88次/min,血压16.27/9.87 kPa(122/74 mmHg),有咳嗽,咳黄色黏痰。

12月25日,患者有咳嗽、咳黄色黏痰,心率89次/min,血压16.8/8.53 kPa(126/64 mmHg),C反应蛋白63 mg/L(0～8 mg/L),**肌酐156 μmol/L(59～104 μmol/L)**。哌拉西林他唑巴坦钠抗感染效果不佳,停用,**予莫西沙星片400 mg qd po(12月25日—12月26日)莫西沙星氯化钠注射液400 mg qd iv gtt(12月26日—12月27日),莫西沙星片400 mg qd po(12月27日—12月29日)**抗感染,比索洛尔1.25 mg qd po(12月25日—1月1日)减慢心率,单硝酸异山梨酯缓释片40 mg qd po(12月25日—1月10日)扩冠。

12月27日,肌酐191 μmol/L(59～104 μmol/L),谷丙转氨酶102 U/L(0～60 U/L),总胆红素24.8 μmol/L(6～20 μmol/L),结合胆红素20.8 μmol/L(0～19 μmol/L),γ-谷氨酰转肽酶176 U/L(8～61 U/L)。停阿托伐他汀钙,改用瑞舒伐他汀钙10 mg qn po(12月27日—12月28日),后来减量为5 mg qn po(12月28日—12月31日)稳定斑块。

12月28日,予还原型谷胱甘肽1.2 g加5%葡萄糖注射液(GS)100 ml qd iv gtt(12月28日—1月10日)保肝。

12月29日,**予泮托拉唑钠60 mg加5% GS 50 ml qd静脉推泵(12月29日—1月10日)**护胃,托拉塞米10 mg bid po(12月29日—1月10日)利尿。患者双肺大量湿啰音,痰培养示肺炎克雷白杆菌,对亚胺培南西司他丁钠敏感。莫西沙星抗感染效果不佳,停用,予**亚胺培南西司他丁钠1 g加NS 100 ml q12h iv gtt(12月29日—1月1日)亚胺培南西司他丁钠1 g加NS 100 ml qd iv gtt(1月1日—1月7日),利奈唑胺0.6 g q12h iv gtt(12月29日—1月7日)**抗感染。

12月30日,硝酸异山梨酯10 mg加5% GS 50 ml qd iv gtt(12月30日—1月10日)扩冠。

12月31日,肌酐183 μmol/L(59～104 μmol/L),**谷丙转氨酶746 U/L(0～60 U/L),总胆红素24.9 μmol/L(6～20 μmol/L)**,结合胆红素18.4 μmol/L(0～19 μmol/L),γ-谷氨酰转肽酶287 U/L(8～61 U/L),碱性磷酸酶286 U/L(38～126 U/L)。予谷胱甘肽等保肝治疗(12月31日—1月10日)。

1月1日,白细胞 10.35×10^9/L(3.69×10^9～9.16×10^9/L),中性粒细胞百分率92.6%(50%～70%)。予美托洛尔6.25 mg bid po(1月1日—1月7日)减慢心率,**复方甲氧那明胶**

囊 12.5 mg tid po(1 月 1 日—1 月 10 日)、孟鲁司特钠 10 mg qn po(1 月 1 日—1 月 10 日)平喘。患者白细胞较前下降,将亚胺培南西司他丁钠减量。

1 月 2 日,肌酐 167 μmol/L(59～104 μmol/L),**谷丙转氨酶 768 U/L(0～60 U/L),总胆红素 32.1 μmol/L(6～20 μmol/L)**,非结合胆红素 22.3 μmol/L(0～19 μmol/L),γ-谷氨酰转肽酶 287 U/L(8～61 U/L)。

1 月 3 日,仍有咳嗽咳痰,咳黄色黏痰,活动后气促,心率 92 次/min,血压 16/8.53 kPa(120/64 mmHg),双肺底可及少许湿啰音。

1 月 4 日,肌酐 148 μmol/L(59～104 μmol/L),谷丙转氨酶 394 U/L(0～60 U/L),总胆红素 40.4 μmol/L(6～20 μmol/L),非结合胆红素 30.7 μmol/L(0～19 μmol/L),γ-谷氨酰转肽酶 322 U/L(8～61 U/L)。

1 月 5 日,仍有咳嗽咳痰,咳黄色黏痰,痰不易咳出,心率 101 次/min,血压 16.4/8.8 kPa(123/66 mmHg)。谷丙转氨酶 305 U/L(0～60 U/L),总胆红素 46.0 μmol/L(6～20 μmol/L),非结合胆红素 35.4 μmol/L(0～19 μmol/L),γ-谷氨酰转肽酶 326 U/L(8～61 U/L)。钠 155 mmol/L(134～145 mmol/L),氯 124 mmol/L(98～108 mmol/L),钾 5.8 mmol/L(3.5～5.0 mmol/L),PCO_2 2.53 kPa[19 mmHg(4.67～6 kPa,35～45 mmHg)],红细胞压积 58%(37%～49%)。

1 月 6 日,肌酐 203 μmol/L(59～104 μmol/L),**谷丙转氨酶 775 U/L(0～60 U/L),总胆红素 78.7 μmol/L(6～20 μmol/L)**,非结合胆红素 42 μmol/L(0～19 μmol/L),γ-谷氨酰转肽酶 329 U/L(8～61 U/L),B 型钠尿肽前体>35 000 ng/L(<450 ng/L)。**PCO_2 2.53 kPa [19 mmHg(4.67～6 kPa,35～45 mmHg)],红细胞压积 56%(37%～49%),钠 154 mmol/L(134～145 mmol/L)**,钾 6.9 mmol/L(3.5～5.0 mmol/L),氯 120 mmol/L(98～108 mmol/L),pH 7.23(7.35～7.45)。暂停地高辛,予聚磺苯乙烯钠散降血钾。

1 月 7 日,患者近日再次出现烦躁不安,拒绝治疗,拒绝进食,仍有咳嗽咳黄色黏痰,仍有气促。血压 116/58 mmHg,心率 101 次/min。尿素氮 32.9 mmol/L(3.2～7.1 mmol/L),肌酐 164 μmol/L(59～104 μmol/L),**谷丙转氨酶 1 879 U/L(0～60 U/L),总胆红素 57.1 μmol/L(6～20 μmol/L)**,非结合胆红素 29.7 μmol/L(0～19 μmol/L),γ-谷氨酰转肽酶 284 U/L(8～61 U/L),碱性磷酸酶 326 U/L(38～126 U/L)。**亚胺培南西司他丁钠和利奈唑胺联合治疗已经 8 天,白细胞仍高,且痰培养可见真菌,为防止继发性真菌感染,停用亚胺培南西司他丁钠和利奈唑胺**。

1 月 9 日,患者仍烦躁不安,拒绝治疗,拒绝进食,仍有咳嗽咳黄色黏痰,仍有气促,血压 14.67/7.2 kPa(110/54 mmHg),心率 96 次/min,双肺底可及湿啰音。

1 月 10 日 5:00 am,患者氧饱和度下降至 80%,呼吸急促,点头样呼吸,血压 12/8 kPa(90/60 mmHg),心率 90 次/min。予多巴胺、多巴酚丁胺、尼可刹米、洛贝林、肾上腺素等抢救无效,7:05 am 死亡。

【病例用药分析】

一、患者出现烦躁不安、谵妄表现的可能原因

12 月 18 日 2:00 am 开始患者出现烦躁不安,情绪激动,拒绝饮食,不配合治疗。12 月 19

日予奥氮平口服（12月19日—1月3日），12月21日将泮托拉唑钠减量为60 mg qd iv(12月21日—1月10日)后，患者症状好转。

主要可能原因：

(1) 临床原因：患者因急性心肌梗死、心源性休克、脑梗死后、严重感染、低氧血症等躯体疾病引起精神障碍不能除外，心理医师会诊认为处于谵妄状态。该患者高龄(一般认为随着年龄的增长，大脑神经细胞的衰亡或退行性病变，使大脑功能降低等)、脑部病变(2002年及2009年2次脑梗死史)、**肺部感染(细菌毒素作用)**、电解质紊乱(有高钠血症)、肾功能不全(入院后血肌酐进行性上升)是住院患者出现谵妄状态的常见原因。

(2) 药物原因：

① 予泮托拉唑钠60 mg bid iv gtt(12月10日—12月21日)。泮托拉唑钠推荐剂量40 mg qd iv gtt，老年及肾功能不良者每日剂量不应超过40 mg，严重肝功能损害者每日剂量应减至20 mg，并需要定期监测肝脏酶谱的变化，若其测定值增加，必须停用泮托拉唑钠。泮托拉唑钠属于质子泵抑制剂，已有引发失眠、兴奋、抑郁等精神症状的报道，当大剂量使用时可出现心律失常、氨基转移酶升高、肾功能改变等不良反应(见Nycomed GmbH药品说明书)。与泮托拉唑钠类似的奥美拉唑钠、埃索美拉唑、兰索拉唑均有引发可逆性精神错乱、激动、攻击性行为、抑郁和幻觉的报道(见阿斯利康制药有限公司、悦康药业集团有限公司药品说明书)。

② 予肾上腺素静脉推泵(12月9日—12月12日，12月20日—12月21日)。治疗量有时可见焦虑不安、失眠、恐惧，大剂量兴奋中枢，引起激动等。肾上腺素高血压、器质性心脏病、冠状动脉疾病患者禁用(见上海禾丰制药有限公司药品说明书)。

③ 予多潘立酮10 mg tid po(12月11日—12月26日)，主要在肝脏代谢，肝功能损害者慎用，经肾排泄。有引发兴奋、神经过敏的报道。患者入院后出现肝肾功能不全，可能使多潘立酮在体内过量。当药物在体内过量时会产生兴奋、意识改变、定向障碍、嗜睡等锥体外系反应(见西安杨森制药有限公司药品说明书)。另外，多潘立酮禁止与可延长Q－Tc间期的CYP3A4酶强效抑制剂胺碘酮合用(见西安杨森制药有限公司药品说明书)。

二、患者再次出现烦躁不安、谵妄表现的可能原因

1月7日—1月10日，患者再次出现谵妄状态的主要可能原因：

(1) 临床原因：患者**肺部感染进行性加重(细菌毒素作用加剧)**，电解质紊乱加重(有高钠血症进一步加重，又发生了高钾血症)，肾功能不全进一步加重(血肌酐进行性上升)，再加上肝功能损害不断加剧。

(2) 药物原因：

① 1月3日停用了奥氮平。

② 予泮托拉唑钠60 mg qd iv gtt（12月29日—1月10日），虽然已将泮托拉唑钠剂量减半，但与12月18日第一次发生谵妄状态相比，1月7日患者肝功能损害已非常严重，肾功能不全也已经加剧，按规定，此时泮托拉唑钠每天应20 mg，而实际予60 mg，仍可能使泮托拉唑钠在体内过量而引发精神症状(见Nycomed GmbH药品说明书)。

③ 予复方甲氧那明胶囊12.5 mg tid po(1月1日—1月10日)，每粒由盐酸甲氧非那明12.5 mg、那可汀7 mg、氨茶碱25 mg及马来酸氯苯那敏2 mg配制而成(见上海三共制药有限

公司产品说明书）。甲氧那明作用类似麻黄碱，主要激动肾上腺素β受体，对肾上腺素α受体作用极弱，可使血压升高；茶碱舒张支气管的作用机制之一是促进内源性肾上腺素释放，因此甲氧那明和茶碱均有增加心肌氧耗量的作用。因此规定复方甲氧那明有严重心血管疾病者禁用（见上海三共制药有限公司产品说明书）。患者有严重的肝肾功能不全，可能促使甲氧那明、茶碱在体内蓄积，可引发中枢兴奋所致的烦躁不安、失眠等症状[1]。

④ 予孟鲁司特钠 10 mg qn po（1 月 1 日—1 月 10 日），该药有引发精神系统紊乱的报道，包括烦躁不安、兴奋、焦虑、幻觉、易眠等（见杭州默沙东制药有限公司药品说明书）。

三、患者入院后发生肝肾功能损害的可能原因

患者入院时肝肾功能正常，12 月 25 日肌酐 156 μmol/L，12 月 27 日谷丙转氨酶 102 U/L，总胆红素 24.8 μmol/L，结合胆红素 20.8 μmol/L。1 月 7 日，谷丙转氨酶 1 879 U/L（0～60 U/L），总胆红素 57.1 μmol/L，非结合胆红素 29.7 μmol/L。患者发生肝功能严重损害，肾功能不全的主要原因有如下可能。

（1）临床原因

① 患者有严重的肺部感染，得不到有效控制，进行性加重，细菌毒素可造成肝脏严重损害，肾功能不全[2]。

② 患者急性广泛前壁及高侧壁心肌梗死，心源性休克，心功能Ⅳ级（Killip），可引发血液循环障碍，引起肝淤血和缺氧，造成肝功能严重损害，肾功能不全[2]。

③ 患者非结合胆红素比例较高，故不能排除胆道阻塞使胆汁淤积，对肝细胞的损害作用和肝内扩张的胆管对血窦压迫造成肝缺血，而引起肝细胞变性和坏死的可能性[2]。

（2）药物原因

① 予泮托拉唑钠 60 mg bid iv gtt（12 月 10 日—12 月 21 日），后减量为 60 mg qd iv gtt（12 月 29 日—1 月 10 日）。老年人及肾功能不良者每日剂量不应超过 40 mg，严重肝功能损害者每日剂量应减至 20 mg，并需要定期监测肝脏酶谱的变化，若其测定值增加，必须停用泮托拉唑钠，当大剂量使用时可出现氨基转移酶升高、肾功能损害等不良反应（见 Nycomed GmbH 药品说明书）。

② 12 月 28 日停胺碘酮，12 月 27 日停阿托伐他汀钙 20 mg qn po，12 月 31 日停瑞舒伐他汀钙，但患者肝功能损害仍进行性加重，因此这三种药物引发严重肝功能损害的可能性被排除（见赛诺菲制药有限公司、辉瑞制药有限公司、阿斯利康制药有限公司药品说明书）。

③ 1 月 7 日停用亚胺培南西司他丁钠和利奈唑胺，因此这两种抗生素引发肝肾功能严重损害的可能性不大（美国默克公司、Fresenius Kabi Norge AS 药品说明书）。

四、患者发生高渗性失水的可能原因

1 月 5 日，钠 155 mmol/L（134～145 mmol/L），氯 124 mmol/L（98～108 mmol/L），钾 5.8 mmol/L（3.5～5.0 mmol/L），血细胞比容 58%（37%～49%）。1 月 7 日尿素氮 32.9 mmol/L。血糖 8.77 mmol/L。

根据血浆总渗透压计算公式：2 倍（血钾＋血钠）＋血糖＋尿素氮（单位均为：mmol/L），可计算出血浆渗透压为[2 ×（5.8＋155）＋8.77＋32.9] mmol/L＝363.3 mmol/L。因此患

者很可能发生了高渗性失水，即浓缩性高钠血症[3]。

高渗性失水，水和钠同时丧失，但缺水多于缺钠，故血清钠高于正常范围，细胞外液呈高渗状态，血清钠升高多在 150 mmol/L 以上。患者发生高渗性失水的主要可能原因：

(1) 患者嗜睡，精神状态不佳，摄入水量可能不足。

(2) 患者 2 次脑梗死，可能损害口渴中枢，会丧失渴感[3]。

(3) 患者因严重感染，严重心力衰竭，呼吸频率加快，有出汗，可使水丧失过多[3]。

(4) 予螺内酯 20 mg tid po(12 月 11 日—12 月 25 日)，后来减量为 20 mg bid po(12 月 25 日—1 月 10 日)保钾利尿，予托拉塞米 10 mg bid po(12 月 29 日—1 月 10 日)利尿。其中托拉塞米为强效利尿剂，人体试验证实，10 mg 托拉塞米的利尿作用等于 20～40 mg 呋塞米。强效利尿作用可使患者体液丢失，引起循环血量不足(见南京新港医药有限公司和上海医药有限公司信谊制药总厂产品说明书)。

细胞外液渗透压增高使脑细胞脱水时可引起一系列中枢神经系统功能障碍的症状，包括嗜睡、肌肉抽搐、昏迷，甚至导致死亡[2]。另外，脑体积因脱水而显著缩小时，颅骨与脑皮质之间的血管张力增大，因而可导致静脉破裂而出现局部脑内出血和蛛网膜下出血[3]。因此应积极纠正高钠血症和高渗性脱水。

五、纠正高钠血症和高渗性脱水，应该怎么补液？

根据补水量公式，补水量(ml)[3]＝[血钠测得值(mmol)－血钠正常值(mmol)]×体重(kg)×4，该患者补水量＝(155－142)×60×4＝3.12 L。当日先给补水量的一半，即 1.6 L，另一半在次日补给，此外，还应补给当日需要量(每天正常需要量 2 000 ml)。如每日饮水 1 000 ml，则该患者一天补液量为 2.6 L。

补液时需注意，虽血 Na^+ 升高，但因缺水，使血液浓缩，实际上，体内总钠量还是减少的，在补水同时应适当补钠，以纠正缺钠。如同时有缺钾纠正时，应在尿量超过 40 ml/h 后补钾，以免引起血钾过高。经过补液治疗后，酸中毒仍未得到纠正时可补给碳酸氢钠溶液。而实际上予复方氨基酸(18AA-Ⅱ)250 ml qd iv gtt(12 月 14 日—1 月 10 日)，还原型谷胱甘肽 1.2 g 加 5% GS 100 ml qd iv gtt(12 月 28 日—1 月 10 日)，泮托拉唑钠 60 mg 加 5% GS 50 ml qd 静脉推泵(12 月 29 日—1 月 10 日)，亚胺培南西司他丁钠 1 g 加 NS 100 ml qd iv gtt(1 月 1 日—1 月 7 日)，利奈唑胺 0.6 g(300 ml) q12h iv gtt(12 月 29 日—1 月 7 日)，硝酸异山梨酯 10 mg 加 5% GS 50 ml qd iv gtt(12 月 30 日—1 月 10 日)。

即 5% GS 100 ml＋5% GS 50 ml＋5% GS 50 ml＋NS 100 ml＋250 ml 复方氨基酸＋600 ml NS(包含 10.2 g 钠离子)，**仅 1 150 ml 静脉输液**。显然明显不足，并且 1 月 7 日又停用了亚胺培南西司他丁钠和利奈唑胺，即也停用了 700 ml 静脉输液，使静脉输液更加不足。**严重高渗性失水更加剧了谵妄状态**。

六、患者严重感染导致死亡的可能原因

患者 2012 年 12 月 9 日入院时及有急性心肌梗死，心源性休克，心功能Ⅳ级(Killip)，脑梗死后，合并呼吸衰竭，予 BiPAP 辅助通气，中心静脉置管。12 月 19 日血培养检出表皮葡萄球菌，对环丙沙星、左氧氟沙星、莫西沙星、万古霉素、利奈唑胺等敏感。提示患者存在菌血症或

败血症，结合患者伴有严重基础疾病，病情危重，感染较难控制，应**符合降阶梯治疗条件**[4]。

为保证早期抗生素治疗的正确性，需要联合应用广谱抗生素，覆盖耐药革兰阴性杆菌和革兰阳性球菌。该患者常见致病菌可能有铜绿假单胞菌、抗甲氧西林金黄色葡萄球菌(MRSA)、不动杆菌、肠杆菌属细菌和厌氧菌等。可选择氟喹诺酮类或氨基糖苷类联合下列药物之一：(1) 抗假单胞菌β-内酰胺酶类，如头孢他啶、头孢哌酮、哌拉西林等；(2) 广谱β-内酰胺类/β-内酰胺酶抑制药，如头孢哌酮/舒巴坦钠、哌拉西林/三唑巴坦等；(3) 碳青霉烯类，如亚胺培南、西司他丁钠和美罗培南。估计金黄色葡萄球菌感染可能者联合应用万古霉素、替考拉宁、利奈唑胺，估计真菌感染可能者联合应用抗真菌药物如氟康唑、伏立康唑、伊曲康唑、米卡芬净等[5]。

碳青霉烯类抗生素适用于产超广谱β-内酰胺酶的菌株、产氨基糖甙类钝化酶、多重耐药菌引起的严重感染、混合感染、院内感染，以及应用β-内酰胺类、氨基糖甙类、喹诺酮类抗菌药物疗效不佳的患者。万古霉素、去甲万古霉素、利奈唑胺适用于抗甲氧西林金黄色葡萄球菌和表皮葡萄球菌感染[5]。

由此可见，若12月19日结合药敏结果立即予莫西沙星与利奈唑胺，有可能控制感染。而实际上医师却予哌拉西林他唑巴坦钠4.5 g bid iv gtt(12月19日—12月25日)，该药主要对肠杆菌属、克雷白杆菌、铜绿假单胞菌、嗜麦芽窄单胞菌等革兰阴性杆菌抗菌活性强，而对革兰阳性球菌作用相对较弱(见惠氏制药有限公司药品说明书)。当肌酐清除率在20 ml/min以上时，哌拉西林他唑巴坦钠应4.5 g q8h iv(见惠氏制药有限公司药品说明书)。患者肌酐清除率30 ml/min以上，由此可见哌拉西林他唑巴坦钠剂量也不足，达不到抗感染疗效，反而容易诱发耐药菌产生。

12月23日—12月25日，咳嗽咳黄色黏痰，发现哌拉西林他唑巴坦钠抗感染效果不佳，停用哌拉西林他唑巴坦钠，给予莫西沙星片400 mg qd po(12月25日—12月26日)，后来改用莫西沙星氯化钠注射液400 mg qd iv gtt(12月26日—12月27日)，又改回莫西沙星片400 mg qd po(12月27日—12月29日)抗感染。口服0.4 g莫西沙星与静脉滴注0.4 g莫西沙星相比，在血浆和组织内能达到的血药浓度低得多，因此规定静脉滴注莫西沙星适用于复杂感染、严重感染，而口服莫西沙星不适用(见拜耳医药保健有限公司药品说明书)。另外莫西沙星禁止与胺碘酮合用，因均可使Q-Tc间期延长(见拜耳医药保健有限公司药品说明书)。因此针对该患者严重感染，口服莫西沙星片不适用，可能影响了抗感染疗效。

莫西沙星为第四代新型超广谱喹诺酮类，与其他喹诺酮类相比，具有抗菌谱更广、抗菌活性更强的特点，尤其对革兰阳性菌球菌抗菌活性强，对军团菌、衣原体、支原体、分枝杆菌、铜绿假单胞菌、不动杆菌等有效，但同样对产超广谱β-内酰胺酶细菌和厌氧菌作用差，对抗甲氧西林金黄色葡萄球菌和表皮葡萄球菌无效[4]。可见莫西沙星一种抗生素不能覆盖产超广谱β-内酰胺酶细菌、抗甲氧西林金黄色葡萄球菌和表皮葡萄球菌。

12月29日，患者感染不断加重，痰培养示肺炎克雷白杆菌，对亚胺培南西司他丁钠敏感。考虑莫西沙星抗感染效果不佳，停用莫西沙星，此时才予亚胺培南西司他丁钠1 g q12h iv gtt(12月29日—1月1日)，后来减量为亚胺培南西司他丁钠1 g qd iv gtt(1月1日—1月7日)及利奈唑胺0.6 g q12h iv gtt(12月29日—1月7日)抗感染。

根据2004年危及生命感染治疗指南，早期治疗若能覆盖所有可能致病菌，死亡率为9%～

38%；若不能完全覆盖所有可能致病菌，死亡率显著增加至 29%～61%[6]。患者先前使用的抗生素种类、剂量和疗程分别是，12 月 19 日—12 月 25 日予哌拉西林他唑巴坦钠 4.5 g bid iv gtt，12 月 25 日—12 月 26 日予莫西沙星片 400 mg qd po，12 月 26 日—12 月 27 日予莫西沙星 400 mg qd iv gtt，12 月 27 日—12 月 29 日予莫西沙星片 400 mg qd po，从感染症状体征及疾病进程分析，未能早期覆盖可能致病菌，可能增加死亡率。

1 月 2 日肌酐 167 μmol/L，可计算出肌酐清除率约为 30 ml/min，对不太敏感的病原菌所引起的严重和(或)威胁生命的感染，当肌酐清除率在 21～40 ml/min 之间时，亚胺培南西司他丁钠(以亚胺培南计算)推荐 0.5 g 每 6～8 小时 1 次(q8h～q6h) iv gtt(见默沙东制药有限公司药品说明书)。而实际上 1 月 1 日减量为 0.5 g qd iv gtt(以亚胺培南计算)，可在较大程度上降低抗感染效力。

1 月 7 日，痰培养可见真菌，为防止继发性真菌感染，在感染非常严重的情况下，停用亚胺培南西司他丁钠和利奈唑胺，而未用其他任何抗生素。结果可能使患者严重感染而死亡。

【病例总结】

(1) 泮托拉唑钠推荐剂量 40 mg qd iv gtt，老年人及肾功能不良者每日剂量不应超过 40 mg，严重肝功能损害者每日剂量应减至 20 mg。泮托拉唑钠大剂量可引发精神症状，肝肾功能损害(见 Nycomed GmbH 药品说明书)。

(2) 复方甲氧那明严重心血管疾病者禁用(见上海三共制药有限公司产品说明书)。

(3) 患者 2012 年 12 月 9 日入院时及有急性心肌梗死，心源性休克，心功能Ⅳ级(Killip)，脑梗死后，合并呼吸衰竭，予 BiPAP 辅助通气，中心静脉置管。12 月 19 日血培养检出表皮葡萄球菌，提示患者存在菌血症或败血症，结合患者伴有严重基础疾病，病情危重，感染较难控制，应**符合降阶梯治疗条件**[4]。为保证早期抗生素治疗的正确性，需要联合应用广谱足量抗生素，覆盖耐药革兰阴性杆菌和革兰阳性球菌。若早期使用抗生素不能完全覆盖所有可能致病菌，则死亡率显著增加至 29%～61%。**若 12 月 19 日结合药敏结果立即予莫西沙星及利奈唑胺，有可能控制感染**。

(4) 肌酐清除率在 20 ml/min 以上时，哌拉西林他唑巴坦钠应 4.5 g q8h iv(见惠氏制药有限公司药品说明书)。

(5) 肌酐清除率在 21～40 ml/min 之间时，亚胺培南西司他丁钠 0.5 g q8h～q6h iv(见默沙东制药有限公司药品说明书)。

医师未遵守上述用药注意事项，不排除与患者出现谵妄状态、特别是严重感染无法控制有相关性，而严重感染无法控制可能是患者谵妄状态、肝肾功能严重损害、高渗性脱水及最后死亡的主要原因。

参 考 文 献

[1] 杨宝峰.药理学[M].第 7 版.北京：人民卫生出版社，2008，85-95.
[2] 金惠铭，王建枝.病理生理学[M].第 7 版.北京：人民卫生出版社，2011，232-265.
[3] 陆再英，钟南山.内科学[M].第 7 版.北京：人民卫生出版社，2011，282-395，814-820.

[4] 梁德雄.重症肺炎抗生素降阶梯治疗使用策略[J].中国医学文摘·内科学,2005,26(4):484-487.
[5] 刘洋,孟彦苓,杜斌.呼吸机相关肺炎[J].协和医学杂志,2010,1(1):103-107.
[6] 邱海波,郭凤梅,郑瑞强.严重感染和感染性休克的抗感染治疗.2004严重感染和感染性休克治疗指南[J].中国危重急救医学,2004,16(9):515-517.

3. 治疗中痰咳不出感染致死

（2013 年 5 月 12 日）

【概述】

一例急性前间壁心肌梗死合并糖尿病患者，曾多次发生心室颤动，此次因反复胸闷 3 个月，加重伴咳嗽、气促而入院。入院后患者出现痰咳不出、神志不清，出现点头样呼吸、瞳孔散大的症状，且肺部感染控制不佳。通过此病例分析，探讨以下几点：1. 患者痰咳不出、神志不清的主要原因；2. 感染得不到有效控制的主要原因；3. 患者治疗方案用药不恰当分析。

【病史介绍】

患者 81 岁，女性，有糖尿病病史约 30 年。2013 年 1 月 7 日因急性前间壁心肌梗死住院，住院期间曾多次发生心室颤动，予电除颤后可复律，此后长期服用胺碘酮。因反复胸闷 3 个月，加重伴咳嗽、气促 1 周，于 3 月 7 日再次入院，诊断为冠心病，近期前间壁心肌梗死，心功能Ⅲ级（NYHA），心律失常（室颤），肺部感染？2 型糖尿病，胆囊结石，慢性肾功能不全。查体神清，气平，咳嗽咳黄白色黏痰，不易咳出。双肺可及少许湿啰音，血压 138/60 mmHg（18.4/8 kPa），心率 90 次/min，律齐，双下肢无水肿。查肌酐 192 μmol/L（59～104 μmol/L）。血红蛋白 101.0 g/L（131.0～172.0 g/L），血小板计数 202.0×10^9/L（100×10^9～300×10^9/L），白细胞 5.65×10^9/L（3.69×10^9～9.16×10^9/L），中性粒细胞百分率 86.3%（50%～70%），C 反应蛋白<1 mg/L（0～8 mg/L），B 型钠尿肽前体 4 907 ng/L（<450 ng/L），肝功能正常，抗凝血酶Ⅲ活性 109.70%。血气分析基本正常。CT 机平扫提示两肺慢性支气管炎，左上肺少量陈旧性肺结核。

【临床经过】

2013 年 3 月 7 日予阿托伐他汀钙 20 mg qn po（3 月 7 日—3 月 10 日）稳定斑块，氯吡格雷 75 mg qd po（3 月 7 日—3 月 10 日）、**西洛他唑 50 mg qd po（3 月 7 日—3 月 10 日）**抗血小板聚集，比索洛尔 2.5 mg qd po（3 月 7 日—3 月 10 日）减慢心率，胺碘酮 0.2 g qd po（3 月 7 日—3 月 10 日）抗心律失常，呋塞米 20 mg tid po（3 月 7 日—3 月 10 日）利尿，螺内酯 20 mg tid po（3 月 7 日—3 月 10 日）保钾利尿，格列齐特缓释片 30 mg qd po（3 月 7 日—3 月 10 日）、**二甲双胍 500 mg bid po（3 月 7 日—3 月 10 日）**降血糖治疗，另外**予复方可待因（新泰洛其）溶液 10 ml tid po（3 月 7 日—3 月 10 日）**止咳。

3月8日，患者仍有咳嗽、咳痰，痰不易咳出。查体神情，气促，双肺可及散在哮鸣音，心率87次/min，律齐，肌酐102 μmol/L（71～133 μmol/L）。**予头孢噻肟钠1 g bid iv gtt（3月8日—3月10日）**抗感染，二羟丙茶碱0.5 g每天1次静脉推泵（3月8日—3月10日）、孟鲁司特10 mg qn po（3月8日—3月10日）平喘。

3月9日，患者咳嗽咳痰明显，痰不易咳出。查体神情，气略促，双肺可及少量哮鸣音，心率67次/min，律齐，双下肢无水肿。予氨溴索30 mg bid iv化痰，注意翻身、拍背帮助排痰。

3月10日1:30 am，患者咳嗽、气促，听诊双肺可闻及大量哮鸣音，未闻及湿性啰音，予甲泼尼龙琥珀酸钠40 mg静脉推注后略有好转。

3:12 am，患者出现痰咳不出，神志不清，呼之不应，随即出现点头样呼吸，瞳孔散大，对光反射基本消失，血压测不出。立即予胸外按压、吸痰，请麻醉科医师行气管插管，并予多巴胺、尼可刹米、异丙肾上腺素、阿托品、洛贝林等兴奋呼吸、心跳药物治疗。后患者出现自主呼吸，频率13～15次/min，有自主心律，窦性心律合并完全性右束支阻滞，心率101～104次/min，血压13.33～11.07/7.2～2.4 kPa（100～83/54～18 mmHg），但患者仍无意识，呼之不应，双侧瞳孔散大4 mm，对光反射消失。患者可能出现脑死亡不能恢复意识，患者家属商议后决定放弃进一步抢救。

7:29 am，患者支气管通畅下降，痰液增多明显。

8:30 am，患者血氧饱和度75%，血压10/6.13 kPa（75/46 mmhg），心率125次/min，神志不清，点头样呼吸，瞳孔散大。

10:37 am，患者呼吸、心跳停止，心电图呈一直线，宣告临床死亡。

【病例用药分析】

一、患者痰咳不出，神志不清的主要原因

3月10日3:12 am，患者出现痰咳不出，神志不清，随即出现点头样呼吸，瞳孔散大，其主要原因可能是：

（1）患者有慢性支气管炎，气道纤毛清除功能下降，年老体弱，有肺部感染，近期前间壁心肌梗死，心功能Ⅲ级（NYHA），2型糖尿病，慢性肾功能不全等众多基础病，且长期卧床，可导致无力咳嗽，排痰困难[1]。在3月7日入院前即有咳嗽咳黄白色黏痰，不易咳出。

（2）予复方可待因（新泰洛其）溶液10 ml tid po（3月7日—3月10日）。每1 ml复方可待因包含可待因1 mg，麻黄碱0.6 mg（见珠海联邦制药股份有限公司中山分公司药品说明书），因此予复方可待因溶液10 ml tid po，相当于每天口服30 mg可待因，可待因镇咳成人常用量一日30 mg口服，对延髓的咳嗽中枢有选择性地抑制，镇咳作用强而迅速。能抑制支气管腺体的分泌，可使痰液黏稠，难以咳出（见国药集团工业股份有限公司药品说明书）。有痰咳不出，痰堵在气管很容易引起急性气道堵塞，黏痰滞留在肺部使感染加重，最后会引发气道堵塞窒息而死。患者冠心病，近期前间壁心肌梗死，而复方可待因（新泰洛其）冠状血管疾病者禁用。予复方可待因（新泰洛其）溶液10 ml tid po，相当于每天口服麻黄碱18 mg。麻黄碱成人口服常规剂量每次15～30 mg，一日45～90 mg[2]，可见患者剂量已接近此剂量的一半。麻黄碱对肾上腺素α和β受体均有激动作用，可使皮肤、黏膜和内脏血管收缩，血压升高，增加心脏

负荷和心肌耗氧量，从而加重心力衰竭，诱发严重心律失常[3]。

二、感染得不到有效控制的主要原因

患者入院时 CT 片未提示存在急性肺部感染，可能是气管炎，之后因痰咳不出及其他基础疾病，可能进展为肺部感染。

患者为严重疾病基础上并发肺部感染，应及早开始正确的经验性抗生素治疗(通常应在入院后 5 小时之内开始抗生素治疗)，早期治疗若不能覆盖所有可能致病菌，显著增加死亡率。为保证早期抗生素治疗的正确性，需要联合应用广谱抗生素，覆盖耐药革兰阴性杆菌和革兰阳性球菌。该患者常见致病菌可能有铜绿假单胞菌、抗甲氧西林金黄色葡萄球菌(MRSA)、不动杆菌、肠杆菌属细菌和厌氧菌等。可选择氟喹诺酮类、氨基糖苷类联合头孢菌素类、广谱β-内酰胺类/β-内酰胺酶抑制药或碳青霉烯类。估计金黄色葡萄球菌感染可能者联合应用万古霉素、替考拉宁、利奈唑胺，估计真菌感染可能者联合应用抗真菌药物如氟康唑、伏立康唑、伊曲康唑、米卡芬净等[4]。抗感染 2～3 天效果不佳应及时更换抗生素。

而实际上予头孢噻肟钠 1 g bid iv gtt(3 月 8 日—3 月 10 日)抗感染，并且是在 3 月 8 日，距离入院已有 24 小时以上。头孢噻肟钠为第三代头孢菌素，对肠杆菌科细菌有强大抗菌活性，但对阴沟肠杆菌、铜绿假单胞菌、金黄色葡萄球菌等院内条件致病菌基本无抗菌活性(见华北制药河北华民药业有限责任公司药品说明书)。另外，头孢噻肟钠对严重感染一日最高剂量不超过 12 g，血肌酐清除率低于 20 ml/min 时，头孢噻肟钠应减半(见华北制药河北华民药业有限责任公司药品说明书)。该患者肌酐清除率在 20 ml/min 以上，因此予头孢噻肟钠 1 g bid iv gtt剂量偏小，可能达不到抗菌疗效。因此在入院后第二天才选择头孢噻肟钠 1 g bid iv gtt，有可能使肺部感染得不到有效控制，甚至加重。

三、患者治疗方案用药不恰当分析

(1) 患者为冠心病，近期前间壁心肌梗死，心功能Ⅲ级(NYHA)，只要没有禁忌证就应口服 ACEI 以降低死亡率[5]。只要没有严重过敏反应、双侧肾动脉狭窄、有症状性低血压、严重肾衰等禁忌证，都必须使用 ACEI。一般肌酐大于 265 μmol/L 才考虑不用 ACEI[5]，而该患者 192 μmol/L，未超过。

(2) 患者近期前间壁心肌梗死，心功能Ⅲ级(NYHA)，予西洛他唑 50 mg qd po(3 月 7 日—3 月 10 日)，该药可能使患者长时间出现血压心率积明显升高，使心率增加而诱发心绞痛，另外该药具有磷酸二酯酶 3(PDE3)抑制作用，可能使心力衰竭加重(见浙江大冢制药有限公司药品说明书)。有口服西洛他唑后发生充血性心力衰竭、心肌梗死、心绞痛、室性心动过速的报道。西洛他唑心功能Ⅲ级以上患者禁忌(见浙江大冢制药有限公司药品说明书)。

(3) 患者有心力衰竭、严重肺部感染、肺功能不全，可能有糖尿病肾病，而予二甲双胍 500 mg bid po(3 月 7 日—3 月 10 日)。二甲双胍主要以原形由肾脏排泄，故在肾功能减退时可使二甲双胍在体内蓄积，引发高乳酸血症或乳酸性酸中毒(见深圳市中联制药有限公司药品说明书)。二甲双胍对心力衰竭、严重肺部感染、肺功能不全、可能有糖尿病肾病患者禁用(见深圳市中联制药有限公司药品说明书)。

【病例总结】

(1) 患者存在慢性支气管炎及肺部感染，而复方可待因(新泰洛其)对下呼吸道疾病患者禁用(见珠海联邦制药股份有限公司中山分公司药品说明书)。患者本身咳痰困难，予强力镇咳药可能造成痰液堵塞气管而窒息。

(2) 头孢噻肟钠不适用于院内肺部感染。

医师未遵守上述用药注意事项，不排除与患者死亡有相关性。

参考文献

[1] 陆再英，钟南山.内科学[M].第7版.北京：人民卫生出版社，2011，17-42，282-395，814-820.

[2] 杨世杰.药理学[M].北京：人民卫生出版社，2001，194-195.

[3] 贾公孚，谢惠民.药害临床防治大全[M].北京：人民卫生出版社，2002，357-362.

[4] 刘洋，孟彦苓，杜斌.呼吸机相关肺炎[J].协和医学杂志，2010，1(1)：103-107.

[5] 中华医学会心血管病学分会，中华心血管病杂志编辑委员会.急性心力衰竭诊断和治疗指南.中华心血管病杂志，2010，38(3)：195-208.

4. 肾功能不全患者发生腰大肌血肿且感染控制不佳死亡

（2013 年 4 月 19 日）

【概述】

一例合并多种基础病的冠心病患者，存在长期的慢性肾功能不全，此次因发生左下肺炎症而入院。入院检测时提示少许感染，在治疗过程中进行性加重，另外还发生了腰大肌血肿，最终导致死亡。通过此病例分析，探讨以下几点：1. 抗血小板药物、抗凝药物与患者腰大肌血肿的相关性分析；2. 低分子量肝素钙的错误应用；3. 患者感染控制不佳，应升阶梯还是降阶梯治疗的分析。

【病史介绍】

患者 71 岁，男性，既往有高血压病史 20 年，肾结石史 10 多年，前列腺增生史 6 年，痛风史 5 年，慢性胆囊炎史 2 年多，有慢性肾功能不全史，具体不详。2012 年 12 月 26 日体温 38.9℃，有畏寒寒战，咳嗽咳白色黏液痰，夜间阵发性呼吸困难，胸闷气促，心前区压榨样疼痛。自服安乃近和麝香保心丸不能缓解，来院急诊，胸片示左下肺少许炎症。诊断冠心病、急性非 ST 段抬高性心肌梗死、心功能Ⅱ级、左下肺炎症、慢性肾功能不全于 2012 年 12 月 27 日被收入 ICU 病房。

【临床经过】

12 月 27 日，患者体温 37.4℃，血压 11.47/5.2 kPa（86/39 mmHg），心率 107 次/min，氧饱和度 85%，双肺未闻及明显干湿啰音，肌酐 391 μmol /L（59～104 μmol /L），肝功能基本正常。予阿司匹林肠溶片 100 mg qd po（12 月 27 日—1 月 8 日）、氯吡格雷 75 mg qd po（12 月 28 日—1 月 8 日）抗血小板聚集，**低分子肝素钙 0.4 ml（4 100 IU） q12h ih（12 月 27 日—1 月 8 日）**抗凝，呋塞米 20 mg bid po（12 月 27 日—1 月 8 日）、螺内酯 20 mg bid po（12 月 27 日—1 月 9 日）利尿，磷霉素钠 4 g q8h iv gtt（12 月 27 日—12 月 28 日）抗感染，辛伐他汀 40 mg qn po（12 月 28 日—1 月 10 日）稳定斑块，美托洛尔 6.25 mg bid po（12 月 28 日—1 月 8 日）减慢心率，培哚普利 2 mg qd po（12 月 28 日—1 月 10 日）改善心肌重构，复方异丙托溴铵溶液 2.5 ml tid 雾化吸入（12 月 27 日—1 月 4 日），特布他林 0.5 mg tid 雾化吸入（12 月 27 日—1 月 4 日）平喘，另外予法莫替丁、兰索拉唑、吉法酯抑酸护胃等治疗。

12 月 29 日，磷霉素钠抗感染效果不佳，换用头孢噻肟钠 2 g q8h iv gtt（12 月 29 日—12 月 30 日），后来减量为 1 g q12h iv gtt（12 月 30 日—1 月 4 日）抗感染。查肝功能基本正常，肌酐 404 μmol/L（正常范围：59～104 μmol/L）。

2013 年 1 月 4 日，患者神清、气平，精神尚可，心率 92 次/min，血压 16/10.67 kPa（120/80 mmHg），双肺未闻及明显干湿啰音，氧饱和度 99%。肌酐 330 μmol/L，肝功能基本正常，肺部感染被控制。转心内科继续治疗。血红蛋白 94.0 g/L（131.0～172.0 g/L），血小板计数 240.0×10^9/L（100×10^9～300×10^9/L），白细胞 7.76×10^9/L（3.69×10^9～9.16×10^9/L），中性粒细胞百分率 69.9%（50%～70%）。C 反应蛋白 32 mg/L（0～8 mg/L）。B 型钠尿肽前体 17 405 ng/L（<450 ng/L）。给予单硝酸异山梨酯缓释片 40 mg qn po（1 月 4 日—1 月 5 日）、硝酸甘油 20 mg 静脉推泵（1 月 5 日—1 月 6 日）扩冠。

1 月 7 日 21:30 pm，患者出现左下腹疼痛，予东莨菪碱 10 mg 一次肌内注射未缓解，血压 19.73/12 kPa（148/90 mmHg），予哌替啶 25 mg 肌内注射。肛肠科医师会诊认为应排除外肠系膜血管栓塞。

1 月 8 日 10:45 am，患者腹痛不缓解，伴胸闷气促，体温 37.4℃，双肺未闻及明显干湿啰音。腹部 B 超提示左肾下方血肿可能。CT 平扫示左侧腰大肌血肿。15:05 pm，胃肠外科医师会诊考虑腹膜后血肿明确，予腰带束缚，制动。泌尿外科医师会诊考虑血肿与肾脏无关，如血肿增大建议手术治疗。17:17 pm，患者诉胸闷不适伴出汗，心率 130～145 次/min，血压 17.2/9.33 kPa（129/70 mmHg），氧饱和度 84%～86%，予无创呼吸机辅助通气。**转 CCU 治疗，停阿司匹林、氯吡格雷、低分子肝素钙。**

1 月 9 日，心率 119 次/min，血压 16/12 kPa（120/90 mmHg），双肺底可闻及少量湿啰音，肌酐 311 μmol/L（59～104 μmol/L），血红蛋白 101.0 g/L（131.0～172.0 g/L），**血小板计数 434.1×10^9/L（100×10^9～300×10^9/L）**，白细胞 19.00×10^9/L（3.69×10^9～9.16×10^9/L），中性粒细胞百分率 87.9%（50%～70%），C 反应蛋白>160 mg/L（0～8 mg/L）。予右侧颈内静脉穿刺，测 CVP 2.35 kPa[24 cmH_2O（0.49～0.98 kPa，5～10 cmH_2O）]。**予莫西沙星 0.4 g qd iv gtt（1 月 9 日—1 月 14 日）抗感染。**

1 月 10 日，患者气促、胸闷，心率 148 次/min，血压 11.2/8.53 kPa（84/64 mmHg），氧饱和度 84%。予 BiPAP 呼吸机辅助通气（1 月 10 日—1 月 17 日）后症状缓解。予地高辛 0.13 mg qd po（1 月 10 日—1 月 14 日）强心，阿托伐他汀钙 20 mg qn po（1 月 10 日—1 月 17 日）稳定斑块。

1 月 11 日，患者烦躁、胸闷、气促，心率 125 次/min，血压 14/8.53 kPa（105/64 mmHg），氧饱和度 97%，双肺底闻及少量湿啰音。B 型钠尿肽前体>35 000 ng/L（<450 ng/L），血红蛋白 86.0 g/L（131.0～172.0 g/L），**血小板计数 449.1×10^9/L（100×10^9～300×10^9/L）**，白细胞 13.84×10^9/L（3.69×10^9～9.16×10^9/L），中性粒细胞百分率 86.8%（50%～70%）。予多巴胺及多巴酚丁胺静脉推泵对症治疗（1 月 11 日—1 月 17 日），氨溴索 30 mg bid iv（1 月 11 日—1 月 17 日）化痰。

1 月 12 日，患者胸闷、气促，咯血性痰，肌酐 322 μmol/L（59～104 μmol/L），**肌酸激酶同工酶 909 μg/L（0.1～4.94 μg/L）**，降钙素原 1.04 μg/L（0.051～0.5 μg/L），肌红蛋白 77.7 μg/L（28.0～72.0 μg/L），高敏肌钙蛋白 1.99 μg/L（0.000～0.014 μg/L）。

1月13日，患者胸闷、气促，咯血性痰，心率138次/min，血压12.8/8 kPa(96/60 mmHg)，左肺底闻及少量湿啰音。

1月14日，患者胸闷、气促，仍有咳嗽，多次吸出血性痰，心率140次/min，血压12.8/8.27 kPa(96/62 mmHg)，呼吸28次/min，双肺底闻及少量湿啰音，氧饱和度97%。患者存在难治性低氧血症，考虑急性呼吸窘迫综合征(ARDS)，予气管插管接有创呼吸机辅助通气(1月14日—1月17日)，**停莫西沙星，予利奈唑胺 0.6 g bid iv gtt(1月14日—1月17日)抗感染**。患者血色素下降，输入血浆100 ml，红细胞200 ml。

1月15日，患者胸闷、气促，气管内多次吸出血性痰，口鼻腔内多次吸出大量黄脓痰。

1月16日，患者昏睡，气管内多次吸出血性黄脓痰，多次咳出血性黄脓痰。肌红蛋白81.0 μg/L(28.0～72.0 μg/L)，肌酸激酶同工酶2.1 μg/L(0.1～4.94 μg/L)，高敏肌钙蛋白5.64 μg/L(0.000～0.014 μg/L)，血红蛋白139.0 g/L(131.0～172.0 g/L)，血小板计数248×10^9/L(100×10^9～300×10^9/L)，白细胞9.51×10^9/L(3.69×10^9～9.16×10^9/L)，中性粒细胞百分率83.1%(50%～70%)，总胆红素24.1 μmol/L(6～20 μmol/L)，直接胆红素24.3 μmol/L(0～6 μmol/L)，谷丙转氨酶133 U/L(0～60 U/L)，γ-谷氨酰转肽酶157 U/L(8～61 U/L)，肌酐333 μmol/L(59～104 μmol/L)。予替米沙坦40 mg qd po(1月16日—1月17日)改善心肌重构。

1月17日，患者神志清，昏睡，呼之能应，心率98次/min，血压15.73/10 kPa(118/75 mmHg)，多次吸出淡血性黄脓痰。21:03 pm，患者突发心室颤动，经抢救无效，23:00 pm，宣告临床死亡。

【病例用药分析】

一、抗血小板药物、抗凝药物与患者腰大肌血肿的相关性分析

1月8日患者发生腰大肌血肿的主要原因：

(1) 阿司匹林抑制血小板血栓素A2而抑制血小板聚集，可能增加出血的风险。阿司匹林吸收后迅速降解为水杨酸，经肝脏代谢，经肾脏排泄。患者存在严重的肾功能不全，可能使水杨酸在体内蓄积，造成水杨酸过量，使出血的风险显著增加(见拜耳医药保健有限公司药品说明书)，包括腹膜后血管出血，使血液在腹膜后间隙扩散形成腰大肌血肿。

(2) 氯吡格雷选择性地抑制二磷酸腺苷(ADP)与它的血小板受体的结合及继发的ADP介导的糖蛋白GPⅡbⅢa复合物的活化，因此可抑制血小板聚集。氯吡格雷与阿司匹林之间存在药效学相互作用，使出血的危险增加，包括腹膜后出血。所以两药合用应注意观察(见深圳信立药业股份有限公司药品说明书)。

(3) 低分子肝素钙主要抑制Ⅹa发挥抗凝作用，引发出血包括形成腹膜后腰大肌血肿。低分子肝素钙主要通过肾脏清除，严重肾功能损害患者血浆清除率降至50%(见葛兰素史克有限公司药品说明书)。治疗非ST段抬高心肌梗死按体重50～59 kg应为0.5 ml bid ih，但患者肌酐清除率约16 ml/min，通常剂量应减半，即0.5 ml qd ih。而实际予0.4 ml bid ih，相对于肾功能剂量过大，使形成腹膜后腰大肌血肿的风险增加。

(4) 低分子肝素钙治疗血栓性疾病使用时间一般不应超过10天(见葛兰素史克有限公司药品说明书)，而实际予低分子肝素钙0.4 ml q12h ih(12月27日—1月8日)共13天，使形成

腹膜后腰大肌血肿的风险增加。

(5) 治疗非ST段抬高心肌梗死，因同时使用了阿司匹林、氯吡格雷，考虑到低分子肝素钙在体内过量与氯吡格雷和阿司匹林之间的药效学相互作用，使出血的危险大大增加（见深圳信立药业股份有限公司药品说明书），故药品说明书规定：治疗非ST段抬高心肌梗死，当肌酐清除率小于30 ml/min时，低分子肝素钙应禁用（见葛兰素史克有限公司药品说明书）。实际上使用了低分子肝素钙，使形成腹膜后腰大肌血肿的风险大大增加。

(6) 患者因外力的作用致腹膜后器官和血管损伤出血后，血液在腹膜后间隙扩散形成血肿的可能性被排除。

二、患者感染控制不佳，升阶梯还是降阶梯治疗？

患者2012年12月27日被收入ICU病房时，诊断为冠心病、急性非ST段抬高性心肌梗死，心功能Ⅱ级，慢性肾功能不全，胸片示左下肺少许炎症，体温37.4℃。提示感染不是很严重，采用传统的升阶梯方法是适宜的。

12月27日—12月28日，予磷霉素钠4 g q8h iv gtt，磷霉素钠对耐药葡萄球菌显示优异的抗菌作用，对铜绿假单胞菌、大肠埃希菌等革兰阴性菌也有较强抗菌作用，可与万古霉素合用治疗抗甲氧西林金黄色葡萄球菌（MRSA）感染。严重感染可增至一日16 g，分2～3次静脉滴注（见东北制药集团沈阳第一制药有限公司药品说明书）。因此磷霉素钠剂量是适宜的。

磷霉素钠抗感染效果不佳，12月29日—1月4日，换用头孢噻肟钠2 g q8h iv gtt（12月29日—12月30日）1 g q12h iv（12月30日—1月4日）。头孢噻肟钠属于第三代头孢菌素，对大肠埃希菌等肠杆菌科革兰阴性菌有强大抗菌活性，但对铜绿假单胞菌无抗菌活性，对革兰阳性球菌抗菌活性相对于第一、二代头孢菌素差。严重感染每次2～3 g每天3～4次静脉滴注。肌酐清除率低于20 ml/min，剂量减半（见华北制药河北华民药业有限责任公司药品说明书）。因此予1 g q12h iv gtt（12月30日—1月4日）剂量可能偏小。

在发生腹膜后腰大肌血肿后，1月9日，患者心力衰竭加重，白细胞19.0×10^9/L，中性粒细胞百分率87.9%，C反应蛋白>160 mg/L，中心静脉置管，插导尿管，气管插管，呼吸机辅助通气，肾功能不全加重，长期卧床。结合症状体征，患者病情危重，肺部感染较难控制，**符合降阶梯治疗条件**[1]。为保证早期抗生素治疗的正确性，需要联合应用广谱抗生素，覆盖耐药革兰阴性杆菌和革兰阳性球菌。该患者常见致病菌可能有铜绿假单胞菌、抗甲氧西林金黄色葡萄球菌（MRSA）、不动杆菌、肠杆菌属细菌和厌氧菌等。可选择氟喹诺酮类或氨基糖苷类联合下列药物之一：(1) 抗假单胞菌β-内酰胺酶类，如头孢他啶、头孢哌酮、哌拉西林等；(2) 广谱β-内酰胺类/β-内酰胺酶抑制药，如头孢哌酮/舒巴坦钠、哌拉西林/三唑巴坦等；(3) 碳青霉烯类如亚胺培南/西司他丁钠和美罗培南。估计金黄色葡萄球菌感染可能者联合应用万古霉素、替考拉宁、利奈唑胺，估计真菌感染可能者联合应用抗真菌药物如氟康唑、伏立康唑、伊曲康唑、米卡芬净等[2]。

碳青霉烯类抗生素适用于产超广谱β-内酰胺酶的菌株、产氨基糖甙类钝化酶、多重耐药菌引起的严重感染、混合感染、院内感染，以及应用β-内酰胺类、氨基糖甙类、喹诺酮类抗菌药物疗效不佳的患者。万古霉素、去甲万古霉素、利奈唑胺适用于抗甲氧西林金黄色葡萄球菌和表皮葡萄球菌感染[2]。由此可见，若1月9日立即予亚胺培南西司他丁钠及利奈唑胺，有可能控制感染。

而实际上予莫西沙星0.4 g qd iv gtt(1月9日—1月14日)。莫西沙星为第四代新型超广谱喹诺酮类,与其他喹诺酮类相比,具有抗菌谱更广、抗菌活性更强的特点,尤其对革兰阳性菌球菌抗菌活性强,对军团菌、衣原体、支原体、分枝杆菌、铜绿假单胞菌、不动杆菌等有效,但同样对产超广谱β-内酰胺酶细菌和厌氧菌作用差,对抗甲氧西林金黄色葡萄球菌和表皮葡萄球菌无效[1]。可见莫西沙星一种抗生素不能覆盖产超广谱β-内酰胺酶细菌、抗甲氧西林金黄色葡萄球菌和表皮葡萄球菌。

此后,患者感染进行性加重,咳出或吸出大量脓性血性痰,心力衰竭进行性加重。1月14日,出现难治性低氧血症,考虑急性呼吸窘迫综合征。停莫西沙星,予利奈唑胺0.6 g bid iv gtt(1月14日—1月17日)。若能加上亚胺培南西司他丁钠,也许情况会好一些。

1月9日,未根据患者基础疾病和感染严重程度采用抗生素降阶梯方法,可能与患者感染不断加重有相关性。

【病例总结】

(1) 低分子量肝素钙的错误应用。

在此需要指出的是,治疗非ST段抬高心肌梗死,通常予阿司匹林及氯吡格雷,若低分子量肝素钙在体内过量可使出血的危险大增,故规定:治疗非ST段抬高心肌梗死,当肌酐清除率小于30 ml/min时,低分子肝素钙应禁用(见葛兰素史克有限公司药品说明书)。患者存在严重肾功能不全,故使用低分子肝素钙违反了禁忌证。

低分子肝素钙严重肾功能损害患者血应减量(见葛兰素史克有限公司药品说明书),实际未减量。

低分子肝素钙治疗血栓性疾病使用时间一般不应超过10天(见葛兰素史克有限公司药品说明书),而实际使用了13天。

不遵守上述低分子肝素钙禁忌证、给药剂量、疗程规定,可能与患者1月8日发生腹膜后腰大肌血肿有相关性。

(2) 可能危及生命的严重感染,在细菌培养及药敏结果出来之前,应予降阶梯治疗。为保证早期抗生素治疗的正确性,需要联合应用广谱抗生素,覆盖耐药革兰阴性杆菌和革兰阳性球菌。

未遵守上述用药注意事项,与患者死亡有相关性。

参 考 文 献

[1] 梁德雄.重症肺炎抗生素降阶梯治疗使用策略[J].中国医学文摘·内科学,2005,26(4):484-487.

[2] 刘洋,孟彦苓,杜斌.呼吸机相关肺炎[J].协和医学杂志,2010,1(1):103-107.

5. 治疗中发生焦虑谵妄、容量不足、急性左心力衰竭

（2013 年 5 月 1 日）

【概述】

一例合并多种基础疾病的肥厚型心肌病患者，此次因冠心病和急性下壁心肌梗死入院。患者治疗过程中发生焦虑谵妄、容量不足、多次急性左心力衰竭，通过此病例分析，探讨以下几点：1. 患者发生焦虑谵妄的可能原因；2. 患者发生容量不足的主要原因；3. 患者多次发生急性左心力衰竭的可能原因；4. 严重左心力衰竭患者的感染判断和治疗。

【病史介绍】

患者 80 岁，男性，既往有高血压病史 30 多年，2 型糖尿病史 10 多年，慢性肾功能不全史 4 年。2000 年中山医院诊断为皮肌炎，服用激素类药物 3 年后停药，目前病情稳定。2012 年 12 月 25 日某医院诊断为非梗阻性肥厚型心肌病。2013 年 3 月 19 日因冠心病，急性下壁心肌梗死，心功能Ⅱ级(NYHA)，非梗阻性肥厚型心肌病，高血压 3 级(极高危组)，2 型糖尿病，慢性肾功能不全被收入院。**心电图示 Q－T 间期延长**，心率 89 次/min，绝对不齐，血压 140/72 mmHg(18.6/9.6 kPa)，意识清，精神可，双侧中下肺可闻及细湿啰音。右侧颈内静脉穿刺，测 CVP 正常。查 CRP 33 mg/L(0～8 mg/L)，白细胞 7.98×10^9/L(3.69×10^9～9.16×10^9/L)，中性粒细胞百分率 81.0%(50%～70%)。

【临床经过】

3 月 19 日予阿司匹林肠溶片 100 mg qd po(3 月 19 日—4 月 3 日)，氯吡格雷 75 mg qd po(3 月 19 日—4 月 14 日)抗血小板聚集，阿托伐他汀钙 20 mg qn po(3 月 19 日—4 月 14 日)稳定斑块，阿卡波糖 50 mg tid po(3 月 19 日—3 月 21 日)(3 月 25 日—3 月 28 日)减少血糖吸收，比索洛尔 2.5 mg qd po(3 月 19 日—3 月 23 日)(3 月 25 日—4 月 3 日)减慢心率，孟鲁司特钠 10 mg qn po(3 月 19 日—4 月 14 日)平喘，**泮托拉唑钠 60 mg qd iv gtt(3 月 19 日—3 月 28 日)**抑酸护胃，阿普唑仑 0.4～0.8 mg qn po(3 月 19 日—4 月 14 日)助眠。另外，予胺碘酮 300 mg 一次静脉推泵(14:40 pm)，**二羟丙茶碱 0.25 g 一次静脉推注**(16:10 pm)，呋塞米 50 mg 二次静脉推泵(14:40 pm，16:10 pm)。

3 月 20 日 9:30 am，予**胺碘酮 0.2 g tid po(3 月 20 日—3 月 30 日)抗心律失常**，氯化钾缓释片 1 g bid po(3 月 20 日—3 月 24 日)补钾。另外，予二羟丙茶碱 0.5 g 一次静脉推泵

(00:40 am),**胺碘酮300 mg一次静脉推泵**(2:00 am),呋塞米50 mg二次静脉推泵(2:00 am, 6:00 am),**托拉塞米50 mg三次静脉推泵(9:05 am, 17:30 pm, 3月21日1:00 am)**。

3月21日,患者仍有间断胸闷不适,血压18/11.07 kPa(135/83 mmHg),心率118次/min,心律绝对不齐。心电图示Q-T间期延长。查B型钠尿肽前体11 841 ng/L(<450 ng/L),尿素氮14.98 mmol/L(3.2～7.1 mmol/L),肌酐229 μmol/L(71～133 μmol/L),钠148 mmol/L(137～145 mmol/L),钾3.3 mmol/L(3.6～5.0 mmol/L)。予精蛋白生物合成人胰岛素(诺和灵30 R)早餐前16 IU皮下注射,晚餐前12 IU皮下注射。另外,予呋塞米50 mg二次静脉推泵(8:45 am, 7:50 pm),**胺碘酮150 mg一次静脉推注(10:30 am),胺碘酮300 mg二次静脉推泵(10:30 am, 23:50 pm),奥美拉唑肠溶胶囊20 mg一次口服(19:45 pm)**。

3月22日9:00 am,心率53次/min,窦性心律,血压124/43 mmHg(16.53/5.73 kPa)。10:13 am,患者仍有间断胸闷不适,血压18.40/10.67 kPa(138/80 mmHg),心率67次/min,窦性心律。患者近期情绪激动,烦躁焦虑,临床心理科医师会诊,考虑焦虑状态?谵妄状态?23:00 pm,心率59次/min,血压18.93/11.6 kPa(142/87 mmHg)。予呋塞米50 mg二次静脉推泵(00:30 am, 11:00 am),胺碘酮0.2 g一次口服(9:00 am),硝酸甘油50 mg一次静脉推泵(11:00 am)。

3月23日2:00 am—4:15 am,患者突发胸闷、气促,血压25.33/12.67 kPa(190/95 mmHg),心率100次/min,反应较迟钝,查体欠合作,双肺布满肺湿啰音,少许哮鸣音。7:28 am,仍有胸闷气促,血压22.4/10 kPa(168/75 mmHg),心率85次/min,双肺闻及湿啰音及哮鸣音。9:25 am,经抢救患者胸闷气促好转,血压20.265/9.2 kPa(152/69 mmHg),心率78次/min,查肌酐302 μmol/L(71～133 μmol/L),CRP 16 mg/L(0～8 mg/L),白细胞15.23×10^9/L(3.69×10^9～9.16×10^9/L),中性粒细胞百分率93.8%(50%～70%)。予硝苯地平片30 mg bid po(3月23日—4月14日)降压,呋塞米20 mg bid po(3月23日—3月26日)利尿。

另外予**硝普钠50 mg加NS 50 ml六次静脉推泵**(3:00 am, 8:05 am, 11:00 am, 15:00 pm, 19:00 pm, 23:00 pm),呋塞米100 mg一次静脉推泵(3:00 am),呋塞米60 mg静脉推泵(8:05 am, 16:00 pm)。

3月24日,予硝普钠50 mg加NS 50 ml二次静脉推泵(3:00 am, 7:00 am),硝酸甘油30 mg三次静脉推泵(8:20 am, 14:30 pm, 22:25 pm),呋塞米50 mg静脉推泵(9:30 am)。

3月25日1:00 am,予呋塞米50 mg一次静脉推泵。4:00 am,予硝酸甘油20 mg一次静脉推泵。5:00 am,测CVP 0.098 kPa[1 cmH_2O(0.49～0.98 kPa, 5～10 cmH_2O)],予乳酸钠林格注射液250 ml一次静脉滴注。7:00 am,CVP 0.39 kPa[4 cmH_2O(0.49～0.98 kPa, 5～10 cmH_2O)],予乳酸钠林格注射液500 ml一次静脉滴注。15:30 pm,CVP 0.39 kPa[4 cmH_2O(0.49～0.98 kPa, 5～10 cmH_2O)]。

3月26日00:45 am,CVP 0.44 kPa[4.5 cmH_2O(0.49～0.98 kPa, 5～10 cmH_2O)],予乳酸钠林格注射液500 ml一次静脉滴注。2:43 am,心率143次/min,房颤心律,血压141/57 mmHg,予胺碘酮450 mg一次静脉推泵。6:00 am,CVP 0.98 kPa[10 cmH_2O(0.49～0.98 kPa, 5～10 cmH_2O)]。9:00 am,心率122次/min,房颤心律,予胺碘酮300 mg一次静脉推泵。

12:00 pm，心率 60 次/min，窦性心律。

13:33 pm，患者心力衰竭反复发作，再次出现房颤，查白细胞 8.96×10^9/L(3.69×10^9～9.16×10^9/L)，中性粒细胞百分率 83.7%(50%～70%)，**C 反应蛋白(CRP)27 mg/L(0～8 mg/L)，降钙素原(PCT)2.75 μg/L(0.051～0.5 μg/L)**，肌酐 222 μmol/L(59～104 μmol/L)，谷丙转氨酶 38 U/L(0～60 U/L)。PCT 和 CRP 均有升高，胸片示右肺斑片状渗出影，**考虑肺部感染，经验性予莫西沙星 0.4 g qd iv(3 月 26 日—4 月 3 日)抗感染**。

16:00 pm，心率 65 次/min，窦性心律，予胺碘酮 300 mg 一次静脉推泵。

3 月 27 日，患者胸闷不适较前好转，血压 16.67/8.4 kPa(125/63 mmHg)，心率 69 次/min，双侧中下肺可闻及细湿啰音。

3 月 28 日 11:00 am，患者出现嗜睡，呼之能应，未进食，测血糖 2.7 mmol/L(3.6～6.1 mmol/L)。予 50% GS 60 ml 静脉滴注，并予 10% GS 500 ml+50% GS 60 ml 静脉滴注后复测血糖 11.4 mmol/L(3.6～6.1 mmol/L)，但患者仍嗜睡，考虑阿普唑仑可能性不能除外。神经内科医师会诊考虑脑梗死不能除外，予前列地尔 2 ml qd iv gtt(3 月 28 日—4 月 2 日)改善微循环。另外予托拉塞米 10 mg bid po(3 月 28 日—4 月 14 日)利尿，**多潘立酮 10 mg bid po(3 月 28 日—4 月 3 日)**改善胃动力，可乐定 75 mg bid po(3 月 28 日—4 月 14 日)降压，**停泮托拉唑钠**，予雷贝拉唑钠 10 mg qd po(3 月 28 日—4 月 3 日)抑酸护胃。

3 月 29 日，患者嗜睡好转，呼之能应，仍有阵发性胸闷不适，心率 56 次/min，血压 15.47/7.33 kPa(116/55 mmHg)。

3 月 30 日，心率 60 次/min，血压 15.87/6.67 kPa(119/50 mmHg)，心电图示 Q-T 间期延长，**暂停胺碘酮**。

4 月 1 日，MRI 示双侧基底节区、半卵园区及双侧小脑半球多发腔梗，较陈旧。患者病情较前好转，转普通病房。

4 月 3 日，停莫西沙星，予头孢克洛分散片 125 mg tid po(4 月 3 日—4 月 14 日)抗感染。

4 月 5 日，心率 138 次/min，心电图示房颤心律。予胺碘酮 300 mg 静脉推泵后心率 78 次/min，转为窦性心律。

4 月 14 日，患者无胸闷胸痛，无嗜睡，精神较前好转，血压 16.8/9.2 kPa(126/69 mmHg)，心率 73 次/min，双肺可闻及细湿啰音，B 型钠尿肽前体 3306 ng/L(<450 ng/L)，肌酐 185 μmol/L(71～133 μmol/L)。予出院。

【病例用药分析】

一、患者发生焦虑、谵妄的可能原因

3 月 22 日患者出现情绪激动，烦躁焦虑，心理医师会诊考虑焦虑状态？谵妄状态？经利培酮等治疗后好转。患者发生焦虑、谵妄的可能原因有以下几方面。

(1) 临床原因：患者因急性心肌梗死、严重心力衰竭、急性左心力衰竭、脑梗死后、严重肺部感染、低氧血症等躯体疾病引起精神障碍不能除外，心理医师会诊认为可能处于谵妄状态。该患者高龄(一般认为随着年龄的增长，大脑神经细胞的衰亡或退行性病变，使大脑功能降低等)、脑部病变[磁共振成像(MRI)示双侧基底节区、半卵园区及双侧小脑半球多发腔梗]、**肺部感染(细菌毒素作用)**、电解质紊乱(有高钠血症，3 月 21 日钠 148 mmol/L)、肾功能不全(入院

后血肌酐进行性上升）是住院患者出现谵妄状态的常见原因。

（2）药物原因：① 入院后予泮托拉唑钠 60 mg qd iv gtt（3 月 19 日—3 月 28 日）；3 月 21 日 19:45 pm 予奥美拉唑肠溶胶囊 20 mg 一次口服。泮托拉唑钠推荐剂量 40 mg qd iv gtt，老年及肾功能不良者每日剂量不应超过 40 mg。泮托拉唑钠属于质子泵抑制剂，已有引发失眠、兴奋、抑郁等精神症状的报道。当大剂量使用时可出现心律失常、氨基转移酶升高、肾功能改变等不良反应（见 Nycomed GmbH 药品说明书）。与泮托拉唑钠类似的奥美拉唑钠、埃索美拉唑、兰索拉唑均有引发可逆性精神错乱、激动、攻击性行为、抑郁和幻觉的报道。奥美拉唑肠溶胶囊严重肾功能不全者禁用（见阿斯利康制药有限公司、悦康药业集团有限公司药品说明书）。② 予孟鲁司特钠 10 mg qn po（3 月 19 日—4 月 14 日），该药有引发精神系统紊乱的报道，包括烦躁不安、兴奋、焦虑、幻觉、失眠等（见杭州默沙东制药有限公司药品说明书）。③ 3 月 19 日 16:10 pm 二羟丙茶碱 0.25 g 一次静脉推注，3 月 20 日 00:40 am 予二羟丙茶碱 0.5 g 一次静脉推泵。患者高龄肾功能不全，可能促使茶碱在体内蓄积，可引发中枢兴奋所致的烦躁不安、失眠等症状[1]。④ 3 月 23 日予硝普钠 50 mg 加 NS 50 ml 六次静脉推泵（3:00 am，8:05 am，11:00 am，15:00 pm，19:00 pm，23:00 pm），3 月 24 日予硝普钠 50 mg 加 NS 50 ml 二次静脉推泵（3:00 am，7:00 am）。硝普钠最大剂量为 3.5 mg/kg，患者体重按 70 kg 计算，为 245 mg。而该患者在 24 小时内共输入 350 mg 硝普钠，已超过极量，加上患者存在严重肾功能不全，可能引发硫氰酸盐超量，使谵妄状态加重（见北京双鹤现代医药技术有限责任公司药品说明书）。

二、患者发生容量不足的主要原因

3 月 25 日 5:00 am 测 CVP 仅 0.098 kPa[1 cmH_2O(0.49～0.98 kPa，5～10 cmH_2O)]，发生容量不足，主要原因有：

（1）患者嗜睡，精神状态不佳，摄入水量可能不足。

（2）患者有脑梗死史，可能损害口渴中枢，会丧失渴感[3]。

（3）患者因严重感染，严重心力衰竭，呼吸频率加快，有出汗，可使水丧失过多[3]。

（4）3 月 23 日—3 月 26 日，予呋塞米 20 mg bid po。3 月 19 日，予呋塞米 50 mg 二次静脉推泵（14:40 pm，16:10 pm）；3 月 20 日，予呋塞米 50 mg 二次静脉推泵（2:00 am，6:00 am），托拉塞米 50 mg 三次静脉推泵（9:05 am，17:30 pm，3 月 21 日 1:00 am）；3 月 21 日，予呋塞米 50 mg 二次静脉推泵（8:45 am，7:50 pm）；3 月 22 日，予呋塞米 50 mg 二次静脉推泵（00:30 am，11:00 am）；3 月 23 日，呋塞米 100 mg 一次静脉推泵（3:00 am），呋塞米 60 mg 静脉推泵（8:05 am，16:00 pm）；3 月 24 日予呋塞米 50 mg 静脉推泵（9:30 am），3 月 25 日 1:00 am，予呋塞米 50 mg 一次静脉推泵。呋塞米和托拉塞米均为强效利尿剂，人体试验证实，10 mg 托拉塞米的利尿作用与 20～40 mg 呋塞米相同。强效利尿作用可使患者体液丢失，引起循环血量不足（见南京新港医药有限公司和上海禾丰制药有限公司药品说明书）。其中托拉塞米注射液对充血性心力衰竭者每日最大剂量不超过 40 mg，治疗肾性水肿每日最大剂量为 100 mg（见南京海辰药业有限公司药品说明书），而 3 月 20 日使用了 150 mg。

根据内科学第七版教科书，对急性左心力衰竭，予呋塞米 20～40 mg 静脉推注，疗效可持续 4 小时，4 小时后可重复 1 次，总剂量在起初 6 小时内不超过 80 mg，起初 24 小时不超过

200 mg[3]，但患者为急性心肌梗死基础上并发的急性左心力衰竭、根据急性心肌梗死诊断和治疗指南[4]，可使用适量利尿剂，Killip Ⅲ级时静脉注射呋塞米 20 mg，Killip Ⅳ级时未规定需要使用利尿剂。根据内科学教科书第 7 版，急性心肌梗死基础上发生的急性左心力衰竭的处理，可使用呋塞米，但未规定具体剂量[3]。药品说明书又规定，急性心肌梗死患者，过度利尿可促发休克。呋塞米可降低抗凝药物和抗纤溶药物的作用，主要原因是利尿后血容量下降，致血中凝血因子浓度升高，以及利尿使肝血液供应改善，肝脏合成凝血因子增多。故急性心肌梗死者呋塞米应慎用(见上海禾丰制药有限公司药品说明书)。因此予呋塞米 100 mg 静脉滴注对急性心肌梗死基础上发生的急性左心力衰竭可能剂量偏大(见上海禾丰制药有限公司药品说明书)。

三、患者入院后多次发生急性左心力衰竭可能原因

患者 3 月 19 日入院后心力衰竭进行性加重，3 月 23 日多次发生急性左心力衰竭，主要原因：

(1) 患者存在急性下壁心肌梗死，非梗阻性肥厚型心肌病，高血压 3 级(极高危组)，2 型糖尿病，慢性肾功能不全等诱发心力衰竭的疾病基础[3]。

(2) 患者为高血压Ⅲ期合并冠心病、急性心肌梗死按规定，应选择 ACEI，改善心室重构[4]。患者为高血压Ⅲ期合并心功能不全，按规定应选择 ACEI[5]。ACEI 可显著降低心力衰竭患者死亡率，凡心力衰竭患者只要没有严重过敏反应、双侧肾动脉狭窄、有症状性低血压、严重肾衰竭等禁忌证，都必须使用 ACEI[5]。患者 3 月 20 日肌酐 229 μmol/L(71～133 μmol/L)，没有达到严重肾衰竭的程度，故按规定可以从小剂量开始使用 ACEI，但实际上没有，可能使心力衰竭加重。

(3) 患者存在肺部感染，而在入院后没有被关注。直到 3 月 26 日发现 PCT 高，胸片示肺部炎症时，才予莫西沙星静脉滴注。肺部感染未被控制，这可能是诱发急性左心力衰竭的主要原因[3]。

四、严重左心力衰竭患者感染的判断和控制

遇到严重心力衰竭很难控制，而体温正常，白细胞和中性粒细胞增高不显著甚至正常的患者，如何判断是否存在细菌感染？而严重心力衰竭患者白细胞、中性粒细胞可有反应性增高。另外，急性心肌梗死患者有吸收热并伴有白细胞、中性粒细胞增高，若严重心力衰竭很难控制，要判断是否存在细菌感染难度更大。

如果不加鉴别地均使用抗生素，则很可能滥用，诱发耐药菌产生，造成毒副反应；如果因判断失误而不用抗生素，则又很有可能造成患者死亡。

建议经常监测 PCT 和 CRP。PCT 可作为全身细菌感染早期诊断的指标，其敏感性和特异性均较高[6]。CRP 在组织损伤、非感染性炎症反应、应激反应的情况下也会增高，故特异性不是很高，但如数值很高时也可作为细菌感染的参考[6]。

患者存在急性下壁心肌梗死，非梗阻性肥厚型心肌病，心功能不全，高血压 3 级(极高危组)，2 型糖尿病，慢性肾功能不全等疾病基础，长期卧床。3 月 23 日多次发生急性左心力衰竭且较难控制，予 BiPAP 辅助通气，中心静脉置管。故应考虑感染因素，如当时就测定 PCT 等

指标作为参考，以判断是否存在细菌感染，就可能早些使用抗生素。

该患者存在比较严重的肺部感染，结合严重的基础疾病，**符合降阶梯治疗条件**[7]。为保证早期抗生素治疗的正确性，需要联合应用广谱抗生素，覆盖耐药革兰阴性杆菌和革兰阳性球菌。该患者常见致病菌可能有铜绿假单胞菌、抗甲氧西林金黄色葡萄球菌(MRSA)、不动杆菌、肠杆菌属细菌和厌氧菌等。可选择氟喹诺酮类或氨基糖苷类联合下列药物之一：(1) 抗假单胞菌β-内酰胺酶类，如头孢他啶、头孢哌酮、哌拉西林等；(2) 广谱β-内酰胺类/β-内酰胺酶抑制药，如头孢哌酮/舒巴坦钠，哌拉西林/三唑巴坦等；(3) 碳青霉烯类如亚胺培南、西司他丁钠和美罗培南。估计金黄色葡萄球菌感染可能者联合应用万古霉素、替考拉宁、利奈唑胺，估计真菌感染可能者联合应用抗真菌药物如氟康唑、伏立康唑、伊曲康唑、米卡芬净等[8]。

碳青霉烯类抗生素适用于产超广谱β-内酰胺酶的菌株、产氨基糖甙类钝化酶、多重耐药菌引起的严重感染、混合感染、院内感染，以及应用β-内酰胺类、氨基糖甙类、喹诺酮类抗菌药物疗效不佳的患者。万古霉素、去甲万古霉素、利奈唑胺适用于抗甲氧西林金黄色葡萄球菌和表皮葡萄球菌感染[8]。

莫西沙星为第四代新型超广谱喹诺酮类，与其他喹诺酮类相比，具有抗菌谱更广、抗菌活性更强的特点，尤其对革兰阳性菌球菌抗菌活性强，对军团菌、衣原体、支原体、分枝杆菌、铜绿假单胞菌、不动杆菌等有效，但对产超广谱β-内酰胺酶细菌和厌氧菌作用差，对抗甲氧西林金黄色葡萄球菌和表皮葡萄球菌无效[7]。可见莫西沙星一种广谱抗生素，但不能覆盖产超广谱β-内酰胺酶细菌、抗甲氧西林金黄色葡萄球菌和表皮葡萄球菌。

莫西沙星因可延长 Q－T 间期，故规定禁止与胺碘酮联合使用(见赛诺菲制药有限公司药品说明书)，患者心电图示存在 Q－T 间期延长。故当时不使用莫西沙星，而改用第三代或第四代头孢菌素，或者使用碳青霉烯类抗生素，可能更合理些，使患者承受的风险可能比较小。

【病例总结】

(1) 泮托拉唑钠推荐剂量 40 mg qd iv gtt，老年及肾功能不良者每日剂量不应超过 40 mg，严重肝功能损害者每日剂量应减至 20 mg。泮托拉唑钠大剂量可引发精神症状，肝肾功能损害(见 Nycomed GmbH 药品说明书)。

(2) 奥美拉唑肠溶胶囊严重肾功能不全者禁用(见悦康药业集团有限公司药品说明书)。

(3) 硝普钠最大剂量为 3.5 mg/kg，超过极量，加上患者存在严重肾功能不全，可能引发硫氰酸盐超量，使谵妄状态加重(见北京双鹤现代医药技术有限责任公司药品说明书)。

(4) 托拉塞米注射液充血性心力衰竭者每日最大剂量不超过 40 mg，治疗肾性水肿每日最大剂量为 100 mg(见南京海辰药业有限公司药品说明书)。急性心肌梗死患者，过度利尿可促发休克，急性心肌梗死者呋塞米应慎用(见上海禾丰制药有限公司药品说明书)。

(5) ACE 抑制剂可显著降低心力衰竭患者死亡率，凡心力衰竭患者只要没有严重过敏反应、双侧肾动脉狭窄、有症状性低血压、严重肾衰竭等禁忌证，都必须使用 ACE 抑制剂。

(6) 严重心力衰竭可能伴有感染因素，如不加鉴别均使用抗生素，则造成滥用；如确有感染而不用抗生素，则又很有可能造成患者死亡。对体温、白细胞等均正常的严重心力衰竭者，建议经常监测降钙素原和 C 反应蛋白以帮助判断。

(7) 莫西沙星禁止与胺碘酮联合使用(见赛诺菲制药有限公司药品说明书)。

(8) 多潘立酮禁止与可延长 Q－Tc 间期的 CYP3A4 酶强效抑制剂胺碘酮合用(见西安杨森制药有限公司药品说明书)。

未遵守上述用药注意事项,不排除与患者病情加重有相关性。

参 考 文 献

[1] 杨宝峰.药理学[M].第7版.北京：人民卫生出版社,2008,85－95.
[2] 陈主初.病理生理学[M].北京：人民卫生出版社,2001,106－108.
[3] 陆再英,钟南山.内科学[M].第7版.北京：人民卫生出版社,2011,282－395,814－820.
[4] 中华医学会心血管病学分会,中华心血管病杂志编辑委员会.急性心肌梗死诊断与治疗指南.中华心血管病杂志,2001,29(12)：705－720.
[5] 中华医学会心血管病学分会,中华心血管病杂志编辑委员会. 急性心力衰竭诊断和治疗指南.中华心血管病杂志,2010,38(3)：195－208.
[6] 胡可,刘文恩,梁湘辉.降钙素原在细菌感染中临床应用的研究[J].中华医院感染学杂志,2011,21(1)：30－33.
[7] 梁德雄.重症肺炎抗生素降阶梯治疗使用策略[J].中国医学文摘·内科学,2005,26(4)：484－487.
[8] 刘洋,孟彦苓,杜斌.呼吸机相关肺炎[J].协和医学杂志,2010,1(1)：103－107.

6. 治疗中发生心搏骤停和严重低血糖

(2013年5月3日)

【概述】

一例高血压合并糖尿病患者,此次冠心病,不稳定心绞痛,心律失常,Ⅲ度房室传导阻滞而入院。治疗过程中发生心搏骤停、严重低血糖,通过此病例分析,探讨以下几点:1. 患者发生心搏骤停的可能原因;2. 患者发生严重低血糖的可能原因;3. 高血压合并糖尿病患者的优化治疗方案。

【病史介绍】

患者85岁,女性,有高血压史30多年,最高24/13.3 kPa(180/100 mmHg),近期服用氨氯地平,自诉血压控制可。有糖尿病史20多年,近期服用阿卡波糖、格列苯脲,血糖未监测。有慢性支气管炎史30年。

2013年2月23日患者开始无明显诱因出现嗜睡,精神不佳。3月21日出现胸闷不适,并有水样腹泻。3月23日来院急诊,心电图示窦性心律,Ⅲ度房室传导阻滞,完全性右束支传导阻滞,频发室性早搏,ST-T异常。B型钠尿肽前体595 ng/L(<450 ng/L),肌酸激酶同工酶24.93 μg/L(0.1～4.94 μg/L),高敏肌钙蛋白0.182 μg/L(0.000～0.014 μg/L),肌红蛋白536.7 μg/L(25.0～58.0 μg/L)。肌酐104 μmol/L(62～106 μmol/L),血糖11.85 mmol/L(3.6～6.1 mmol/L)。拟冠心病,不稳定心绞痛,心律失常,Ⅲ度房室传导阻滞,心功能Ⅱ级(NYHA),高血压3级(极高危组),2型糖尿病收入院。

【临床经过】

3月23日16:50 pm,患者神清,对答切题,心率43次/min,血压30.66/8.53 kPa(230/64 mmHg)。急诊带入异丙肾上腺素1 mg加NS 50 ml静脉推泵(5 ml/h)。

16:55 pm,患者突然两眼上翻,呼之不应,突发心搏骤停,心电监护示心率20次/min。立即心外按压,心率恢复至40次/min,逸搏心律。

17:00 pm,患者呼之能应,心率51次/min,血压26.53/7.6 kPa(199/57 mmHg),急行床边临时起搏器植入。

17:30 pm,心率60次/min,血压24.93/9.07 kPa(187/68 mmHg),予呋塞米20 mg 1次静脉推注。停用异丙肾上腺素。

17:47 pm，予培哚普利 4 mg qd po(3 月 23 日—3 月 25 日)改善心肌重构，呋塞米 20 mg tid po(3 月 23 日—3 月 25 日)利尿，螺内酯 20 mg tid po(3 月 23 日—3 月 25 日)保钾利尿，阿托伐他汀钙 10 mg qn po(3 月 23 日—3 月 25 日)稳定斑块，阿卡波糖(拜糖平)50 mg tid po(3 月 23 日—3 月 24 日)减少糖吸收，格列吡嗪控释片(瑞易宁)5 mg qd po(3 月 23 日—3 月 24 日)降血糖，低分子肝素钙 0.2 ml q12h ih(3 月 23 日—4 月 2 日)抗凝。

18:00 pm，心率 60 次/min，血压 23.33/8.27 kPa(175/62 mmHg)，予硝酸甘油 20 mg 静脉推泵。

19:00 pm，心率 60 次/min，血压 20.4/8.93 kPa(153/67 mmHg)，血糖 9.6 mmol/L (3.6～6.1 mmol/L)。

22:00 pm，心率 60 次/min，血压 20/7.6 kPa(150/57 mmHg)，血糖 8.3 mmol/L(3.6～6.1 mmol/L)。

3 月 24 日 4:00 am，予硝酸甘油 20 mg 静脉推泵，血压 18.67/8.67 kPa(140/65 mmHg)。

13:00 pm，血糖 4.3 mmol/L(3.6～6.1 mmol/L)。

14:30 pm，予硝酸甘油 20 mg 静脉推泵，呋塞米 50 mg 静脉推泵。

16:30 pm，患者嗜睡，呼之不应，不能进食，血压 19.33/6.40 kPa(145/48 mmHg)。急测血糖 2.7 mmol/L(3.6～6.1 mmol/L)，**立即停阿卡波糖和格列吡嗪**，予 50% GS 40 ml 静脉推注。

19:00 pm，血糖 3.6 mmol/L (3.6～6.1 mmol/L)，予 50% GS 40 ml 静脉推注，5% GS 250 ml 静脉滴注。

19:30 pm，血糖 8.6 mmol/L (3.6～6.1 mmol/L)，患者呼之能应，但对答迟钝，不可进食。

22:40 pm，血糖 2.7 mmol/L (3.6～6.1 mmol/L)，予 50% GS 100 ml 静脉推注，5%葡萄糖 500 ml 静脉滴注。

3 月 25 日 4:00 am，血糖 3.9 mmol/L (3.6～6.1 mmol/L)，予 50% GS 60 ml 静脉推注。

6:00 am，血糖 2.8 mmol/L (3.6～6.1 mmol/L)，血压 15.47/6.93 kPa(116/52 mmHg)。共予 50% GS 720 ml 静脉滴注。

23:00 pm，血糖 7.3 mmol/L (3.6～6.1 mmol/L)。**查肌酐 186 μmol/L (62～106 μmol/L)**。

3 月 26 日，患者嗜睡，呼之能应，心率 60 次/min，血压 132～160 mmHg，查甲状腺功能异常，内分泌科医师会诊，明确为低 T3 综合征。予单硝酸异山梨酯缓释片 40 mg qd po(3 月 26 日—4 月 8 日)扩冠。

3 月 29 日，肌酐 168 μmol/L(62～106 μmol/L)，血压 18.27/7.73 kPa(137/58 mmHg)，心率 60 次/min。予呋塞米 20 mg tid po(3 月 29 日—4 月 3 日)利尿，氨氯地平 5 mg qd po(3 月 29 日—4 月 8 日)降压。

4 月 1 日，成功行人工心脏起搏器植入术。予酚酞片 0.2 g qn po(4 月 1 日—4 月 6 日)通便。

4 月 3 日，**予阿司匹林肠溶片 100 mg qd po(4 月 3 日)**抗血小板聚集，托拉塞米 10 mg qd po(4 月 3 日—4 月 9 日)利尿。

4月5日，血压138/76 mmHg，心率61次/min，肌酐158 μmol/L(62～106 μmol/L)。

4月9日，患者反应迟钝，嗜睡，血糖6.8 mmol/L(3.6～6.1 mmol/L)。手术切口部位无出血，无疼痛。予出院，待情况稳定后加用阿司匹林肠溶片，神经内科随访。

【病例用药分析】

一、患者突发心搏骤停的可能原因

3月23日16:55 pm患者突发心搏骤停的原因可能有以下几个方面。

(1) 临床因素

① 患者存在冠心病，不稳定心绞痛，心律失常，Ⅲ度房室传导阻滞，心功能不全，高血压3级(极高危组)，2型糖尿病等引发心搏骤停的疾病基础[1]。

② 患者有高血压史30多年，2013年3月23日入院后16:50 pm，血压达到230/64 mmHg，收缩压增高可增加心脏负荷和心肌耗氧量，引发致死性心律失常[1]。

(2) 药物因素

① 根据《中国高血压防治指南2010》[2]，高血压合并稳定性冠心病，或者高血压伴糖尿病、心血管高风险者(10年心血管总风险≥10%)可用小剂量阿司匹林(75～100 mg/d)进行一级预防，阿司匹林不能耐受者可以应用氯吡格雷(75 mg/d)代替。患者有高血压伴糖尿病和冠心病，故应该口服小剂量阿司匹林(75～100 mg/d)或氯吡格雷(75 mg/d)，**但实际上因需要安装起搏器等原因**，未服用阿司匹林或氯吡格雷，可能增加冠状动脉血栓形成的风险，可能引发致死性心律失常[1]。

② 予异丙肾上腺素1 mg加NS 50 ml静脉推泵(5 ml/h)。异丙肾上腺素作用于心脏β_1受体，使心肌收缩力增强，心率加快，传导加速，心输出量增加的同时，使心肌耗氧量增加，可能使心肌梗死者冠状动脉缺血加重，梗死面积增大。异丙肾上腺素的心血管作用导致收缩压升高，舒张压降低(见上海禾丰制药有限公司药品说明书)。患者血压高达30.66/8.53 kPa(230/64 mmHg)，固然与心率缓慢的代偿性心肌收缩力加大有关，但也可能与异丙肾上腺素有一定的相关性[1]。

③ 应将异丙肾上腺素0.5～1 mg加在5%葡萄糖200～300 ml内缓慢静脉滴注(见上海禾丰制药有限公司药品说明书)，而实际上溶解在50 ml生理盐水中，不合理配伍导致输液中不溶性微粒的数量大大增加，并且体积增大，从而可能造成局部血管供血不足，血管栓塞，包括冠状动脉阻塞，从而可能引发严重心律失常[3]。

患者冠心病，不稳定心绞痛，而异丙肾上腺素药品说明书规定：心绞痛、心肌梗死者禁用(见上海禾丰制药有限公司药品说明书)。违反此禁忌证也可能与患者心搏骤停有一定的相关性。

对不稳定心绞痛伴发的缓慢性心律失常，可用硫酸阿托品0.5～1 mg肌内或静脉注射[1]。

另外，应将异丙肾上腺素0.5～1 mg加在5%葡萄糖200～300 ml内缓慢静脉滴注(见上海禾丰制药有限公司药品说明书)。

二、患者发生严重低血糖的可能原因

3月24日16:30 pm，患者嗜睡，呼之不应，血糖2.7 mmol/L，发生比较严重的低血糖，主

要原因有以下几个方面。

(1) 予格列吡嗪控释片 5 mg qd po(3 月 23 日—3 月 24 日),通过刺激胰腺分泌胰岛素达到快速降血糖作用。患者入院后因心搏骤停予心肺复苏等能原因,使肾功能损害,3 月 25 日肌酐上升至 186 μmol/L。影响格列吡嗪排泄,可能造成蓄积,引发低血糖(见辉瑞制药有限公司药品说明书)。

(2) 予阿卡波糖 50 mg tid po(3 月 23 日—3 月 24 日),该药本身不会引发低血糖,但与磺酰脲类合用会引发低血糖,加上患者肾功能损害,造成低血糖可能性更大(见拜耳医药保健有限公司药品说明书)。

(3) 患者因嗜睡、精神不佳等原因,可能进食少。

患者 3 月 25 日肌酐上升至 186 μmol/L,可估算出肌酐清除率约为 18 ml/min,而阿卡波糖肌酐清除率小于 25 ml/min 的患者禁用(见拜耳医药保健有限公司药品说明书)。高龄、肾功能不全患者口服格列吡嗪控释片发生低血糖风险增加。在应激情况下,可能会出现血糖失控,在这种情况下必须停用磺酰脲类,改用胰岛素治疗(见辉瑞制药有限公司药品说明书)。

三、高血压合并糖尿病患者的优化联合治疗方案

根据《中国高血压防治指南 2010》[2],高血压伴有糖尿病患者,一般可以将血压降至 17.33/10.67 kPa(130/80 mmHg)以下。我国临床主要推荐应用优化联合治疗方案是:二氢吡啶类钙通道阻滞剂(CCB)+血管紧张素受体阻滞药(ARB);二氢吡啶类 CCB+ACEI;二氢吡啶类 CCB+噻嗪类利尿剂;二氢吡啶类 CCB+β-受体阻滞剂;ARB+噻嗪类利尿剂;ACEI+噻嗪类利尿剂。在两种药物联合不能达标时,可多种药物合用:(1) 三药联合的方案:在上述各种两药联合方式中加上另一种降压药物便构成三药联合方案,其中二氢吡啶类 CCB+ACEI(或 ARB)+噻嗪类利尿剂组成的联合方案最为常用。(2) 四种药联合的方案:主要适用于难治性高血压患者,可以在上述三药联合基础上加用第四种药物如 β-受体阻滞剂、螺内酯、可乐定或 α-受体阻滞剂等。

患者高血压史 30 多年,属于高血压Ⅲ期(极高危)合并糖尿病,一般应将血压降至 17.33/10.67 kPa(130/80 mmHg)以下。而患者此次入院时血压达到 30.66/8.53 kPa(230/64 mmHg),收缩压高,舒张压低,脉压大。二氢吡啶类 CCB 尤其适用于单纯收缩期高血压伴稳定性心绞痛及周围血管病患者。常见不良反应包括反射性交感神经激活导致心跳加快,二氢吡啶类 CCB 没有绝对禁忌证,但心动过速与心力衰竭患者应慎用[2]。小剂量利尿剂(如氢氯噻嗪呋塞米)对代谢影响很小,与其他降压药(尤其 ACEI 或 ARB)合用可显著增加后者的降压作用,此类药物尤其适用于单纯收缩期高血压或伴心力衰竭患者[2]。硝酸酯类药物通常用于预防和治疗心绞痛,近年来发现可选择性地降低收缩压。无论在健康人还是高血压病患者硝酸酯类降低收缩压的作用均比降低舒张压更为明显。其缩小脉压的机制尚不很清楚,硝酸酯类在体内巯基的作用下,可形成外源性一氧化氮(NO),直接舒张大动脉血管平滑肌,改善大动脉弹性,治疗后脉搏波传导速度减慢,压力反射波增强指数降低。因此硝酸酯类可选择性降低收缩压大于降低舒张压[2]。

故根据患者收缩压高,舒张压低,脉压差大的特点,应考虑使用 ACEI(或 ARB)加利尿剂,还可考虑使用硝酸甘油或二氢吡啶类 CCB,**但入院后未能及时静脉滴注硝酸甘油控制血压**。

【病例总结】

(1) 根据《中国高血压防治指南 2010》，高血压伴有糖尿病患者，一般应将血压降至 17.33/10.67 kPa(130/80 mmHg)以下。患者 3 月 23 日入院后 16:50 pm，血压达 30.66/8.53 kPa(230/64 mmHg)，可考虑使用硝酸甘油或二氢吡啶类 CCB，但未及时控制血压。

(2) 患者为不稳定心绞痛，而异丙肾上腺素心绞痛者禁用(见上海禾丰制药有限公司药品说明书)；对不稳定心绞痛伴发的缓慢性心律失常，可用阿托品。

(3) 患者肌酐清除率约为 18 ml/min，而阿卡波糖肌酐清除率小于 25 ml/min 的患者禁用(见拜耳医药保健有限公司药品说明书)。高龄、肾功能不全患者口服格列吡嗪控释片发生低血糖风险增加。在应激情况下，应停用磺酰脲类，改用胰岛素治疗(见辉瑞制药有限公司药品说明书)。

未遵从上述用药注意事项，不排除与患者心搏骤停以及低血糖有相关性。

参考文献

[1] 陆再英，钟南山.内科学[M].第 7 版.北京：人民卫生出版社，2011，79-87，189-197，282-286，363-366，393-395，722-750.

[2] 中国高血压防治指南修订委员会.中国高血压防治指南 2010.中华心血管病杂志，2011，39(7)：579-616.

[3] 卢海儒，文友民.中药注射剂的不良反应[M].北京：中国医药科技出版社，2006，71-72.

7. 注射用帕瑞昔布致急性非 ST 抬高心肌梗死

（2013 年 5 月 15 日）

【概述】

一例冠心病合并糖尿病患者，此次因腰椎管狭窄症合并腰椎间盘突出症而入院。治疗过程中患者发生急性左心力衰竭随后出现急性非 ST 段抬高心肌梗死。通过此病例分析，主要探讨急性非 ST 段抬高心肌梗死的药物原因。

【病史介绍】

患者女性，71 岁，高血压病史一年，未服用药物，未检测。患糖尿病 20 年，使用胰岛素控制血糖。有糖尿病肾病病史，具体不详。有冠心病病史数年，一年前行 PCI 术，术后抗凝治疗。2013 年 3 月无明显诱因下出现腰背部疼痛、双下肢疼痛伴间歇性跛行，其后患者症状加重，来我院就诊，行腰椎 MRI 检查示腰椎退行性改变，$L_{3\text{-}4}$，$L_{4\text{-}5}$，L_5 - S_1 椎间盘变性后突。为求进一步诊治，4 月 16 日拟诊腰椎管狭窄症合并腰椎间盘突出症，2 型糖尿病，糖尿病肾病，慢性肾功能不全，高血压病 3 级(极高危组)，冠心病，PCI 术后收住入院。

【临床经过】

2013 年 4 月 16 日予瑞帕昔布钠 40 mg bid im(4 月 16 日—4 月 20 日)止痛，鲑鱼降钙素 50 u qd 肌内注射(im)(4 月 16 日—4 月 23 日)治疗骨质疏松。另外予胰岛素控制血糖(4 月 16 日—5 月 6 日)。

4 月 17 日，查肌酐 136 μmol /L (59 ～ 104 μmol /L)。**血红蛋白 85.0 g/L (131.0～172.0 g/L)**，血小板计数 337.0 × 10^9/L (100 × 10^9 ～ 300 × 10^9/L)，白细胞 5.69 × 10^9/L (3.69× 10^9～9.16×10^9/L)，中性粒细胞百分率 74.3%(50%～70%)。胸部正位片示两肺纹理增多、紊乱，心影增大，主动脉硬化。

4 月 19 日，肾脏内科会诊予前列地尔(10 ug)2 ml 加 NS 100 ml 每天一次静脉滴注(4 月 19 日—4 月 23 日)改善微循环。

4 月 20 日，患者无发热，无其他不适主诉。予乳果糖口服溶液 30 ml bid po(4 月 20 日—4 月 23 日)、大黄碳酸氢钠 0.9 g tid po(4 月 20 日—4 月 23 日)通便。

4 月 22 日，心率 80 次/min，**血压 21.47/9.07 kPa(161/68 mmHg)**，予**瑞帕昔布钠 40 mg 一次肌内注射**止痛。

4月23日8:00 am，患者今一般情况良好，诉双下肢疼痛，呼吸平稳，对答切题，无发热，无其他不适主诉。患者双下肢疼痛严重影响日常生活，考虑手术风险较大，患者及家属强烈要求手术，愿意承担手术风险，拟明日全麻下行腰椎后路减压手术，完善术前准备。

13:30 pm，心率82次/min，血压19.73/8.4 kPa(148/63 mmHg)。

19:40 pm，患者突发胸闷气急，不能平卧。查体血压：29.33/17.33 kPa（220/130 mmHg)，心率135次/min，血氧饱和度(SpO_2)98%，神智清晰，呼吸急促，端坐呼吸，全身出冷汗，双肺可闻及湿啰音，双下肢水肿。予面罩吸氧，**硝苯地平片(心痛定)10 mg口服**。

19:50 pm，心内科会诊考虑急性左心力衰竭，予呋塞米20 mg静脉推注，**甲泼尼龙琥珀酸钠40 mg静脉推注**，硝酸甘油30 mg静脉推泵。

19:58 pm，予呋塞米20 mg静脉推注，二羟丙茶碱0.25 g静脉推注，二羟丙茶碱0.5 g静脉推泵。20:14 pm，予吗啡3 mg皮下注射。

20:54 pm，钾4.4 mmol/L(3.6～5.0 mmol/L)，肌酐135 mmol/L(62～106 μmol/L)。

22:00 pm，患者目前生命体征稳定，呼吸平稳，卧床休息中，无其他不适主诉。血压16/9.33 kPa(120/70 mmHg)，心率72次/min，双下肺可闻及少量湿啰音。

23:00 pm，转心内科CCU，予阿司匹林肠溶片100 mg qd po(4月23日—5月6日)抗血小板聚集，阿托伐他汀钙20 mg qn po(4月23日—5月6日)稳定斑块，螺内酯20 mg bid po(4月23日—5月2日)，减量为20 mg qd po(5月2日—5月6日)保钾利尿，福辛普利钠5 mg qd po(4月23日—4月26日)，加量为10 mg qd po(4月26日—5月6日)抗心肌重构，呋塞米20 mg bid po(4月23日—4月24日)，加量为20 mg tid po(4月26日—5月2日)，又减量为20 mg qd po(5月2日—5月6日)利尿。

4月24日6:15 am，钾7.3 mmol/L(3.6～5.0 mmol/L)。

6:30 am，予二羟丙茶碱0.5 g静脉推泵。聚磺苯乙烯钠散15 g口服，呋塞米20 mg静脉推注。

6:43 am，钠148 mmol/L(137～145 mmol/L)，钾5.1 mmol/L(3.6～5.0 mmol/L)，氯114 mmol/L(98～107 mmol/L)。

7:21 am，查心肌酶显著升高，BNP 32 592 ng/L(＜125 ng/L)，肌酸磷酸激酶同工酶10.02 μg/L(0.10～4.94 μg/L)，高敏肌钙蛋白0.173 μg/L(0.000～0.014 μg/L)，肌红蛋白120.10 μg/L(25～58 μg/L)。结合心电图**诊断急性非ST段抬高心肌梗死**。

9:37 am，予氯吡格雷75 mg qd po(4月23日—5月6日)抗血小板聚集，低分子肝素钙0.2 ml bid ih(4月24日—4月28日)抗凝。

4月25日，予琥珀酸美托洛尔缓释片23.75 mg qd po(4月25日—5月6日)减慢心率。

4月28日，患者目前一般情况可，无不适主诉，转入普通病房。

4月30日，血红蛋白82 g/L(113～151 g/L)，血细胞比容27.5%(33.5%～45.0%)。血液科会诊，骨髓穿刺明确诊断，家属拒绝。

5月3日，予琥珀酸亚铁片100 mg tid po(5月3日—5月6日)。

5月6日出院。

【病例用药分析】

患者急性非 ST 段抬高心肌梗死的主要原因

4 月 23 日 19:40 pm 发生急性左心力衰竭随后出现急性非 ST 段抬高心肌梗死的主要原因如下。

(1) 患者存在冠心病,PCI 术后,糖尿病肾病,慢性肾功能不全,高血压病 3 级(极高危),2 型糖尿病,贫血,术前精神紧张等引发急性左心力衰竭、急性心肌梗死的疾病基础[1]。

(2) 患者因腰椎管狭窄症合并腰椎间盘突出症被收入脊柱外科后,未服用阿司匹林肠溶片、氯吡格雷、阿托伐他汀钙、血管紧张素转换酶抑制剂、β 受体阻断剂等针对冠心病、PCI 术后、高血压病 3 级(极高危)、2 型糖尿病有强适应证的药物。

(3) 予瑞帕昔布钠 40 mg bid im(4 月 16 日—4 月 20 日),4 月 22 日予瑞帕昔布钠 40 mg 一次肌内注射。瑞帕昔布钠属于选择性 COX - 2 抑制剂,可引发水钠潴留,血压增高,肾功能不全加重等,急性心肌梗死、急性左心力衰竭等心血管事件发生风险随着剂量及暴露时间而增加,因此应尽可能使用最短疗程及最低每日有效剂量(见辉瑞制药有限公司药品说明书)。瑞帕昔布钠每日总剂量不应超过 80 mg,疗程不应超过 3 天。对于体重低于 50 kg 的老年患者,瑞帕昔布钠每日最高剂量应减至 40 mg。对于肌酐清除率<30 ml/min 或有液体潴留倾向的患者应选择最低推荐剂量开始治疗并密切监测肾功能(见辉瑞制药有限公司药品说明书)。患者为 71 岁女性,有慢性肾功能不全,肌酐 136 mmol/L,因无法站立未测体重,以 60 kg 体重计,其肌酐清除率为 31 ml/min,因此予瑞帕昔布钠 40 mg bid im(4 月 16 日—4 月 20 日,4 月 22 日)剂量可能偏大,并且已经超过了 3 天的规定疗程,使急性心肌梗死、急性左心力衰竭的发生风险大大增加。患者为冠心病,PCI 术后,瑞帕昔布钠缺血性心脏疾病者禁用(见辉瑞制药有限公司药品说明书)。

(4) 4 月 23 日 19:40 pm,在发生了急性左心力衰竭之后,予硝苯地平片(心痛定)10 mg 口服。硝苯地平片为短效二氢吡啶类钙拮抗剂,降压速度、幅度及持续时间无法预测,血压骤降是导致严重不良反应的最主要原因。另外硝苯地平扩张周围血管引起窃血现象和反射性心动过速也是造成严重不良反应的原因。患者 71 岁高龄,其重要器官调节和储备功能下降,容易引发灌注不足,故口服硝苯地平后可能引发短时间内血压骤降,引起交感神经活性反射性增强,加上硝苯地平本身也具有拟交感活性,因此可出现心动过速、血压过低、心脑等重要脏器供血不足[2]。高血压急症患者使用硝苯地平片后,其严重不良反应(心肌缺血、心绞痛、心肌梗死、脑梗死、严重低血压、休克、高血压等)发生率为 61%。有报道 93 例 65 岁以上老年高血压患者舌下含服硝苯地平仅 5～10 mg,7 例出现缺血性心电图改变,2 例有心绞痛症状[3]。因此规定高血压急症禁止使用硝苯地平片治疗,特别是老年人群。硝苯地平反而引发高血压,可能是硝苯地平扩血管引起反射性心交感中枢兴奋过强,心率加快,心输出量增加,血浆肾素活性增高所致。近年来主张使用硝苯地平控释片取代短效硝苯地平,控释片有助于减少血压波动[4]。尽管美国医学杂志在 1996 年就呼吁医师放弃使用舌下含服或口服硝苯地平来治疗高血压急症,但不少医师仍习惯沿用此方法[5]。鉴于老年高血压患者用硝苯地平普通片总死亡率反而高,故老年患者不推荐使用硝苯地平普通片[6]。根据药品说明书记载,硝苯地平片心肌梗死和充血性心力衰竭发生率为 4%,肺水肿发生率达 2%,心律失常和传导阻滞的发生率各小于 0.5%(见上海华氏制药有限公司天平制药厂药品说明书)。4 月 23 日 19:40 pm 患者已经发生了急性左心力衰竭,在这种情况下予硝苯地平片 10 mg(1 粒)口服不适宜,容易加重心肌缺血,使心力衰竭加重,引发急性心肌梗死。

【病例总结】

瑞帕昔布钠疗程不应超过 3 天,肾功能不全患者或低体重患者应减量,缺血性心脏疾病者禁用(见辉瑞制药有限公司药品说明书)。

老年高血压患者予硝苯地平普通片反而增加心脑血管事件的发生率,故不推荐使用。冠心病 PCI 术后,有抗血小板药物、ACEI、β-受体阻滞剂的强适应证。

未遵从上述用药注意事项,不排除与患者发生急性心肌梗死有相关性。

参 考 文 献

[1] 金惠铭,王建枝.病理生理学[M].第 6 版. 北京:人民卫生出版社,2004,214-216.
[2] 周长甫,张爱香,阎玲莉.硝苯地平舌下含服致老年高血压急症患者低血压[J].药物不良反应杂志,2010,12(5):369-370.
[3] 黄旭慧,阳丽梅,陈敏,等.85 例硝苯地平不良反应的文献分析[J].海峡医学,2010,22(19):217-218.
[4] 陈彪,吴曙粤,王艳宁,等.短效硝苯地平致严重不良反应的病例分析[J].药学与临床,2009,12(8):1136-1137.
[5] 靳雪莲,孟海涛.舌下含服硝苯地平治疗高血压急症致严重并发症 11 例临床分析[J].中国实用神经疾病杂志,2006,9(3):150-151.
[6] 林梅瑟,朱文宗,张炳才,等.舌下含服硝苯地平治疗高血压致严重不良反应的观察[J].中华高血压杂志,2006,14(10):833-834.

8. 粒细胞缺乏合并血小板减少的再发心肌梗死

(2013 年 4 月 6 日)

【概述】

一例高血压合并房颤患者,此次因急性心肌梗死而入院。入院后患者再次发生非 ST 段抬高心肌梗死,并且出现粒细胞缺乏合并血小板减少的症状。通过此病例,主要探讨以下两点:1. 患者再次发生非 ST 段抬高心肌梗死的主要原因;2. 患者发生粒细胞缺乏合并血小板减少的主要原因。

【病史介绍】

患者 80 岁,男性,既往有高血压病史 50 年,平时服用福辛普利钠、氨氯地平,血压控制可。有房颤史 5 年,服用美托洛尔。1999 年曾患急性下壁及后壁心肌梗死,行溶栓治疗,发生上消化道大出血。拟冠心病、急性冠脉综合征、陈旧性心肌梗死、房颤、心功能Ⅱ级(NYHA)、高血压 3 级(极高危)于 2013 年 1 月 18 日 13:30 pm 被收入院。

【临床经过】

2013 年 1 月 18 日予福辛普利钠 10 mg qd po(1 月 18 日—1 月 24 日),减量为 5 mg qd po(1 月 24 日—1 月 25 日)、美托洛尔 12.5 mg bid po(1 月 18 日—1 月 22 日)改善心室重构,阿托伐他汀钙 20 mg qn po(1 月 18 日—1 月 22 日)稳定斑块,**氯吡格雷 75 mg qd po(1 月 18 日—3 月 10 日)、西洛他唑 100 mg bid po(1 月 18 日—1 月 29 日),减量为 50 mg bid po(1 月 29 日—1 月 30 日)**抗血小板聚集,低分子肝素钙 0.4 ml bid ih(1 月 18 日—1 月 20 日),减量为 0.2 ml bid ih(1 月 20 日—1 月 23 日)抗凝,螺内酯 20 mg bid po(1 月 18 日—1 月 22 日),减量为 20 mg qd po(1 月 22 日—1 月 30 日),又加量为 20 mg bid po(1 月 30 日—2 月 1 日),又减量为 20 mg qd po(2 月 1 日—2 月 6 日),加量为 20 mg bid po(2 月 6 日—2 月 8 日),减量为 20 mg qd po(2 月 8 日—3 月 12 日)保钾利尿,泮托拉唑钠 60 mg qd iv gtt(1 月 18 日—1 月 28 日)护胃。

16:39 pm,颈内静脉穿刺后,测 CVP 2.11 kPa[21.5 cmH_2O (0.49～0.98 kPa,5～10 cmH_2O)]。

1 月 19 日,神清、气平,体温平稳,血压 15.73/9.33 kPa(118/70 mmHg),心率 120 次/min,房颤律,双肺底可闻及湿啰音。B 型钠尿肽前体 27 969 ng/L(＜450 ng/L),肌酸激酶同

工酶 40.3 μg/L(0.1～4.94 μg/L)，高敏肌钙蛋白 1.18 μg/L(0.000～0.014 μg/L)，肌酐 155 μmol/L(59～104 μmol/L)，总胆红素 31 μmol/L(6～20 μmol/L)，直接胆红素 11.4 μmol/L(0～6 μmol/L)，谷丙转氨酶 38 U/L(0～60 U/L)，γ-谷氨酰转肽酶 100 U/L(8～61 U/L)。电解质、血脂、糖化血红蛋白正常。

1月21日，神清、气平，血压 102/68 mmHg，心率 86 次/min，房颤律，伴有短阵室速，肺底可闻及湿啰音。肌酸激酶同工酶 9.97 μg/L(0.1～4.94 μg/L)，高敏肌钙蛋白 3.18 μg/L(0.000～0.014 μg/L)，肌酐 188 μmol/L(59～104 μmol/L)，血红蛋白 133.0 g/L(131.0～172.0 g/L)，血小板计数 104.0×10^9/L(100×10^9～300×10^9/L)，白细胞 7.76×10^9/L(3.69×10^9～9.16×10^9/L)，中性粒细胞百分率 70.5%(50%～70%)。予氯化钾缓释片 1 g bid po(1月21日—1月23日)补钾，托拉塞米 10 mg qd po(1月21日—1月29日)，20 mg qd po(1月29日—2月1日)，10 mg qd po(2月1日—2月5日)，10 mg bid po(2月5日—2月8日)，10 mg qd po(2月8日—2月16日)(2月19日—2月26日)，5 mg qd po(2月26日—2月27日)利尿，胺碘酮 0.2 g tid po(1月21日—1月22日)抗心律失常。

1月22日 0:00 am，患者诉背痛伴胸闷、气促，查体两肺湿啰音，心率 100 次/min，血压 20/12 kPa(150/90 mmHg)。予硝酸甘油、呋塞米静脉输注后好转。10:14 am，血压 12.27/8.27 kPa(92/62 mmHg)，两肺底可及湿啰音，心率 106 次/min，房颤律。肌酐 178 μmol/L(71～133 μmol/L)，B型钠尿肽前体 22 477 ng/L(<450 ng/L)。停美托洛尔，予比索洛尔 2.5 mg qd po(1月22日—1月23日)，加量为 3.75 mg qd po(1月23日—1月25日)，继续加量为 5 mg qd po(1月25日—2月28日)，减量为 3.75 mg qd po(2月28日—3月7日)减慢心率，考虑肝功能损害，停阿托伐他汀钙，改用瑞舒伐他汀钙 10 mg qn po(1月22日—1月25日)，予阿普唑仑 0.4 mg qn po(1月22日—1月24日)(2月2日—2月7日)。

1月23日，血压 12.4/9.47 kPa(93/71 mmHg)，两肺底可及湿啰音，心率 120 次/min，房颤律。B型钠尿肽前体 17 335 ng/L(<450 ng/L)，肌酐 193 μmol/L(59～104 μmol/L)。予地高辛 0.125 mg qd po(1月23日—2月10日)强心。

1月24日，肌酐 221 μmol/L(71～133 μmol/L)，B型钠尿肽前体 21 284 ng/L(<450 ng/L)。

1月25日，白细胞计数 8.28×10^9/L(3.69×10^9～9.16×10^9/L)，中性粒细胞百分率 75.4%(50%～70%)，肌酐 231 μmol/L(71～133 μmol/L)，B型钠尿肽前体 23 273 ng/L(<450 ng/L)。停瑞舒伐他汀钙，改回阿托伐他汀钙 20 mg qn po(1月25日—3月9日)。肾脏内科会诊，**停福辛普利钠**。

1月30日，血压 110/90 mmHg，两肺底可及湿啰音，心率 84 次/min，房颤律，转老年医学科。予单硝酸异山梨酯缓释胶囊 50 mg qd po(1月30日—2月18日)扩冠，**埃索美拉唑镁肠溶 20 mg qd po(1月30日—3月3日)**护胃，胸腺法新 1.6 mg bid(1月30日—3月9日)增强免疫力。停西洛他唑。

1月31日，动态心电图示房颤，频发多源性室早，短阵室速，ST-T改变。

2月1日，血压 15.33/10.67 kPa(115/80 mmHg)，两肺底可及湿啰音，心率 69 次/min，房颤律，双下肢足背水肿。

2月2日，肌酐 182 μmol/L(59～104 μmol/L)，B型钠尿肽前体 15 239 ng/L

(<450 ng/L)。

2月4日，活动后气促，高枕卧位，血压124/82 mmHg，两肺底可及湿啰音，心率72次/min，房颤律，双下肢足背水肿。予氯沙坦钾25 mg qd po(2月4日—2月26日)改善心室重构，予益心舒3粒 tid po(2月4日—2月20日)活血。

2月6日，胸部平片示双侧肺野纹理增多，模糊，左上肺见少许小斑片状致密影，双侧肺门影增浓，心影明显增大，双侧肋膈角及隔面模糊。双侧胸腔积液与心力衰竭有关。

2月7日，心超示射血分数(EF)45%，较前改善。予地西泮2.5 mg qn po(2月7日—2月28日)助眠。

2月10日，患者心力衰竭改善，将地高辛减量为0.125 mg qod (2月10日—2月20日)。2月12日，肌酐193 μmol/L(59～104 μmol/L)。

2月13日，患者能下地短距离活动，B型钠尿肽前体8 075 ng/L(<450 ng/L)。

2月14日，高敏肌钙蛋白0.073 μg/L(0.000～0.014 μg/L)。

2月18日，患者胸闷不适，血压13.33/8 kPa(100/60 mmHg)，心率65次/min，左肺底闻及明显干湿啰音，足背部水肿。

2月20日，血压13.33/10.4 kPa(100/78 mmHg)，心率62次/min，房颤律，左肺底闻及干湿啰音，双下肢轻度水肿。患者近3日反复胸闷发作，予单硝酸异山梨酯25 mg qd iv gtt(2月20日—2月28日)扩冠。

2月21日，肌酸激酶同工酶3.65 μg/L(0.1～4.94 μg/L)，高敏肌钙蛋白0.208 μg/L(0.000～0.014 μg/L)，肌红蛋白77.7 μg/L(28.0～72.0 μg/L)，B型钠尿肽前体18 957 ng/L(<450 ng/L)，地高辛血药浓度0.76 μg/L(0.6～1.5 μg/L)。

2月22日，患者心肌酶增高，予阿司匹林肠溶片100 mg qd po(2月22日—2月25日)抗血小板聚集。

2月25日，患者有阵发性胸闷伴背部牵拉感和恶心不适，肌酸激酶同工酶4.39 μg/L(0.1～4.94 μg/L)，高敏肌钙蛋白0.358 μg/L(0.000～0.014 μg/L)，肌红蛋白110.3 μg/L(28.0～72.0 μg/L)。患者心肌酶动态增高，结合心电图考虑再发急性冠脉综合征。予低分子肝素钙0.4 ml bid ih(2月25日—2月26日)，减量为0.2 ml bid ih(2月26日—3月1日)，加量为0.4 ml qd ih(3月1日—3月2日)，又减量为0.2 ml qd ih(3月2日—3月5日)抗凝，泮托拉唑钠40 mg qd iv gtt(2月25日—3月3日)。

2月26日，B超示左侧肾主动脉重度狭窄可能，右侧肾主动脉闭塞可能，双肾体积较小，腹主动脉瘤伴血栓形成。

2月27日，B型钠尿肽前体14 988 ng/L(<450 ng/L)，肌酸激酶同工酶7.63 μg/L(0.1～4.94 μg/L)，高敏肌钙蛋白0.189 μg/L(0.000～0.014 μg/L)，肌红蛋白104.9 μg/L(28.0～72.0 μg/L)，肌酐278 μmol/L(59～104 μmol/L)。肌酐进行性上升，考虑血容量不足，肾动脉狭窄。予右侧颈内静脉穿刺，测CVP 2.65 kPa[27 cmH_2O (0.49～0.98 kPa，5～10 cmH_2O)]，血压波动于10.67～12/8～8.67 kPa(80～90/60～65 mmHg)。考虑心源性休克，予多巴胺升压，硝酸甘油扩冠。

2月28日，予艾司唑仑2 mg qn po(2月28日—3月6日)，减量为1 mg qn po(3月6日—3月9日)助眠。

3月3日，患者夜间反复胸闷不适，高枕卧位，精神萎靡，左肺底闻及湿啰音，双下肢Ⅰ度水肿，血压10.67～14.27/8～10 kPa(80～107/60～75 mmHg)，心率60～115次/min，房颤心律。B型钠尿肽前体＞35 000 ng/L(＜450 ng/L)，肌酸激酶同工酶19.05 μg/L(0.1～4.94 μg/L)，高敏肌钙蛋白1.220 μg/L(0.000～0.014 μg/L)，肌红蛋白418.7 μg/L(28.0～72.0 μg/L)，肌酐234 μmol/L(71～133 μmol/L)。考虑急性心功能不全，予呋塞米、去乙酰毛花甙C等。停埃索美拉唑，予泮托拉唑钠40 mg bid iv gtt(3月3日—3月5日)，减量为40 mg qd iv gtt(3月5日—3月7日)，加量为40 mg bid iv gtt(3月7日—3月9日)，继续加量为60 mg bid iv gtt(3月10日—3月12日)护胃。

3月5日，测CVP 2.06 kPa[21 cmH_2O (0.49～0.98 kPa，5～10 cmH_2O)]，低分子肝素钙抗凝10天，予停用，再次予西洛他唑50 mg bid po(3月5日—3月10日)抗血小板聚集。

3月6日，24小时尿量仅500 ml，血压10.67～14/6.67～8.67 kPa(80～105/50～65 mmHg)，心率65～90次/min，房颤律，双侧足趾末梢发紫，足趾间出现局部破损。考虑末梢循环差，可能出现足趾坏疽。

3月7日，患者自觉有痰不易咳出，左肺闻及湿啰音，无力排痰，要防止痰堵窒息，加强翻身拍背，必要时予以吸痰。考虑患者心力衰竭严重，为减少药物对心肌的负性肌力作用，停比索洛尔，改用琥珀酸美托洛尔缓释片23.75 mg qd po(3月7日—3月9日)。

3月8日，患者咳嗽咳痰，痰为白色黏痰，诉右趾疼痛，体温正常。血红蛋白139.0 g/L(131.0～172.0 g/L)，血小板计数81.0×10^9/L(100×10^9～300×10^9/L)，白细胞8.42×10^9/L(3.69×10^9～9.16×10^9/L)，中性粒细胞百分率83.2%(50%～70%)，C反应蛋白27 mg/L(0～8 mg/L)。总胆红素37.5 μmol/L(6～20 μmol/L)，直接胆红素24.3 μmol/L(0～6 μmol/L)，谷丙转氨酶84 U/L(0～60 U/L)，γ-谷氨酰转肽酶184 U/L(8～61 U/L)，肌酐272 μmol/L(59～104 μmol/L)，尿酸1 111 μmol/L(203～417 μmol/L)。**予塞来昔布胶囊(西乐葆)0.2 g qn po(3月8日—3月9日)**抗痛风，另外予氨溴索30 mg雾化吸入化痰。

3月10日，B型钠尿肽前体＞35 000 ng/L(＜450 ng/L)，肌酸激酶同工酶1.45 μg/L(0.1～4.94 μg/L)，高敏肌钙蛋白2.50 μg/L(0.000～0.014 μg/L)。血红蛋白141.0 g/L(131.0～172.0 g/L)，血小板计数58.4×10^9/L(100×10^9～300×10^9/L)，白细胞4.11×10^9/L(3.69×10^9～9.16×10^9/L)，中性粒细胞百分率87.3%(50%～70%)，测CVP 2.16 kPa[22 cmH_2O(0.49～0.98 kPa，5～10 cmH_2O)]。患者有胸闷、气急症状，有痰不易咳出，出现多脏器损害。患者病程中再次心肌酶升高，考虑再次心肌梗死，转CCU。因血小板降低，停西洛他唑和氯吡格雷。予螺内酯20 mg bid po(3月10日—3月12日)，呋塞米20 mg bid po(3月10日—3月11日)利尿。

3月11日 9:00 am，C反应蛋白＞160 mg/L(0～8 mg/L)，血红蛋白137.0 g/L(131.0～172.0 g/L)，血小板计数45.4×10^9/L(100×10^9～300×10^9/L)，白细胞2.75×10^9/L(3.69×10^9～9.16×10^9/L)，中性粒细胞百分率89.8%(50%～70%)，肌酐324 μmol/L(71～133 μmol/L)，降钙素原16.19 μg/L(0.051～0.5 μg/L)。总胆红素85.1 μmol/L(6～20 μmol/L)，直接胆红素43.2 μmol/L(0～6 μmol/L)，谷丙转氨酶95 U/L(0～60 U/L)，γ-谷氨酰转肽酶110 U/L(8～61 U/L)，肌酸激酶同工酶14.26 μg/L(0.1～4.94 μg/L)，高敏肌钙蛋白2.87 μg/L(0.000～0.014 μg/L)。查EF 31%，氧饱和度80%，考虑呼吸衰竭，予无创

呼吸机辅助通气。

22:00 pm，血红蛋白 129.0 g/L(131.0～172.0 g/L)，血小板计数 35.4×10^9/L(100×10^9～300×10^9/L)，白细胞 0.26×10^9/L(3.69×10^9～9.16×10^9/L)，中性粒细胞百分率 46.2%(50%～70%)。心电图示急性下壁+前壁 S-T 段弓背抬高，考虑急性下壁+前壁心肌梗死。患者神志模糊，血小板进行性下降，白细胞进行性下降，DIC 不能除外。予异丙肾上腺素+多巴胺+多巴酚丁胺静脉推泵维持血压心率。

3 月 12 日 00:30 am，患者血压心率进行性下降，自主呼吸消失。00:53 am，心电图一直线，宣告临床死亡。

【病例用药分析】

一、患者再次发生非 ST 段抬高心肌梗死的主要原因

患者气促、胸闷、胸痛症状有所改善，B 型钠尿肽前体由 1 月 19 日 27 969 ng/L 降至 2 月 13 日的 8 075 ng/L，高敏肌钙蛋白由 1 月 21 日 3.18 μg/L 降至 2 月 14 日的 0.073 μg/L，肌酐由 1 月 24 日 221 μmol/L 降至 2 月 10 日的 193 μmol/L。2 月 18 日起，患者再次频发胸闷，2 月 22 日 B 型钠尿肽前体升至 18 957 ng/L，2 月 25 日高敏肌钙蛋白升至 0.358 μg/L。结合心电图，考虑再次发生急性冠脉综合征(或非 ST 段抬高心肌梗死)。

急性心肌梗死的基本病因是交感神经兴奋性增加，血压、心率增高，左心室负荷明显加重；循环量不足等致心排量骤降，冠状动脉灌流量锐减；血黏稠度增高等因素导致在冠状动脉粥样硬化的基础上斑块破裂出血及血栓形成[1]。患者再次发生急性冠脉综合征(或非 ST 段抬高心肌梗死)的主要原因：

(1) 患者存在急性冠脉综合征、陈旧性心肌梗死、房颤、严重心力衰竭、肾功能不全、高血压等诱发急性心肌梗死的高危因素[1]。

(2) 根据不稳定心绞痛和非 ST 段抬高心肌梗死(UA/NSTEMI)诊断与治疗指南[2]，应迅速开始抗血小板治疗，首选阿司匹林，对不准备行早期 PCI 的患者，还应联合使用氯吡格雷9～12 个月，另外还应皮下注射低分子肝素钙。每位 UA/NSTEMI 患者均应使用阿司匹林，除非有禁忌证。阿司匹林加氯吡格雷，其心血管死亡、心肌梗死、卒中发生率明显低于单用阿司匹林组。而实际情况是，予氯吡格雷 75 mg qd po(1 月 18 日—3 月 9 日)加西洛他唑 100 mg bid po(1 月 18 日—1 月 29 日)，50 mg bid po(1 月 29 日—1 月 30 日)双联抗血小板，因考虑患者有上消化道出血史未使用阿司匹林。西洛他唑通过选择性抑制血小板及血管平滑肌内的磷酸二酯酶Ⅲ(PDE3)的活性，发挥抗血小板作用及血管扩张作用，但可能使患者长时间出现血压心率积明显升高，使心率增加而诱发心绞痛，另外该药具有 PDE3 抑制作用，可能使心力衰竭加重(见浙江大冢制药有限公司药品说明书)。患者为急性冠脉综合征、陈旧性心肌梗死，1 月 18 日入院后 B 型钠尿肽前体一直大于 20 000 ng/L(<450 ng/L)，有严重心力衰竭，故使用西洛他唑可使原有心力衰竭进一步恶化。有口服西洛他唑后发生充血性心力衰竭，心肌梗死，心绞痛，室性心动过速的报道(见浙江大冢制药有限公司药品说明书)。

(3) 在 1 月 30 日停用了西洛他唑后，患者 B 型钠尿肽前体逐步下降，2 月 13 日为 8 075 ng/L，虽然心力衰竭症状得到改善，但只剩下氯吡格雷单药抗血小板，未及时加阿司匹林，这对于因急性冠脉综合征及房颤而栓塞风险极高的患者是不适宜的。并且予埃索美拉唑

镁肠溶片 20 mg qd po(1 月 30 日—3 月 3 日)。埃索美拉唑与氯吡格雷存在相互作用,可使氯吡格雷活性代谢物的血药浓度下降可导致血小板聚集抑制率有较大幅度降低。因此不推荐氯吡格雷与埃索美拉唑联合使用(见赛诺菲制药有限公司药品说明书)。

(4) 1 月 25 日停用了福辛普利钠。根据不稳定心绞痛和非 ST 段抬高心肌梗死诊断与治疗指南[2],所有急性冠脉综合征合并心力衰竭患者均应使用血管紧张素转换酶抑制剂(ACEI),可改善预后。根据《2007 中国慢性心力衰竭诊断和治疗指南》[3],ACEI 对严重血管性水肿、无尿性肾功能衰竭、妊娠妇女为绝对禁忌证;对双侧肾动脉狭窄、血肌酐水平＞265.2 μmol/L、高钾血症等慎用。根据福辛普利钠药品说明书规定:对 ACEI 严重过敏者以及妊娠期和哺乳期妇女禁用;对充血性心力衰竭者、双侧肾动脉狭窄者使用 ACEI,有增加肾功能障碍的危险,当血肌酐进行性升高时,可考虑减少剂量,必要时停药(见中美上海施贵宝制药有限公司药品说明书)。患者 1 月 19 日肌酐 155 μmol/L,1 月 24 日上升至肌酐 221 μmol/L,不是福辛普利钠的禁忌证,故停药是否恰当值得商榷。

二、患者发生粒细胞缺乏合并血小板减少的主要原因

患者发生粒细胞缺乏合并血小板减少的主要原因如下。

(1) 患者再发急性心肌梗死,有严重心力衰竭,多脏器衰竭,长期卧床,中心静脉置管,插导尿管,降钙素原很高,有痰咳不出。结合症状体征,患者可能存在严重的感染,产生异常免疫和负性调控因子使粒细胞生成减少;同时因严重感染使白细胞和中性粒细胞消耗过多[1]。严重感染也可诱发血小板减少性紫癜、DIC 等使血小板减少[1]。

(2) 予塞来昔布胶囊 0.2 g qn po(3 月 8 日—3 月 9 日),虽然在 3 月 9 日停用了塞来昔布,但该药在中度肝功能受损患者中浓度-时间曲线下面积(AUC)增加 180%,在肌酐清除率为 35～60 ml/min 的患者中 AUC 增加 40%。该患者同时存在比较严重的肝功能损害和肾功能不全,可使塞来昔布在体内蓄积,3 月 9 日停药,3 月 11 日很可能在体内未被代谢排泄完。塞来昔布为非甾体抗炎药,可引发血小板减少、白细胞减少、粒细胞缺乏、再生障碍性贫血(见辉瑞制药有限公司药品说明书)。塞来昔布禁用于重度心力衰竭患者,塞来昔布可能使严重心血管血栓事件、心肌梗死和卒中的风险增加,其风险可能使致命的(见辉瑞制药有限公司药品说明书)。塞来昔布可能造成肝功能损害,造成肾功能不全加重(见辉瑞制药有限公司药品说明书)。

(3) 再次予西洛他唑 50 mg bid po(3 月 5 日—3 月 9 日),患者有比较严重的肝、肾功能损害,可能使西洛他唑在体内蓄积,3 月 11 日很可能在体内未被代谢排泄完。西洛他唑可造成粒细胞缺乏、血小板减少、全血细胞减少(见浙江大家制药有限公司药品说明书)。西洛他唑对心功能Ⅲ级以上者禁用,有口服西洛他唑后发生充血性心力衰竭,心肌梗死,心绞痛,室性心动过速的报道(见浙江大家制药有限公司药品说明书)。

(4) 予艾司唑仑 2 mg qn po(2 月 28 日—3 月 6 日),减量为 1 mg qn po(3 月 6 日—3 月 9 日)。患者有比较严重的肝、肾功能损害,而艾司唑仑肝肾功能损害者可延长消除半衰期,规定艾司唑仑肝肾功能损害者禁用或慎用。故 3 月 11 日很可能在体内未被代谢排泄完,艾司唑仑可引发白细胞减少(见上海信谊药厂有限公司药品说明书)。

(5) 予氯吡格雷 75 mg qd po(1 月 18 日—3 月 10 日),患者存在比较严重的肝功能损害,

而氯吡格雷主要由肝脏代谢，规定严重肝脏损害者禁用(见赛诺菲制药有限公司药品说明书)。3月11日氯吡格雷很可能在体内未被代谢排泄完，该药可引发血小板减少症、白细胞减少症(见赛诺菲制药有限公司药品说明书)。

(6) 予呋塞米 20 mg bid po(3月10日—3月11日)，呋塞米 20 mg qd iv(3月11日)，该药可造成骨髓抑制，导致粒细胞减少、血小板减少性紫癜、再生障碍性贫血(见上海禾丰制药有限公司药品说明书)。

【病例总结】

(1) 患者1月18日入院后B型钠尿肽前体一直大于 20 000 ng/L(<450 ng/L)，结合症状体征存在严重心力衰竭，而西洛他唑充血性心力衰竭者(可能会加重心力衰竭)禁用(见浙江大冢制药有限公司药品说明书)。

(2) 根据《不稳定心绞痛和非ST段抬高心肌梗死诊断与治疗指南》[2]，每位UA/NSTEMI患者均应使用阿司匹林(除非有禁忌证)，还应联合使用氯吡格雷。

(3) 不推荐氯吡格雷与埃索美拉唑联合使用(见赛诺菲制药有限公司药品说明书)。

(4) ACEI绝对禁忌证为严重血管性水肿、无尿性肾功能衰竭、妊娠妇女；对双侧肾动脉狭窄、肌酐>265.2 μmol/L者慎用。当发生血肌酐进行性上升时，可考虑减少剂量，当升高超过原来一倍时，才考虑停药(见中美上海施贵宝制药有限公司药品说明书)。

违反上述禁忌证、药物相互作用，不遵守上述指南规定，不排除与患者再次发生急性冠脉综合征(或非ST段抬高心肌梗死)有一定的相关性。

(5) 患者存在严重的心力衰竭，而塞来昔布重度心力衰竭者禁用。塞来昔布可能使严重心血管血栓事件、心肌梗死和卒中的风险增加，其风险可能使致命的(见辉瑞制药有限公司药品说明书)。

(6) 塞来昔布可能造成肝功能损害，多于15%的患者可出现一项或多项肝脏实验室指标临界增高，约有1%患者会出现显著的谷丙转氨酶增高，个别患者可出现致命的肝功能衰竭、肝坏死、爆发性肝炎。对本身有肾功能损害、心力衰竭、肝功能异常、使用利尿剂或ACEI、老年患者，塞来昔布造成肾功能不全加重的风险大增。塞来昔布还可引发骨髓抑制(见辉瑞制药有限公司药品说明书)。

(7) 患者再发急性心肌梗死，有严重心力衰竭，多脏器衰竭，长期卧床，中心静脉置管，插导尿管，降钙素原很高，有痰咳不出。降钙素原在严重细菌感染(2～3小时后)早期即可升高，因此具有早期诊断价值；在局部感染、病毒感染、慢性非特异性炎症、癌症发热、移植物宿主排斥反应或自身免疫性等疾病时降钙素原浓度不增加或轻微增加，因此可用于细菌感染的鉴别诊断；降钙素原浓度和炎症严重程度成正相关，并随着炎症的控制和病情的缓解而降低至正常水平。结合症状体征，患者存在严重的感染。患者病情危重，肺部感染较难控制，符合降阶梯治疗条件[4]。为保证早期抗生素治疗的正确性，需要联合应用广谱抗生素，覆盖耐药革兰阴性杆菌和革兰阳性球菌。该患者常见致病菌可能有铜绿假单胞菌，耐甲氧西林金黄色葡萄球菌(MRSA)，不动杆菌，肠杆菌属细菌和厌氧菌等。可选择氟喹诺酮类或氨基糖苷类联合下列药物之一：(1) 抗假单胞菌β-内酰胺酶类，如头孢他啶、头孢哌酮、哌拉西林等；(2) 广谱β-内酰胺类/β-内酰胺酶抑制药，如头孢哌酮/舒巴坦钠、哌拉西林/三唑巴坦等；(3) 碳青霉烯类如亚胺培南/西司他丁钠和美罗培南。估计金黄色葡萄球菌感染可能者联合应用万古霉素、替考拉宁、利奈唑胺，估计真菌感染可能者联合应用抗真菌药物如氟康唑、伏立康唑、伊曲康唑、米卡芬净等[5]。**而实际上未使用抗生素。**

违反上述禁忌证、用药注意事项、抗生素使用原则可能与患者发生粒细胞缺乏、肝肾功能损害进行性加重、多脏器衰竭有一定相关性。

(8) 患者存在睡眠困难，而益心舒胶囊由人参、麦冬、五味子、黄芪、丹参、川芎、山楂组成。失眠多梦者禁用(见贵州信邦制药股份有限公司药品说明书)。

参考文献

[1] 陆再英，钟南山.内科学[M].第7版.北京：人民卫生出版社，2008，212-220，593-595，646-652.

[2] 中华医学会心血管病学分会，中华心血管病杂志编辑委员会.不稳定心绞痛和非ST段抬高心肌梗死诊断与治疗指南.中华心血管病杂志，2007，35(4)：295-304.

[3] 中华医学会心血管病学分会，中华心血管病杂志编辑委员会.2007中国慢性心力衰竭诊断和治疗指南.中华心血管病杂志，2007，35(12)：1-29.

[4] 梁德雄.重症肺炎抗生素降阶梯治疗使用策略[J].中国医学文摘·内科学，2005，26(4)：484-487.

[5] 刘洋，孟彦苓，杜斌.呼吸机相关肺炎[J].协和医学杂志，2010，1(1)：103-107.

9. 类风湿性关节炎患者发生心肌梗死

（2013 年 6 月 15 日）

【概述】

一例类风湿性关节炎合并痔疮史多年的患者，此次因诊断为冠心病、急性前间壁心肌梗死、心律失常、心功能Ⅱ～Ⅲ级（NYHA）、肺部感染、中度贫血待查而入院。入院后患者病情迅速恶化致死，通过此病例分析，主要探讨以下两点：1. 此患者发生急性心肌梗死的主要原因；2. 患者病情迅速恶化而死亡的主要原因。

【病史介绍】

患者 85 岁，女性，既往有类风湿性关节炎病史近 20 年，关节疼痛剧烈，现肘关节、膝关节皆有畸形，**长期予吲哚美辛栓 100 mg qd 纳肛**止痛。有痔疮史多年，长期大便带有鲜血。2013 年 5 月开始偶有咳嗽、咳痰，为白色黏痰，量不多，家属予“咳嗽药水”，可能是**复方可待因口服溶液 10 ml tid po** 后咳嗽、咳痰稍有减轻，但不明显。因反复胸闷不适 1 月余，加重伴恶心、呕吐 2 天于 2013 年 6 月 11 日 **11:30 am** 入院。诊断为冠心病、急性前间壁心肌梗死、心律失常、心功能Ⅱ～Ⅲ级（NYHA）、肺部感染、中度贫血待查、类风湿性关节炎、痔疮。查体体温 37.2℃，心率 120 次/min，呼吸 21 次/min，血压 14.53/9.33 kPa(109/70 mmHg)。神清，精神可，呼吸平稳，呼之可应，贫血貌，口唇无发绀，两下肺可闻及细湿啰音。查白细胞 14.21×10^9/L(3.69×10^9～9.16×10^9/L)，中性粒细胞 79.5%(50%～70%)，血红蛋白 50.2 g/L(131.0～172.0 g/L)，血小板 548.1×10^9/L(100×10^9～300×10^9/L)，心肌酶偏高，BNP 16 032 ng/L (<450 ng/L)，D 二聚体 8.760 mg/l(<0.550 mg/L)，血气分析、肝肾功能未见明显异常。心电图示窦性心动过速，频发房早、短阵房性心动过速，符合急性前间壁心肌梗死心电图改变。胸片示两肺散在炎症，右肺门增大，左侧胸腔积液可能。

【临床经过】

2013 年 6 月 11 日予阿司匹林肠溶片 100 mg qd po(6 月 11 日)抗血小板，低分子肝素钙 0.4 ml q12h ih(6 月 11 日)抗凝，**多索茶碱 0.3 g 及生理盐水 100 ml qd iv gtt(6 月 11 日)**平喘，莫西沙星氯化钠 0.4 g qd iv gtt(6 月 11 日)抗感染，能量合剂 1 支＋硝酸异山梨酯 10 mg＋10%氯化钾 7.5 ml＋5%葡萄糖 250 ml qd iv gtt(6 月 11 日)扩冠，泮托拉唑钠 40 mg bid iv gtt (6 月 11 日)护胃，阿托伐他汀钙 20 mg qn po(6 月 11 日)稳定斑块。

14:00 pm，心电监护示心率110次/min，律不齐，血压10.67/6 kPa(80/45 mmHg)，氧饱和度97%。查体神志尚清，不对答，呼吸稍促，贫血貌，两下肺可闻及细湿啰音，双手畸形，双下肢无明显水肿。血气分析示PCO_2 3.21 kPa[24.1 mmHg(4.67～6 kPa，35～45 mmHg)]，pH酸碱度7.43(7.35～7.45)，PO_2 10.73 kPa[80.5 mmHg(11.07～14.4 kPa，83～108 mmHg)]，肌酐(干化学)83 μmol/L(59～104 μmol/L)，葡萄糖12.17 mmol/L(3.6～6.1 mmol/L)，钾2.7 mmol/L(3.5～5.0 mmol/L)，降钙素原0.398 μg/L(0.051～0.5 μg/L)，B型钠尿肽前体(急诊)>35 000 ng/L(<450 ng/L)。向家属告知病情极危重，家属决定放弃转重症监护室，放弃积极抢救措施。

19:00 pm，患者仍有胸闷不适，心电监护示心率115次/min，律不齐，血压10/5.73 kPa(75/43 mmHg)。予多巴胺200 mg静脉推泵维持。

19:20 pm，请心内科会诊，增加氯吡格雷50 mg qd po(6月11日)抗血小板。

6月12日1:20 am，患者呼吸停止，血压测不出，心率65次/min，律不齐，氧饱和度测不出。予尼可刹米、洛贝林各2支静推，肾上腺素1 mg静推，多巴胺、尼可刹米、洛贝林静脉维持，患者呼吸无恢复，血压测不出。至2:00 am患者心电图呈一直线，宣布临床死亡。

【病例用药分析】

一、患者发生急性心肌梗死的主要原因

急性心肌梗死的基本病因是交感神经兴奋性增加，血压、心率增高，左心室负荷明显加重；循环量不足等致心排量骤降，冠状动脉灌流量锐减；血黏稠度增高等因素导致在冠状动脉粥样硬化的基础上斑块破裂出血及血栓形成[1]。

患者发生急性心肌梗死的主要原因：

(1) 存在冠心病、心律失常(频发房早、短阵房性心动过速)、心功能Ⅱ～Ⅲ级(NYHA)、肺部感染、中度贫血等诱发急性心肌梗死的高危因素[1]。

(2) 因类风湿性关节炎长期予吲哚美辛栓100 mg qd纳肛。吲哚美辛为非甾体抗炎药，抑制前列腺素合成，引发水钠潴留，使血压增高，增加心脏负荷。长期使用引起心肌梗死等严重心血管事件的风险增加(见上海现代制药股份有限公司药品说明书)。

(3) 予复方可待因口服溶液10 ml tid po近一个月。每1 ml复方可待因包含可待因1 mg，麻黄碱0.6 mg(见珠海联邦制药股份有限公司中山分公司药品说明书)，因此予复方可待因溶液10 ml tid po，相当于每天口服麻黄碱18 mg，每天口服30 mg可待因。麻黄碱成人口服常规剂量每次15～30 mg，一日45～90 mg[2]，可见患者剂量已接近此剂量的一半。麻黄碱对肾上腺素α和β受体均有激动作用，可使皮肤、黏膜和内脏血管收缩，血压升高，增加心脏负荷和心肌耗氧量，从而加重心力衰竭，诱发严重心律失常[3]。可待因镇咳成人常用量一日30 mg口服，对延髓的咳嗽中枢有选择性地抑制，镇咳作用强而迅速。能抑制支气管腺体的分泌，可使痰液黏稠，难以咳出(见国药集团工业股份有限公司药品说明书)。有痰咳不出，痰堵在气管很易引起急性气道堵塞，黏痰潴留在肺部使感染加重，从而加重心脏负荷。

二、患者病情迅速恶化而死亡的主要原因

患者在被收入院后，病情迅速恶化，很快死亡的主要原因：

(1) 患者高龄,有急性前间壁心肌梗死、贫血、严重心力衰竭,类风湿性关节炎,肺部感染等多种疾病,未能开通罪犯血管。

(2) 患者肺部感染伴有严重心力衰竭、急性心肌梗死等多种严重基础疾病,应及早开始正确的经验性抗生素治疗(通常应在入院后5小时之内开始抗生素治疗),早期治疗若不能覆盖所有可能致病菌,显著增加死亡率。为保证早期抗生素治疗的正确性,需要联合应用广谱抗生素,覆盖耐药革兰阴性杆菌和革兰阳性球菌。患者常见致病菌可能有铜绿假单胞菌,耐甲氧西林金黄色葡萄球菌(MRSA),不动杆菌,肠杆菌属细菌和厌氧菌等。可选择氟喹诺酮类或氨基糖苷类联合头孢菌素类或广谱β-内酰胺类/β-内酰胺酶抑制药或碳青霉烯类。估计金黄色葡萄球菌感染可能者联合应用万古霉素、替考拉宁、利奈唑胺,估计真菌感染可能者联合应用抗真菌药物如氟康唑、伏立康唑、伊曲康唑、米卡芬净等[4]。抗感染2～3天效果不佳应及时更换抗生素。而实际予莫西沙星一种抗菌药,抗菌效力可能不足,且不能覆盖MRSA等致病菌。可能使感染得不到有效控制,促使患者死亡。

(3) 予多索茶碱0.3 g加生理盐水100 ml qd iv gtt。多索茶碱为甲基黄嘌呤的衍生物,释放出内源性肾上腺素和去甲肾上腺素,增加心脏负荷,使心肌梗死加重,引发严重心律失常。因此规定多索茶碱急性心肌梗死患者禁用(见山西普德药业股份有限公司药品说明书)。

【病例总结】

长期予吲哚美辛栓可增加心血管疾病发生风险(见上海现代制药股份有限公司药品说明书)。

复方可待因口服溶液严重高血压、冠状血管病患者禁用,下呼吸道感染患者禁用(见珠海联邦制药股份有限公司中山分公司药品说明书)。

多索茶碱急性心肌梗死患者禁用(见山西普德药业股份有限公司药品说明书)。

未遵守上述用药注意事项,不排除与患者发生急性心肌梗死死亡有相关性。

参 考 文 献

[1] 陆再英,钟南山.内科学[M].第7版.北京:人民卫生出版社,2008,212-220,593-595,646-652.
[2] 杨世杰.药理学[M].北京:人民卫生出版社,2001,194-195.
[3] 贾公孚,谢惠民.药害临床防治大全[M].北京:人民卫生出版社,2002,357-362.
[4] 刘洋,孟彦苓,杜斌.呼吸机相关肺炎[J].协和医学杂志,2010,1(1):103-107.

10. 发生急性心肌梗死室颤猝死

（2013 年 12 月 28 日）

【概述】

一例高血压患者，此次因肺部炎症而入院。入院时患者没有心肌梗死，因心肌酶上升从呼吸科转入 CCU，确诊为急性非 ST 段抬高心肌梗死，一周后因室颤而猝死。通过此病例分析，主要探讨以下两点：1. 患者发生急性心肌梗死的主要原因；2. 患者发生室颤猝死的主要原因。

【病史介绍】

患者 77 岁，女性，有高血压史 10 余年，收缩压最高 22.66 kPa（170 mmHg），平时规律口服“利舍平”（具体不详），自诉血压控制可。2013 年 12 月 13 日开始出现咳嗽，偶有胸闷，来我院就诊，胸片提示两下肺炎症。

【临床经过】

2013 年 12 月 13 日予左氧氟沙星口服（12 月 13 日—12 月 16 日），但患者症状未好转。

12 月 16 日予左氧氟沙星静脉滴注（12 月 16 日—12 月 17 日），**甲泼尼龙琥珀酸钠 40 mg qd iv（12 月 16 日—12 月 17 日）静脉推注**后仍未好转。

12 月 17 日 10:00 am 因肺炎、高血压病 2 级（高危组）被收入呼吸内科，查体神清，气平，两下肺可闻及散在湿啰音，两肺散在哮鸣音，心率 128 次/min，律齐，血压 22.8/14.8 kPa（171/111 mmHg）。心脏超声示射血分数 40%。

15:00 pm，予**甲泼尼龙琥珀酸钠 40 mg qd iv（12 月 17 日—12 月 18 日）**，**托拉塞米 20 mg qd iv（12 月 17 日—12 月 18 日）**、硝酸异山梨酯 10 mg 加胰岛素 2 u 加 5% GS 100 ml qd iv（12 月 17 日—12 月 18 日）。

18:00 pm，查高敏肌钙蛋白 1.140 μg/L（0.000～0.014 μg/L），肌红蛋白 210.3 μg/L（28.0～72.0 μg/L），肌酸磷酸激酶同工酶 41.42 μg/L（0.10～4.94 μg/L），B 型钠尿肽前体 20 549 ng/L（<125 ng/L）；尿素氮 10.14 mmol/L（2.14～7.14 mmol/L），**肌酐 132 μmol/L（59～104 μmol/L）**。白细胞 11.62×10^9/L（3.69×10^9～9.16×10^9/L），中性粒细胞百分率 94.9%（50%～70%），C 反应蛋白 58 mg/L（0～8 mg/L），血红蛋白 101.0 g/L（131.0～172.0 g/L）。血气分析基本正常，不存在二氧化碳潴留和低氧血症。凝血酶时间、凝血酶原时

间等各项指标正常；电解质正常。

21:00 pm，心内科会诊考虑心肌炎？心肌病？心功能Ⅱ级、高血压病、肺炎。加用曲美他嗪 20 mg tid po(12 月 17 日—12 月 18 日)、辅酶 Q_{10} 10 mg bid po(12 月 17 日—12 月 18 日)。

12 月 18 日 9:00 am，患者无发热，仍有咳嗽，两下肺可闻及散在湿啰音，两肺散在哮鸣音。心率 118 次/min，律齐，血压 18.8/12.66 kPa(141/95 mmHg)。

11:00 am，予二羟丙茶碱 0.5 g 静脉推泵。

12:00 am，转 CCU，诊断为冠心病、**急性非 ST 段抬高心肌梗死**、心功能Ⅲ级(NYHA)。

12:30 pm，患者仍有胸闷气促，端坐位呼吸，鼻导管吸氧中。心电监护示血压 25.33/10.67 kPa(190/80 mmHg)，心率 115 次/min，氧饱和度 96%。查体意识清，颈静脉怒张，两肺可闻及散在干啰音，两肺底可闻及湿啰音。CT 平扫示两肺炎症，双侧胸腔积液、主动脉及冠状动脉硬化。予阿司匹林肠溶片 100 mg qd po(12 月 18 日—12 月 24 日)、氯吡格雷 75 mg qd po(12 月 18 日—12 月 24 日)抗血小板聚集、低分子肝素钙 2 000 u q12h ih(12 月 18 日—12 月 21 日)抗凝，福辛普利钠 10 mg qd po(12 月 18 日—12 月 24 日)改善重构，阿托伐他汀钙 20 mg qn po(12 月 18 日—12 月 24 日)稳定斑块，螺内酯 20 mg bid po(12 月 18 日—12 月 24 日)保钾利尿，氯化钾缓释片 1.5 g bid po(12 月 18 日—12 月 24 日)补钾，孟鲁司特钠 10 mg qn po(12 月 18 日—12 月 24 日)改善通气，泮托拉唑钠 60 mg qd iv gtt(12 月 18 日—12 月 24 日)护胃，乳果糖口服溶液 15 ml qd po(12 月 18 日—12 月 19 日)，加量为 15 ml bid po(12 月 19 日—12 月 24 日)通便，莫西沙星氯化钠 0.4 g qd iv gtt(12 月 18 日—12 月 24 日)抗感染。另外**予甲泼尼龙琥珀酸钠 40 mg 静脉推注(12 月 18 日 12:30 pm)抗炎**。

16:05 pm，行深静脉穿刺，测 CVP 24 cmH_2O，心电监护示 BP 168/60 mmHg，心率 105 次/min，氧饱和度 100%。B 型钠尿肽前体(急诊)30 532 ng/L(<125 ng/L)，降钙素原 0.091 μg/L(0.051～0.5 μg/L)。予氨氯地平 5 mg qd po(12 月 19 日—12 月 23 日)，加量为 5 mg bid po(12 月 23 日—12 月 24 日)降压。

12 月 20 日，CVP 10 cmH_2O，心电监护示血压 14.66/8 kPa(110/60 mmHg)，心率 102 次/min，氧饱和度 100%。两肺可闻及少量干啰音，两肺底可闻及湿啰音。B 型钠尿肽前体 31 698 ng/L(<125 ng/L)。尿酸 696 μmol/L(143～339 μmol/L)，尿素氮 15.26 mmol/L(2.14～7.14 mmol/L)，肌酐 197 μmol/L(59～104 μmol/L)。**予甲泼尼龙琥珀酸钠 40 mg qd iv(12 月 20 日—12 月 23 日)抗炎**。

12 月 21 日 10:00 am，B 型钠尿肽前体 9 521 ng/L(<125 ng/L)。**予二羟丙茶碱 0.25 g bid iv gtt(12 月 21 日—12 月 23 日)平喘**，呋塞米 60 mg qd iv gtt(12 月 21 日—12 月 24 日)利尿，硝酸甘油 30 mg qd iv gtt(12 月 21 日—12 月 24 日)扩冠。

12 月 22 日，患者活动后稍有气促，心电监护示血压 20.67/10.67 kPa(155/80 mmHg)，心率 104 次/min，氧饱和度 100%。两肺可闻及少量干啰音，两肺底可闻及湿啰音。

12 月 23 日，患者活动后稍有气促，偶有胸闷，CVP 15 cmH_2O，心电监护示血压 21.33/10.67 kPa(160/80 mmHg)，心率 105 次/min，可见期前收缩，氧饱和度 100%，两肺可及少量湿啰音。查 C 反应蛋白 17 mg/L(0～8 mg/L)，中性粒细胞百分率 84.0%(50%～70%)，白细胞计数 13.17×10^9/L(3.69×10^9～9.16×10^9/L)。B 型钠尿肽前体 10 240 ng/L(<125 ng/L)。血红蛋白 112.0 g/L(131.0～172.0 g/L)。心电图示窦性心律，间歇性右束支

传导阻滞，ST－T改变。

患者心率偏快，可见较多期前收缩，两肺未闻及干啰音，**停用甲泼尼龙琥珀酸钠、二羟丙茶碱推泵**。患者血压偏高，予氨氯地平加量。

12月24日10:00 am，患者活动后稍有气促，稍有咳嗽、咳痰，鼻导管吸氧中，硝酸甘油静脉推泵维持中。心电监护示血压21.33/12.67 kPa(160/95 mmHg)，心率104次/min，氧饱和度100%。查体意识清，精神可，两肺可及少量湿啰音。白细胞计数14.57×10^9/L(3.69×10^9～9.16×10^9/L)，中性粒细胞百分率81.9%(50%～70%)，肌红蛋白59.10 μg/L(28.00～72.00 μg/L)，高敏肌钙蛋白2.780 μg/L(0.000～0.014 μg/L)，肌酸磷酸激酶同工酶2.15 μg/L(0.10～4.94 μg/L)，B型钠尿肽前体14 160 ng/L(<125 ng/L)。

10:00 am，呼吸内科会诊建议改用亚胺培南西司他丁钠。

12:04 pm，患者无明显诱因下出现室颤，心率248次/min，经积极抢救治疗无效，心电图呈一直线，13:15 pm宣告临床死亡。

【病例用药分析】

一、患者发生急性心肌梗死的主要原因

患者12月17日10:00 am入呼吸内科时未发现有急性心肌梗死，而是在12月18日12:00 am转CCU后，确诊为急性非ST段抬高心肌梗死。心肌梗死的基本病因之一是交感神经兴奋性增加，血压、心率增高，左心室负荷明显加重，血黏稠度增高等因素导致在冠状动脉粥样硬化的基础上斑块破裂出血及血栓形成[1]。因此推测患者发生急性心肌梗死的主要原因有：

(1) 患者高血压史10余年，合并有冠心病，存在诱发急性心肌梗死的基础[1]。

(2) 患者存在肾功能不全、比较严重的肺部感染，可加重心脏负荷[2]。

(3) 予甲泼尼龙琥珀酸钠40 mg qd静脉推注(12月16日—12月18日)，为糖皮质激素，可降低抗凝作用，形成栓塞性脉管炎、血栓；增加儿茶酚胺的血管收缩效应，盐皮质激素样作用引起水钠潴留，使血压升高，左心室负荷加重；还有诱发速发型变态反应致冠状动脉痉挛[3]。

(4) 患者77岁，老年女性，有高血压史10余年，入院时查肌酐132 μmol/L，还伴有心力衰竭(有心、肾靶器官损害)，按照专家共识，应予小剂量阿司匹林口服预防栓塞性心血管事件[4]，而实际上未给予。

(5) 患者高血压合并肾脏、心脏靶器官损害，应使用ACEI、氨氯地平等将血压控制在17.33/10.66 kPa(130/80 mmHg)，但12月17日10:00 am入院时血压22.8/14.8 kPa(171/111 mmHg)，却未予ACEI、氨氯地平等。

(6) 单独予托拉塞米20 mg qd iv(12月17日—12月18日)，强效利尿剂虽可降低血压、改善心力衰竭，但可因促进肝脏合成凝血因子和血液浓缩而增加凝血因子活性，若不与抗血小板药或抗凝药等合用，可增加急性心肌梗死等栓塞性心血管事件的发生风险(见南京海辰药业有限公司药品说明书)。

二、患者发生室颤猝死的主要原因

12月18日12:00 am转CCU后，予阿司匹林、氯吡格雷、低分子肝素钙、福辛普利钠、阿

托伐他汀钙等治疗后，患者病情有好转，但 12 月 24 日 12:04 pm 因室颤而猝死，其主要原因是：

(1) 患者急性非 ST 段抬高心肌梗死、冠心病、高血压、严重心力衰竭，有引发致死性心律失常的疾病基础[1]。

(2) 患者严重肺炎未被有效控制，可加重心脏负荷，引发致死性心律失常[1]。

(3) 患者入院后血压未能较好控制，有波动。12 月 17 日 22.8/14.8 kPa (171/111 mmHg)，12 月 18 日 25.33/10.67 kPa(190/80 mmHg)，12 月 22 日 BP 20.67/10.67 kPa (155/80 mmHg)，12 月 23 日 21.33/10.67 kPa(160/80 mmHg)，2 月 24 日 10:00 am 21.33/12.67 kPa(160/95 mmHg)。可增加心脏负荷，引发致死性心律失常[2]。

(4) 予甲泼尼龙琥珀酸钠 40 mg qd iv(12 月 20 日—12 月 23 日)，糖皮质激素可降低抗凝作用，形成栓塞性脉管炎、血栓；增加儿茶酚胺的血管收缩效应，盐皮质激素样作用引起水钠潴留，使血压升高，左心室负荷加重；还有诱发速发型变态反应致冠状动脉痉挛[3]。糖皮质激素可抑制蛋白质的合成，促进蛋白质的分解，引发类固醇疾病，可延缓甚至阻止急性心肌梗死坏死心肌的修复，可引发心肌梗死后的心肌断裂，引发严重心律失常(见 Pfizer Manufacturing Belgium NV)。患者血压未较好控制，甲泼尼龙琥珀酸钠可能是因素之一。

(5) 患者为肺部感染并发急性心肌梗死、严重心力衰竭，应及早开始正确的经验性抗生素治疗，早期治疗若不能覆盖所有可能致病菌，显著增加死亡率。为保证早期抗生素治疗的正确性，需要联合应用广谱抗生素，覆盖耐药革兰阴性杆菌和革兰阳性球菌。该患者常见致病菌可能有铜绿假单胞菌，耐甲氧西林金黄色葡萄球菌(MRSA)，不动杆菌，肠杆菌属细菌和厌氧菌等。可选择氟喹诺酮类或氨基糖苷类联合头孢菌素类或广谱 β-内酰胺类/β-内酰胺酶抑制药或碳青霉烯类。估计金黄色葡萄球菌感染可能者联合应用万古霉素、替考拉宁、利奈唑胺，估计真菌感染可能者联合应用抗真菌药物如氟康唑、伏立康唑、伊曲康唑、米卡芬净等[4]。抗感染 2～3 天效果不佳应及时更换抗生素。而实际上 2013 年 12 月 13 日确诊两下肺炎症后，至 12 月 16 日，仅予左氧氟沙星口服；12 月 16 日—12 月 17 日改用左氧氟沙星静脉滴注。12 月 18 日病情加重后，改用莫西沙星静脉滴注，一直到 12 月 24 日呼吸内科会诊后才决定改用亚胺培南西司他丁钠(未及使用)，可能使严重感染得不到及时控制，延误病情。尽管各项指标不太支持严重感染在不断加重，但因患者使用糖皮质激素可抑制细胞免疫、体液免疫、中性粒细胞活性，削弱宿主抵抗力而使感染加重，因抑制炎症反应而掩盖感染征象，使严重感染患者体温正常(见 Pfizer Manufacturing Belgium NV)，故不能排除患者严重感染得不到有效控制的可能性。

(6) 予二羟丙茶碱 0.25 g bid iv gtt(12 月 21 日—12 月 23 日)，二羟丙茶碱舒张支气管的作用机制之一是促进内源性肾上腺素释放，使交感神经兴奋性增加，有直接兴奋心肌，加强心肌收缩力的作用，剂量稍大时可加快心率，使左心室负荷加重(见上海现代哈森药业有限公司药品说明书)。

在此需要指出的是，糖皮质激素适用于喘息性慢性支气管炎急性加重期需要住院的患者，适用于重度或严重哮喘发作。急性心肌梗死、高血压、心力衰竭患者糖皮质激素相对禁忌(见 Pfizer Manufacturing Belgium NV)。

【病例总结】

强效利尿剂可增加血黏度，对存在心血管疾病高风险患者，应与抗血小板药或抗凝药等合用。

糖皮质激素可降低抗凝作用、增加心脏负荷、可延缓甚至阻止急性心肌梗死坏死心肌的修复，急性心肌梗死、高血压、心力衰竭患者糖皮质激素相对禁忌（见 Pfizer Manufacturing Belgium NV）。

二羟丙茶碱可增加心肌耗氧量、诱发心律失常（见上海现代哈森药业有限公司药品说明书）。

高血压合并有靶器官损害患者，应予 ACEI、CCB 等将血压控制在 17.33/10.66 kPa（130/80 mmHg），并且应予阿司匹林。

未遵守上述用药注意事项，不排除与患者发生急性心肌梗死死亡有相关性。

参 考 文 献

[1] 叶任高，陆再英.内科学[M].第 6 版. 北京：人民卫生出版社，2005，57－73，283－284.

[2] 汤金惠铭，王建枝.病理生理学[M].第 6 版.北京：人民卫生出版社，2004，214－216.

[3] 贾公孚，谢惠民.药害临床防治大全[M].北京：人民卫生出版社，2002，346－347，1306－1307.

[4] 中国医师协会心血管内科医师分会，《中华内科杂志》编辑委员会.心血管疾病一级预防中国专家共识[J].中华内科杂志，2010，49(2)：174－189.

[5] 刘洋，孟彦苓，杜斌.呼吸机相关肺炎[J].协和医学杂志，2010，1(1)：103－107.

11. 高龄急性心肌梗死患者迅速死亡

（2013年8月10日）

【概述】

一例94岁高血压合并甲状腺肿块高龄女性患者，此次因发热来院就诊，因冠心病，急性下壁心肌梗死，心功能Ⅲ（KillipⅢ级），肺部感染收入院。入院后，患者病情迅速恶化，很快死亡。通过此病例分析，主要从药物角度来探讨患者病情迅速恶化的主要原因。

【病史介绍】

患者94岁，高龄女性，有高血压史10年，10年前发现甲状腺肿块，近年来进行性增大。2013年7月4日出现胸闷，7月11日开始发热，遂来我院就诊。WBC 24.74×10^9/L（3.69×10^9～9.16×10^9/L），N 87.5%（50%～70%），CRP 67 mg/L（0～8 mg/L），血气分析示 PO_2 9.32 kPa［69.9 mmHg（11.07～14.4 kPa，83～108 mmHg）］，钾 3.6 mmol/L（3.5～5.0 mmol/L），钠125 mmol/L（134～145 mmol/L），D二聚体7.47 mg/L（<0.55 mg/L），血糖8.13 mmol/L（3.6～6.1 mmol/L），BNP 3 373 ng/L（<450 ng/L）。查心肌酶偏高，心电图示窦性心动过速、符合急性下壁心肌梗死的心电图改变。外院胸片示右上圆弧状致密影，两肺结节状致密影。拟冠心病，急性下壁心肌梗死，心功能Ⅲ（Killip Ⅲ级），肺部感染，高血压病3级（极高危组），甲状腺巨大肿块待查收入院。查体神志清，精神萎，问诊及查体欠配合，双肺可及散在干湿啰音，心率87次/min，律齐。

【临床经过】

2013年7月11日予多索茶碱0.3 g＋NS 100 ml qd iv gtt（7月11日—7月12日）、复方异丙托溴铵雾化剂雾化吸入（7月11日—7月14日）、特布他林雾化剂雾化吸入（7月11日—7月14日）解痉平喘，阿司匹林肠溶片100 mg qd po（7月11日—7月16日）抗血小板聚集，低分子肝素钙0.4 ml qd ih（7月11日—7月16日）抗凝，美托洛尔6.25 mg bid po（7月11日—7月16日）减慢心率，单硝酸异山梨酯25 mg＋NS 100 ml qd iv gtt（7月11日—7月12日），硝酸异山梨酯10 mg静脉推泵（7月12日—7月16日）扩冠，5% GS 250 ml＋三磷腺苷辅酶胰岛素1支＋复合磷酸氢钾4 ml＋谷胱甘肽1.2 g＋水溶性维生素（九维他）1支＋10% NaCL 10 ml qd iv gtt（7月11日—7月16日）静脉营养，左卡尼丁1 g qd iv gtt（7月11日—7月16日）补充肉碱，前列地尔（凯时）2 ml＋NS 100 ml qd iv gtt（7月11日—7月16日）改善微循环，参附

50 ml+5% GS 100 ml qd iv gtt(7月11日—7月16日)回阳救逆,泮托拉唑钠40 mg qd iv gtt(7月11日—7月16日)抑酸护胃,莫西沙星氯化钠0.4 g qd iv gtt(7月11日—7月16日)抗感染。

7月12日,患者神清,对答切题,查体欠合作,双肺闻及少许干湿啰音,双下肢轻度水肿。有阵发性气急,伴有咳嗽,以干咳为主,痰极少,咳嗽剧时伴呼吸困难,不能平卧。心电监护示心率105次/min,血压15.73/7.73 kPa(118/58 mmHg),指末氧饱和度97%。查降钙素原0.914 μg/L(0.051~0.5 μg/L),肌酐42 μmol/L(59~104 μmol/L),C反应蛋白41 mg/L(0~8 mg/L),中性粒细胞百分率92.6%(50%~70%),WBC 12.71×10^9/L(3.69×10^9~9.16×10^9/L)。心电图示窦性心律,符合急性前壁心肌梗死演变期心电图改变,Q-T延长明显。CT平扫示两肺多发占位,纵隔内淋巴结肿大,右侧颈部占位,考虑恶性肿瘤,双侧胸腔积液。

患者在静脉滴注多索茶碱0.3 g加NS 100 ml时出现明显胸闷气促,停用多索茶碱,**改用甲泼尼龙琥珀酸钠40 mg加二羟丙茶碱0.25 g加NS 50 ml qd静脉推泵(7月12日,7月15日—7月16日)**平喘,另外予阿普唑仑0.4 mg qn po(7月12日—7月16日)助眠。

7月13日,患者神志尚清,回答切题,呼吸急促,双下肢无轻度水肿。自觉胸闷胸痛较前略有好转,无发热,仍有咳嗽,阵发性气急、呼吸困难,心电监护示心率110次/min,血压16.8/8.4 kPa(126/63 mmHg)。

7月16日7:53 am,患者呼吸心跳停止,大动脉搏动消失,血压测不出,瞳孔散大固定,心电图示一直线,宣告临床死亡。

【病例用药分析】

患者在被收入院后,病情迅速恶化,很快死亡的主要原因有以下几个方面。

(1) 患者高龄,冠心病,急性下壁心肌梗死,心功能Ⅲ(Killip Ⅲ级),高血压病3级(极高危组),甲状腺肿瘤肺内转移,双侧胸腔积液,肺部感染等多种疾病,未能开通罪犯血管[1]。

(2) 予多索茶碱0.3 g qd iv gtt(7月11日—7月12日)时出现明显胸闷气促。多索茶碱为甲基黄嘌呤的衍生物,释放出内源性肾上腺素和去甲肾上腺素,增加心脏负荷,使心肌梗死加重,引发严重心律失常。因此规定多索茶碱急性心肌梗死患者禁用(见山西普德药业股份有限公司药品说明书)。

(3) 予甲泼尼龙琥珀酸钠40 mg+二羟丙茶碱0.25 g+NS 50 ml qd静脉推泵(7月12日,7月15日—7月16日)。二羟丙茶碱也是甲基黄嘌呤的衍生物,释放出内源性肾上腺素和去甲肾上腺素,加上甲泼尼龙琥珀酸钠有允许作用,可增强内源性肾上腺素和去甲肾上腺素的药理作用,更可增加心脏负荷,使心肌梗死加重,引发严重心律失常(见上海现代哈森药业有限公司药品说明书);甲泼尼龙琥珀酸钠为糖皮质激素,可增高血糖、血压和血脂,增加血黏度,可使心力衰竭加重,诱发严重心律失常。甲泼尼龙琥珀酸钠高血压、心脏疾病者相对禁忌(见Pfizer Manufacturing Belgium NV)。甲泼尼龙琥珀酸钠与其他静脉注射剂混合的相容性和稳定性取决于混合溶液的pH、浓度、时间、温度及该药自身的溶解性。为避免相容性和稳定性问题,尽可能将甲泼尼龙琥珀酸钠与其他药物分开使用(见Pfizer Manufacturing Belgium NV)。而实际上与二羟丙茶碱合用,可能增加不稳定性,使不溶性微粒数量增加,并且体积增大，从而可能造成局部血管供血不足，血管栓塞，包括冠状动脉阻塞，从而可能引发严重心律失常，使心肌梗死加重[2]。

(4) 予5% GS 250 ml加三磷腺苷辅酶胰岛素1支加复合磷酸氢钾4 ml加谷胱甘肽1.2 g加水溶性维生素(九维他)1支加10% NaCL 10 ml qd iv gtt(7月11日—7月16日)。谷胱甘肽不得与维生素B_{12}混合使用(见谷胱甘肽重庆药友制药有限公司药品说明书)，而1支水溶性维生素(九维他)包含5 ug维生素B_{12}；复合磷酸氢钾4 ml必须稀释200倍以上方可静脉滴注(见天津金耀氨基酸有限公司药品说明书)，也就是必须与800 ml以上液体混合，而实际仅仅与250 ml液体混合。不合理配伍可能增加不稳定性，使不溶性微粒数量增加，并且体积增大，从而可能造成局部血管供血不足，血管栓塞，包括冠状动脉阻塞，从而可能引发严重心律失常，使心肌梗死加重[2]。

(5) 患者肺部感染伴有严重心力衰竭、急性心肌梗死、恶性肿瘤肺转移等多种严重基础疾病，早期治疗若不能覆盖所有可能致病菌，显著增加死亡率。为保证早期抗生素治疗的正确性，需要联合应用广谱抗生素，覆盖耐药革兰阴性杆菌和革兰阳性球菌。患者常见致病菌可能有铜绿假单胞菌、抗甲氧西林金黄色葡萄球菌(MRSA)、不动杆菌、肠杆菌属细菌和厌氧菌等。可选择氟喹诺酮类或氨基糖苷类联合头孢菌素类或广谱β-内酰胺类/β-内酰胺酶抑制药或碳青霉烯类。估计金黄色葡萄球菌感染可能者联合应用万古霉素、替考拉宁、利奈唑胺，估计真菌感染可能者联合应用抗真菌药物如氟康唑、伏立康唑、伊曲康唑、米卡芬净等[3]。抗感染2～3天效果不佳应及时更换抗生素。而实际予莫西沙星一种抗菌药，抗菌效力可能不足，不能覆盖MRSA等致病菌，且在抗感染效果不佳时未能及时更换抗菌药，可能使感染得不到有效控制，促使患者死亡。

【病例总结】

多索茶碱急性心肌梗死患者禁用(见山西普德药业股份有限公司药品说明书)。

甲泼尼龙琥珀酸钠不宜和二羟丙茶碱混合静脉滴注(见Pfizer Manufacturing Belgium NV)。

谷胱甘肽不得与维生素B_{12}混合静脉滴注(见谷胱甘肽重庆药友制药有限公司药品说明书)。

复合磷酸氢钾4 ml必须稀释200倍以上方可静脉滴注(见天津金耀氨基酸有限公司药品说明书)。

甲泼尼龙琥珀酸钠高血压、心脏疾病者相对禁忌(见Pfizer Manufacturing Belgium NV)。

严重疾病基础上并发的感染，抗感染2～3天效果不佳应及时调整抗生素。

该患者晚期恶性肿瘤，合并急性心肌梗死、肺部感染等多种疾病，病情危重，死亡不可避免，但未遵守上述用药注意事项，不排除对患者死亡产生了影响。

参考文献

[1] 陆再英，钟南山.内科学[M].第7版.北京：人民卫生出版社，2008，212-220，593-595，646-652.
[2] 卢海儒，文友民.中药注射剂的不良反应[M].北京：中国医药科技出版社，2006，71-72.
[3] 刘洋，孟彦苓，杜斌.呼吸机相关肺炎[J].协和医学杂志，2010，1(1)：103-107.

12. 急性心肌梗死患者低血压

(2013 年 12 月 20 日)

【概述】

一例 10 年前开始胸闷、胸痛发作患者,此次拟冠心病、急性冠脉综合征、心功能 Ⅰ 级(Killip)而入院。入院后,患者血压持续性偏低。通过此病例分析,主要探讨急性心肌梗死患者低血压的药物原因。

【病史介绍】

患者 71 岁,男性,10 年前开始胸闷、胸痛发作,近半年来自觉胸痛症状发作较前频繁,此次入院前一天患者无明显诱因下发作剧烈胸痛,持续半小时以上不能缓解,至当地医院就诊,查心电图及心肌酶等考虑心肌缺血(未见具体报告),予以静脉推注硝酸甘油等药物后明显好转。拟冠心病、急性冠脉综合征、心功能 Ⅰ 级(Killip)于 12 月 16 日 18:06 pm 收住入院。查体神清,气平,双肺未闻及干湿啰音,心率 75 次/min,律齐,血压 15.87/8 kPa(119/60 mmHg),双下肢无水肿。

【临床经过】

2013 年 12 月予西洛他唑 50 mg bid po(12 月 16 日—12 月 18 日)、氯吡格雷 75 mg qd po(12 月 16 日—12 月 18 日)抗血小板聚集,低分子肝素钙 4 000 u q12h ih(12 月 17 日—12 月 19 日)抗凝,美托洛尔 6.25 mg bid po(12 月 16 日—12 月 19 日)减慢心率,福辛普利钠 5 mg qd po(12 月 16 日—12 月 19 日)改善重构,单硝酸异山梨酯缓释片 40 mg qd po(12 月 16 日—12 月 17 日)扩冠,瑞舒伐他汀钙 10 mg qn po(12 月 16 日—12 月 19 日)稳定斑块,呋塞米 10 mg qd po(12 月 16 日)利尿,螺内酯 10 mg qd po(12 月 16 日)保钾利尿。

12 月 17 日 1:00 am,心率 69 次/min,**血压 11.6/6.4 kPa(87/48 mmHg)**;2:00 am,心率 64 次/min,血压 **11.33/5.87 kPa(85/44 mmHg)**;4:00 am,心率 62 次/min,**血压 11.33/6.13 kPa(85/46 mmHg)**;5:00 am,心率 66 次/min,**血压 10.67/7.6 kPa(80/57 mmHg)**;6:00 am,心率 71 次/min,血压 15.07/8.67 kPa(113/65 mmHg)。

8:30 am,无明显胸闷不适。心率 70 次/min,律齐,双下肢无水肿。查心肌梗死三项心肌酶明显升高超过 3 倍,结合心电图诊断为急性非 ST 段抬高心肌梗死。查 B 型钠尿肽前体 4 103 ng/L(<450 ng/L)。予泮托拉唑钠 60 mg qd iv gtt(12 月 17 日—12 月 19 日)抑酸护胃。

13:15 pm—13:30 pm，局麻下行冠脉造影+PCI术，示右左主干短，80%～90%狭窄，可见斑块破裂征象累及回旋支及前降支开口；左前降支近中段弥漫长病变，管腔狭窄70%～80%左右；左回旋支开口80%左右狭窄。术中血压15.41/9.73 kPa(116/73 mmhg)，心率80次/min。

16:00 pm，患者目前因左主干重度病变，心外科会诊认为有手术指征，建议手术治疗。查B型钠尿肽前体(急诊) 4 279 ng/L(<450 ng/L)。心脏超声检查 示左室前壁及侧壁、后壁中上段运动减低，左室收缩功能减低，EF46%。23:00 pm，心率65次/min，血压11.6/7.87 kPa(87/59 mmHg)。

12月18日10:00 am，心率81次/min，律齐，血压13.47/8 kPa(101/60 mmHg)。13:00 pm，血压11.73/5.47 kPa(88/41 mmHg)，心率75次/min；13:30 pm，**予硝酸甘油10 mg静脉推泵；14:00 pm，血压10.93/4.13 kPa(82/31 mmHg)**。16:00 pm，血压10.93/6.67 kPa(82/50 mmHg)。**21:00 pm，心率63次/min，血压11.2/6.13 kPa(84/46 mmHg)；22:00 pm，心率61次/min，血压11.2/6.4 kPa(84/48 mmHg)**。

12月19日00:00 am，心率65次/min，血压11.73/8.4 kPa(88/63 mmHg)。1:00 am，心率62次/min，血压11.6/5.47 kPa(87/41 mmHg)；3:00 am，心率66次/min，血压11.87/6.53 kPa(89/49 mmHg)；4:00 am，心率59次/min，血压11.6/7.07 kPa(87/53 mmHg)；5:00 am，心率70次/min，血压11.6/6.13 kPa(87/46 mmHg)；5:40 am，心率44次/min，血压8/5.87 kPa(60/44 mmHg)，患者诉心前区不适，伴冷汗，查体全身湿冷。心电图提示Ⅱ、Ⅲ、AVF弓背抬高。立即予以多巴胺、肾上腺素静脉推注，血压回升至14.67/10.67 kPa(110/80 mmHg)左右，心率为200次/min，心电监护提示室颤，患者仍意识不清，立即给予非同步200 J电除颤，多巴胺静脉推注，患者心率至60次/min左右，为室性逸搏心律，血压为8/5.33 kPa(60/40 mmHg)，予多巴胺静脉推泵，胸外按压，气管插管处理。6:18 am，心跳呼吸停止，大动脉搏动消失，心电图呈一直线，宣布临床死亡。

【病例用药分析】

患者入院后血压偏低，12月17日1:00 am—5:00 am，血压10.67～11.6/5.87～7.6 kPa(80～87/44～57 mmHg)，收缩压持续低于12 kPa(90 mmHg)。12月18日13:00 pm血压11.73/5.47 kPa(88/41 mmHg)，但**13:30 pm仍然予硝酸甘油10 mg静脉推泵。之后虽然停用硝酸甘油，但12月19日3:00 am—5:00 am，血压11.6～11.87/6.13～7.07 kPa(87～89/46～53 mmHg)**，收缩压持续低于12 kPa(90 mmHg)。**5:40 am，患者血压心率进行性下降**，经抢救无效死亡。

患者血压持续偏低，可能使冠状动脉供血减少，使心肌梗死者冠状动脉灌流量进一步降低，缺血加重，梗死面积增大，心肌坏死范围扩大[1]。患者血压持续偏低的主要原因：

(1) 予福辛普利钠5 mg qd po(12月16日—12月19日)，为血管紧张素转换酶抑制剂，可降低血管紧张素Ⅱ和醛固酮的浓度，使外周血管扩张，产生降压效应(见中美上海施贵宝制药有限公司药品说明书)。

(2) 予美托洛尔6.25 mg bid po(12月16日—12月19日)，为β_1-受体阻断剂，可降低心率、心排血量，降低血压(见阿斯利康制药有限公司药品说明书)。

(3) 予单硝酸异山梨酯缓释片40 mg qd po(12月16日—12月17日)，硝酸酯类药使一氧化氮释放，cGMP 增加，导致血管舒张，使血压下降。单硝酸异山梨酯适用于与洋地黄、利尿剂合用治疗慢性心力衰竭，虽有降压作用，但其适应证中没有降低血压。单硝酸异山梨酯相对于硝酸甘油，降压相对平稳，降压幅度不明显（见鲁南贝特制药有限公司药品说明书）。

（4）12 月 18 日 13:30 pm 仍然予硝酸甘油 10 mg 静脉推泵，硝酸酯类药使一氧化氮释放，cGMP 增加，导致血管舒张，使血压下降（见北京益民药业有限公司药品说明书）。相对于单硝酸异山梨酯，硝酸甘油起效快，降压幅度大，静脉给药即刻显效，能在短时间内改善高血压急症，临床效果显著。硝酸甘油适用于降低血压（见北京益民药业有限公司药品说明书）。

（5）予呋塞米 10 mg qd po（12 月 16 日）、螺内酯 10 mg qd po（12 月 16 日）利尿，可促进水、钠、氯等排泄，使容量降低，血压下降。

（6）患者急性心肌梗死使心肌收缩力下降，可能使血压下降[1]。

（7）予西洛他唑 50 mg bid po（12 月 16 日—12 月 18 日），有舒张血管使血压下降的作用（见浙江大冢制药有限公司药品说明书）。

【病例总结】

12 月 18 日 13:00 pm—12 月 19 日 5:00 am，患者血压持续降低，收缩压低于 90 mmHg，而美托洛尔对收缩压＜100 mmHg 的怀疑急性心肌梗死的患者禁用（见阿斯利康制药有限公司药品说明书）；12 月 18 日 13:00 pm 血压 11.73/5.47 kPa（88/41 mmHg），但 13:30 pm 仍然予硝酸甘油 10 mg 静脉推泵，而硝酸甘油禁用于心肌梗死早期伴有严重低血压患者（见北京益民药业有限公司药品说明书）。

患者急性心肌梗死 Killip Ⅰ级，但 12 月 17 日 B 型钠尿肽前体 4 103 ng/L，提示有比较严重的心力衰竭[2]。予西洛他唑 50 mg bid po（12 月 16 日—12 月 18 日），该药可能使患者长时间出现血压心率积明显升高，使心率增加而诱发心绞痛，另外该药具有 PDE3 抑制作用，可能使心力衰竭加重（见浙江大冢制药有限公司药品说明书）。有口服西洛他唑后发生充血性心力衰竭、心肌梗死、心绞痛、室性心动过速的报道（见浙江大冢制药有限公司药品说明书）。

关于西洛他唑是否增加死亡率，各家报道不一，有报道周围血管疾病患者长期口服西洛他唑可使心血管事件死亡率和全因死亡率增加（OR 为 1.88）[3]，但也有不增加心力衰竭患者死亡率的报道[4]。

未遵守上述用药注意事项，不排除与患者死亡有相关性。

参 考 文 献

［1］陆再英，钟南山．内科学［M］．第 7 版．北京：人民卫生出版社，2011，284－286，712－715，814－816．

［2］孙丽娟．急性心肌梗死患者冠脉病变程度与 B 型利钠肽相关性研究［J］．继续医学教育，2006，23(6)：42－45．

［3］William RH，Sanuel RM，Eric PB，et al. Long-term safety of cilostazol in patients with peripheral artery disease：The CASTLE study（Cilostazol：A Study in Long-term Effects）. J Vasc Surg，2008，47：330－336．

［4］Nicholas JL，Anna BM，Srinivasan VL，et al. Practice-Based Evidence：Profiling the Safety of Cilostazol by Text-Mining of Clinical Notes. PLOS ONE，2013，8(5)：1－8．

13. 糖尿病患者发生严重代谢性酸中毒
(2013年5月20日)

【概述】

一例糖尿病患者，此次因冠心病、急性前壁及高侧壁心肌梗死、肺炎而入院。入院后患者发生严重代谢性酸中毒。通过此病例分析，主要探讨患者发生严重代谢性酸中毒的主要原因。

【病史介绍】

患者67岁，男性，有糖尿病史5年，近来口服二甲双胍及格列吡嗪片控制血糖。因冠心病，急性前壁及高侧壁心肌梗死，Killip Ⅰ级于2013年5月13日12:00 pm被收入院。查体血压15.33/10.4 kPa(115/78 mmHg)，心率78次/min，律齐，意识清，精神可，两肺未闻及明显干湿啰音，双下肢无水肿。查肌酐83 μmol /L(71～133 μmol /L)，BNP 3 047 ng /L(＜125 ng/L)。胸片示两肺散在炎症，心影增大。

【临床经过】

2013年5月13日予阿司匹林肠溶片100 mg qd po(5月13日—5月14日)、氯吡格雷75 mg qd po(5月13日—5月14日)抗血小板聚集，美托洛尔6.25 mg qd po(5月13日—5月14日)减慢心率，培哚普利2 mg qd po(5月13日—5月14日)改善重构，阿托伐他汀钙20 mg qn po(5月13日—5月14日)稳定斑块，单硝酸异山梨酯缓释片40 mg qd po(5月13日—5月14日)扩冠，**二甲双胍250 mg bid po(5月13日—5月14日)**、格列吡嗪5 mg tid po(5月13日—5月14日)降血糖，泮托拉唑钠60 mg qd静脉推泵抑酸，乌司他丁30万tid静脉推泵(5月13日—5月14日)抗炎。患者有PCI指征，予阿司匹林300 mg负荷量嚼服，氯吡格雷600 mg负荷量嚼服。

12:34 pm，查体血压15.6/9.33 kPa(117/70 mmHg)，心率62次/min，律齐，神清，气平，双肺底可闻及湿啰音，双下肢无水肿。

14:00 pm，行冠脉造影及介入术开通血管，左前降支自近段100%闭塞；左回旋支近中段90%狭窄，右冠状动脉近段80%～90%弥漫狭窄，为弥漫严重狭窄病变，送入导丝多次反复尝试不能达左前降支(LAD)远端，结合患者回旋支(LCX)、右冠脉主干(RCA)严重病变，遂终止手术，建议行冠状动脉旁路移植术(CABG)。术后予替罗非班静脉滴注维持。胸片示两肺纹理增多。

18:00 pm，体温 37.4℃，心率 100 次/min，血压 14.67/10.13 kPa（110/76 mmHg）。22:00 pm，血糖 17.3 mmol/L(3.6～6.1 mmol/L)，心率 104 次/min，血压 10.07/8.67 kPa(83/65 mmHg)。

5月14日 8:30 am，血糖 17.1 mmol/L(3.6～6.1 mmol/L)，心率 120 次/min，血压 13.87/11.2 kPa(104/84 mmHg)。查体神清，精神可，无颈静脉怒张，两肺未闻及明显干湿啰音，双下肢无水肿。

10:30 am，**血糖 20.4 mmol/L(3.6～6.1 mmol/L)**，尿糖 4＋，**尿酮体(－)。予生物合成人胰岛素(诺和灵 R)8 u 皮下注射**。患者胸闷气促，心电监护示心率 120 次/min，血压 14.67/9.33 kPa(110/70 mmHg)，右股静脉留置鞘管，查体双下肺满布湿啰音，心电图符合急性广泛前壁及侧壁心肌梗死图改变，结合症状及检查结果考虑急性左心力衰竭。

13:38 pm，血气分析示 pH 7.39(7.35～7.45)，PCO_2 2.26 kPa[17 mmHg(4.67～6 kPa，35～45 mmHg)]，PO_2 10.93 kPa[82 mmHg(11.07～14.4 kPa，83～108 mmHg)]，K^+ 6.0 mmol/L(3.5～5.0 mmol/L)，HCO_3^- 10.1 mmol/L(22～26 mmol/L)，剩余碱 －14.2 mmol/L(－2.3～＋2.3 mmol/L)，AG 22.9 mmol/L(8～16 mmol/L)。总胆红素 36.3 μmol/L(6～20 μmol/L)，直接胆红素 13.5 μmol/L(0～6 μmol/L)，血糖 24.05 mmol/L(3.6～6.1 mmol/L)。

患者现全身躯干及四肢可见花斑样改变，考虑全身炎症反应可能。患者全身皮肤湿冷，烦躁，反复发作急性左心力衰竭，存在心源性休克风险。

16:30 pm，血糖 18.4 mmol/L(3.6～6.1 mmol/L)，胸闷气促明显，心电监护示心率 130 次/min，血压 14/8 kPa(105/60 mmHg)，双下肺满布湿啰音。予无创呼吸机辅助通气。

17:05 pm，CVP 3.23 kPa[33 cmH_2O(0.49～0.98 kPa，5～10 cmH_2O)]。

18:50 pm，患者烦躁，不配合治疗，予吗啡 5 mg 肌内注射。

20:10 pm，血气分析示 pH 7.12(7.35～7.45)，PCO_2 2.13 kPa[16 mmHg(4.67～6 kPa，35～45 mmHg)]，PO_2 9.33 kPa[70 mmHg(11.07～14.4 kPa，83～108 mmHg)]，K^+ 5.4 mmol/L(3.5～5.0 mmol/L)，HCO_3^- 5.0 mmol/L(22～26 mmol/L)，剩余碱 －23.6 mmol/L(－2.3～＋2.3 mmol/L)，AG 31.4 mmol/L(8～16 mmol/L)。

患者自觉面罩不适，强制自行摘除面罩，氧饱和度下降至 75%，反复劝阻患者，患者仍拒绝呼吸机辅助通气。

20:28 pm，患者心跳、呼吸骤停，予胸外按压、气管插管、血管活性药物维持血压，约半小时后患者恢复窦性心律及自主呼吸，心电监护示心率：130 次/min，血压：10.67/6 kPa(80/45 mmHg)，血氧饱和度：85%～90%，但患者瞳孔已散大。

5月15日 00:00 am，患者现心率、血压及氧饱和度仍持续下降，心电监护示心率 50 次/min，为室性逸搏心率，血压 7.33/4 kPa(55/30 mmHg)，血氧饱和度 80%。急予以胸外按压，加大血管活性药物剂量。虽经积极救治，患者心电图示一直线，宣布临床死亡。

【病例用药分析】

5月14日 13:38 pm，pH 7.39，HCO_3^- 10.1 mmol/L，剩余碱－14.2 mmol/L，AG 22.9；

20:10 pm，pH 7.12，HCO_3^- 5.0 mmol/L，剩余碱－23.6 mmol/L，AG 31.4 mmol/L。患者发生严重代谢性酸中毒的主要原因有：

（1）患者为急性前壁及高侧壁心肌梗死，冠状动脉弥漫严重狭窄病变，未能开通罪犯血管，加上不能完全排除肺部感染等因素，诱发严重心力衰竭，休克（严重感染和心力衰竭因素），造成缺氧，无氧酵解增强，乳酸增加，产生了乳酸性酸中毒[1]。

（2）患者有 2 型糖尿病，血糖得不到有效控制，引发酮症酸中毒[1]，但患者尿酮体（－），故酮症酸中毒的可能性不大。

（3）予二甲双胍 250 mg bid po（5 月 13 日—5 月 14 日），该药可促进糖的无氧酵解，并阻止乳酸转化成葡萄糖，可诱发并加重乳酸性酸中毒，特别是在已有乳酸性酸中毒时（见中美上海施贵宝制药有限公司药品说明书）。

【病例总结】

患者为急性心肌梗死，有严重心力衰竭，代谢性酸中毒，而二甲双胍需要药物治疗的充血性心力衰竭者，急性心肌梗死和其他严重心、肺疾病者禁用；急性或慢性代谢性酸中毒者禁用（见中美上海施贵宝制药有限公司药品说明书）。

在口服二甲双胍期间应定期检查肾功能，可以减少乳酸酸中毒的发生，尤其老年患者更应定期检查肾功能；对于感染、昏迷、心力衰竭等处于应激状态的患者，服用二甲双胍易发生血糖暂时控制不良，此时必须暂停二甲双胍，改用胰岛素；既往服用二甲双胍患者出现实验室指标异常或临床异常（特别是乏力或难于言表的不适），应迅速寻找酮症酸中毒或乳酸酸中毒的证据，测定包括电解质、酮体、血糖、血酸碱度、乳酸盐、二甲双胍水平，若存在任何类型的酸中毒都应立即停用二甲双胍（见中美上海施贵宝制药有限公司药品说明书）。

患者行冠脉造影及介入术，需使用碘造影剂，而患者在接受碘造影剂之前须暂停口服二甲双胍（见中美上海施贵宝制药有限公司药品说明书）。

患者出现严重心力衰竭和严重代谢性酸中毒，不能完全除外感染因素。建议对类似患者监测降钙素原，以鉴别是否存在细菌感染。若有细菌感染的可能性，则予强力抗菌药物快速控制感染，以挽救患者生命[2]。

此外，磺酰脲类包括格列苯脲、格列吡嗪、格列齐特、格列喹酮等。磺酰脲类降糖作用的前提条件是机体尚保存相当数量（30%以上）有功能的胰岛 β 细胞，适用于 2 型糖尿病（T2DM），对空腹血统＜10 mmol/L 时效果较好。不适用于有严重并发症（如冠心病心肌梗死、心力衰竭等）的 2 型糖尿病（T2DM）。

尽管患者发生严重代谢性酸中毒与严重心力衰竭的相关性更大，然而医师未关注上述用药注意事项，不能排除与 5 月 14 日患者发生严重代谢性酸中毒也有相关性。

参考文献

[1] 陈主初. 病理生理学[M].北京：人民卫生出版社，2001，110－112，199－201.
[2] 崔嵘，吕强，张石革.临床药学问答[M].北京：化学工业出版社，2008，133－134，184－185.

14. 糖尿病患者发生严重低血糖

(2013 年 9 月 15 日)

【概述】

一例高血压合并腔隙性脑梗死的 2 型糖尿病患者，此次因拟冠心病，急性冠脉综合征，高度房室传导阻滞，交界性逸搏心律，心功能Ⅱ级(NYHA)，Ⅰ型呼吸衰竭，肠梗阻而入院。入院第 2 天，发生严重低血糖最终临床死亡。通过此病例分析，主要探讨此患者发生严重低血糖的主要药物原因。

【病史介绍】

患者 86 岁，男性，糖尿病病史 10 余年，近期口服格列齐特。高血压病史 20 余年，近期口服美托洛尔。10 年前发现腔隙性脑梗死。10 余年前行双眼白内障手术。10 年前外伤至左足趾骨折。患者近 5 天未解大便，9 月 8 日下午开始出现恶心、呕吐胃内容物。心电图示窦性心动过速，房室交界性逸搏心律，Ⅰ度房室传导阻滞，高度房室传导阻滞，ST 段- T 波异常，**Q - T 延长**。查电解质正常范围，心肌酶高，血气分析示 PO_2 6.8 kPa[51 mmHg(11.07～14.4 kPa，83～108 mmHg)]，碳酸氢根 19.9 mmol/L(22～26 mmol/L)，剩余碱－3.4 mmol/L(－2.3～＋2.3 mmol/L)，血肌酐 121 μmol/L(59～104 μmol/L)。拟冠心病，急性冠脉综合征，高度房室传导阻滞，交界性逸搏心律，心功能Ⅱ级(NYHA)，高血压病 2 级(极高危)，2 型糖尿病，腔隙性脑梗死，Ⅰ型呼吸衰竭，肠梗阻？于 9 月 8 日 23:40 pm 被收入院。查体神欠清，气促，血压 17.6/10.67 kPa(132/80 mmHg)，右侧瞳孔形状不规则，对光反射消失。双肺可闻及少量湿啰音。心率 145 次/min，双下肢无水肿。

【临床经过】

2013 年 9 月 8 日予阿司匹林肠溶片 100 mg qd po(9 月 8 日—9 月 9 日)、氯吡格雷 50 mg qd po(9 月 8 日—9 月 9 日)抗血小板聚集，阿托伐他汀钙 20 mg qn po(9 月 8 日—9 月 9 日)稳定斑块，美托洛尔 6.25 mg bid po(9 月 8 日—9 月 9 日)减慢心率，**乳果糖 30 ml qd po**(9 月 8 日)通便，**甲氧氯普胺 10 mg im**(9 月 9 日)止吐，头孢哌酮舒巴坦钠 3 g＋NS 100 ml bid iv gtt(9 月 8 日—9 月 9 日)抗感染，泮托拉唑钠 40 mg 加 NS 50 ml qd 静脉推泵(9 月 9 日)抑酸，8.5% 复方氨基酸(乐凡命)250 ml qd iv gtt(9 月 9 日)静脉营养，多巴胺 150～300 mg 加 NS 50 ml 静脉推泵(9 月 8 日—9 月 9 日)维持血压。

9月9日2:00 am，患者神志不清，呼之不应，面罩吸氧中。心电监护示心率163次/min，血压15.33/9.07 kPa（115/68 mmHg），呼吸25次/min。直接胆红素13.1 μmol/L（0～6 μmol/L），总胆红素22.8 μmol/L（6～20 μmol/L），白蛋白33 g/L（34～48 g/L），肌酐200 μmol/L（59～104 μmol/L），钙2.03 mmol/L（2.15～2.55 mmol/L），钾3.86 mmol/L（3.5～5.0 mmol/L），镁0.79 mmol/L（0.65～1.05 mmol/L），钠138.0 mmol/L（134～145 mmol/L）。

9月9日10:00 am，患者体温38.2℃，考虑存在感染，目前一般情况较重，加用**莫西沙星氯化钠0.4 g qd iv gtt**（9月9日）抗感染。查血糖7.3 mmol/L（3.6～6.1 mmol/L）。

11:20 am，患者5天未解大便，请胃肠内科会诊。同意心内科治疗，予低压肥皂水灌肠通便，胃肠减压，麻油，胃管内注入。

11:30 am，**予三磷腺苷辅酶胰岛素（能量合剂）1支加10%氯化钾7.5 ml加5% GS 250 ml静脉滴注**稳定心肌细胞膜。12:00 am，予左股静脉穿刺。

14:05 pm，**予生物合成人胰岛素（诺和灵R）18 u加50% GS 60 ml加10% GS 500 ml静脉滴注**静脉营养。

15:50 pm，予呋塞米50 mg加NS 50 ml静脉推泵利尿。

16:15 pm，**予胺碘酮300 mg加NS 50 ml静脉推泵**抗心律失常。

16:30 pm，血糖6.4 mmol/L（3.6～6.1 mmol/L）。

16:45 pm—18:15 pm，患者血压波动在9.33～11.33/4.93～6.67 kPa（70～85/37～50 mmHg），心率141次/min，氧饱和度91%，面罩吸氧中，神欠清，气稍促，四肢皮温较低，双肺可闻及少量湿啰音。予去甲肾上腺素10 mg加NS 50 ml静脉推泵，多巴胺150 mg加NS 50 ml静脉推泵。

18:30 pm，血压8.67/4 kPa(65/30 mmHg)，血糖4.3 mmol/L（3.6～6.1 mmol/L）。

19:00 pm，**血糖0.8 mmol/L（3.6～6.1 mmol/L）**，心率149次/min，血压15.33/7.2 kPa（115/54 mmHg），先后共予50% GS 160 ml。20:00 pm，血糖2.7 mmol/L（3.6～6.1 mmol/L）。

20:30 pm，血氧饱和度下降，血压下降，心电监护示心率76次/min，血压10.13/4.8 kPa（76/36 mmHg），呼之不应。予BiPAP辅助通气，肾上腺素静脉推注，多巴胺升压，家属放弃气管插管及胸外心脏按压等抢救措施。

21:00 pm，心电图呈一直线，宣布临床死亡。

【病例用药分析】

9月9日19:00 pm查血糖0.8 mmol/L，患者发生严重低血糖的主要原因有：

(1) 患者神志不清，不能进食，可发生饥饿和营养不良；有2型糖尿病血糖调节能力差；严重心力衰竭及严重肾功能不全，使糖异生底物缺乏；因严重心力衰竭和肠梗阻可能使胃肠道吸收功能差，有发生低血糖的疾病基础[1]。

(2) 11:30 am予三磷腺苷辅酶胰岛素（能量合剂）1支＋10%氯化钾7.5 ml＋5%葡萄糖250 ml静脉滴注，其中5%葡萄糖250 ml有12.5 g葡萄糖，1支能量合剂含4 u胰岛素，比例为3∶1，而极化液葡萄糖与胰岛素比例通常为(4～6)∶1，故胰岛素的量可能太大。药品说明书规定：1支能量合剂用5%葡萄糖500 ml溶解后静脉滴注(见开封康诺药业有限公司药品说明书)。14:05 pm予生物合成人胰岛素(诺和灵R)18 u+50%葡萄糖60 ml+10%葡萄糖500 ml静脉滴注，葡萄糖与胰岛素比例为4.4∶1。胰岛素主要在肝肾中灭活，患者86岁高龄，有严重肾功能不全，还有肝功能损害，可能使胰岛素在体内蓄积，加上患者未进食，可引发严重低血糖。故规定在应用极化液前应常规检查肝肾功能，若有异常尤其应密切观察，以防低血糖的发生[2]。另外，有些患者对胰岛素特别敏感，常规剂量胰岛素就可发生低血糖，故在应用极化液前应询问患者既往是否使用过胰岛素，有无低血糖发生，对胰岛素敏感体质患者应减少胰岛素用量[2]。

(3) 9月9日10:00 am加用莫西沙星氯化钠0.4 g qd iv，属喹诺酮类，可抑制腺苷5-三磷酸敏感的钾通道而刺激胰岛素的释放导致低血糖。莫西沙星引发低血糖的概率虽低于加替沙星，但有引发严重低血糖的报道[3]。

(4) 予阿司匹林肠溶片100 mg qd po(9月8日—9月9日)，可促进胰岛β细胞释放胰岛素，同时抑制前列腺素合成，间接导致胰岛素分泌增加。加上患者严重肾功能不全，可能使阿司匹林在体内蓄积，更加可能促进胰岛素分泌，引发低血糖[3]。

(5) 9月9日16:15 pm予胺碘酮300 mg静脉推泵，9月8日—9月9日予美托洛尔6.25 mg bid po，9月9日予8.5%复方氨基酸(乐凡命)250 ml qd iv gtt，有胺碘酮、美托洛尔、8.5%复方氨基酸引发低血糖的报道[3]。

(6) 在应用极化液的同时应用阿司匹林、莫西沙星、胺碘酮、美托洛尔等可能有降糖作用的药物，可提高胰岛素的敏感性，引发低血糖[2]。胺碘酮与莫西沙星均可延长Q-T间期，故规定这两种药物禁止合用(见拜耳医药保健有限公司药品说明书)。

另外，患者可能有肠梗阻，而甲氧氯普胺因增加胃动力，可能加重肠梗阻，故规定肠梗阻患者禁用(见上海禾丰制药有限公司药品说明书)；乳果糖也可能加重肠梗阻，故规定肠梗阻患者禁用(见丹东康复制药有限公司药品说明书)。

【病例总结】

极化液中，葡萄糖与胰岛素比例通常为6～4∶1，1支能量合剂用5%葡萄糖500 ml溶解后静脉滴注(见开封康诺药业有限公司药品说明书)。医师未遵守上述用药注意事项，加上患者不能进食及肝肾功能不全，可增加严重低血糖发生风险。

参 考 文 献

[1] 陆再英，钟南山.内科学[M].第7版.北京：人民卫生出版社，2011，814-820.

[2] 黄娇英.危重患者使用极化液致低血糖反应的原因分析及防范对策[J].解放军护理杂志，2011，28(6B)：31-32.

[3] 张建民，雷招宝.非降血糖药物所致的低血糖及其防治[J].临床合理用药，2010，3(3)：114-115.

15. 肺心病患者发生误食窒息

（2013 年 8 月 3 日）

【概述】

一例慢性支气管炎的右心力衰竭患者，此次因肺心病，肺气肿，肺大泡被收入院。入院后患者发生误吸并窒息，并且停用了所有抗血小板和抗凝药物。通过此病例分析，主要探讨以下两点：1. 患者发生误吸并窒息的主要可能原因；2. 此患者不能停用所有抗血小板和抗凝药物的理由。

【病史介绍】

患者 78 岁，女性，有慢性支气管炎病史 10 余年，2013 年 1 月以来反复出现双下肢水肿，到某医院多次就诊，明确诊断右心力衰竭。7 月 6 日，查肝肾功能正常，血气分析示 PO_2 9.92 kPa［74.4 mmHg（11.07 ～ 14.4 kPa，83 ～ 108 mmHg）］，D 二聚体 2.69 mg/L（<0.55 mg/L）。7 月 7 日，查 B 型钠尿肽前体 26 303 ng/L（<450 ng/L）。胸片示慢性支气管炎，肺气肿，右肺肺大泡形成，伴两肺感染，右肺为甚，两侧少量胸腔积液可能。7 月 8 日因肺心病，心功能Ⅲ级（NYHA 分级），慢性支气管炎，肺气肿，肺大泡被收入院。心电图示Ⅰ度房室传导阻滞，右心室肥大，T 波改变。心脏超声示右房室增大，大量三尖瓣反流，**肺动脉收缩压约 84 mmHg**，下腔静脉显著增宽并有血流淤滞。

【临床经过】

2013 年 7 月 8 日予阿司匹林肠溶片 100 mg qd po（7 月 8 日—7 月 10 日）抗血小板，螺内酯 20 mg qd po（7 月 8 日—7 月 17 日），加量为 40 mg qd po（7 月 17 日—7 月 19 日）（7 月 24 日—7 月 26 日）保钾利尿抗心力衰竭，呋塞米 20 mg bid po（7 月 9 日—7 月 17 日），减量为 20 mg qd po（7 月 17 日—7 月 19 日），加量为 20 mg tid po（7 月 24 日—7 月 25 日）利尿，美托洛尔 6.25 mg bid po（7 月 8 日—7 月 15 日）减慢心率，福辛普利钠 5 mg qd po（7 月 8 日—7 月 9 日）改善重构，氯化钾缓释片 1 g bid po（7 月 8 日—7 月 11 日）补钾，阿托伐他汀钙 20 mg qn po（7 月 8 日—7 月 19 日）稳定斑块，孟鲁司特钠 10 mg qn po（7 月 8 日—7 月 11 日）改善气道顺应性，低分子肝素钙 0.4 ml q12h ih（7 月 8 日—7 月 9 日），减量为 0.2 ml q12h ih（7 月 9 日—7 月 11 日）抗凝，地高辛 0.13 mg qd po（7 月 8 日—7 月 11 日）强心，硝酸异山梨酯 5 mg qd po（7 月 8 日—7 月 11 日）扩冠等治疗。

7月9日，患者胸闷不适明显减轻，心电监护示血压15.6/7.2 kPa(117/54 mmHg)，心率65次/min，SpO_2 100%，双肺底可闻及湿啰音。医师**暂不考虑肺栓塞**，因可伴有呼吸困难、胸痛咯血等，有D-二聚体升高。予氯吡格雷50 mg qd po(7月9日—7月15日)抗血小板。

7月10日，患者胸痛较前好转，无明显咳嗽、咳痰，心电监护示心率86次/min，血压16/10 kPa(120/75 mmHg)，双肺未闻及干湿啰音。**停阿司匹林肠溶片**。

7月11日，患者神清气平，心率78次/min，肺动脉瓣听诊区可闻及明显收缩期杂音，血压13.07/7.47 kPa(98/56 mmHg)，两肺可闻及湿啰音。胸部正位片示两肺慢支伴感染样改变，左上肺野类圆形稍高密度影，双侧胸腔积液，心影增大。建议CT检查。患者一般情况较前稳定，拟转普通病房进一步诊治，**停低分子肝素钙**。

7月12日，予雷贝拉唑钠肠溶片10 mg qd po(7月12日—7月18日)护胃。

7月13日，患者一般情况较前稍好转，但病情仍较重，目前生命体征尚且平稳，肿瘤标志物升高，超声提示腹腔积液，考虑不除外恶性肿瘤之可能。

7月15日，胸部CT平扫示双侧胸腔积液，右肺萎陷，左肺慢性炎性病灶。中上腹部CT平扫示肝脏囊肿可能性大，腹水。与患者家属沟通，建议转入专科医院以明确是否存在恶性肿瘤并治疗，但家属暂不愿意转院。**停氯吡格雷(7月15日—7月18日没有使用抗血小板药和抗凝药)，予参附20 ml加5% GS 250 ml qd iv gtt(7月15日—7月18日)**。

7月18日17:00 pm，胸部增强CT结果回报：右侧肺动脉主干及右上叶分支栓塞，慢支伴右肺及左肺舌叶支扩，左下肺慢性炎性。结合病史，考虑肺栓塞(慢性)诊断明确，**胸腔积液、心包积液及腹腔、盆腔积液均可能与肺栓塞所致右心功能不全有关**。患者有大便出血病史，肝肾功能均较差，不适宜使用太强的抗血栓治疗，予低分子肝素0.4 ml qd ih(7月18日—7月20日)，减量为0.2 ml qd ih(7月20日—7月21日)，加量为0.2 ml q12h ih(7月21日—7月26日)。

17:30 pm，患者进食(吃年糕)过程中突然出现意识不清，嘴唇发绀，呼之不应，血压测不到，呼吸极度困难，锁骨上窝、肋间隙及胸骨上窝吸气时凹陷，口角遗留食物残渣，心率90次/min。考虑可能发生食物误吸导致窒息。立即予拍背，清理口角食物残渣，口腔及气管负压吸引，吸出少量食物残渣。予多巴胺升压，气管插管人工辅助呼吸。患者血压升至13.33～17.33/9.33～11.33 kPa(100～130/70～85 mmHg)之间，血氧饱和度升至95%以上，心率波动于90～110次/min。转入监护室继续治疗。

7月19日，予莫西沙星0.4 g qd iv gtt(7月19日—7月26日)抗感染，泮托拉唑钠40 mg qd iv gtt(7月19日—7月26日)护胃。

7月20日，患者气管插管呼吸机辅助通气中，心率140次/min，血压9.33～12/6.67～8 kPa(70～90/50～60 mmHg)，氧饱和度95%。予多巴胺+去甲肾上腺素+呋塞米静脉推泵维持(7月20日—7月24日)。查肌酐82 μmol/L(59～104 μmol/L)，钠135 mmol/L(134～145 mmol/L)，钾5.7 mmol/L(3.5～5.0 mmol/L)。予亚胺培南西司他丁钠1 g q12h iv gtt(7月20日—7月26日)抗感染，8.5%复方氨基酸250 ml qd iv gtt(7月20日—7月26日)营养。

7月21日13:00 pm，患者心率180次/min，血压6.67/4 kPa(50/30 mmHg)，心电图提示房扑。予肾上腺素推泵提升血压，去乙酰毛花甙C静推控制心室率。予多潘立酮10 mg tid po

(7月23日—7月26日)增加胃动力。

7月24日10:00 am,患者气管插管辅助呼吸机通气中,多巴胺3～5 μg/kg·min,血氧饱和度维持在95%,心率80次/min,血压12～14.67/8～9.33 kPa(90～110/60～70 mmHg),神清,反应可。拟今日拔除有创呼吸机辅助通气。

7月25日10:00 am,患者突发胸闷气促,指尖氧饱和度下降至85%左右,听诊双肺可及较多干啰音,湿啰音少量。立即予BiPAP无创辅助通气,氧饱和度逐渐升至100%。

11:54 am,胸闷不适好转,神清,气平。血压13.07/7.47 kPa(98/56 mmHg),两肺可闻及湿啰音。心率100次/min,律齐,D-二聚体6.790 mg/L(<0.55 mg/L)。患者目前血压、氧饱和度均较平稳,予以拔除气管插管。

7月26日13:00 pm,氧饱和度持续下降,低于75%。立即请麻醉科会诊,行气管插管,并进行吸痰,患者指末氧饱和度90%。15:00 pm,出现心率减慢,氧饱和度下降,瞳孔散大,血压进行性下降。经抢救无效,15:28 pm,患者呼吸心跳停止,心电图成一直线,宣布临床死亡。

【病例用药分析】

一、患者发生误吸并窒息的主要可能原因

7月18日17:30 pm,发生误吸并窒息的主要可能原因:

(1) 患者78岁高龄,喉的感知觉减退,咽反射降低,使食物、口腔分泌物易误吸入呼吸道[1]。

(2) 患者失语,当发生恶心、腹胀、隐性误吸时不能表达,但家属可能仍旧按常规喂食[1]。

(3) 老年人牙齿缺损,咀嚼功能低下,唾液分泌减少,加上予呋塞米20 mg bid po(7月9日—7月17日),20 mg qd po(7月17日—7月19日)可引发口干,再加上予参附20 ml加5% GS 250 ml qd iv gtt(7月15日—7月18日)也可引发口舌干燥(见雅安三九药业有限公司药品说明书),使干硬食物不易软化或者黏性较大的食物如年糕不能减少黏性,使食物咽下困难,容易导致误吸而窒息[2]。另外,参附可引发恶心、呃逆(见雅安三九药业有限公司药品说明书),呋塞米可引发恶心呕吐,也是误吸的危险因素。

(4) 患者为肺心病,慢性支气管炎,肺气肿,肺大泡,加上右侧肺动脉主干及右上叶分支栓塞,引发严重肺动脉高压和严重右心力衰竭(胸腔积液、心包积液及腹腔、盆腔积液均可能与肺栓塞所致右心功能不全有关),可引发胃肠道淤血,消化功能进一步减退,胃排空时间延长,易致食物反流,恶心呕吐。另外,呼吸系统疾病使气管黏膜对异物清除能力减低,咳嗽反射下降,不能及时清除异物[3]。

(5) 7月10日停阿司匹林肠溶片,7月11日停低分子肝素钙,7月15日停氯吡格雷。因此从7月15日—7月18日,没有使用任何抗血小板药和抗凝药,加上口服呋塞米和螺内酯(促进肝脏合成凝血因子并因减少血容量而使凝血因子浓度增加)可使凝血因子的活性增加,很可能使肺栓塞加重,一方面因使右心力衰竭竭加重而更易导致食物反流和恶心呕吐,另一方面可进一步造成患者气急和呼吸困难,从而使误吸的风险增高。

二、患者不能停用所有抗血小板药和抗凝药的理由

患者为肺源性心脏病,7月8日心超示肺动脉收缩压约11.2 kPa(84 mmHg),有严重肺动

脉高压。根据内科学教科书[4]，对肺源性心脏病合并肺动脉高压的患者[在 7 月 18 日增强 CT 确诊肺动脉栓塞(慢性)之前]，应考虑存在多发性肺微小动脉原位血栓形成使肺血管阻力增加，加重肺动脉高压；另外，肺心病患者慢性缺氧可继发性红细胞增多，使血液黏稠度增加。因此肺心病合并肺动脉高压患者主张予普通肝素或低分子肝素抗凝治疗，以防止肺微小动脉原位血栓形成[4]。

因此即使在 7 月 18 日增强 CT 确诊肺动脉栓塞(慢性)之前，也不宜完全停用所有的抗血小板药物和抗凝药物。使 7 月 15 日—7 月 18 日，没有使用任何抗血小板药和抗凝药。

【病例总结】

参附可引发口舌干燥、恶心、呃逆(见雅安三九药业有限公司药品说明书)；呋塞米可引发口干。该患者高龄、失语，加上严重右心力衰竭引发胃肠道淤血，存在误吸高风险，再加上予强效利尿剂和参附可进一步增加误吸风险，进食时应加强护理。对肺源性心脏病合并肺动脉高压者，不宜停用抗凝或抗血小板药物治疗。

未遵守上述用药注意事项，不能排除与患者发生误吸死亡有相关性。

参 考 文 献

[1] 刘金平，刘伟萍.49 例高龄老年人误吸原因分析及护理措施[J].护理实践与研究，2011，8(9)：97－98.

[2] 尹志勤，张桂珍.饮食误吸的应对策略[J].国外医学护理学分册，2003，22(4)：161－164.

[3] 章文婕，杨红美.老年患者误吸原因分析及护理[J].全科护理，2011，9(5)：1234－1235.

[4] 陆再英，钟南山.内科学[M].第 7 版.北京：人民卫生出版社，2010，79－97.

16. 心力衰竭患者发生严重高钠血症致死

(2013 年 11 月 12 日)

【概述】

一例合并多种基础疾病的高龄男性患者，此次因急性前壁心肌梗死、心功能Ⅱ级(Killip)、高血压 3 级(极高危组)、2 型糖尿病、胆囊炎合并胆结石再次入院。入院后，患者发生了严重的高钠血症。通过此病例分析，主要探讨患者发生高钠血症的原因以及心力衰竭患者合理补钠的建议。

【病史介绍】

患者 90 岁，男性，有高血压史 4 年，最高 22.67/10.67 kPa(170/80 mmHg)，糖尿病史 5 年。有胆结石、泌尿系统结石病史，有前列腺疾病史。2013 年 10 月初因急性前壁心肌梗死入院。经救治好转。11 月 4 日 10:00 am，患者因急性前壁心肌梗死、心功能Ⅱ级(Killip)、高血压 3 级(极高危组)、2 型糖尿病、胆囊炎合并胆结石再次入院，查体神清，心率 80 次/min，血压 18.67/12 kPa(140/90 mmHg)，双肺可闻及干啰音，上腹部有压痛，Murphy(+)。查血钾 4.2 mmol/L(3.5～5.3 mmol/L)，钠 141 mmol/L(137～147 mmol/L)，氯 106 mmol/L (99～110 mmol/L)，肌酐 123 μmol/L(71～133 μmol/L)，尿素氮 12.36 mmol(3.20～7.10 mmol/L)。C 反应蛋白 82 mg/L(0～8 mg/L)，白细胞 7.45×10^9/L(3.69×10^9～9.16×10^9/L)，中性粒细胞百分率 79.2%(50%～70%)，血红蛋白 103 g/L(131～172 g/L)。

【临床经过】

2013 年 11 月 4 日予哌拉西林钠他唑巴坦钠 4.5 g 加 NS 100 ml q8h iv gtt(11 月 4 日—11 月 6 日)、甲硝唑氯化钠 0.5 g tid iv gtt(11 月 4 日—11 月 6 日)抗感染，维生素 C 2 g 加维生素 B_6 200 mg 加 10%氯化钾 15 ml 加 NS 500 ml qd iv gtt(11 月 4 日—11 月 5 日)、10%氯化钾 15 ml 加生物合成人胰岛素 6 u 加 5%GNS 500 ml qd iv gtt(11 月 4 日—11 月 5 日)静脉营养，阿司匹林肠溶片 100 mg qd po(11 月 4 日—11 月 6 日)、氯吡格雷 75 mg qd po(11 月 4 日—11 月 6 日)抗血小板聚集，低分子肝素钙 0.4 ml qd ih(11 月 4 日—11 月 6 日)抗凝，瑞舒伐他汀钙 10 mg qn po(11 月 4 日—11 月 6 日)稳定斑块，比索洛尔 1.25 mg qd po(11 月 4 日—11 月 6 日)减慢心率，培哚普利 2 mg qd po(11 月 4 日—11 月 6 日)改善重构，硝酸甘油 15 mg 加 NS 50 ml qd iv gtt(11 月 4 日—11 月 6 日)扩冠，氯化钾缓释片 0.5 g bid po(11 月 4 日—11 月 6

日）补钾，呋塞米 20 mg qd iv（11月4日—11月6日）、呋塞米 40 mg qd po（11月4日—11月6日）利尿，螺内酯 40 mg qd po（11月4日—11月6日）保钾利尿，乳果糖 15 ml tid po（11月4日—11月6日）通便。

16:51 pm，患者出现气促心慌伴大汗，心率 110 次/min，呼吸 26 次/min，血压 19.47/10.13 kPa（146/76 mmHg），两肺可闻及湿啰音，考虑急性左心力衰竭。予呋塞米 20 mg、二羟丙茶碱 0.2 g、甲泼尼龙琥珀酸钠 40 mg 静脉推注后，症状缓解。

11月5日，患者神情，双肺未闻及干湿啰音，血压 18/10 kPa（135/75 mmHg），心率 85 次/min，呼吸 24 次/min。予复方氨基酸（18AA－Ⅱ）qd iv gtt（11月5日—11月6日）静脉营养。

11月6日 6:12 am，钾 4.1 mmol/L（3.5～5.3 mmol/L），钠 158 mmol/L（137～147 mmol/L），氯 118 mmol/L（99～110 mmol/L），肌酐 153 μmol/L（71～133 μmol/L），尿素氮 12.68 mmol（3.20～7.10 mmol/L）。

9:15 am，患者胸闷气急好转，血压 16.67/10 kPa（125/75 mmHg），心率 68 次/min，双肺未闻及干湿啰音。13:00 pm，血糖 9.1 mmol/L（3.9～11.1 mmol/L）。

21:49 pm，患者突发呼之不应，意识丧失，心率迅速下降、心音逐渐消失。心超提示室壁瘤，考虑心脏破裂可能。经抢救无效死亡。

【病例用药分析】

11月6日 6:12 am，查肌酐 153 μmol/L（71～133 μmol/L），尿素氮 12.68 mmol（3.20～7.10 mmol/L），尿素氮：肌酐＝0.083＞0.08，可能属于肾前性肾功能不全。查血钠 158 mmol/L（137～147 mmol/L），根据血浆总渗透压计算公式：2倍（血钾＋血钠）＋血糖＋尿素氮（单位均为：mmol/L），可计算出血浆渗透压为［2×（4.1＋158）＋9.1＋12.7］mmol/L＝346 mmol/L。因此患者很可能发生了高渗性失水，即浓缩性高钠血症，使血液浓缩，血黏度增高；加上患者急性前壁心肌梗死、高血压3级（极高危组）、2型糖尿病、长期卧床，可能促使血栓形成，另一方面，高钠血症可增加心脏负荷，均可使急性心肌梗死病情恶化[1]。患者血钠 158 mmol/L 的主要可能原因：

（1）予哌拉西林钠他唑巴坦钠 4.5 g 加 NS 100 ml q8h iv gtt（11月4日—11月6日），每克哌拉西林钠包含 64 mg 钠，因此每天静脉滴注 13.5 g 哌拉西林钠相当于摄入 864 mg 钠（见惠氏制药有限公司药品说明书），与 2.2 g 氯化钠相当，加上 300 ml NS 的 2.7 g 氯化钠，每天静脉摄入 4.9 g 氯化钠。

（2）予甲硝唑氯化钠 0.5 g（100 ml）tid iv gtt（11月4日—11月6日），100 ml 甲硝唑氯化钠包含 0.8 g 氯化钠（见浙江天瑞药业有限公司药品说明书），因此每天静脉摄入 2.4 g 氯化钠。

（3）予维生素 C 2 g 加维生素 B_6 200 mg 加 10%氯化钾 15 ml 加 NS 500 ml qd iv gtt（11月4日—11月5日），相当于每天摄入 4.5 g 氯化钠。另外，维生素 C 参与胶原蛋白的合成，可降低毛细血管的通透性，加速血液的凝固，刺激凝血功能。每日予维生素 C 1～4 g，可引起深静脉血栓形成，血管内凝血，可干扰抗凝药如低分子肝素钙的抗凝效果（见上海禾丰制药有限公司药品说明书）。可能使急性心肌梗死病情恶化。

（4）予 10%氯化钾 15 ml 加生物合成人胰岛素 6 u 加 5%GNS 500 ml qd iv gtt（11月4

日—11 月 5 日)静脉营养,相当于每天摄入 4.5 g 氯化钠。5%GNS 为血渗透压的 2 倍,属于高渗液,可增加心脏负荷。

(5) 予呋塞米 20 mg qd iv(11 月 4 日—11 月 6 日)、呋塞米 40 mg qd po(11 月 4 日—11 月 6 日)利尿,螺内酯 40 mg qd po(11 月 4 日—11 月 6 日)保钾利尿,强效利尿作用可使患者体液丢失,引起循环血量不足(见上海禾丰制药有限公司药品说明书)。

(6) 患者因感染发热,呼吸频率加快,有出汗,可使水丧失过多,还有 90 岁高龄患者肾脏排钠效力下降[1]。

心力衰竭患者钠盐摄入量一般应控制在每日不超过 3 g[1],而患者为急性前壁心肌梗死合并急性左心力衰竭,却从 11 月 4 日—11 月 5 日,每天静脉摄入相当于 16.3 g 的氯化钠,11 月 6 日,每天静脉摄入相当于 7.8 g 的氯化钠。使氯化钠摄入超量。

11 月 6 日 6:12 am 查血钠 158 mmol/L,根据补水量公式,补水量(ml)[2]=[血钠测得值(mmol)-血钠正常值(mmol)]×体重(kg)×4,该患者补水量=(158-142)×60×4=3.84 L。当日先给补水量的一半,即 1.9 L,另一半在次日补给,此外,还应补给当日需要量(每天正常需要量 2 000 ml)。

此时,可鼓励患者多饮水,另外应静脉滴注 5% GS,可将与哌拉西林钠他唑巴坦钠配伍的 NS 换成 5% GS,加入适量胰岛素。而实际上只停用了 NS 500 ml 以及 5%GNS 500 ml。

【病例总结】

心力衰竭患者钠盐摄入量一般应控制在每日不超过 3 g,应控制氯化钠摄入量,若患者有糖尿病不宜使用葡萄糖,可考虑在葡萄糖中加入胰岛素。

呋塞米利尿一方面使肝血流供应改善,肝脏合成凝血因子增多,另外利尿后血容量下降,均可使血中凝血因子浓度升高,对老年患者时血栓形成的机会增多。因此对急性心肌梗死患者,使用利尿剂应密切监测电解质和血容量(见上海禾丰制药有限公司药品说明书)。

每日予维生素 C 1~4 g,可增加血黏度,干扰抗凝药的抗凝效果(见上海禾丰制药有限公司药品说明书)。

医师未遵守上述用药注意事项,不排除与患者发生高钠血症有相关性。

参考文献

[1] 陆再英,钟南山.内科学[M].第 7 版.北京:人民卫生出版社,2011,79-87,282-286,363-366,387-395,814-820.

[2] 吴在德.外科学[M].第 6 版.北京:人民卫生出版社,2005,44-54,630-634.

17. 心源性休克胃反流肠麻痹而死亡

（2013 年 7 月 20 日）

【概述】

一例因冠心病，急性下壁右室心肌梗死，心功能Ⅳ级（Killip），高血压病 2 级而入院的患者。入院后，患者发生急性左心力衰竭，呼吸衰竭，胃内容物反流，肠麻痹，最终感染恶化导致死亡。通过此病例，探讨以下几个问题：1. 患者发生急性左心力衰竭呼吸衰竭的主要原因；2. 患者发生胃内容物反流吸入气管引发窒息的主要原因；3. 患者肠蠕动减弱甚至肠麻痹的主要可能原因；4. 患者感染恶化致死的原因分析。

【病史介绍】

患者 72 岁，男性，因冠心病，急性下壁右室心肌梗死，心功能Ⅳ级（Killip），高血压病 2 级（极高危）于 2013 年 5 月 22 日入院。查体血压 10.67/6.67 kPa（80/50 mmHg），心率 90 次/min，神欠清，气略促，对答欠切题，双肺可闻及较多湿啰音。

【临床经过】

5 月 22 日 19:00 pm，行急诊 CAG 及 PCI 术，术后予 BiPAP 间歇性辅助通气（5 月 22 日—6 月 15 日）。予阿司匹林肠溶片 100 mg qd po（5 月 22 日—6 月 25 日）（6 月 28 日—7 月 10 日），氯吡格雷 75 mg qd po（5 月 22 日—6 月 25 日）（6 月 28 日—7 月 10 日）抗血小板聚集，低分子肝素钙（4 100 IU）0.4 ml q12h ih（5 月 26 日—5 月 29 日）（6 月 21 日—6 月 28 日）（7 月 2 日—7 月 8 日）抗血小板聚集，阿托伐他汀钙 20 mg qn po（5 月 22 日—6 月 13 日）瑞舒伐他汀钙 10 mg qn po（6 月 13 日—7 月 10 日）稳定斑块，乌司他丁 30 万 q12h 静脉推泵（5 月 22 日—6 月 3 日）抗炎，螺内酯 20 mg qd po（5 月 23 日—5 月 31 日）20 mg bid po（5 月 31 日—7 月 10 日）保钾利尿。另外予**肾上腺素 4～6 mg** 加多巴胺 200～400 mg 或者去甲肾上腺素 10 mg 静脉推泵**（5 月 22 日—5 月 26 日）**强心升压。

5 月 23 日，患者胸痛明显好转，无明显咳嗽、咳痰，体温平稳，心电监护示心率 110 次/min，血压 12/8.67 kPa（90/65 mmHg）。白细胞计数 24.57×10^9/L（3.69×10^9～9.16×10^9/L），中性粒细胞百分率 91.2%（50%～70%）。**降钙素原** 2.540 μg/L（0.051～0.5 μg/L），BNP 2 961 ng/（<450 ng/L），C 反应蛋白 17 mg/L（0～8 mg/L）。结合双肺 X 射线斑片影，诊断肺部感染，**予利奈唑胺** 0.6 g bid iv gtt（5 月 23 日—5 月 30 日），**头孢哌酮舒巴坦钠** 3 g bid iv gtt（5

月 23 日—5 月 30 日)抗感染。

5 月 24 日,查肌酐 89 μmol/L(59～104 μmol/L),降钙素原 2.240 μg/L**(0.051～0.5 μg/L)**。予右颈内静脉穿刺,即刻 CVP 1.47 kPa[15 cmH_2O (0.49～0.98 kPa,5～10 cmH_2O)]。

5 月 25 日,体温 37.6℃,CRP 119 mg/L(0～8 mg/L)。

5 月 26 日,患者神清气平,双肺听诊少量湿啰音,体温平,少量痰血,未再咯血,仍有胸闷胸痛,心电监护心率 90～100 次/min,血压 12～14.67/6.67～8 kPa(90～110/50～60 mmHg),氧饱和度 89%～95%。CVP 维持 1.47～1.77 kPa[15～18 cmH_2O (0.49～0.98 kPa,5～10 cmH_2O)]。

5 月 27 日,患者症状体征同前,予地高辛 0.13 mg qd po(5 月 27 日—5 月 29 日)(6 月 8 日—6 月 26 日)强心。

5 月 29 日,患者症状体征同前,予地西泮 2.5 mg tid po(5 月 29 日—6 月 15 日)抗焦虑,孟鲁司特钠 10 mg qn po(5 月 29 日—7 月 10 日)改善通气。

5 月 30 日,患者今病情无特殊变化,神清气平,体温平,双肺听诊少量湿啰音,仍有少量痰血,仍有胸闷胸痛,心电监护示心率 90～100 次/min,血压 12～14.67/6.67～8 kPa(90～110/50～60 mmHg),氧饱和度 89%～95%。请呼吸科会诊,读片后认为**肺部感染进展**,停利奈唑胺和头孢哌酮舒巴坦钠,**改用亚胺培南西司他丁钠 1 g q12h iv gtt(5 月 30 日—6 月 9 日)**抗感染。

5 月 31 日,氯沙坦钾 25 mg qd po(5 月 31 日—6 月 3 日)改善重构,二羟丙茶碱 0.5 g qd iv gtt(5 月 31 日—6 月 4 日),减量为 0.25 g qd iv gtt(6 月 7 日—6 月 13 日)改善通气。

6 月 1 日,**降钙素原 0.268 μg/L(0.051～0.5 μg/L)**。

6 月 4 日,患者较前病情无明显变化,体温平,双肺听诊少量湿啰音伴哮鸣音,仍有少量痰血,仍有胸闷胸痛,心电监护示心率 95 次/min,血压 13.33/9.6 kPa(100/72 mmHg),氧饱和度 95%～98%。胸部正位片示两肺野大部密度增高,气管受压左移。心脏超声检查示左房增大,中大量二尖瓣反流,中量三尖瓣反流。**予异丙托溴铵 2.5 mg tid 雾化吸入(6 月 4 日—6 月 15 日)**改善通气,**氯化钾缓释片 1 g bid po(6 月 4 日—6 月 6 日)(6 月 8 日—6 月 17 日)(7 月 3 日—7 月 10 日)**补钾。

6 月 5 日,患者神清气平,体温平,双肺哮鸣音较前明显减少,心率 98 次/min,予培哚普利 4 mg qd po(6 月 5 日—6 月 8 日),减量为 2 mg qd po(6 月 8 日—6 月 13 日),继续减量为 1 mg qd po(6 月 13 日—6 月 16 日)改善心肌重构。

6 月 7 日,呼吸内科会诊,建议继续**亚胺培南西司他丁钠**治疗,随访 G 试验,必要时加用抗真菌药物。

6 月 9 日,体温 37.5℃。患者今日床边少许活动,咳痰明显减少,少量痰血,心电监护示心率 113 次/min,血压 14.53/7.33 kPa(109/55 mmHg),氧饱和度 93%～99%。查体神清气平,胸水 B 超提示双侧胸腔积液,胸水常规检查示细胞分类(中性)40%,细胞分类(间皮)44%。痰培养结果为嗜麦芽寡养单胞菌。停亚胺培南西司他丁钠,**改用头孢哌酮钠舒巴坦钠 3 g q12h iv gtt(6 月 9 日—6 月 14 日)抗感染**。

6 月 10 日,**体温 37.5℃**。患者神情,精神可,双肺听诊湿啰音仍较多,少量散在哮鸣音,胸闷气促明显好转,心电监护示心率 110 次/min,血压 11.33/6.53 kPa(85/49 mmHg),氧饱和度98%。

6月13日9:00 am，患者神情，精神可，胸闷气促明显好转，胸水B超提示双侧胸腔积液较前明显减少，拔除引流管，双肺听诊湿啰音仍较多，少量散在哮鸣音，体温36.8℃，心电监护示心率105次/min，血压11.33/6.53 kPa(85/49 mmHg)，氧饱和度98%。12:44 pm，**患者于解便后突发胸闷胸痛，伴气促**，心电监护示氧饱和度76%，心率120次/min，血压14.67/10 kPa(110/75 mmHg)，双肺听诊可及哮鸣音，端坐位。经抢救好转。

6月14日，降钙素原0.962 μg/L(0.051～0.5 μg/L)，胸部正位片示两肺野高密度影，肺水肿？炎症？**考虑患者抗感染药物使用时间较长，目前无明确细菌性感染征象，且有肝功能损害及真菌感染可能，目前停用抗感染药物头孢哌酮钠舒巴坦钠。**

6月15日17:40 pm，**体温37.6℃，予地西泮10 mg一次肌注，异丙嗪25 mg一次肌注**。患者解大便后出现呼吸困难、胸闷，予调整无创呼吸机参数后仍无好转，心电监护示心率135次/min，血压15.33/9.6 kPa(115/72 mmHg)，呼吸40次/min，SPO_2 80%，BiPAP维持中。查体神志清，精神差，气促，双肺呼吸音粗，双肺底可闻及少量湿啰音。**患者存在难治性低氧血症，考虑ARDS**。呼吸科会诊后，**请麻醉科行气管插管，有创呼吸机机械通气(6月15日—7月10日)。予咪达唑仑(力月西)30 mg静脉推泵(6月15日—7月10日)**。

23:34 pm，患者气管插管中，两肺可闻及湿啰音，痰培养提示细菌感染，胸片提示肺部感染，诊断肺部感染，细菌药物敏感试验结果提示肺炎克雷白杆菌。**予哌拉西林钠他唑巴坦钠4.5 g tid iv gtt(6月16日—6月26日)**抗感染。

6月16日，**降钙素原2.540 μg/L(0.051～0.5 μg/L)**，胸部正位片示两肺炎症，左侧少量胸腔积液可能。现病情仍危重，存在重症肺部感染及严重呼吸功能衰竭。**予米汤1 000 ml胃管内注入(6月16日—6月24日)**。

6月17日，**降钙素原0.596 μg/L(0.051～0.5 μg/L)**，CRP>160 mg/L(0～8 mg/L)。予丙泊酚600 mg静脉推泵(6月17日—7月10日)。

6月18日，**体温38.0℃**，因患者较烦躁，应用冰毯。予肠内营养混悬液(能全力)500 ml qd胃管内注入(6月18日—6月21日)，1 000 ml qd胃管内注入(6月21日—6月22日)，700 ml qd胃管内注入(6月22日—6月24日)，**1 500 ml qd胃管内注入(6月24日—7月2日)**。

6月19日10:30 am，予多潘立酮10 mg tid po(6月19日—7月10日)加强胃动力。

6月20日，**降钙素原0.343 μg/L(0.051～0.5 μg/L)**，痰细菌培养：鲍曼不动杆菌(多耐药)，痰真菌培养：光滑念珠菌，白色念珠菌。

6月21日，**体温37.6℃**。双肺听诊湿啰音仍较明显，心率110次/min，律尚齐。

6月22日，患者目前感染较严重，按照ICU主任会诊建议，**予卡泊芬净50 mg(首次剂量70 mg)qd iv gtt(6月22日—6月27日)**抗感染。

6月24日12:00 am，临时加用肠内营养粉剂(安素)10勺约1 000 ml胃管内注入。予曲美他嗪20 mg tid po(6月24日—7月4日)营养心肌。

22:33 m，**患者出现氧饱和度下降，由95%逐渐降至45%，心率由125次/min逐渐降至59次/min，血压由18/10.27 kPa(135/77 mmHg)逐渐降至14/8 kPa(105/60 mmHg)**。予提高呼吸机氧浓度后生命体征未见好转，予吸痰后氧饱和度逐渐上升至100%，血压为18.67/10 kPa(140/75 mmHg)，心率119次/min。**护士吸出肠内营养液，可能是反流物吸入气管引发窒息。**

6月25日，外院会诊，考虑目前不支持真菌感染，仍考虑营养支持及处理心脏情况为主要治疗手段。

6月26日14:00 pm，降钙素原0.740 μg/L(0.051～0.5 μg/L)，停哌拉西林钠他唑巴坦钠。6月27日，停卡泊芬净，予吗啡3 mg临时静脉推注。

6月28日，**体温38.6℃**。患者嗜睡状态，双肺听诊湿啰音仍较明显，心率105次/min，肌肉萎缩较明显。予**有创血压监测，深静脉穿刺**。

18:00 pm，呼吸科会诊加用利奈唑胺0.6 g q12h iv gtt(6月28日—7月10日)抗感染。

6月29日10:00 am，**体温38.5℃**。嗜睡状态，双肺听诊湿啰音仍较明显，心率115次/min，肌肉萎缩较明显，降钙素原0.424 μg/L(0.051～0.5 μg/L)，BNP 17 108 ng/L(<450 ng/L)。

7月1日，**患者今日腹胀较明显，大便干结。**

7月2日，患者今日腹胀较明显，大便干结，予软化大便灌肠等治疗，注意消化道通畅。

7月3日，**降钙素原0.280 μg/L(0.051～0.5 μg/L)**，今日加用液状石蜡胃管内注入。

7月4日，仍有腹胀，继续给予麻油胃管内注入。

7月5日，**降钙素原0.657 μg/L(0.051～0.5 μg/L)**。仍有腹胀，排气存在，无排便，肠鸣音较弱，请消化科会诊，今日继续给予麻油胃管内注入，改为30%脂肪乳250 ml qd iv gtt(7月5日—7月8日)，8.5%复方氨基酸250 ml qd iv gtt(7月5日—7月8日)静脉胃肠外营养。

7月6日，**体温38.0℃**，胃肠减压中。查谷丙转氨酶218 U/L(0～60 IU/L)，肌酐105 μmol/L(59～104 μmol/L)。

7月8日，**体温38.0℃**，腹胀明显，肠鸣音消失(听诊1分钟以上)。

7月9日，**体温38.0℃**，患者目前气管插管中，心电监护示氧饱和度97%，心率100～120次/min，血压10～13.33/5.33～9.33 kPa(75～100/40～70 mmHg)，CVP 10 cmH_2O 0.98 kPa。胃肠减压中。

7月10日8:30 am，患者血压下降，9.33/5.33 kPa(70/40 mmHg)，氧饱和测不出，心率减慢，瞳孔扩大，对光反射迟钝。**经抢救无效**，10:25 am宣布临床死亡。

【病例用药分析】

一、患者发生急性左心力衰竭呼吸衰竭的主要原因

6月13日12:44 pm解便后发生急性左心力衰竭。6月14日降钙素0.962 μg/L(0.051～0.5 μg/L)，胸部正位片示肺水肿？炎症？**考虑抗菌药使用时间较长，目前无明确细菌感染征象，且有肝功能损害及真菌感染可能，停用头孢哌酮钠舒巴坦钠**。6月15日，**体温37.6℃**，17:40 pm，解大便后再发急性左心力衰竭，**后出现难治性低氧血症，考虑ARDS。予气管插管有创呼吸机机械通气(6月15日—7月10日)**。

患者发生急性左心力衰竭呼吸衰竭的主要原因：

(1) 有严重感染(包括严重肺部感染)未被控制，而6月14日停用头孢哌酮钠舒巴坦钠，使感染加重[1]。

(2) 予地西泮2.5 mg tid po(5月29日—6月15日)，为苯二氮䓬类，可抑制低氧血症的代偿呼吸，加重缺氧(见上海信谊药厂有限公司药品说明书)。

(3) 患者解大便困难，用力屏气，可增加心脏负荷，加重心力衰竭，引发呼吸衰竭[1]。而患者解大便困难的主要原因是予异丙托溴铵 2.5 mg tid 雾化吸入(6月4日—6月15日)，为抗胆碱能药，可抑制胃肠蠕动，引发胃肠动力障碍(见上海勃林格殷格翰药业有限公司药品说明书)；另外予地西泮 2.5 mg tid po(5月29日—6月15日)，有弱抗胆碱作用，可引发便秘(见上海信谊药厂有限公司药品说明书)；还有患者卧床、情绪紧张等精神因素均可引发便秘。

(4) 予肾上腺素(5月22日—5月26日)静脉推泵。肾上腺素兼有α受体和β受体激动作用，可使皮肤、黏膜、内脏血管收缩，在升压的同时增加心脏后负荷；可在兴奋心肌、加快心率的同时增加心肌耗氧量。因此可诱发严重心律失常甚至室颤，诱发严重心力衰竭。肾上腺素高血压、糖尿病、冠心病、器质性心脏病患者禁用(见上海禾丰制药有限公司药品说明书)。肾上腺素适应证为过敏性休克，心搏骤停的抢救，支气管哮喘，与局麻药合用减少局麻药吸收延长药效，局部用药止血(见上海禾丰制药有限公司药品说明书)。而去甲肾上腺素和多巴胺适用于急性心肌梗死引起的低血压(见上海禾丰制药有限公司药品说明书)。

(5) 患者存在冠心病，急性下壁右室心肌梗死，心功能Ⅳ级(Killip)，高血压病2级(极高危)等可引发急性左心力衰竭呼吸衰竭的疾病基础[1]。

二、患者发生胃内容物反流吸入气管引发窒息的主要原因

6月24日22:33 m，发生胃内容物反流吸入气管引发窒息，其主要原因：

(1) 予米汤1 000 ml胃管内注入(6月16日—6月24日)，予肠内营养混悬液(能全力) 1 500 ml qd 胃管内注入(6月24日—7月2日)，6月24日12:00 am，临时加用肠内营养粉剂(安素)10勺约1 000 ml胃管内注入。肠内营养混悬液(能全力)1 Kcal/ml，正常滴速为每小时100～125 ml，每天最大容积不超过125×24＝3 000 ml。高代谢患者每天可用到4 000 Kcal，但若患者不能摄入过多的液体如心、肾功能不全的患者，推荐能量密度为1.5 Kcal/ml的产品。给药过量可出现呕吐(见纽迪希亚制药有限公司药品说明书)。肠内营养粉剂(安素) 1 Kcal/ml，连续进食每天最大容积不超过3 000 ml，间歇进食不超过2 000 ml。给药过量可出现呕吐(见瑞士雅培制药有限公司药品说明书)。实际情况是，在6月24日一天时间内，共胃管内注入3 500 ml营养液，超过了规定的最大容积。

(2) 予咪达唑仑30 mg静脉推泵(6月15日—7月10日)，为苯二氮䓬类，有肌肉松弛作用，可抑制喉返神经，使呕吐物即使在患者有意识时也容易被吸入(见江苏恩华药业股份有限公司药品说明书)。

(3) 予丙泊酚600 mg静脉推泵(6月17日—7月10日)，为起效迅速而短效的全身麻醉药，呕吐为常见的不良反应(见阿斯利康制药有限公司药品说明书)。

三、患者肠蠕动减弱甚至肠麻痹的主要可能原因

7月1日患者腹胀明显腹部膨隆，发生肠蠕动减弱甚至肠麻痹，其主要可能原因：

(1) 患者存在严重感染，可能还有腹腔内感染，而6月26—27日停用抗菌药物可能使感染加重，细菌毒素可引发肠麻痹；另外不能排除有肠道动脉粥样硬化使肠道供血障碍致肠麻痹[2]。

(2) 予咪达唑仑30 mg静脉推泵(6月15日—7月10日)，为苯二氮䓬类，有肌肉松弛作

用，还有弱抗胆碱作用，可抑制肠蠕动（见江苏恩华药业股份有限公司药品说明书）。

（3）6月27日予吗啡3 mg临时静脉推注，为阿片受体激动剂，可增加肠道平滑肌张力，抑制肠蠕动（见东北制药集团沈阳第一制药有限公司药品说明书）。

（4）予曲美他嗪20 mg tid po（6月24日—7月4日），该药可引发便秘（见施维雅制药有限公司药品说明书）。

四、患者感染恶化致死的原因分析

6月16日予哌拉西林钠他唑巴坦钠4.5 g tid iv gtt（6月16日—6月26日）抗感染，6月18日体温38.0℃，6月21日体温37.6℃，6月22日加用卡泊芬净50 mg（首次剂量70 mg）qd iv gtt（6月22日—6月27日）抗感染后，患者体温降至正常。

6月25日，外院会诊不支持真菌感染，6月26日停哌拉西林钠他唑巴坦钠，6月27日停卡泊芬净。6月28日体温38.6℃。18:00 pm加用利奈唑胺0.6 g q12h iv gtt（6月28日—7月10日）抗感染。

在静脉滴注利奈唑胺的情况下，从7月6日开始，患者体温再度上升，体温38.0℃，提示有新的致病菌感染。患者为肺部感染，不能排除腹腔内感染，还存在气管插管呼吸机辅助通气，意识不清等危险因素，应考虑肠杆菌科细菌、厌氧菌和（或）真菌感染。除正在使用的利奈唑胺外，患者已经先后使用过头孢哌酮舒巴坦钠、亚胺培南西司他丁钠、哌拉西林钠他唑巴坦钠、卡泊芬净，在这种情况下，可考虑予氟喹诺酮类＋克林霉素（或氨基糖苷类根据肌酐清除率调整剂量）＋卡泊芬净（或伊曲康唑）；另外，美罗培南相对于亚胺培南抗肠杆菌科细菌和抗绿脓杆菌活性更强，故可考虑选用美罗培南＋氟喹诺酮类（或氨基糖苷类根据肌酐清除率调整剂量）加卡泊芬净（或伊曲康唑）。而实际上未调整抗菌药物，使本已严重的感染不断恶化，成为患者的直接死因。

【病例总结】

从这个案例中可以得出的经验教训：

（1）急性心肌梗死、急性冠脉综合征患者，特别是在使用胆碱受体阻断剂、阿片类等可抑制胃肠蠕动药物的情况下，应常规使用通便药和促进胃肠动力药。

（2）对危重患者，在难以鉴别是否存在细菌感染，尤其是在降钙素原尚未降至正常的情况下，不可轻易停用抗菌药物。

（3）肠内营养液每天不应超过3 000 ml，尤其是意识不清的患者、使用苯二氮䓬类、使用麻醉药的患者，更应严格控制入量。

医师未遵守上述用药注意事项，不排除与患者病情恶化死亡有相关性。

参考文献

[1] 陆再英，钟南山.内科学[M].第7版.北京：人民卫生出版社，2011，143-153，282-395.
[2] 贾公孚，谢惠民.药害临床防治大全[M].北京：人民卫生出版社，2002，421-425.

18. 未及时用抗血小板药物引发腔隙性脑梗死加重

(2013年8月22日)

【概述】

一例合并多种基础疾病的冠心病患者，此次因腔隙性脑梗死、房颤、心力衰竭、2型糖尿病等疾病入院治疗。入院后，患者左侧面瘫，左侧肢体乏力，考虑到未及时应用抗血小板药物。通过此病例分析，主要探讨腔隙性脑梗死合并房颤治疗原则和用药原则。

【病史介绍】

患者73岁，男性，高血压病史30余年，最高血压26.67/14.67 kPa(200/110 mmHg)，平日口服坎地沙坦，血压控制情况不详。有糖尿病病史15年，平日服用瑞格列奈，血糖控制不详。2003年诊断为冠心病。2010年出现反复心率快慢不等，未曾就诊。就诊前2周出现双下肢水肿，2013年7月31日早晨起床过程中自觉胸闷心悸，伴有头晕不适，遂至院就诊，神经内科急查头颅CT口头报告示双侧基底节区腔梗，老年脑改变；心电图示房颤，房室交界性逸搏。于21:08 pm收入院。查BNP 2 752 ng/L(<450 ng/L)，心率38次/min，律不齐，双下肢重度水肿，血压183/66 mmHg，反应迟钝，神志清楚，四肢肌力Ⅴ级，双侧Babinski征阴性。诊断为冠心病、持续性房颤、心功能Ⅲ级(NYHA)、2型糖尿病、高血压病3级(极高危组)、腔隙性脑梗死。

【临床经过】

2013年7月31日予单硝酸异山梨酯缓释胶囊40 mg qd po(7月31日—)扩冠，螺内酯20 mg tid po(7月31日—8月3日)，减量为20 mg qd po(8月3日—8月7日)保钾利尿，氯化钾缓释片0.5 g bid po(7月31日—8月5日)补钾，阿托伐他汀钙20 mg qn po(7月31日—)稳定斑块，**培哚普利4 mg qd po(7月31日—8月19日)**改善重构，异丙肾上腺素2 mg加NS 50 ml静脉推泵加快心率(7月31日，8月3日，8月7日，8月10日，8月11日，8月13日，8月15日，8月17日，8月19日)。**因择期行起搏器植入术，故未口服阿司匹林或华法林等**。

8月1日10:00 am，患者偶有咳嗽咳痰，血压21.33/12 kPa(160/90 mmHg)，神清，反应迟钝，心率55次/min，律不齐，双下肢不肿，左侧口角略斜，伸舌居中，四肢肌力正常，双侧病理症阴性。钠146 mmol/L(137～145 mmol/L)，钾3.5 mmol/L(3.6～5.0 mmol/L)。

20:39 pm，患者出现发热伴咳嗽咳痰，查白细胞明显升高，体温达38.3℃，诊断肺部感染，予头孢呋辛1.5 g bid iv gtt(8月1日—8月5日)抗感染。

8月2日，患者偶有头晕不适，伴咳嗽咳痰，神清气平，心率58次/min，律不齐，双下肢无水肿，四肢肌张力正常，肌力5级，双侧巴氏征阴性。予氨氯地平5 mg qd po(8月2日—8月3日)、硝苯地平控释片30 mg qd po(8月3日—8月6日)控制血压，乳果糖口服液15 ml tid po(8月2日—8月11日)通便。

8月3日，患者今晨体温37.5℃，偶有咳嗽咳痰，神清，心率50次/min，律不齐。予呋塞米20 mg qd po(8月3日—8月7日)利尿。

8月4日，患者神清，心率55次/min，律绝对不齐。患者目前抗感染治疗中，**待患者病情平稳再考虑行起搏器植入术，但仍未口服阿司匹林或华法林等**。

8月5日9:00 am，患者神清，左侧肢体乏力，左侧面瘫，心率50次/min，律绝对不齐，右侧肢体肌力Ⅴ级，左上肢肌力Ⅲ级，左下肢肌力Ⅰ级，左侧巴宾斯基征(+)，右侧病理征(−)。考虑脑梗死不能排除，密切观察神经科体征，并予**丹参多酚酸盐200 mg+NS 250 ml qd iv gtt(8月5日—)**活血化瘀。

16:42 pm，神经内科急会诊考虑脑梗死，予低分子肝素钙0.4 ml bid ih(8月5日—8月11日)抗凝，**20%甘露醇125 ml q12h iv gtt(8月5日—8月10日)，减量为125 ml qd iv gtt (8月10日—8月12日)**降低颅内压。

18:00 pm，中段尿培养提示大肠埃希菌，哌拉西林敏感，停头孢呋辛钠，更换哌拉西林钠他唑巴坦钠4.5 g加NS 100 ml q8h iv gtt(8月5日—8月9日)抗感染。**头颅CT平扫示右侧胼胝体膝部脑梗死，两侧侧脑室旁腔梗**，老年脑。

8月6日，因糖尿病，血糖控制欠佳，请内分泌科会诊。予格列齐特缓释片30 mg qd po(8月6日—)，阿卡波糖50 mg tid po(8月6日—8月9日)。

8月8日，神经内科会诊，**予吡拉西坦氯化钠100 ml qd iv gtt(8月8日—)**营养脑细胞。

8月9日，患者左侧肢体乏力，请康复科治疗。患者体温上升，痰培养示鲍曼不动杆菌，呼吸内科会诊停哌拉西林钠他唑巴坦钠，**予头孢哌酮钠舒巴坦钠3 g加NS 100 ml q12h iv gtt(8月9日—8月19日)**抗感染。

8月10日，头颅CT示右侧胼胝体膝部脑梗死，两侧侧脑室旁腔梗，老年脑。

8月12日，低分子肝素钙已满7天，予停用，予阿司匹林肠溶片100 mg qd po(8月12日—)抗血小板聚集。

8月16日，患者神清，反应迟钝，左侧面瘫，左侧肢体乏力，血压16/8 kPa(120/60 mmHg)，心率60次/min，律绝对不齐，右侧肢体肌力Ⅴ级，左上肢肌力Ⅲ级，左下肢肌力Ⅰ级。胸部CT机平扫示两肺散在少许炎症。神经内科会诊予依达拉奉30 mg加NS 100 ml bid iv gtt(8月16日—)营养脑神经。查钾3.8 mmol/L(3.6～5.0 mmol/L)，**钠151 mmol/L(137～145 mmol/L)**，氯111 mmol/L(98～107 mmol/L)。

8月17日，患者神清，反应迟钝，仍有左侧肢体乏力，进食偶有呛咳，仍有咳嗽，痰不易咳出，血压14.67/8 kPa(110/60 mmHg)，心率63次/min，律绝对不齐，右侧肢体肌力Ⅴ级，左上肢肌力Ⅲ级，左下肢肌力Ⅰ级，左侧巴宾斯基征(+)。

【病例用药分析】

患者2013年7月31日入院时四肢肌力Ⅴ级，诊断为腔隙性脑梗死，但8月5日，患者左侧肢体乏力，左侧面瘫，左上肢肌力Ⅲ级，左下肢肌力Ⅰ级。头颅CT平扫示右侧胼胝体膝部脑梗死，两侧侧脑室旁腔梗。主要原因是患者入院时已有腔隙性脑梗死，但未予治疗。

腔隙性脑梗死治疗原则是：1. 对心脏病、高血压、糖尿病、动脉粥样硬化等原发病的治疗；2. 抗凝治疗；3. 降血脂、降低血黏度；4. 血管扩张剂；5. 对症治疗及并发症的治疗。[1]

腔隙性脑梗死用药原则为：1. 应用阿司匹林等抗血小板药物；2. 予低分子肝素等抗凝剂；3. 予低分子右旋糖酐帮助降低血黏度；4. 对于有心脏病、高血压、高脂血症的患者要及时予以治疗。[1]

而实际情况是，因需要择期安装起搏器，未能针对腔隙性脑梗死予阿司匹林肠溶片，低分子肝素钙、低分子右旋糖酐等治疗，可能使腔隙性脑梗死加重；加上患者有持续性房颤、2型糖尿病、冠心病、心力衰竭、高血压病3级等可能引发脑梗的危险因素（CHA2DS2－VASC评分为5分），再加上需安装起搏器未能针对持续性房颤等使用阿司匹林，低分子肝素钙、华法林等预防栓塞性疾病，最终使患者进展为右侧胼胝体膝部脑梗死。

有人回顾性分析406例起搏器植入患者围手术期血栓栓塞时间的发生情况及临床相关特征。为避免发生起搏器植入术后出血相关的并发症如囊袋血肿，这406例患者均常规于术前3天停所有抗凝药和抗血小板药，结果有9人发生脑梗死，1人发生肾梗死，1人发生肺栓塞，发生率为2.7%。这11名发生栓塞的患者中有3人死亡[2]。起搏器植入围手术期的血栓栓塞事件并不罕见，且病死率很高[2]。

有研究表明，单用阿司匹林或华法林不会增加出血风险，而抗凝治疗可以减少起搏器植入围手术期的血栓栓塞事件[2]，而这些证据的可靠程度还有待更多的临床研究验证。

如何恰当地把握在起搏器植入围手术期的抗凝、抗血小板治疗，同时避免栓塞和出血，到目前为止仍然是一个没有明确解决方案的临床难题。

由于安装起搏器颈静脉穿刺及异物（起搏电极）植入在某种程度上激活了内外源性凝血系统，可能导致血栓形成。加上在术前停用抗血小板药和抗凝药，使栓塞发生风险大大增加[3]。因此有人尝试在术前不停用华法林，并控制国际标准化比率（INR）在适当范围内（1.5～3.1），结果不增加出血发生率，并可显著减少栓塞风险[3]。

【病例总结】

对具有血栓形成高危因素的患者如腔隙性脑梗死合并房颤等，可考虑不停用华法林或阿司匹林等，而是提高手术操作水平。若停华法林阿司匹林，则短期低分子肝素钙皮下注射。或者待急性期过后再施行起搏器植入术。

医师未遵守上述用药注意事项，不排除与患者发生脑梗死有相关性。

参考文献

[1] 殷慧娟，张连发.腔隙性脑梗死社区治疗分析[J].预防与卫生，2007，112：78－79.

[2] 刘晶，刘少稳.起搏器植入围手术期血栓栓塞事件的危险因素分析[J].复旦大学硕士学位论文，2008，1－17.

[3] 谢正，朱桓青，谢绍峰，等.抗凝状态下永久性起搏器植入术[J].当代医学，2011，17(15)：242.

19. 肾功能不全加重及急性心肌梗死

(2013 年 10 月 29 日)

【概述】

一例长期高血压史的高龄女性，此次因冠心病，不稳定型心绞痛，陈旧性心肌梗死，室壁瘤，心功能Ⅱ级(NYHA)，高血压病 3 级(极高危)，肾功能不全，痛风，甲减，脑梗死后而入院。入院时肌酐 266 μmol/L，9 月 22 日肌酐上升至 412 μmol/L；6 天后发生急性非 ST 段抬高心肌梗死；患者胃部疼痛，恶心呕吐。通过此病例分析，主要探讨以下几点：1. 患者肌酐飙升的主要原因；2. 患者发生急性非 ST 段抬高心肌梗死的主要原因；3. 患者胃部疼痛，恶心呕吐的药物因素。

【病史介绍】

患者 85 岁，高龄女性，高血压史 30 余年，最高 26/12.67 kPa(195/95 mmHg)，血压控制不详。痛风史 15 年，曾长期口服别嘌呤醇，**连续 14 年口服尼美舒利每天 100 mg**。慢性胃炎病史 10 余年，甲状腺功能减低史多年，腔隙性脑梗死 2 次但未遗留后遗症。2008 年行冠脉造影示多支严重病变，左室室壁瘤形成，建议行 CABG 术患者拒绝。因冠心病，不稳定型心绞痛，陈旧性心肌梗死，室壁瘤，心功能Ⅱ级(NYHA)，高血压病 3 级(极高危)，肾功能不全，痛风，甲减，脑梗死后于 2013 年 9 月 18 日入院。查体神清气平，血压 21.33/10.67 kPa(160/80 mmHg)，**心率 75 次/min**，可平卧，两肺未闻及明显干湿啰音，双下肢无水肿。胸部正位片示两肺慢支样改变，左下肺少许慢性炎症。心脏超声示 EF60%。白细胞计数 7.93×10^9/L(3.69×10^9～9.16×10^9/L)，中性粒细胞百分比 77.7%(50%～70%)，B 型钠尿肽 2 085 ng/L(<450 ng/L)，钾 6.2 mmol/L(3.5～5.1 mmol/L)，肌酐 266 μmol/L(45～84 μmol/L)，凝血功能和肝功能正常。

【临床经过】

2013 年 9 月 18 日**予西洛他唑 50 mg bid po(9 月 18 日—9 月 25 日)**、氯吡格雷 75 mg qd po(9 月 18 日—9 月 26 日)抗血小板聚集，阿托伐他汀钙 20 mg qd po(9 月 18 日—9 月 26 日)稳定斑块，氨氯地平 5 mg bid po(9 月 18 日—9 月 24 日)降压，呋塞米 20 mg tid po(9 月 18 日—9 月 25 日)利尿，比索洛尔 5 mg qd po(9 月 18 日—9 月 22 日)改善重构，丹参多酚酸盐 200 mg+NS 100 ml qd iv gtt(9 月 18 日—9 月 19 日)、丹参多酚酸盐 200 mg+5% GS 250 ml qd iv gtt(9 月 19 日—9 月 26 日)活血,硝酸甘油 20～30 mg 静脉推泵(9 月 18 日—9 月 25 日)扩冠,聚磺苯乙烯钠散口服降血钾。

9 月 19 日,患者无明显胸痛发作,血压 17.33/8.8 kPa(130/66 mmHg),神清气平,双肺未闻及干湿啰音,**心率 72 次/min**。白细胞计数 8.44×10^9/L(3.69×10^9～9.16×10^9/L),中性粒细胞百分率 71.5%(50%～70%),钾 5.2 mmol/L(3.5～5.1 mmol/L),钠 138 mmol/L(135～145 mmol/L)。

9 月 20 日,患者夜间仍有胸闷发作,口服硝酸甘油后缓解,血压 14.67/9.33 kPa(110/70 mmHg),神清气平,两肺未闻及明显干湿啰音,**心率 86 次/min**。C 反应蛋白测定10 mg/L(0～8 mg/L),白细胞计数 11.07×10^9/L(3.69×10^9～9.16×10^9/L),中性粒细胞百分率 70.5%(50%～70%)。

9 月 21 日,患者仍有胸闷不适,神清气平,双肺未闻及干湿啰音,血压 17.6/8.27 kPa(132/62 mmHg),心率 82 次/min。

9 月 22 日,患者夜间仍有胸闷发作,伴有恶心,**心率 84 次/min**,血压 15.33/6.4 kPa(115/48 mmHg),神清气平,两肺未闻及明显干湿啰音,B 型钠尿肽前体 4 002 ng/L(<450 ng/L),血红蛋白 87.0 g/L (131.0～172.0 g/L),白细胞计数 9.54×10^9/L(3.69×10^9～9.16×10^9/L),中性粒细胞百分率 76.5%(50%～70%),**肌酐 412 μmol/L(45～84 μmol/L)**。患者心率仍较快,**将比索洛尔加量为 6.25 mg qd po(9 月 22 日—9 月 24 日)**。肌酐较前明显升高,予包醛氧淀粉口服。

9 月 23 日 9:40 am,肾脏内科会诊予肾衰宁 3 粒 tid po(9 月 23 日—9 月 26 日)降氮。10:40 am,患者夜间间断胸闷发作,口服硝酸甘油可缓解,心率 82 次/min,血压 15.6/7.73 kPa(117/58 mmHg),神清气平,两肺未闻及明显干湿啰音。肌酐 380 μmol/L(45～84 μmol/L),心电图示短阵房性心动过速,T 段- T 波异常。**发现患者入院后仍自服尼美舒利 1 mg qd po止痛(9 月 18 日—9 月 23 日),叮嘱其停药**。16:00 pm,胃肠科会诊,予得舒特 50 mg tid po(9 月 23 日—9 月 25 日),比沙可定 5 mg qd po(9 月 23 日—9 月 25 日),甲氧氯普胺 10 mg im(9 月 23 日—9 月 24 日)。

9 月 24 日 9:30 am,患者诉仍有剑突下不适,伴有恶心呕吐。肌酐 354 μmol/L(45～84 μmol/L),肌红蛋白 422.6 μg/L(28～72 μg/L),高敏肌钙蛋白 0.251 μg/L(0.00～0.014 μg/L),肌酸磷酸激酶同工酶 24.35 μg/L(0.10～4.94 μg/L)。钠 127 mmol/L(135～145 mmol/L),患者心肌酶较前升高,心电图无明显 ST 段升高,**考虑急性非 ST 段抬高心肌梗死**,因肾功能欠佳不予低分子肝素钙。

14:50 pm—18:00 pm,患者频发恶心、呕吐,并出现烦躁、胸闷、不能平卧。查体心率 98 次/min,血压 12.93/7.47 kPa(97/56 mmHg),两肺满肺散在干啰音,两下肺少量湿啰音。予无创呼吸机辅助通气,甲泼尼龙琥珀酸钠静脉推注,二羟丙茶碱、呋塞米、硝酸甘油和多巴胺静脉推泵,5%碳酸氢钠静脉滴注。患者急性非 ST 段抬高心肌梗死诊断明确,生命体征不稳定,预后差。

9 月 25 日 10:00 am,患者胸闷气促,两下肺少量湿啰音。予呋塞米、多巴胺静脉推泵(9 月 25 日—9 月 26 日),**肌酐 418 μmol/L(45～84 μmol/L)**,钠 129 mmol/L(135～145 mmol/L)。

13:50 pm，肾内科急会诊，避免应用肾毒性药物，必要时行 CRRT 治疗，但风险较大，预后极差。上腹部超声考虑肝淤血。

9 月 26 日 10:00 am，患者意识清，精神欠佳，胸闷气促，恶心呕吐，两肺可闻及干啰音、哮鸣音，两下肺少量湿啰音。昨日呕吐胃内容物约 50 ml，并出现烦躁、胸闷、不能平卧，无创呼吸机辅助通气中，CVP 2.16 kPa[22 cmH_2O(0.49～0.98 kPa，5～10 cmH_2O)]，心电监护示心率 100 次/min，血压 11.47/7.47 kPa(86/56 mmHg)。C 反应蛋白 109 mg/L(0～8 mg/L)，中性粒细胞百分率 88.4%(50%～70%)，白细胞计数 23.35×10^9/L(3.69×10^9～9.16×10^9/L)，肌酐 517 μmol/L(45～84 μmol/L)，降钙素原 19.68 μg/L(0.051～0.5 μg/L)，B 型钠尿肽前体＞35 000 ng/L(＜450 ng/L)。血气分析 pH 7.213(7.35～7.45)，PO_2 7.48 kPa[56.1 mmHg(10.07～14.4 kPa，83～108 mmHg)]，BE －16.5 mmol/L(－2.3～＋2.3 mmol/L)。

12:00 am，患者感染较重，予哌拉西林钠他唑巴坦钠(特治星)4.5 g q8h iv gtt 抗感染。

患者下午一直呼之不应，心电监护示心率 55 次/min，血压在多巴胺维持下 10.67/5.33 kPa(80/40 mmHg)，家属拒绝一切抢救措施。19:13 pm，心电图一直线，宣布死亡。

【病例用药分析】

一、患者肌酐上升的主要原因

患者 9 月 18 日入院时肌酐 266 μmol/L，9 月 22 日肌酐上升至 412 μmol/L，其主要原因有：

(1) 患者 85 岁高龄，有高血压史 30 余年，痛风史 15 年，有引发高血压肾病和痛风肾病的疾病基础[1]。加上有不稳定型心绞痛，陈旧性心肌梗死，室壁瘤，甲减等疾病，使心力衰竭加重，入院后发生严重感染，可使肾功能损害进一步加重[1]。

(2) 因痛风长期予别嘌呤醇口服，该药有引发间质性肾炎的报道，规定严重肝、肾功能不全者禁用(见广东彼迪药业有限公司药品说明书)。

(3) 因痛风予尼美舒利 100 mg qd po 连续 14 年，9 月 18 日入院后继续自服，9 月 23 日被发现后停用。属非甾体类抗炎药，其镇痛、抗炎、解热作用与抑制前列腺素的合成、白细胞的介质释放和多形核白细胞的氧化反应有关。非甾体类抗炎药抑制对肾脏有保护作用的前列腺素而引发肾损害。当存在有效循环血量不足导致肾脏低灌注状态如充血性心力衰竭、低血压、使用利尿剂等，原有慢性肾功能不全，老年人肾功能减退等危险因素时，前列腺素成为肾血流动力学的决定因素。在这种情况下，尼美舒利造成肾功能减退的风险大大增加[2]。尼美舒利的肝、肾功能损害等安全性问题，一直被国际药品监管当局关注。在患者持续用药的过程中要注意监测患者的肝、肾功能，出现异常应立即停药或采取相应的治疗措施。对肾功能损害的患者应谨慎使用该品，一旦发生肾功能损害，应终止尼美舒利的治疗(见海南中瑞康芝制药有限公司药品说明书)。

二、患者发生急性非 ST 段抬高心肌梗死的主要原因

急性心肌梗死的基本病因是交感神经兴奋性增加，血压、心率增高，左心室负荷明显加重；循环量不足等致心排量骤降，冠状动脉灌流量锐减；血黏稠度增高等因素导致在冠状动脉粥样

硬化的基础上斑块破裂出血及血栓形成[1]。

9月24日发生急性非ST段抬高心肌梗死的主要原因：

(1) 存在冠心病，不稳定型心绞痛，陈旧性心肌梗死，室壁瘤，冠脉有多支严重病变，无法行PCI术，拒绝冠脉搭桥治疗，使冠脉血流不能恢复正常(TIMI≤2级)。加上高血压病3级(极高危)，肾功能不全加重，严重感染，心力衰竭等诱发急性心肌梗死的高危因素[1]。

(2) 因痛风予尼美舒利100 mg qd po连续14年，9月18日入院后继续自服，9月23日被发现后停用。尼美舒利可引发水钠潴留，导致新发高血压或使已有的高血压加重，可能引起严重心血管血栓性不良事件、心肌梗死和中风的风险增加，其风险可能是致命的。有心血管疾病或心血管疾病危险因素的患者，其风险更大[2]。严重心力衰竭患者禁用尼美舒利(见海南中瑞康芝制药有限公司药品说明书)。尼美舒利血浆半衰期2～3小时，有效治疗浓度持续时间为6～8小时，但患者有严重肾功能不全，尼美舒利及其代谢产物可能在体内蓄积，9月23日停药，9月24日可能仍有药理作用(见海南中瑞康芝制药有限公司药品说明书)。

(3) 予西洛他唑50 mg bid po(9月18日—9月25日)抗血小板。西洛他唑通过选择性抑制血小板及血管平滑肌内的磷酸二酯酶Ⅲ(PDE3)的活性，发挥抗血小板作用及血管扩张作用。患者因胃不适未予阿司匹林，改用西洛他唑，适应证明确。西洛他唑近来发现有治疗心动过缓的效果，其机制为抑制瞬时外向钾电流(Ito)，增加细胞内L型钙电流，还有通过对PDE3的抑制，增加冠状动脉血流量，从而增加心率[3]。西洛他唑因增加心率而可能增加心肌耗氧量，可能使患者长时间出现血压心率积明显升高，使心率增加而诱发心绞痛，另外该药具有PDE3抑制作用，可能使心力衰竭加重[3]。有口服西洛他唑后发生充血性心力衰竭，心肌梗死，心绞痛，室性心动过速的报道(见浙江大冢制药有限公司药品说明书)。另外，患者有严重肾功能不全，可造成西洛他唑活性代谢产物在体内成倍增加(Cmax增加173%，AUC增加209%)，使心动过速的发生率显著增加(见浙江大冢制药有限公司药品说明书)。

三、患者胃部疼痛、恶心呕吐的药物因素

患者胃部疼痛，恶心呕吐除与慢性胃炎，不稳定心绞痛，再发急性心肌梗死，心力衰竭加重，肾功能不全加重等疾病有关外，还有药物因素：

(1) 因痛风长期予别嘌呤醇口服，该药可引发胃肠道反应如包括腹泻、恶心、呕吐和腹痛等(见广东彼迪药业有限公司药品说明书)。

(2) 因痛风予尼美舒利100 mg qd po连续14年，9月18日入院后继续自服，9月23日被发现后停用。尼美舒利最常见的不良反应是胃肠道反应，如恶心、呕吐、腹痛(见海南中瑞康芝制药有限公司药品说明书)。

【病例总结】

尼美舒利在治疗过程中患者一旦发生肾功能损害，应停药(见海南中瑞康芝制药有限公司药品说明书)。

国家食品药品监督管理局下发通知，决定采取进一步措施加强尼美舒利口服制剂使用管理，内容包括：禁止用于12岁以下儿童；作为抗炎镇痛的二线用药，只能在至少一种其他非甾体抗炎药治疗失败的情况下使用；适应证限于慢性关节炎(如骨关节炎等)的疼痛、手术和急性

创伤后的疼痛、原发性痛经的症状治疗；最大单次剂量不超过 100 mg，疗程不能超过 15 天，并应依据临床实际情况采用最小的有效剂量、最短的疗程，以减少药品不良反应的发生。非甾体类抗炎药可能掩盖潜在细菌感染引起的发热。

医师未遵守上述用药注意事项，不排除与患者发生肾功能不全加重、急性心肌梗死有相关性。

参考文献

[1] 陆再英，钟南山.内科学[M].第 7 版.北京：人民卫生出版社，2008，212－220，536－551，862－868.

[2] 贾公孚，谢惠民.药害临床防治大全[M].北京：人民卫生出版社，2002，346－352，473－474.

[3] 余果，林克江，尤启东，等.西洛他唑治疗心动过缓的研究进展[J].中国新药杂志，2007，16(21)：1742－1746.

[4] 梁德雄.重症肺炎抗生素降阶梯治疗使用策略[J].中国医学文摘・内科学，2005，26(4)：484－487.

[5] 刘洋，孟彦苓，杜斌.呼吸机相关肺炎[J].协和医学杂志，2010，1(1)：103－107.

20. 与肝硬化胺碘酮地高辛相关的交界性逸搏

(2013 年 12 月 19 日)

【概述】

一例既往有骨髓纤维化、肝硬化、胃底静脉曲张、巨脾、肝血管瘤史患者，此次因冠心病，慢性心力衰竭，心功能Ⅱ级(NYHA)而入院。治疗过程中，患者自觉胸闷，急诊心电图示房室交界性逸搏，逸搏心律，T 波改变，心率 47 次/min。通过此病例分析，主要探讨此患者出现房室交界性逸搏心律的主要原因。

【病史介绍】

患者 57 岁，女性，既往有骨髓纤维化 10 年余。2012 年 1 月确诊为肝硬化、胃底静脉曲张、巨脾、肝血管瘤。

2013 年 12 初患者胸闷气促加重，伴咳嗽咳痰及双下肢水肿，来我院就诊，行心脏彩超示右房室及左房增大，中大量三尖瓣反流，EF 58%。12 月 6 日拟冠心病，慢性心力衰竭，心功能Ⅱ级(NYHA)收住入院。

【临床经过】

2013 年 12 月 6 日予地高辛强心、单硝酸异山梨酯缓释胶囊扩冠、前列地尔改善微循环、呋塞米螺内酯利尿等治疗。

12 月 10 日，查谷丙转氨酶 17 U/L(7～40 U/L)，碱性磷酸酶 106 U/L(50～135 U/L)，**总胆红素 46.5 μmol/L(0～21 μmol/L)，直接胆红素 27.9 μmol/L(0～5 μmol/L)**，前白蛋白 98 mg/L(220～400 mg/L)，白蛋白 36 g/L(40～55 g/L)。Child - pugh 分级评分为 6 分，属于 A 级。**心电图提示房颤**。12 月 12 日出院，当时无胸闷、胸痛，血压 17.33/9.33 kPa(130/70 mmHg)，心率 76 次/min，律齐，各瓣膜听诊区未闻及病理性杂音。

心内科门诊随访，**予地高辛片 0.13 mg qd po(12 月 12 日—12 月 15 日)强心，胺碘酮片 200 mg tid po(12 月 12 日—12 月 15 日)**抗心律失常，呋塞米片 20 mg qd po(12 月 12 日—12 月 15 日)利尿，螺内酯片 20 mg qd po(12 月 12 日—12 月 15 日)保钾利尿，胰激肽原酶肠溶片 120 u tid po(12 月 12 日—12 月 15 日)改善微循环，奥美拉唑肠溶胶囊 20 mg qd po(12 月 12 日—12 月 15 日)护胃，孟鲁司特钠片 10 mg qn po(12 月 12 日—12 月 15 日)改善通气。

12 月 15 日自觉胸闷，急诊心电图示房室交界性逸搏，逸搏心律，T 波改变，心率 47 次/

min。被再次收入院，经治疗好转。

【病例用药分析】

患者心率 47 次/min，出现房室交界性逸搏心律的主要原因是：

(1) 予胺碘酮片 200 mg tid po(12 月 12 日—12 月 15 日)。胺碘酮生物利用度因人而异，在 30%～80%(平均约 50%)，半衰期长且有明显个体差异(20～100 天)。在给药头几天，大部分药物在组织中蓄积，尤其是脂肪组织，数天后开始清除，一至几个月后因人而异达到稳态浓度。胺碘酮主要从肝脏代谢消除，经肠肝循环从粪便排出，极少从肾脏排泄；胺碘酮引发肝功能损害非常常见，且与剂量相关，在下调剂量后可缓解。因此规定肝功能不全患者应慎用(见赛诺菲制药有限公司药品说明书)。患者肝硬化、黄疸较高，因此至少应减少胺碘酮的剂量，而实际上予成人负荷剂量为每日 600 mg，可能引发胺碘酮在体内过量，引发缓慢型心律失常。

(2) 予地高辛片 0.13 mg qd po(12 月 12 日—12 月 15 日)。地高辛可减慢心率，加上胺碘酮可降低肾及全身对地高辛的清除率而提高地高辛的血药浓度 70%以上(见赛诺菲制药有限公司药品说明书)，有加强洋地黄类药对窦房结及房室结的抑制作用。在用胺碘酮后 24 小时内血中地高辛浓度开始升高，在 6～7 天内直线上升，随后稳定在高水平。因此规定，当开始用胺碘酮时地高辛应减少 50%，并应仔细监测地高辛血清浓度(见上海信谊药厂有限公司药品说明书)。另外，螺内酯可使地高辛半衰期延长，可能较大幅度提高地高辛血药浓度(见上海信谊药厂有限公司药品说明书)。

在“胺碘酮应用指南解读”中规定，胺碘酮肝硬化、肝功能不全者不能应用，因为肝脏是胺碘酮的主要代谢器官[1]。

【病例总结】

肝功能不全患者应减少胺碘酮剂量，胺碘酮与地高辛合用时应减少地高辛剂量(见赛诺菲制药有限公司药品说明书)。螺内酯可使地高辛半衰期延长(见上海信谊药厂有限公司药品说明书)。

医师未遵守上述用药注意事项，不排除与患者出现交界性逸搏心律有相关性。

参 考 文 献

[1] 蒋文平，杨向军.胺碘酮应用指南解读[J].中国心脏起搏与心电生理杂志，2005，19(1)：16 - 18.

Part 2
2014 年临床病例用药分析

21. 发生急性左心力衰竭急性心肌梗死的病例分析

（2014年1月20日）

【概述】

一例糖尿病合并高血压史患者，有多次口服阿司匹林发生消化道出血史。此次因急性支气管炎、冠心病、不稳定型心绞痛、心功能Ⅲ级收入中医科。入院后患者发生急性左心力衰竭、急性心肌梗死。通过此病例分析，主要探讨患者发生急性左心力衰竭、急性心肌梗死的主要可能原因。

【病史介绍】

患者69岁，男性，有糖尿病病史10年，高血压史1年。因口服阿司匹林，2011年1月发生上消化道大出血，胃镜明确胃溃疡后停阿司匹林。2013年1月因脑梗死住院，经治疗好转，出院后规律服用氯吡格雷。2013年9月29日再次发生上消化道出血而住院，经治疗后好转。10月16日冠状动脉CT确诊冠状动脉狭窄。10月17日出院后予埃索美拉唑、阿托伐他汀钙、促红细胞生成素、阿卡波糖、福辛普利钠、单硝酸异山梨酯、氨氯地平、美托洛尔等开始治疗，另外予琥珀酸亚铁片100 mg bid po（10月30日—12月31日）补铁。

2014年1月9日无明显诱因下出现咳嗽，咯吐白色黏痰，量中，1月11日患者自觉咳嗽咳痰较前增多，活动后略气急，偶有心悸，无胸痛，拟"急性支气管炎、冠心病、不稳定型心绞痛、心功能Ⅲ级、原发性高血压病3级（极高危）、2型糖尿病"收住中医科。**体温37.2℃，呼吸20次/min，心率76次/min，**律齐，**血压18.4/9.87 kPa（138/74 mmHg），神志清，呼吸平，左肺底闻及少量细湿啰音。**

【临床经过】

2014年1月11日**予单硝酸异山梨酯缓释片40 mg qd po（1月11日15:00 pm）扩冠**，美托洛尔缓释片23.75 mg qd po（1月11日15:00 pm—1月13日）减慢心率，氨氯地平5 mg qd po（1月11日15:00 pm—1月13日）降压，西洛他唑50 mg qd po（1月11日15:00 pm—）抗血小板聚集，阿卡波糖50 mg qid po（1月11日15:00 pm—）降糖，氨溴索30 mg qd iv（1月11日16:00 pm）化痰，**银杏提取物（舒血宁）20 ml加NS 250 ml qd iv gtt（1月11日15:00 pm）活血化瘀。**

17:25 pm，患者突然出现胸闷气急，大汗淋漓，不能平卧。查体血压 16/10.67 kPa(120/80 mmHg)，两肺可闻及少量细湿啰音及散在哮鸣音，心率 90 次/min，律齐。结合冠心病病史，考虑心功能不全，予硝酸甘油 5 mg 舌下含服，**予 5% GS 250 ml 加能量合剂 1 支加单硝酸异山梨酯 10 mg iv gtt 扩冠**。心电图示窦性心动过速，ST 段- T 波异常改变，查 B 型钠尿肽前体 10 533 ng/L(<125 ng/L)，高敏肌钙蛋白 0.551 μg/L(0.000～0.014 μg/L)，肌红蛋白 110.00 μg/L(28.0～72.0 μg/L)，肌酸磷酸激酶同工酶 11.67 μg/L(0.10～4.94 μg/L)。

17:33 pm，心内科会诊明确不稳定性心绞痛、急性冠脉综合征、急性左心力衰竭，予 NS 50 ml 加硝酸甘油 20 mg 泵推 3 ml/h，呋塞米 20 mg iv gtt。

20:00 pm，转 CCU。仍有胸闷气促，不能平卧，仍有咳嗽，咳白色黏痰。神志清，气促，双肺底可闻及少量细湿啰音，双肺可闻及哮鸣音，心率 96 次/min，律齐。予莫西沙星氯化钠 0.4 g qd iv gtt(1 月 11 日—)抗感染，氯化钾缓释片 1 g bid po(1 月 11 日—)补钾，螺内酯 20 mg bid po(1 月 11 日—)保钾利尿，地高辛 0.125 mg qd po(1 月 11 日—1 月 13 日)强心，阿托伐他汀钙 20 mg qn po(1 月 11 日—)稳定斑块等治疗。另外，予二羟丙茶碱 0.75 g iv gtt、甲泼尼龙琥珀酸钠 40 mg iv gtt 平喘。

21:00 pm，患者目前仍有胸闷气促，不能平卧，仍有咳嗽咳痰，心电监护示心率 98 次/min，血压 18.53/9.2 kPa(139/69 mmHg)，面罩吸氧中。双肺底可闻及少量细湿啰音，双肺可闻及哮鸣音。查**血红蛋白 77.2 g/L(131.0～172.0 g/L)**，C 反应蛋白 23 mg/L(0～8 mg/L)，中性粒细胞百分率 86.1%(50%～70%)，白细胞计数 9.87×10^9/L (3.69×10^9～9.16×10^9/L)。

1 月 12 日，胸闷气促症状较重，仍有咳嗽、咳痰，体温平稳，心电监护示 HR 80 次/min，血压 15.33/7.47 kPa(115/56 mmHg)。查肌酸磷酸激酶同工酶 38.38 μg/L(0.10～4.94 μg/L)，肌红蛋白 192.00 μg/L(28.0～72.0 μg/L)，高敏肌钙蛋白 1.210 μg/L(0.000～0.014 μg/L)，B 型钠尿肽前体 27 153 ng/L(<125 ng/L)，确诊非 ST 段抬高心肌梗死。

【病例用药分析】

2014 年 1 月 11 日 15:00 pm，患者因急性支气管炎、冠心病、不稳定型心绞痛、心功能Ⅲ级等疾病入住中医科时，体温 37.2℃，血压、心率、呼吸正常。未发生急性左心力衰竭、急性心肌梗死，予银杏提取物(舒血宁)20 ml 加 NS 250 ml qd iv(1 月 11 日 15:00 pm)后，17:25 pm 发生急性左心力衰竭，予 5% GS 250 ml 加能量合剂 1 支加单硝酸异山梨酯 10 mg 静脉滴注，病情未缓解，20:00 pm 转 CCU，确诊为非 ST 段抬高心肌梗死。患者入院后发生急性左心力衰竭、急性心肌梗死的主要可能原因是：

(1) 患者存在冠心病、不稳定型心绞痛、心功能Ⅲ级、原发性高血压病 3 级(极高危)、2 型糖尿病，并且因上消化道出血而被迫停用阿司匹林、氯吡格雷，可能还未规律服用西洛他唑，是急性心肌梗死的危险因素[1]。

(2) 患者存在比较严重的贫血(血红蛋白 77.2 g/L)，可加重心脏负荷[1]。

(3) 患者急性支气管炎，入院时未及时使用抗菌药控制感染，可加重心脏负荷[1]。

(4) 1 月 11 日 15:00 pm 予银杏提取物(舒血宁)20 ml 加 NS 250 ml qd iv gtt，对老年人或严重心脏疾病或初次使用患者，银杏提取物(舒血宁)应慎重使用，如确需使用，应减量(见神威药业有限公司药品说明书)。而实际予成人常用量，可能引发心率加快、高血压反应，兴奋中枢神经系统等，可能加重心脏负荷，诱发急性左心力衰竭[2]。银杏提取物（舒血宁）20 ml 用 5%葡萄糖 250～500 ml 稀释，不能与其他药物在同一容器中混合使用（见神威药业有限公司药品说明书）。而实际上将银杏提取物（舒血宁）与生理盐水配伍，银杏提取物（舒血宁）为中药注射剂，成分复杂，加入生理盐水可能产生较多不溶性微粒，导致输液中不溶性微粒的数量大大增加，并且体积增大（见神威药业有限公司药品说明书），从而可能造成局部血管供血不足，血管栓塞，包括冠状动脉[3]。可能使心肌缺血加重，引发急性心肌梗死，诱发和加重心力衰竭。

（5）1 月 11 日 15:00 pm 予单硝酸异山梨酯缓释片 40 mg qd po，17:25 pm 予 5% GS 250 ml 加能量合剂 1 支加单硝酸异山梨酯 10 mg iv gtt。单硝酸异山梨酯在体内转化并释放出亚硝酸根离子，可导致高铁血红蛋白血症，影响红细胞供氧，对原有贫血患者可加重缺氧，加重心力衰竭，诱发急性心肌梗死。因此规定单硝酸异山梨酯有明显贫血者禁用（见珠海许瓦兹制药有限公司药品说明书）。

【病例总结】

银杏提取物（舒血宁）20 ml 用 5%葡萄糖 250～500 ml 稀释（见神威药业有限公司药品说明书）。单硝酸异山梨酯有明显贫血者禁用（见珠海许瓦兹制药有限公司药品说明书）。急性支气管炎未及时使用抗菌药。

医师未遵守上述用药注意事项，不排除与患者出现急性左心力衰竭、急性心肌梗死有相关性。

参 考 文 献

[1] 陆再英，钟南山. 内科学[M]. 第 7 版. 北京：人民卫生出版社，2011，196 - 197，393 - 395，722 - 724.

[2] 杨德平. 154 例舒血宁注射液的严重不良反应分析[J]. 中国药物警戒，2010，7(10)：620 - 622.

[3] 张蓬华，肖森生，张静，等. 舒血宁注射液与 5 种注射液配伍后稳定性考察[J]. 中国药师，2012，12(2)：259 - 260.

22. 与药物相关的急性广泛前壁心肌梗死

(2014 年 3 月 22 日)

【概述】

一例高血压合并糖尿病患者，此次因冠心病、急性广泛前壁心肌梗死、心源性休克、心功能Ⅳ级(Killip)而入院。患者一般情况差，告知家属患者预后欠佳，随时有呼吸心搏骤停甚至死亡的危险，患者家属决定放弃治疗自动出院。通过此病例分析，主要探讨此患者发生急性广泛前壁心肌梗死的主要原因。

【病史介绍】

患者 75 岁，女性，有高血压病史 10 余年，平素长期口服非洛地平缓释片，血压控制不详。有糖尿病病史 10 余年，平素口服格列苯脲加胰岛素治疗，血糖控制不详。2014 年 2 月中旬反复咳嗽、咽喉不适于外院就诊，诊断为肺部感染，予抗感染治疗后好转，**并静脉滴注茶碱类药物、糖皮质激素类药予解痉平喘**。

2014 年 3 月 18 日 20:00 pm，因出现胸痛症状持续无缓解 1 小时，精神萎靡来院急诊。查心电图窦性心动过速，急性广泛前壁心肌梗死的心电图改变，左前分支阻滞。肾功能未见异常，查心肌酶偏高，血常规示白细胞计数偏高，电解质示钾 3.5 mmol/L(3.5～5.3 mmol/L)，钠 128 mmol/L(137～147 mmol/L)，**血糖 27.9 mmol/L(3.6～5.8 mmol/L)**。患者逐渐出现意识不清，呼之不应，心率 106 次/min，血压 12/6.67 kPa(90/50 mmHg)。立即予 PCI 术，术中患者心率慢至 30 次/min，血压低至 8/4 kPa(60/30 mmHg)，氧饱和度测不出，意识不清，呼吸丧失，立即麻醉科气管插管，股静脉植入临时起搏器，静脉应用多巴胺、阿托品后，患者心率维持在 100 次/min，血压维持于 12.67/6.67 kPa(95/50 mmHg)，氧饱和度维持于 95%，遂于气囊通气情况下返回监护室继续诊治。诊断为冠心病、急性广泛前壁心肌梗死、心源性休克、心功能Ⅳ级(Killip)、高血压病 3 级(极高危)、2 型糖尿病。

患者一般情况差，预后欠佳，随时有呼吸心搏骤停甚至死亡的危险，患者家属慎重考虑后决定放弃治疗，签字后自动出院。

【病例用药分析】

急性心肌梗死的基本病因是交感神经兴奋性增加，血压、心率增高，左心室负荷明显加重；循环量不足等致心排量骤降，冠状动脉灌流量锐减；血黏稠度增高等因素导致在冠状动脉粥样硬化的基础上斑块破裂出血及血栓形成[1]。

患者 3 月 18 日发生急性广泛前壁心肌梗死的主要原因：

(1) 存在高血压、糖尿病、冠心病，并且血糖未控制，入院时查血糖 27.9 mmol/L，成为诱发急性心肌梗死的高危因素[1]。

(2) 2 月中旬开始发生肺部感染，可加重心脏负荷，诱发急性心肌梗死。

(3) 予糖皮质激素平喘，可升高血糖，可增强儿茶酚胺的血管收缩作用，可增加心脏负荷；另外地塞米松可能使血小板增多，提高纤维蛋白原浓度，并缩短凝血酶原时间，可减弱抗凝血药物的作用。因此可能引发急性心肌梗死(见上海信谊药厂有限公司药品说明书)。糖皮质激素高血压、血栓症、心肌梗死者一般不宜使用(见上海信谊药厂有限公司药品说明书)。

(4) 予茶碱平喘，茶碱类为甲基黄嘌呤的衍生物，释放出内源性肾上腺素和去甲肾上腺素，可增加心脏负荷。可能诱发急性心肌梗死(见山西普德药业股份有限公司药品说明书)。

(5) 因高血压长期口服非洛地平缓释片(波依定)。非洛地平消除相半衰期(t1/2β)为 16.09±6.07 小时(见北京协和药厂药品说明书)，相对于氨氯地平的消除相半衰期(t1/2β)的 35～50 小时，其半衰期较短，因此降压相对不稳定，非洛地平缓释片长期给药心率可能增加 5～10 次/min，可增加心肌耗氧量，成为诱发急性心肌梗死的危险因素(见阿斯利康制药有限公司药品说明书)。

因规定非洛地平缓释片不稳定心绞痛、失代偿心力衰竭、急性心肌梗死患者禁忌(见阿斯利康制药有限公司药品说明书)，而氨氯地平片无此规定，故推荐心内科使用半衰期更长的氨氯地平口服。

【病例总结】

糖皮质激素高血压、血栓症、心肌梗死者一般不宜使用(见上海信谊药厂有限公司药品说明书)。非洛地平缓释片不稳定心绞痛、失代偿心力衰竭、急性心肌梗死患者禁忌(见阿斯利康制药有限公司药品说明书)

医师未遵守上述用药注意事项，不排除与患者发生急性心肌梗死有相关性。

参考文献

[1] 陈灏珠，钟南山，陆再英.内科学[M].第 8 版.北京：人民卫生出版社，2013，19-27，41-45，236-255.

23. 非甾体抗炎药致急性心肌梗死

（2014 年 5 月 22 日）

【概述】

一例高血压史合并痛风史疝气史的患者，此次因冠心病、急性前壁＋侧壁心肌梗死、心功能Ⅰ级（Killip）、心脏杂音待查被收入院。治疗过程中，患者出现急性肾损伤，心脏破裂致死。通过此病例分析，主要探讨以下几点：1. 患者发生急性心肌梗死的主要原因；2. 患者发生急性肾损伤的主要原因；3. 患者发生心脏破裂的原因。

【病史介绍】

患者 82 岁，男性，既往有高血压病史 40 余年，平时血压最高 21.33/12 kPa（160/90 mmHg），血压控制不详。发现房间隔缺损 60 余年。有痛风史、疝气史。**因痛风长期予尼美舒利 0.1 g qd po（2013 年 4 月 22 日—2014 年 4 月 30 日）止痛。2014 年 4 月 30 日因上呼吸道感染予新癀片 3 粒 tid po（4 月 30 日—5 月 11 日）抗炎。**

5 月 11 日患者突发胸骨后及左胸部压榨样胸痛，持续不能缓解，至浦南医院就诊，心电图不除外急性心肌梗死。予硝酸酯类药物对症处理后来院急诊，复查心电图符合急性前壁及侧壁心肌梗死，完全性右束支阻滞，Ⅰ度房室传导阻滞，房性期前收缩未下传。查心肌酶偏高。因冠心病、急性前壁及侧壁心肌梗死、心功能Ⅰ级（Killip）、高血压病 2 级（极高危）、心脏杂音待查被收入院。血压 13.73/7.73 kPa（103/58 mmHg），两肺未闻及明显干湿啰音，心率 90 次/min，胸骨左缘第 2 肋间可闻及Ⅱ～Ⅲ级收缩期杂音。肌酐 112 μmol/L（71～133 μmol/L）。高敏肌钙蛋白 0.112 μg/L（0.00～0.014 μg/L），肌酸磷酸激酶同工酶 4.83 μg/L（0.10～4.94 μg/L），肌红蛋白 323.0 μg/L（28.0～72.0 μg/L）。

【临床经过】

5 月 12 日 1:00 am，予负荷剂量阿司匹林肠溶片 300 mg、氯吡格雷 300 mg 口服。5 月 12 日 4:00 am—5:00 am，血压 11.07～11.87/7.2～8.4 kPa（83～89/54～63 mmHg），心率 85～88 次/min。10:00 am，查**尿蛋白 1＋**，尿微量白蛋白 291.0 mg/L，肌酐 123 μmol/L（71～133 μmol/L），尿酸 655 μmol/L（208～506 μmol/L）。高敏肌钙蛋白 0.740 μg/L（0.00～0.014 μg/L），肌红蛋白 2 219.0 μg/L（28.0～72.0 μg/L），肌酸磷酸激酶同工酶 76.23 μg/L（0.10～4.94 μg/L），B 型钠尿肽前体 4 684 ng/L（<450 ng/L）。予阿司匹林肠溶片 100 mg

qd po(5月12日—5月17日)、氯吡格雷75 mg qd po(5月12日—5月17日)抗血小板聚集，阿托伐他汀钙20 mg qn po(5月12日—5月17日)稳定斑块，**美托洛尔25 mg bid po(5月12日—5月13日)减慢心率**。21:00—22:00 pm，血压10.67～11.87/6.13～8.8 kPa(80～89/46～66 mmHg)，心率73次/min。

5月13日4:00 am—5:00 am，血压10.93/5.07 kPa(82/38 mmHg)，心率72～76次/min。9:00 am，血压11.87/6.67 kPa(89/50 mmHg)，心率67次/min。将美托洛尔减量为6.25 mg bid po(5月13日—5月14日)，**予培垛普利2 mg qd po(5月13日—5月14日)改善重构**。

13:00 pm，血压11.33/5.73 kPa(85/43 mmHg)，心率64次/min。16:00 pm，血压11.6/7.6 kPa(87/57 mmHg)，心率67次/min。20:00 pm，血压11.07/7.73 kPa(83/58 mmHg)，心率67次/min。停服美托洛尔一次。

5月14日11:00 am，血压11.47/5.87 kPa(86/44 mmHg)，心率85次/min。双肺未闻及干湿啰音。肌酐249 μmol/L(71～133 μmol/L)，尿酸895 μmol/L(208～506 μmol/L)，B型钠尿肽前体>35 000 ng/L(<450 ng/L)。白细胞计数17.49×10^9/L(3.69×10^9～9.16×10^9/L)，中性粒细胞百分率81.6%(50%～70%)。予头孢哌酮舒巴坦钠3 g加NS 100 ml bid iv gtt(5月14日—5月17日)抗感染。肾内科会诊考虑急性肾损伤，予碳片口服保肾。因睡眠障碍，心理科会诊予阿普唑仑0.4 mg qn po(5月14日—5月17日)。13:00 pm，血压11.87/5.87 kPa(89/44 mmHg)，心率65次/min。18:20 pm，予多巴胺200 mg静脉推泵。20:00 pm，血压12/5.47 kPa(90/41 mmHg)，心率68次/min。

5月15日3:00 am—4:00 am，血压84～89/46～49 mmHg，心率63～70次/min。10:00 am，予多巴胺200 mg、硝酸甘油10 mg、呋塞米50 mg静脉推泵。查尿酸992 μmol/L(208～506 μmol/L)，肌酐217 μmol/L(71～133 μmol/L)。高敏肌钙蛋白10.00 μg/L(0.00～0.014 μg/L)，肌酸磷酸激酶同工酶51.79 μg/L(0.10～4.94 μg/L)，肌红蛋白338.50 μg/L(28.0～72.0 μg/L)。14:00 pm，CVP 1.72 kPa(17.5 cmH_2O)。16:00 pm，予多巴胺200 mg、硝酸甘油10 mg、呋塞米50 mg静脉推泵。

5月16日6:00 am，CVP 1.57 kPa(16 cmH_2O)，予多巴胺200 mg静脉推泵。12:00 pm，尿酸1 011 μmol/L(208～506 μmol/L)，肌酐197 μmol/L(71～133 μmol/L)，B型钠尿肽前体>35 000 ng/L(<450 ng/L)。予呋塞米50 mg静脉推泵。16:00 pm，予硝酸甘油10 mg静脉推泵。18:00 pm，予多巴胺200 mg静脉推泵。20:00 pm，予多巴胺200 mg静脉推泵。

5月17日9:24 am，患者一般情况可，未诉明显胸闷、胸痛等不适。心电监护示心率66次/min，血压14.67/8.8 kPa(110/66 mmHg)。C反应蛋白125.00 mg/L(0～8 mg/L)，高敏肌钙蛋白10.00 μg/L(0.00～0.014 μg/L)，肌红蛋白176.60 μg/L(28.0～72.0 μg/L)，肌酸磷酸激酶同工酶12.60 μg/L(0.10～4.94 μg/L)。予多巴胺200 mg、硝酸甘油10 mg、呋塞米50 mg静脉推泵。

18:30 pm，血压15.6/9.73 kPa(117/73 mmHg)，心率84次/min。20:00 pm，予多巴胺200 mg、硝酸甘油10 mg、呋塞米50 mg静脉推泵。21:00 pm，血压17.6/9.6 kPa(132/72 mmHg)，心率84次/min。**22:00 pm，血压19.2/10.27 kPa(144/77 mmHg)**，心率84次/min，CVP 1.67 kPa(17 cmH_2O)。23:00 pm，血压17.47/9.47 kPa(131/71 mmHg)，心率

80 次/min。

23:25 pm,心电监护提示室颤,血压测不出,无自主呼吸。予床旁心脏超声检查提示心脏破裂,中等量心包积液。23:58 pm 死亡。

【病例用药分析】

一、患者发生急性心肌梗死的主要原因

心肌梗死的基本病因之一是交感神经兴奋性增加,血压、心率增高,左心室负荷明显加重,血黏稠度增高等因素导致在冠状动脉粥样硬化的基础上斑块破裂出血及血栓形成[1]。因此推测 5 月 11 日患者发生急性心肌梗死的主要原因有:

(1) 患者高血压史 40 余年,可能合并有冠心病,存在诱发急性心肌梗死的基础[1]。

(2) 患者入院后 CRP、白细胞、中性粒细胞均偏高,可能存在感染,可加重心脏负荷[2]。

(3) 因痛风、高尿酸血症长期予尼美舒利 0.1 g qd po(2013 年 4 月 22 日—2014 年 4 月 30 日)止痛。尼美舒利属于非甾体类抗炎药,可抑制前列腺素合成,引发水钠潴留、血压增高,减少心肌血流量。根据美国 FDA 报道,尼美舒利可能引起严重心血管血栓性不良事件,心肌梗死和卒中的风险增加,其风险可能是致命的(见天津药物研究院药业有限责任公司药品说明书)。

(4) 予新癀片 3 粒 tid po(4 月 30 日—5 月 11 日),包含非甾体类抗炎药吲哚美辛,可抑制前列腺素合成,引发水钠潴留、血压增高,减少心肌血流量,能使严重心血管血栓事件、心肌梗死和卒中的风险增加,其风险可能使致命的[3]。

二、患者发生急性肾损伤的主要原因

患者出现急性肾损害的主要原因:

(1) 患者高血压史 40 余年,还存在急性心肌梗死、感染,可能引发肾功能不全[2]。

(2) 有痛风病史多年,可由于尿酸结晶在肾脏沉积,加上前列腺肥大等疾病,使尿流阻塞发生急性肾损伤[1]。

(3) 因痛风、高尿酸血症长期予尼美舒利 0.1 g qd po(2013 年 4 月 22 日—2014 年 4 月 30 日)止痛。尼美舒利属于非甾体类抗炎药,可抑制前列腺素合成,引起肾血管收缩,导致缺血性肾损害,使肾小球滤过率降低[4]。

(4) 予新癀片 3 粒 tid po(4 月 30 日—5 月 11 日),包含非甾体类抗炎药吲哚美辛,可抑制前列腺素合成,引起肾血管收缩,导致缺血性肾损害,使肾小球滤过率降低[4]。

三、患者发生心脏破裂的原因

患者发生心脏破裂的主要原因有:

(1) 急性广泛前壁心肌梗死、心肌梗死后 1 周内、年龄>60 岁(82 岁)、未开通罪犯血管等引发心脏破裂的高危因素[5]。

(2) 存在肾功能不全、感染,可加重心脏负荷,可能使心肌梗死患者冠状动脉灌流量进一步降低,梗死面积增大,心肌坏死范围扩大[5]。

(3) 5 月 12 日—5 月 13 日,予美托洛尔 25 mg bid po。急性心肌梗死患者主张早期足量

使用美托洛尔（可予 50～100 mg bid po，甚至可静脉注射），但心力衰竭患者起始剂量为 6.25 mg bid po，逐步加至最大耐受量 50～100 mg bid po。美托洛尔对收缩压＜100 mmHg 的怀疑急性心肌梗死的患者禁用（见阿斯利康制药有限公司药品说明书）。5 月 12 日 4:00 am—5:00 am，血压 11.07～11.87/7.2～8.4 kPa(83～89/54～63 mmHg)，B 型钠尿肽前体 4 684 ng/L，存在心力衰竭，而予美托洛尔起始剂量 25 mg bid po，β1 受体阻断剂可降低心率、心排血量，降低血压。5 月 13 日 4:00 am—5:00 am，血压 10.93/5.07 kPa（82/38 mmHg）；13:00 pm，血压 11.33/5.73 kPa(85/43 mmHg)。5 月 13 日予培垛普利 2 mg qd po(5 月 13 日—5 月 14 日)。培哚普利老年人应从 2 mg 开始，对重度心力衰竭者应从 1 mg qd po 开始，对肌酐清除率在 15～30 ml/min 的患者，也应从 1 mg qd po 开始。根据耐受情况逐步加量至 4 mg qd po(见施维雅制药有限公司药品说明书)。患者 5 月 14 日血肌酐 249 μmol/L，可估算出肌酐清除率为 17 ml/min，故应从 1 mg qd po 开始。实际从 2 mg qd po 开始。血管紧张素转换酶抑制剂，可降低血管紧张素Ⅱ和醛固酮的浓度，使外周血管扩张，产生降压效应（见施维雅制药有限公司药品说明书）。5 月 13 日 16:00 pm，血压 11.6/7.6 kPa（87/57 mmHg）；20:00 pm，血压 11.07/7.73 kPa（83/58 mmHg）；5 月 14 日 11:00 am，血压 11.47/5.87 kPa(86/44 mmHg)。患者血压持续偏低，收缩压低于 12 kPa(90 mmHg)，舒张压低于 8 kPa(60 mmHg)，可能使冠状动脉供血减少，使心肌梗死患者冠状动脉灌流量进一步降低，缺血加重，梗死面积增大，心肌坏死范围扩大[5]。

(4) 患者血压偏低，5 月 14 日—5 月 17 日予多巴胺 200 mg 静脉推泵，使血压维持在 12～15.6/6～10 kPa(90～117/45～75 mmHg)。5 月 17 日 18:30 pm 血压 15.6/9.73 kPa(117/73 mmHg)。20:00 pm 予多巴胺 200 mg、硝酸甘油 10 mg、呋塞米 50 mg 静脉推泵。21:00 pm，血压 17.6/9.6 kPa（132/72 mmHg）；22:00 pm，血压 19.2/10.27 kPa（144/77 mmHg）；23:00 pm，血压 17.47/9.47 kPa(131/71 mmHg)。收缩压偏高，可增加心脏负荷，成为心脏破裂的另一个诱发因素[5]。多巴胺剂量大于 10 ug/kg・min 时，可能引发血压升高（见远大医药中国有限公司药品说明书）。患者体重 60 kg，一般应＜0.6 mg/min，及＜36 mg/h。200 mg 多巴胺一般应至少静脉推泵 6 小时。

【病例总结】

FDA 因收到多起因尼美舒利用药过量或长期用药而致死的报道，修改了尼美舒利的药品说明书。规定作为抗炎镇痛的二线用药，只能在至少一种其他非甾体抗炎药治疗失败的情况下使用；适应证限于慢性关节炎（如骨关节炎等）的疼痛、手术和急性创伤后的疼痛、原发性痛经的症状治疗。口服，一次 0.05～0.1 g，每日二次，餐后服用。最大单次剂量不超过 100 mg，疗程不能超过 15 天。建议使用最小的有效剂量、最短的疗程，以减少药品不良反应的发生。严重心力衰竭、严重肾功能损害、肝功能损害患者禁用。服用本品进行治疗期间，应建议患者避免使用镇痛药物。不推荐联合应用其他非甾体类抗炎药物，包括选择性 COX-2 抑制剂（见天津药物研究院药业有限责任公司药品说明书）。

新癀片胃及十二指肠溃疡者、肾功能不全者及孕妇慎用（见厦门中药厂有限公司药品说明书）。

心力衰竭患者美托洛尔起始剂量为 6.25 mg bid po（见阿斯利康制药有限公司药品说

明书)。

培哚普利对重度心力衰竭者应从 1 mg qd po 开始,对肌酐清除率在 15～30 ml/min 者,也应从 1 mg qd po 开始。(见施维雅制药有限公司药品说明书)。

应根据血压、心率调整多巴胺静脉推泵速度(见远大医药中国有限公司药品说明书)。

医师未遵守上述用药注意事项,不排除与患者病情恶化有相关性。

参考文献

[1] 叶任高,陆再英.内科学[M].第 6 版.北京:人民卫生出版社,2005,57-73,283-284,790-794.

[2] 金惠铭,王建枝.病理生理学[M].第 6 版.北京:人民卫生出版社,2004,190-198,214-216,267-268.

[3] 贾公孚,谢惠民.药害临床防治大全[M].北京:人民卫生出版社,2002,346-347,878-880,1306-1307.

[4] 贾公孚,李涛,许莉.药物毒副反应防治手册[M].中国协和医科大学出版社,2004,308-328.

[5] 王景安.急性心肌梗死并发心脏破裂 15 例临床分析[J].实用医院临床杂志,2008,5(1):62-63.

24. 无抗凝药物治疗引发心肌梗死

（2014 年 6 月 2 日）

【概述】

一例高血压史合并糖尿病史患者，此次因Ⅰ度房室传导阻滞、Ⅱ度房室传导阻滞（2：1）、心功能Ⅱ级（NYHA）而入院。患者入院后发生急性心肌梗死，通过此病例分析，主要探讨此患者发生急性心肌梗死的药物原因。

【病史介绍】

患者 86 岁，女性，有高血压史 5 年，最高血压 22.66/9.33 kPa（170/70 mmHg），平素规律口服氨氯地平控制血压，自诉血压控制可。糖尿病史 6 年，平素口服多种降糖药，自诉血糖控制可，自行停药 2 年。因胸闷心悸于 2014 年 5 月 21 日晨来院就诊，因Ⅰ度房室传导阻滞、Ⅱ度房室传导阻滞（2：1）、心功能Ⅱ级（NYHA）、高血压病 2 级（极高危组）、2 型糖尿病收住入院。7:30 am，心率 50 次/min，血压 22.8/6.67 kPa（171/50 mmHg），双肺未闻及干湿啰音，双下肢无水肿。查纤维蛋白原 4.13 g/L（1.8～3.5 g/L），肌酐 117 μmol/L（71～133 μmol/L），D-二聚体 0.94 mg/L（<0.55 mg/L）。肌酸磷酸激酶同工酶 2.26 μg/L（0.10～4.94 μg/L），高敏肌钙蛋白 0.032 μg/L（0.00～0.014 μg/L），肌红蛋白 76.18 μg/L（28.0～72.0 μg/L），B 型钠尿肽前体 2 140 ng/L（<450 ng/L）。心电图示异位心律、**房颤（慢室率）**、房室交接性逸搏、S-T 段异常。

【临床经过】

2014 年 5 月 21 日予氨氯地平 5 mg qd po（5 月 21 日—5 月 23 日）降压，呋塞米 20 mg bid po（5 月 21 日—5 月 22 日）利尿，螺内酯 20 mg bid po（5 月 21 日—5 月 22 日）保钾利尿，硫酸沙丁胺醇 4 mg bid po（5 月 21 日—）加快心率，参附 50 ml 加 NS 250 ml qd iv gtt（5 月 21 日—5 月 25 日）升压加快心率，硝酸甘油 10 mg iv gtt（5 月 21 日 10:00 am）扩冠。拟行永久起搏器植入术。

5 月 21 日 20:00 pm—5 月 22 日 7:00 am，**血压 14.4～17.33/4.27～5.2 kPa（108～130 mmHg/32～39 mmHg）**，心率 40～55 次/min。

5 月 22 日 9:00 am，患者未诉明显胸闷、心悸，心电监护示血压 18.8/7.33 kPa（141/55 mmHg），心率 51 次/min。**11:00 am，血压 16.67/4.27 kPa（125/32 mmHg）**，心率 49 次/

min。13:00 pm，**血压** 16.53/4 kPa(124/30 mmHg)，心率 49 次/min。14:00 pm，**血压** 17.33/4.4 kPa(130/33 mmHg)，心率 50 次/min。15:00 pm，**血压** 18.27/5.2 kPa(137/39 mmHg)，心率 54 次/min。

16:00 pm，查肌酸磷酸激酶同工酶 6.36 μg/L(0.10～4.94 μg/L)，高敏肌钙蛋白 0.089 μg/L(0.00～0.014 μg/L)，肌红蛋白 229.10 μg/L(28.0～72.0 μg/L)，B 型钠尿肽前体 3 421 ng/L(<450 ng/L)。予阿托伐他汀钙 20 mg qn po(5 月 22 日—)稳定斑块，低分子肝素钙(2 000 IU)0.2 ml ih 抗凝。5 月 22 日 20:00 pm—5 月 23 日 2:00 am，**血压** 16～17.33/4.4～4.53 kPa(120～130/33～34 mmHg)，心率 49～51 次/min。

5 月 23 日 9:00 am，心脏超声示**左房增大**、二尖瓣环钙化伴轻度关闭不全、主动脉瓣钙化伴轻中度关闭不全、少中量三尖瓣反流、左室收缩功能正常。入院后心肌梗死三项较前明显升高，结合心电图和糖尿病高血压等疾病基础，**确诊为冠心病、急性非 ST 段抬高心肌梗死**。予低分子肝素钙 0.2 ml q12h ih(5 月 23 日—5 月 29 日)抗凝，硝酸异山梨酯 5 mg tid po(5 月 23 日—)扩冠，福辛普利钠 10 mg qd po(5 月 23 日—5 月 25 日)改善重构，泮托拉唑钠 60 mg qd iv gtt(5 月 23 日—)抑酸护胃，停氨氯地平。

16:00 pm—5 月 24 日 13:00 pm，心率 69 次/min，**血压** 13.47～16.93/4～5.2 kPa(101～127/30～39 mmHg)。

5 月 24 日 15:15 pm，血压 15.07/4.13 kPa(113/31 mmHg)，心率 65 次/min，患者胸闷胸痛，予硝酸甘油 0.5 mg 舌下含服好转。予托拉塞米 10 mg qd po(5 月 24 日—)利尿。

17:00 pm—23:00 pm，心率 60～69 次/min，**血压** 12.53～15.6/3.73～5.2 kPa(94～117/28～39 mmHg)。

5 月 25 日 0:00 am—9:00 am，心率 60～67 次/min，**血压** 13.87～16.67/3.6～5.07 kPa(104～125/27～38 mmHg)。停福辛普利钠。

5 月 29 日，患者无胸闷心悸，无胸痛，无腹痛腹胀，无晕厥，胃纳可。心电监护示心率 61 次/min，血压 17.6/8 kPa(132/60 mmHg)。根据患者 Holter 结果，取消起搏器植入术，予阿司匹林肠溶片 100 mg qd po(5 月 29 日—)抗血小板聚集。

【病例用药分析】

心肌梗死的基本病因之一是交感神经兴奋性增加，血压、心率增高，左心室负荷明显加重，血黏稠度增高等因素导致在冠状动脉粥样硬化的基础上斑块破裂出血及血栓形成[1]。因此推测患者入院后发生急性心肌梗死的主要原因有：

(1) 患者高血压糖尿病病史，可能合并有冠心病，存在诱发急性心肌梗死的基础[1]。

(2) 患者房颤加 86 岁高龄加糖尿病加高血压，$CHA2DS_2$ VASc 评分为 4 分，有发生栓塞的高风险，包括急性心肌梗死，但因需安装起搏器而暂时未予抗凝抗血小板治疗[1]，直到心肌酶上升怀疑有急性心肌梗死时才给予。

(3) 予呋塞米 20 mg bid po(5 月 21 日—5 月 22 日)，可因改善肝脏血液供应而促进肝脏合成凝血因子，同时因利尿后血容量下降而使血中凝血因子增多，特别使老年患者血栓形成的机会增多(见上海朝晖药业有限公司药品说明书)。呋塞米适用于心、肝、肾型水肿性疾病，适用于伴有肾功能不全的高血压或高血压危象(见上海朝晖药业有限公司药品说明书)。患者无心力衰竭和水肿，无明显肾功能不全，无高血压危险或严重高血压，因此呋塞米适应证不是很强。

(4) 因予氨氯地平 5 mg qd po 加呋塞米 20 mg bid po 加硝酸甘油 10 mg iv gtt，使血压特别是舒张压降得过低。5 月 21 日 20:00 pm—5 月 22 日 7:00 am，血压 14.4～17.33/4.27～5.2 kPa(108～130 mmHg /32～39 mmHg)，5 月 22 日 11:00 am—15:00 pm，血压 16.53～18.27/4～5.2 kPa(124～137/30～39 mmHg)。动脉舒张压的高低和心舒期的长短是影响冠脉血流量的重要因素[2]，患者舒张压过低可引发急性心肌梗死。

【病例总结】

对具有血栓形成高危因素的患者如房颤 CHA2DS$_2$VASc 评分高的患者，可考虑不停用华法林或阿司匹林等，而是提高手术操作水平。若停华法林阿司匹林，则短期低分子肝素钙皮下注射。或者待急性期过后在施行起搏器植入术。

对栓塞高风险患者，应严格掌握强效利尿剂的适应证。

予有降压作用的药物，不可使舒张压降得过度。

医师未遵守上述用药注意事项，不排除与患者发生急性心肌梗死有相关性。

参考文献

[1] 叶任高，陆再英.内科学[M].第 6 版.北京：人民卫生出版社，2005，57－73，188－191，236－255.
[2] 朱大年，王庭槐.生理学[M].第 8 版.北京：人民卫生出版社，2013，145－147.

25. 心肌梗死后脑梗死

(2014 年 10 月 13 日)

【概述】

一例糖尿病患者，此次因冠心病、急性冠脉综合征、心功能Ⅳ级(NYHA)而入院。在治疗过程中，患者发生脑梗，通过此病例分析，主要探讨患者在急性冠脉综合征后发生了急性脑梗死的主要可能原因。

【病史介绍】

患者 53 岁，男性，有 2 型糖尿病多年，血糖控制不佳，空腹血糖在 10 mmol/L。有吸烟嗜酒史。因冠心病、急性冠脉综合征、心功能Ⅳ级(NYHA)于 2014 年 10 月 8 日 12:03 pm 被收入院。心超提示左室壁整体运动均减低，以室间隔、前壁、下壁为甚，左房增大，左室收缩舒张功能减低，EF 38%。BNP 10 208 ng/L(<450 ng/L，心率 129 次/min，血压 19.07/12.27 kPa(143/92 mmHg)，SpO_2 87%，两肺闻及哮鸣音及湿啰音、双下肢Ⅲ度水肿。

【临床经过】

予硝酸甘油 10 mg iv gtt、呋塞米 40 mg iv。12:57 pm，予呋塞米 20 mg iv，**甲泼尼龙琥珀酸钠 40 mg iv**。

13:00 pm，APTT 测定值 23.5 s(25.1～36.5 s)，抗凝血酶Ⅲ活性 97.10% (75%～125%)，纤维蛋白(原)降解产物 6.6 μg/L(0～5 μg/L)，纤维蛋白原 3.567 g/L(1.800～3.500 g/L)，凝血酶原时间测定 11.4 s(9.4～12.5 s)，D-二聚体 2.260 mg/L(0.0～0.5 μg/L)，INR 0.97(0.8～1.15)。

予泮托拉唑钠 60 mg 加 NS 50 ml iv gtt(10 月 8 日—10 月 10 日)抑酸，**阿司匹林肠溶片 100 mg qd po(10 月 8 日—)、氯吡格雷(波利维)75 mg qd po(10 月 8 日—10 月 10 日 11 am)，改成氯吡格雷(泰嘉)50 mg qd po(10 月 10 日—)**抗血小板聚集，**低分子肝素钙 6 000 u q12h ih (10 月 8 日—10 月 10 日 11 am)**抗凝，阿托伐他汀钙 20 mg qn po(10 月 8 日—)稳定斑块，福辛普利钠 10 mg qd po(10 月 8 日—10 月 9 日 16 pm)改善重构，螺内酯 20 mg tid po(10 月 8 日—)保钾利尿，但硝酸异山梨酯缓释片 40 mg qd po(10 月 8 日—)扩冠，乳果糖 15 ml bid po (10 月 8 日—)通便，盐酸莫西沙星氯化钠 250 ml(0.4 g) qd iv gtt(10 月 8 日—10 月 14 日)抗感染。

13:15 pm，予硝普钠 50 mg iv gtt、呋塞米 20 mg iv、**甲泼尼龙琥珀酸钠 40 mg iv**。13:30 pm，精神萎，端坐呼吸，两肺闻及哮鸣音及湿啰音，双下肢Ⅱ度水肿。心率 129 次/min，呼吸 32 次/min，血压 22.8/14.4 kPa(171/108 mmHg)，胸闷气促，不能平卧，氧饱和度 89%。BiPAP 呼吸机辅助通气。

14:00 pm，心率 122 次/min，血压 20.4/12.67 kPa(153/95 mmHg)，氧饱和度 87%，CVP 15 cmH_2O，**血糖 20.8 mmol/L(<7.8 mmol/L)**。

16:30 pm，**血糖 16.8 mmol/L(<7.8 mmol/L)**，心率 100 次/min，血压 16.53/10.93 kPa(124/82 mmHg)。

17:11 pm，予硝酸甘油 20 mg iv gtt。21:00 pm，心率 104 次/min，血压 17.73/11.33 kPa(133/85 mmHg)，CVP 1.27 kPa(13 cmH_2O)。

10 月 9 日 6:00 am，**血糖 21.1 mmol/L(<7.8 mmol/L)**。

9:00 am，心率 107 次/min，血压 16.4/9.87 kPa(123/74 mmHg)，CVP 1.42 kPa(14.5 cmH_2O)。

10:00 am，患者两下肺闻及湿啰音，双下肢仍有水肿，心率 106 次/min，血压 12.53/9.2 kPa(94/69 mmHg)，BNP 14 889 ng/L(<450 ng/L)，**血糖 18.8 mmol/L(<7.8 mmol/L)**。24 小时尿量 5 640 ml(19 h)。**予生物合成人胰岛素(诺和灵 R)8 u ih(10 月 9 日—10 月 11 日)、精蛋白生物合成人胰岛素(诺和灵 N)8 u ih(10 月 9 日—10 月 10 日)控制血糖**。

11:30 am，**予托拉塞米 50 mg iv gtt**。14:00 pm，心率 98 次/min，血压 12/7.2 kPa(90/54 mmHg)。

17:00 pm，心率 98 次/min，**血压 11.6/7.47 kPa(87/56 mmHg)**，停硝酸甘油 iv gtt。

18:00 pm，心率 95 次/min，**血压 11.47/6.4 kPa(86/48 mmHg)**。

21:00 pm，心率 93 次/min，血压 13.07/6.13 kPa(98/46 mmHg)，CVP 0.88 kPa(9 cmH_2O)，**予托拉塞米 50 mg iv gtt**。

10 月 10 日 8:42 am，患者目前可平卧，昨日尿量 4 900 ml。心率 90 次/min，血压 13.07/8 kPa(98/60 mmHg)，两下肺闻及湿啰音，双下肢仍有水肿。9:00 am，CVP 0.59 kPa(6 cmH_2O)。

11:00 am，停波立维(氯吡格雷)，改用泰嘉(氯吡格雷)50 mg qd po(10 月 10 日—)，停低分子肝素钙皮下注射。

21:17 pm，患者突发意识欠清，呼之能应。查体部分配合，心电监护提示窦律，心率 85 次/min，血压 17.6/10.13 kPa(132/76 mmHg)，呼吸 23 次/min，构音障碍，双眼凝视右侧，对光反射存在，左侧肢体肌力 0 级，左侧病理征阳性，考虑急性缺血性脑卒中可能。

21:21 pm，头颅 CT 提示右侧大脑沟回消失，结合病史考虑急性脑梗死，大面积脑梗死可能性大。予甘露醇降颅压，呋塞米利尿。

【病例用药分析】

患者在急性冠脉综合征后发生了急性脑梗死，其主要可能原因：

(1) 急性冠脉综合征引发室壁运动异常，可能导致心室附壁血栓形成，栓子脱落形成脑梗死[1]。

(2) 有 2 型糖尿病史、吸烟嗜酒，可能存在脑动脉硬化，有引发脑梗死疾病基础[1]。

(3) 因救治急性左心力衰竭两次予甲泼尼龙琥珀酸钠 40 mg iv。根据急性心力衰竭诊断和治疗指南[2]，急性左心力衰竭若有明显哮鸣音者予茶碱类以减轻支气管痉挛，予糖皮质激素抗过敏抗渗出。而根据急性心肌梗死诊断和治疗指南[4]，急性心肌梗死基础上并发的急性左心力衰竭，茶碱类和糖皮质激素不宜使用。糖皮质激素可降低抗凝作用，形成栓塞性脉管炎、血栓，增加脑梗死风险；增加儿茶酚胺的血管收缩效应，盐皮质激素样作用引起水钠潴留，使血压升高，左心室负荷加重；还可升高血糖和血脂[3]。糖皮质激素可抑制蛋白质的合成，促进蛋白质的分解，引发类固醇肌病，可延缓甚至阻止急性心肌梗死坏死心肌的修复，可引发心肌梗死后的心肌断裂，引发严重心律失常(见 Pfizer Manufacturing Belgium NV)。

(4) 10 月 8 日 14:00 pm 血糖 20.8 mmol/L，16:30 pm 血糖 16.8 mmol/L，10 月 9 日 6:00 am 血糖 21.1 mmol/L，10:00 am 血糖 18.8 mmol/L。患者血糖极高除与应激反应有关外，予甲泼尼龙琥珀酸钠静脉推注是重要原因。急性冠脉综合征患者血糖建议控制在 7.8～10.0 mmol/L，而患者因胰岛素使用延迟了 1 天，致使极高血糖未被及时控制，可增加血黏度增加脑梗死风险[4]。

(5) 予低分子肝素钙 6 000 u q12h ih(10 月 8 日—10 月 10 日 11 am)剂量疗程可能不够。对 UA/NSTEMI 患者，可静脉应用肝素 2～5 天为宜，后改为皮下注射肝素 1～2 天，共 3～7 天；而教科书对低分子肝素钙疗程尚未规定[4]。药品说明书建议对 UA/NSTEMI 患者，低分子肝素钙疗程为 6 天左右(见葛兰素史克有限公司药品说明书)。患者体重 85 kg，按照药品说明书规定，应 8 000 u(0.8 ml) q12h ih。实际予 6 000 u(0.6 ml) q12h ih(10 月 8 日 11 am—10 月 10 日 11 am)，仅仅使用了 2 天。患者发生脑梗死是在停用低分子肝素钙的当天晚上。

(6) 10 月 9 日 11:30 am 予托拉塞米 50 mg iv gtt。17:00 pm，血压 11.6/7.46 kPa(87/56 mmHg)，停硝酸甘油。18:00 pm 血压 11.46/6.4 kPa(86/48 mmHg)。21:00 pm 血压 13.06/6.13 kPa(98/46 mmHg)，予托拉塞米 50 mg iv gtt。药品说明书规定：对充血性心力衰竭所致水肿，托拉塞米每天最大剂量为 40 mg，若有肾功能不全，则每天最大剂量可用至 100 mg(见南京海辰药业股份有限公司药品说明书)。患者肾功能正常，对急性左心力衰竭托拉塞米每天最大剂量通常不建议超过 40 mg。托拉塞米剂量过大可促使血液浓缩，激活凝血因子，引发低血压，使脑梗死风险增加。

【病例总结】

根据急性心肌梗死诊断和治疗指南，急性心肌梗死基础上并发的急性左心力衰竭，茶碱类和糖皮质激素不宜使用。

应根据患者体重调整低分子肝素钙剂量，并且应注意疗程。

对肾功能正常的充血性心力衰竭所致水肿，托拉塞米每天最大剂量为 40 mg(见南京海辰药业股份有限公司药品说明书)。

医师未遵守上述用药注意事项，不排除与患者发生脑梗死有相关性。

参考文献

[1] 刘一尔，邓海波，李文华，等.急性心肌梗死并发脑梗死的临床特点[J].中国现代医学杂志，2003，13

(10)：125－126.
[2] 中华医学会心血管病学分会，中华心血管病杂志编辑委员会.急性心力衰竭诊断和治疗指南[J].2010，38(3)：195－208.
[3] 贾公孚，谢惠民.药害临床防治大全[M].北京：人民卫生出版社，2002，346－347，1306－1307.
[4] 陈灏珠，钟南山，陆再英，等.内科学[M].第8版.北京：人民卫生出版社，2013，240－241，747－752.

26. 慢性支气管炎患者发心肌梗死脑梗死

（2014 年 12 月 17 日）

【概述】

一例合并多种基础疾病的 96 岁高龄女性，此次因慢性支气管炎急性发作、冠心病、心功能Ⅲ级而入呼吸科。治疗过程中，患者因急性冠脉综合征转入心内科；一周后患者呼之不应，查体见针尖样瞳孔，考虑脑梗死，血气显示患者血钠 157 mmol /L，氯 114 mmol /L。通过此病例分析，主要探讨以下几点：1. 患者入院后发生急性冠脉综合征的主要原因；2. 患者发生脑梗死主要可能原因；3. 患者发生高钠高氯血症的主要原因。

【病史介绍】

患者 96 岁，高龄女性，有冠心病、慢性心功能不全史 20 年，慢性胃炎史 30 年，慢性胆囊炎史 10 年。慢性支气管炎史 40 多年。因慢性支气管炎急性发作、冠心病、心功能Ⅲ级于 2014 年 11 月 27 日 14:30 pm 入院。体温 37.7℃，心率 62 次/min，血压 17.33/10.67 kPa（130/80 mmHg），精神萎靡，两肺底闻及大量湿啰音，CRP 3.96 mg /L（0～3 mg /L），肌酐 124 μmol /L（45～84 μmol /L），血沉 68 mm/H（0～20 mm/H），血红蛋白 103 g /L（115～150 g/L），白细胞 5.88×10^9/L（3.69×10^9～9.16×10^9/L），中性粒细胞百分率 73.1%（50%～70%）。

【临床经过】

2014 年 11 月 27 日予**二羟丙茶碱 0.5 g 加 NS 100 ml qd iv gtt（11 月 27 日—12 月 4 日）**平喘，疏血通 4 ml 加 NS 100 ml qd iv gtt（11 月 27 日—12 月 4 日）活血，单硝酸异山梨酯缓释片 40 mg qd po（11 月 27 日—12 月 5 日）扩冠，阿司匹林肠溶片 100 mg qd po（11 月 27 日—12 月 5 日）抗血小板，**阿莫西林舒巴坦钠 3 g 加 NS 100 ml bid iv gtt（11 月 28 日—11 月 29 日）抗感染**，奥美拉唑钠 40 mg 加 NS 100 ml qd iv gtt（11 月 29 日—12 月 4 日）抑酸护胃。

11 月 29 日，患者时有咳嗽，痰不易咳出，食欲缺乏，乏力，血压 17.33/9.33 kPa（130/70 mmHg），心率 74 次/min，两肺底闻及中等量湿啰音。**患者体温正常，为减轻心脏负担，停抗生素。**

11 月 30 日，患者仍全身乏力，嗜睡，食欲缺乏，仍有咳嗽咳痰，体温 36.3℃，血压 17.33/9.33 kPa（130/70 mmHg），心率 74 次/min，两肺底闻及湿啰音。

12月2日，予**槟榔**15 g＋**枳实**15 g＋党参15 g＋蒲公英15 g＋丹参15 g＋川芎12 g＋厚朴12 g＋…＋水500 ml煎服。

12月3日，**予5% GS 250 ml加维生素C 1 g加维生素B_6 0.2 g qd iv(12月3日—12月4日)**静脉营养。

12月4日9:19 am，患者仍嗜睡，精神差，血压18.67/10.67 kPa(140/80 mmHg)，心率70次/min，律不齐。CKMB 6.77 μg/L(0.10～4.94 μg/L)，肌红蛋白124.0 μg/L(25～58 μg/L)，肌钙蛋白0.822 μg/L(0.000～0.014 μg/L)，BNP 30 728 ng/L(＜450 ng/L)，肌酐134 μmol/L(45～84 μmol/L)。CT示两肺慢性支气管炎改变伴感染，双侧胸腔积液；双侧基底节区、侧脑室旁及半卵园区中心多发腔隙性脑梗死。

15:30 pm，患者出现胸闷恶心，心电图示多个导联ST水平压低0.5～1 mm，房颤心律。

12月5日转心内科，诊断为急性冠脉综合征，房颤，心功能Ⅲ级(NYHA)、脑梗死，肾功能不全。予阿司匹林肠溶片100 mg qd po(12月5日—12月14日)、氯吡格雷50 mg qd po(12月5日—12月14日)抗血小板，阿托伐他汀钙20 mg qn po(12月5日—12月14日)稳定斑块，**呋塞米20 mg bid po(12月5日—12月13日)，减量为20 mg qd po(12月13日—12月4日)**、螺内酯20 mg bid po(12月5日—12月13日)，减量为20 mg qd po(12月13日—12月14日)利尿，硝酸异山梨酯片5 mg bid po(12月5日—12月14日)扩冠，泮托拉唑钠60 mg加NS 100 ml qd iv gtt(12月5日—12月7日)抑酸护胃，胞二磷胆碱0.5 g加NS 250 ml qd iv gtt(12月5日—12月7日)、**比拉西坦氯化钠100 ml qd iv gtt(12月5日—12月14日)**营养脑神经，氯化钾缓释片1 g bid po(12月6日—12月13日)补钾。

12月6日，患者一般情况差，消瘦，两下肺可闻及湿啰音，房颤心室率100次/min。血红蛋白106 g/L(115～150 g/L)，白细胞11.72×10^9/L(3.69×10^9～9.16×10^9/L)，中性粒细胞百分率92.2%(50%～70%)，CRP 26.4 mg/L(0～3 mg/L)。12月7日，予雷贝拉唑钠肠溶片10 mg qd po(12月7日—12月13日)抑酸护胃，头孢哌酮舒巴坦钠1.5 g加NS 100 ml bid iv gtt(12月7日—12月8日)抗感染，**硝酸甘油10 mg加NS 50 ml bid静脉推泵(12月6日—12月8日)**扩冠。

12月8日，患者咳嗽咳痰较前加重，将抗生素升级为亚胺培南西司他丁钠1 g加NS 100 ml q12h iv gtt(12月8日—12月13日)。

12月9日，予硝酸甘油20 mg加NS 50 ml bid静脉推泵扩冠。12月10日7:16 am，钠148 mmol/L(137～145 mmol/L)，氯110 mmol/L(98～107 mmol/L)。19:46 pm，患者出现双侧肢体不自主抖动。

12月11日8:50 am，患者嗜睡，反应差，两下肺可闻及湿啰音，房颤心室率100次/min。13:07 pm，患者再次双侧肢体不自主抖动。神经内科会诊予安宫牛黄丸口服对症治疗。

12月12日20:00 pm，患者呼之不应，查体见针尖样瞳孔。神经内科会诊见患者左侧凝视，考虑脑梗死。22:03 pm，钠157 mmol/L(137～145 mmol/L)，氯114 mmol/L(98～107 mmol/L)，肌酐219 μmol/L(46～92 μmol/L)。

12月13日，予胞二磷胆碱0.5 g加NS 100 ml qd iv gtt(12月13日—12月14日)营养脑神经，莫西沙星氯化钠0.4 g qd iv gtt(12月13日—12月14日)抗感染，泮托拉唑钠60 mg＋NS 100 ml qd iv gtt(12月13日—12月14日)抑酸护胃。

12 月 14 日 11:20 am，患者心电图呈一直线，宣告临床死亡。

【病例用药分析】

一、患者入院后发生急性冠脉综合征的主要原因

患者因慢性支气管炎急性发作、冠心病、心功能Ⅲ级于 2014 年 11 月 27 日 14:30 pm 入院。12 月 5 日因急性冠脉综合征转入心内科。其主要原因是：

(1) 11 月 29 日因患者体温正常，为减轻心脏负担，停阿莫西林舒巴坦钠 3 g (11 月 28 日—11 月 29 日)。患者为慢性支气管炎伴感染，96 岁高龄伴有心力衰竭等基础疾病，按规定疗程通常为 10～14 天[1]。高龄患者严重细菌感染症状体征可以不明显，血象、CRP 等可以不高，仅表现为精神差、食欲缺乏等。实际上抗菌药仅用 2 天即停用，可能使感染加重，加重心脏负荷，诱发急性冠脉综合征[2]。

(2) 予 5% GS 250 ml 加维生素 C 1 g 加维生素 B_6 0.2 g qd iv gtt(12 月 3 日—12 月 4 日)。维生素 C 促进胶原蛋白合成，降低毛细血管的通透性，加速血液的凝固，刺激凝血功能。每日 1～4 g，可促进血管内凝血，引发深静脉血栓形成(见上海禾丰制药有限公司药品说明书)。有每天予 1 g 以上维生素 C 静脉滴注，几天后引发深静脉血栓、使原有栓塞加重的报道[3]。

(3) 予二羟丙茶碱 0.5 g qd iv gtt(11 月 27 日—12 月 4 日)。二羟丙茶碱舒张支气管的作用机制之一是促进内源性肾上腺素释放，使交感神经兴奋性增加，有直接兴奋心肌，加强心肌收缩力的作用，剂量大时可加快心率，使左心室负荷加重，诱发急性冠脉综合征(见上海现代哈森药业有限公司药品说明书)。

(4) 予槟榔 15 g＋枳实 15 g＋…煎服。槟榔碱具有兴奋 M 胆碱受体的作用，可能促进冠状动脉收缩。枳实可兴奋 α 受体，致部分器官血管收缩，有升压作用，可增加心脏负荷。因此不能排除这两味药促发急性冠脉综合征的可能性[2]。

(5) 患者冠心病、心力衰竭，有口服他汀类降脂药和 ACEI 的适应证[2]，但实际上没有口服，可能使疾病恶化。患者肌酐 124 μmol/L，没有 ACEI 的禁忌证。

(6) 患者冠心病、心力衰竭，有发生急性冠脉综合征的疾病基础[2]。

二、患者发生脑梗死的主要原因

患者发生脑梗死主要可能原因：

(1) 患者房颤、急性冠脉综合征引发室壁运动异常，可能导致心室附壁血栓形成，栓子脱落形成脑梗死[4]。

(2) 患者冠心病、高龄，也有可能存在脑动脉硬化，有引发脑梗死疾病基础[4]。

(3) 12 月 9 日钠 148 mmol/L，12 月 12 日钠 157 mmol/L。可能存在脱水，使血黏度升高而引发脑梗死[4]。

三、患者高钠高氯血症的主要原因

患者血钠 157 mmol/L，氯 114 mmol/L 的主要可能原因：

(1) 患者因感染和心力衰竭，呼吸频率加快，有呕吐，可使水丧失过多；因神志不清水摄入

极少；96 岁高龄患者肾脏排钠效力下降[5]。

(2) 脑梗死使血管升压素分泌减少，再吸收水功能下降；而下丘脑-神经垂体的受损，使抗利尿激素合成分泌不足，造成渗透性利尿失水等均可造成高钠高氯血症[5]。

(3) 予呋塞米 20 mg bid po(12 月 5 日—12 月 13 日)。强效利尿作用可使患者体液丢失，引起循环血量不足(见上海禾丰制药有限公司药品说明书)。

(4) 予比拉西坦氯化钠 100 ml qd iv gtt(12 月 5 日—12 月 14 日)，包含 0.9 g 氯化钠。予亚胺培南西司他丁钠 1 g 加 NS 100 ml q12h iv gtt(12 月 8 日—12 月 13 日)，NS 200 ml 包含 1.8 g 氯化钠，2 g 亚胺培南西司他丁钠包含的钠离子相当于 0.3 g 氯化钠。总共摄入的氯化钠不超过 3 g，因此不是发生高钠高氯血症的主要原因。

【病例总结】

高龄患者慢性支气管炎伴感染，抗菌药疗程通常为 10～14 天。

槟榔碱可能促进冠状动脉收缩，枳实有升压作用，冠心病心力衰竭患者不宜使用。

冠心病、心力衰竭，有口服他汀类降脂药和 ACEI 的适应证。

医师未遵守上述用药注意事项，不排除与患者病情恶化有相关性。

参 考 文 献

[1] Sandford JP，王爱霞.桑德福抗微生物治疗指南[M].北京：中国协和医科大学出版社，2011，35 - 41.

[2] 陈灏珠，钟南山，陆再英，等.内科学[M].第 8 版.北京：人民卫生出版社，2013，236 - 242.

[3] 范永莉.大剂量维生素 C 致深静脉血栓形成 1 例[J].药物与临床，2014，8，63 - 64.

[4] 刘一尔，邓海波，李文华等.急性心肌梗死并发脑梗死的临床特点[J].中国现代医学杂志，2003，13(10)：125 - 126.

[5] 王礼振.临床输液学[M].北京：人民卫生出版社，1998，42 - 46.

27. 因心房颤动脑血管意外死亡

（2014年2月20日）

【概述】

一例长期高血压史患者，此次因异位心律、房颤（快室率）、T波改变而入院。入院后患者发生快速房颤，之后因发生急性脑血管意外而死亡，脑梗死、脑出血无法除外。通过此病例分析，主要探讨以下几点：1. 患者发生快速房颤的主要可能原因；2. 患者如果发生脑梗死的主要可能原因；3. 患者如果发生脑出血的主要可能原因。

【病史介绍】

患者75岁，女性，有高血压病史10余年，最高至24/13.33 kPa（180/100 mmHg），近期服用贝那普利，血压控制不详。2013年12月初开始出现咳嗽咳痰，于社区卫生中心就诊。予复方甘草合剂10 ml tid po（2013年12月4日—2014年1月14日）止咳，头孢拉定胶囊0.25 g tid po（2013年12月11日—12月27日）抗感染，患者咳嗽咳痰未好转。2014年1月14日再次于社区卫生中心就诊，诊断为肺炎，改用头孢克洛胶囊0.25 g tid po（1月14日—2月10日）抗感染，**复方可待因口服液10 ml tid po（1月14日—1月21日）**止咳。患者开始出现活动后气促，偶有心悸，休息后缓解。1月21日，改用**复方甲氧那明胶囊2粒tid po（1月21日—2月13日）**止咳平喘。病程中有恶心、呕吐、腹泻。2月12日，患者气促症状加重，遂来院急诊，心率156次/min，律不齐，血压19.47/10.4 kPa（146/78 mmHg）。行心电图检查提示异位心律、房颤（快室率）、T波改变，查BNP 2 376 ng/L（＜450 ng/L），肌酐98 μmol/L（59～104 μmol/L）。上腹部B超提示肝静脉及下腔静脉扩张，右侧胸腔积液。

【临床经过】

2014年2月12日予胺碘酮150 mg静脉推注，300 mg静脉推泵约5小时后气促症状好转，心电监护提示转复窦律。

2月13日15:50 pm，患者再发房颤，心电监护示房颤（快室率），予胺碘酮0.2 g tid po。因房颤（快室率）、心功能Ⅲ级、高血压病3级（极高危组）于16:24 pm收入心内科。查体血压18.67/12 kPa（140/90 mmHg），神清，气稍促，对答切题，查体合作，颈软，颈静脉无怒张，双肺未闻及明显干湿啰音，心率120次/min，律绝对不齐，双下肢轻度水肿。

16:58 pm，患者突发呼吸抑制，呈持续性，口唇发绀，意识存在。立即予面罩给氧、甲泼尼龙琥珀酸钠等，并请麻醉科气管插管。过程中，患者意识丧失，双肺听诊两肺野满布湿啰音，心电监护示房颤，心室率190次/min左右，故予电复律，心电监护示复律未成功，予胺碘酮150 mg静推，复律未成功。故转入重症监护室。

17:20 pm，患者呼吸抑制较明显，呼之不应。查体血压26.67/14.93 kPa（200/112 mmHg），意识丧失，右侧瞳孔针尖样，左侧瞳孔缩小，双侧对光反射消失。双肺满布湿啰音，心电监护示心率167次/min，律绝对不齐，双下肢轻度水肿。考虑急性脑血管意外，脑梗死、脑出血无法除外。

予有创呼吸机支持、甘露醇脱水、硝酸甘油降压、依达拉奉抗氧化、头孢哌酮舒巴坦钠抗感染、泮托拉唑钠护胃等治疗。患者病情逐渐加重，心率及血压逐步下降，瞳孔散大，家属放弃一切药物治疗、无创及有创一切抢救措施，签字后停用口服及静脉用药。2月16日18:24 pm，宣告临床死亡。

【病例用药分析】

一、患者发生快速房颤的主要可能原因

2月12日发生快速房颤的主要可能原因：

(1) 患者为75岁老年人，有高血压病史10余年，可能伴有高血压性心脏病、冠心病等引发房颤的疾病基础[1]。

(2) 2014年1月14日被诊断为肺炎。老年人因免疫力低下，肺炎可表现不典型，应引起足够重视。应尽早从静脉途径予抗菌药治疗，待病情稳定后可改为口服抗菌药。通常予呼吸喹诺酮类、第二、三代头孢菌素，越早治疗预后越好[1]。而实际上只是间断性、不规则口服头孢拉定胶囊、头孢克洛胶囊，未予抗菌药规范治疗，感染未控制可增加心脏负荷，引发包括房颤在内的心律失常[1]。

(3) 从2013年12月4日至2014年1月14日（持续一个多月），予复方甘草合剂10 ml tid po止咳。1 000 ml复方甘草合剂中含甘草流浸膏120 ml、复方樟脑酊180 ml、愈创木酚甘油醚5 g、甘油120 ml等。甘草有弱皮质激素样作用，长期应用可引发水钠潴留、高血压、心脏损害等不良反应（见上海美优制药有限公司药品说明书）。另外，复方樟脑酊有强力镇咳作用，可减轻咳嗽症状，但长期应用也可能因抑制咳嗽反射而加重肺部感染（见上海美优制药有限公司药品说明书）。因此不能排除长期口服复方甘草合剂与诱发房颤的可能性。

(4) 从1月14日至1月21日，予复方可待因口服液10 ml tid po止咳。复方可待因溶液每1 ml含磷酸可待因1 mg，盐酸麻黄碱0.6 mg，盐酸曲普利啶0.14 mg，愈创木酚磺酸钾14 mg。复方磷酸可待因溶液10 ml tid po（1月14日—1月21日），相当于每天摄入盐酸麻黄碱18 mg，共8天。麻黄碱成人口服常规剂量每次15～30 mg，一日45～90 mg[2]，可见患者剂量已达到此剂量的40%。麻黄碱对肾上腺素α和β受体均有激动作用，可使皮肤、黏膜和内脏血管收缩，加重心脏负荷，增加心肌耗氧量[2]。磷酸可待因有强力镇咳作用，可减轻咳嗽症状，但也可能因抑制咳嗽反射而加重肺部感染（见珠海联邦制药股份有限公司药品说明书）。因此不能排除口服复方可待因口服液与诱发房颤的可能性。

(5) 从1月21日至2月13日，予复方甲氧那明胶囊2粒tid po止咳平喘。1粒复方甲氧那明胶囊包含盐酸甲氧非那明12.5 mg、那可汀7 mg、氨茶碱25 mg、马来酸氯苯那敏2 mg。

复方甲氧那明胶囊 2 粒 tid po（1 月 21 日—2 月 13 日），相当于每天摄入甲氧非那明 75 mg，氨茶碱 150 mg，共 23 天。甲氧非那明成人口服常规剂量每次 50～100 mg，一日 3 次；氨茶碱成人常用量为一日 0.3～0.6 g 口服（上海现代哈森（商丘）药业有限公司药品说明书）。患者剂量已接近此剂量的一半。甲氧非那明作用类似麻黄碱，主要激动肾上腺素 β 受体，对肾上腺素 α 受体作用极弱，也可使心率加快，加重心脏负荷，增加心肌耗氧量[3]；茶碱舒张支气管的作用机制之一是促进内源性肾上腺素释放，因此甲氧那明和氨茶碱均有增加心肌氧耗量的作用。因此不能排除口服复方甲氧那明胶囊与诱发房颤的可能性。当发生恶心、呕吐等症状时，应停止服用复方甲氧那明胶囊（见上海三共制药有限公司产品说明书），实际上当发生呕吐等症状时未及时停药。

二、患者如果发生脑梗死的主要可能原因

2 月 13 日 16:58 pm 突发脑血管意外，大面积脑梗死的可能性大一些，也不能除外脑出血。如果是脑梗死其主要可能原因是：

（1）患者为 75 岁老年人，有高血压病史 10 余年，其脑动脉也可能存在粥样硬化，容易在脑动脉管腔内形成血栓[4]。

（2）患者发生快房颤，容易形成血栓，随动脉血流至脑造成脑栓塞[4]。

（3）患者为 75 岁老年高血压患者，发生房颤应予抗凝治疗[1]，但实际上未给予。

三、患者如果发生脑出血的主要可能原因

如果发生了脑出血，其主要可能原因是：

（1）患者为 75 岁老年人，有高血压病史 10 余年，脑血管内膜可能受损，形成微动脉瘤、夹层动脉瘤等，当血压升高时，可引发破裂出血[4]。

（2）从 2013 年 12 月 4 日至 2014 年 1 月 14 日（持续一个多月），予复方甘草合剂 10 ml tid po 止咳；从 1 月 14 日至 1 月 21 日，予复方可待因口服液 10 ml tid po 止咳；从 1 月 21 日至 2 月 13 日，予复方甲氧那明胶囊 2 粒 tid po 止咳平喘。这三种复方制剂中各包含甘草、麻黄碱、甲氧那明，均可使血压升高，有引发脑出血的报道[5]。

【病例总结】

（1）复方可待因溶液下呼吸道疾病患者禁用，冠状血管疾病、严重高血压患者禁用（见珠海联邦制药股份有限公司药品说明书）。

（2）复方甲氧那明应禁用于严重心血管疾病患者（见上海三共制药有限公司产品说明书）。

（3）严重心血管疾病患者若因咳嗽剧烈，影响休息，可短期口服复方甘草合剂。

（4）推荐复方鲜竹沥液，包含鱼腥草、桔梗、生半夏、枇杷叶等，可用于止咳化痰抗炎（见江西南昌济生制药厂药品说明书）。

医师未遵守上述用药注意事项，不排除与患者发生快房颤及脑血管意外有相关性。

参考文献

[1] 陈灏珠，钟南山，陆再英.内科学[M].第8版.北京：人民卫生出版社，2013，41－45，188－191.
[2] 杨世杰.药理学[M].北京：人民卫生出版社，2001，194－195.
[3] 陈新谦，金有豫，汤光.新编药物学[M].第15版.北京：人民卫生出版社，2003，105－106，410.
[4] 匡培根.神经系统疾病药物治疗学[M].北京：人民卫生出版社，2003，339－340，669－670.
[5] 贾公孚，谢惠民.药害临床防治大全[M].北京：人民卫生出版社，2002，279－281.

28. PCI 术后发生心房颤动和深静脉血栓形成

（2014 年 5 月 14 日）

【概述】

一例因冠心病、急性冠脉综合征、心功能Ⅲ级（NYHA），2 型糖尿病而入院的患者，冠脉造影示三支病变，成功行 PCI 术。在住院过程中相继出现心房颤动发作，右下肢深静脉血栓形成。通过此病例分析，主要探讨以下两点：1. 患者心房颤动发作的主要原因；2. 患者右下肢深静脉血栓形成的主要原因。

【病史介绍】

患者 71 岁，男性，有糖尿病病史 10 余年，因冠心病、急性冠脉综合征、心功能Ⅲ级（NYHA），2 型糖尿病于 2014 年 4 月 21 日入院。心率 127 次/min，血压 16.27/7.47 kPa（122/56 mmHg），意识清，精神可，两肺可闻及散在湿啰音，双下肢Ⅱ度水肿。BNP 19 925 ng/L（＜450 ng/L），CRP＞160 mg/L（0～8 mg/L）。冠脉造影示三支病变，成功行 PCI 术。

【临床经过】

PCI 术中共用肝素 38 000 u，术后予替罗非班静脉推泵。予阿司匹林肠溶片 100 mg qd po（4 月 21 日—）、替格瑞洛 90 mg bid po（4 月 21 日—4 月 25 日）、氯吡格雷 75 mg qd po（4 月 25 日—）抗血小板聚集，低分子肝素钙 2 000 u q12h ih（4 月 23 日—4 月 28 日）抗凝，螺内酯 20 mg qd po（4 月 21 日—）保钾利尿，**呋塞米 50～180 mg iv gtt（4 月 21 日—4 月 30 日）利尿**，泮托拉唑钠 60 mg qd iv gtt（4 月 21 日—）抑酸护胃，头孢哌酮舒巴坦钠 1.5 g＋NS 100 ml bid iv gtt（4 月 21 日—4 月 30 日）抗感染，精蛋白生物合成人胰岛素 ih（4 月 23 日—）控制血糖，**甲泼尼龙琥珀酸钠 40 mg qd iv gtt（4 月 21 日—4 月 22 日）**平喘等治疗，间断无创呼吸机辅助通气（4 月 21 日—）。

4 月 23 日，患者两肺可闻及少量干湿啰音，心率 95 次/min，双下肢略有水肿。C 反应蛋白 92.1 mg/L（0～8 mg/L），肌酐 121 μmol/L（59～104 μmol/L），中性粒细胞 90.9%（50%～70%），白细胞计数 19.82×10^9/L（3.69×10^9～9.16×10^9/L）。

4 月 25 日，心电监护示心率 93 次/min，血压 14/8.4 kPa（105/63 mmHg）。两肺可闻及少量干湿啰音，双下肢略有水肿。予**呋塞米 20 mg tid po（4 月 25 日—4 月 29 日）**利尿，呼吸内科会诊予莫西沙星氯化钠 0.4 g qd iv gtt（4 月 25 日—4 月 30 日）抗感染，**布地奈德、复方异丙托**

溴铵、氨溴索、庆大霉素 q8h 雾化吸入(4月25日—)，**多索茶碱** 0.1 g bid iv gtt(4月25日—4月26日)平喘。**晚发作心房颤动后**自行转复。

4月26日 10:00 am，加用胺碘酮 0.2 g tid po(4月26日—5月4日)控制心律失常，**予酚酞片 0.2 g qn po(4月26日—4月29日)**通便。16:00 pm，心电监护示心房颤动，心室率 140～150次/min，诉有胸痛，予胺碘酮静脉推泵。

4月27日，患者双下肢无水肿，CT示两肺广泛渗出性改变，双侧胸腔积液继发双肺下叶膨胀不全，考虑肺水肿可能大，左肾上腺可疑增粗。钠 129 mmol/L(137～147 mmol/L)，钾 3.8 mmol/L(3.5～5.3 mmol/L)，氯 97 mmol/L(99～110 mmol/L)。

4月29日，C反应蛋白 43.30 mg/L(0～8 mg/L)，4月30日 10:00 am，患者两肺可闻及少量湿啰音，双下肢略有水肿。停莫西沙星，予亚胺培南西司他丁钠 1 g q8h iv gtt(4月30日—5月4日)抗感染。15:09 pm，行右侧胸腔穿刺及闭式引流术。20:00 pm，患者诉右侧胸腔有气泡声，并有胸闷感，查体右侧胸壁皮下握雪感。胸外科急会诊，胸片示右侧气胸及皮下气肿，予右侧胸腔管接水封瓶。

5月1日，患者目前仍有咳痰困难，胸腔引流管中，心电监护示心率90次/min，血压 15.2/9.87 kPa(114/74 mmHg)。两肺可闻及少量湿啰音。胸水常规、生化提示漏出液。C反应蛋白 92.80 mg/L(0～8 mg/L)，B型钠尿肽前体 11 928 ng/L(＜450 ng/L)。**予托拉塞米 120 mg 静脉输注，呋塞米 70 mg 静脉输注利尿**。

5月2日，患者咳痰较困难，**予托拉塞米 150 mg 静脉滴注**利尿。

5月3日，患者咳痰较困难，痰较黏稠，两肺可闻及少量湿啰音，右侧胸腔引流管置管处周围可及捻发感，双下肢略有水肿。INR 1.44(0.8～1.5)，凝血酶时间测定 14.6 s(14～21 s)，凝血酶原时间测定 17.2 s(9～13 s)，APTT 测定值 39.2 s(20.0～40.0 s)，D-二聚体 11.840 mg/L(＜0.55 mg/L)，抗凝血酶Ⅲ活性 79.30%(75%～125%)，纤维蛋白(原)降解产物 29.1 μg/L(＜5.0 μg/L)，纤维蛋白原 6.6 g/L(1.8～3.5 g/L)。予**托拉塞米 100 mg 静脉滴注**，呋塞米 60 mg 静脉滴注。

5月4日，患者咳痰较困难，痰较黏稠，伴有胸闷，双下肢略有水肿。予**托拉塞米 100 mg 静脉滴注**，呋塞米 20 mg 静脉推注。因肺部感染控制不佳呼吸内科会诊，改用万古霉素 0.5 g 加 NS 100 ml q12h iv(5月4日—)、头孢哌酮舒巴坦钠 3 g 加 NS 100 ml q12h iv(5月4日—)抗感染。胸部CT提示肺部渗出较多，予**甲泼尼龙琥珀酸钠 80 mg 静脉推注(5月4日—5月6日)**抗炎。

5月5日，患者咳痰较困难，痰较黏稠，伴有胸闷，双下肢略有水肿。**予托拉塞米 150 mg 静脉滴注利尿**。

5月6日，患者咳痰较困难，痰较黏稠，双下肢略有水肿。C反应蛋白 134.00 mg/L(0～8 mg/L)，**予托拉塞米 150 mg 静脉滴注利尿**。

5月7日，患者咳痰较困难，痰较黏稠。予甲泼尼龙琥珀酸钠 40 mg 静脉推注，予托拉塞米 50 mg 静脉滴注(5月7日—5月9日)利尿。发现右下肢腿围较粗，仍有水肿。血管外科会诊，结合B超，诊断右下肢深静脉血栓形成明确。予低分子肝素钙 4 000 u q12h ih(5月7日—)抗凝。

【病例用药分析】

一、患者心房颤动发作的主要原因

4月25日晚心房颤动发作，其主要原因：

(1) 存在冠心病、急性冠脉综合征、心力衰竭、2型糖尿病、肺部感染等诱发房颤的疾病基础[1]。

(2) 予多索茶碱0.1 g bid iv gtt(4月25日—4月26日)，可释放肾上腺素、异丙肾上腺素等儿茶酚胺类，增加心肌耗氧量，引发包括房颤在内的心律失常。多索茶碱急性心肌梗死患者禁用(见山西普德药业股份有限公司药品说明书)；予复方异丙托溴铵q8h雾化吸入(4月25日—)，包含β2受体激动剂沙丁胺醇和抗胆碱能药异丙托溴铵，可使心率加快、增加心肌耗氧量，引发包括房颤在内的心律失常。复方异丙托溴铵近期心肌梗死患者慎用，快速型心律失常患者禁用(见上海勃林格殷格翰药业有限公司药品说明书)。复方异丙托溴铵与多索茶碱合用，使快速型心律失常的发生风险增加，尤其对急性冠脉综合征等严重心脏病患者。

二、患者右下肢深静脉血栓形成的主要原因

5月7日确诊右下肢深静脉血栓形成，其主要原因有：

(1) 患者有10余年糖尿病病史，可发生下肢血管粥样硬化，血管内皮损伤，加上入院后绝对卧床制动，有发生下肢静脉血栓形成的疾病基础[1]。

(2) 5月3日查纤维蛋白原6.6 g/L，纤维蛋白原含量升高，可使血液黏度增高，红细胞聚集增高，血小板聚集增高，从而使血液处于高凝状态促进血栓形成[1]。

(3) 患者入院后因严重心力衰竭予大剂量强效利尿剂，呋塞米50～180 mg iv gtt(4月21日—4月30日)加呋塞米20 mg tid po(4月25日—4月29日)。特别是5月1日予托拉塞米120 mg、呋塞米70 mg iv gtt；5月2日予托拉塞米150 mg iv gtt；5月3日予托拉塞米100 mg加呋塞米60 mg iv gtt；5月4日予托拉塞米100 mg、呋塞米20 mg iv gtt；5月5日予托拉塞米150 mg iv gtt；5月6日予托拉塞米150 mg iv gtt。托拉塞米充血性心力衰竭所致的水肿一每日最大剂量40 mg疗程不超过一周，肾脏疾病所致的水肿最大剂量每日100 mg疗程不超过一周[2]。患者可由于血液浓缩而引起血栓性并发症及心或脑缺血引起心绞痛、急性心肌梗死等不良反应，因此要仔细监察电解质和血容量的不足和血液浓缩的有关症状(见南京海辰药业股份有限公司药品说明书)。可见托拉塞米已超过每天最大剂量，可因脱水而使血黏度增高(痰液黏稠咳痰困难)，引发下肢深静脉血栓形成。

(4) 予甲泼尼龙琥珀酸钠40～80 mg qd iv gtt(4月21日—4月22日，5月4日—5月6日)加布地奈德雾化吸入(4月25日—)。布地奈德是一种强效糖皮质激素，雾化吸入避免了肝脏首过效应，对呼吸道局部作用大，但也吸收分布达全身，达到一定的血浆浓度，引发凝血紊乱(见Astra Zeneca Pty Ltd药品说明书)。甲泼尼龙琥珀酸钠和布地奈德属于糖皮质激素，可刺激血小板生成，增加血黏度，引发血栓形成。

【病例总结】

多索茶碱急性心肌梗死患者禁用，复方异丙托溴铵与多索茶碱合用可能使快速性心律失

常的发生风险增加(见山西普德药业股份有限公司药品说明书)。

托拉塞米肾脏疾病所致的水肿最大剂量每日 100 mg 疗程不超过一周 (见南京海辰药业股份有限公司药品说明书)。

根据急性心肌梗死诊断和治疗指南,急性心肌梗死基础上并发的急性左心力衰竭,茶碱类和糖皮质激素不宜使用。

医师未遵守上述用药注意事项,不排除与患者发生快房颤及深静脉血栓有相关性。

参 考 文 献

[1] 陈灏珠,钟南山,陆再英.内科学[M].第 8 版.北京：人民卫生出版社,2013,188 - 191,638 - 640.

[2] 贾公孚,谢惠民.药害临床防治大全[M].北京：人民卫生出版社,2002,321 - 336,386 - 390.

29. 因比索洛尔和雾化剂导致心力衰竭加重
（2014 年 7 月 22 日）

【概述】

一例合并多种疾病史的患者，此次拟左肺下叶炎、双侧胸腔积液、冠心病、陈旧性心肌梗死、心功能Ⅱ级（NYHA）、2 型糖尿病、高血压病 2 级（极高危组）收住入院。被收入病房后，肺部严重感染被初步控制的情况下，心力衰竭继续加重。通过此病例分析，主要探讨此患者心力衰竭加重的主要原因。

【病史介绍】

患者 65 岁，男性，有糖尿病病史 8 年余，高血压病史 6 年余。2011 年 1 月 31 日发生急性非 ST 段抬高型心肌梗死，选择保守治疗。2014 年 4 月因冠心病、陈旧性心肌梗死、心功能Ⅱ级（NYHA）入院，经治疗后好转。出院后予长期予阿司匹林肠溶片、氯吡格雷、阿托伐他汀钙、氨氯地平、**比索洛尔**等治疗。

7 月 9 日，患者出现左胸前区胸闷，咳嗽，有白色痰，不易咳出，不能平卧。7 月 10 日拟左肺下叶炎、双侧胸腔积液、冠心病、陈旧性心肌梗死、心功能Ⅱ级（NYHA）、2 型糖尿病、高血压病 2 级（极高危组）收住入院。体温 38.6℃，**心率 112 次/min**，血压 14/9.33 kPa（105/70 mmHg），双下肺呼吸音低，**未闻及干湿啰音**。查肌酸磷酸激酶同工酶 6.67 μg/L（0.10～4.94 μg/L），高敏肌钙蛋白 0.097 μg/L（0.000～0.014 μg/L），肌红蛋白 48.13 μg/L（28.0～72.0 μg/L），B 型钠尿肽前体 3 235 ng/L（＜125 ng/L）。心脏超声示左室壁整体运动减低，左房室增大，肺动脉收缩压 8 kPa（60 mmHg），主动脉瓣钙化，左室收缩功能明显减低，微量心包积液，EF28%。

【临床经过】

2014 年 7 月 10 日予哌拉西林他唑巴坦钠 4.5 g 加 NS 100 ml bid iv gtt（7 月 10 日—7 月 11 日），加量为 4.5 g q8h iv gtt（7 月 11 日—）、左氧氟沙星 0.2 g 加 NS 250 ml bid iv gtt（7 月 10 日—7 月 11 日）抗感染，**比索洛尔 5 mg qd po（7 月 10 日—7 月 11 日）减慢心率**，单硝酸异山梨酯缓释胶囊 40 mg qd po（7 月 10 日—7 月 11 日）扩冠，**复方异丙托溴铵溶液 bid 雾化吸入（7 月 10 日—7 月 11 日）**舒张支气管。

7 月 11 日 8:02 am，今晨体温正常，仍有胸闷咳嗽，少量咳痰，查体气稍促，双下肺呼吸音低，未闻及干湿啰音，**心率112次/min**，律齐。查糖化血红蛋白11.1%(4.0%～6.0%)。

12:00 am—14:00 pm，转CCU。目前仍有胸闷气促，端坐呼吸，咳嗽咳痰，气促，双下肺呼吸音低，未闻及干湿啰音，血压19.33/12 kPa(145/90 mmHg)，心率96次/min，律齐。**停比索洛尔和复方异丙托溴铵溶液**，予阿司匹林肠溶片100 mg qd po(7月11日—)、氯吡格雷75 mg qd po(7月11日—)抗血小板，阿托伐他汀钙20 mg qn po(7月11日—)稳定斑块，福辛普利钠10 mg qd po(7月11日—)改善重构，地高辛0.13 mg qd po(7月11日—)强心，螺内酯20 mg bid po(7月11日—)保钾利尿，呋塞米50 mg iv gtt(7月11日—)利尿，格列齐特缓释片30 mg qd po(7月11日—7月14日)、二甲双胍250 mg tid po(7月11日—7月16日)降糖等治疗。

7月12日，患者胸闷气促，呼吸困难，咳嗽、咳痰稍缓解，双下肺呼吸音低，未闻及干湿啰音，血压13.33/7.73 kPa(100/58 mmHg)，心率91次/min，律齐。

7月13日，患者胸闷、气促、呼吸困难、咳嗽、咳痰较前缓解，神清，双下肺呼吸音低，未闻及干湿啰音，血压18.67/10.67 kPa(140/80 mmHg)，心率85次/min，律齐。

7月18日转普通病房。

【病例用药分析】

患者被收入病房后，在肺部严重感染被初步控制的情况下，心力衰竭加重的主要原因：

(1) 患者有冠心病、陈旧性心肌梗死、心功能Ⅱ级(NYHA)、高血压病3级(极高危)、2型糖尿病等使心力衰竭加重的疾病基础[1]。

(2) 未予阿司匹林、氯吡格雷抗血小板，可能加重冠脉缺血，加重心力衰竭[2]。

(3) 患者没有ACEI的禁忌证，未却予ACEI减轻心脏负荷和改善心肌重构。可能加重心力衰竭[2]。

(4) 予比索洛尔5 mg qd po(7月10日—11日)。对慢性稳定性心力衰竭患者，在接受比索洛尔治疗前应首先接受适宜剂量的ACEI、利尿剂等，应从最小剂量1.25 mg qd po开始依据患者耐受情况逐步加量。如遇心力衰竭加重，则应减量，一般不主张突然停药，以免反而使心力衰竭加重或出现严重心律失常(见北京华素制药股份有限公司药品说明书)。患者可能长期予比索洛尔2.5 mg qd po，但在心力衰竭加重的情况下，反而加量为5 mg qd po，并且是在没有使用ACEI、利尿剂、强心甙类的情况下，因此比索洛尔的负性肌力作用可使心力衰竭加重[1]。

(5) 予复方异丙托溴铵溶液bid雾化吸入(7月10日—7月11日)。复方异丙托溴铵溶液含异丙托溴铵和沙丁胺醇，异丙托溴铵具有抗胆碱作用，抑制迷走神经；沙丁胺醇为β_2肾上腺素能受体激动剂，两药叠加作用于肺部的M受体和β_2受体可产生较好的支气管扩张作用，但同时因有部分药物被吸收入全身，也可产生心动过速、心悸等毒不良反应(见上海勃林格殷格翰药业有限公司药品说明书)，从而可能加重心力衰竭。患者心率112次/min，而复方异丙托溴铵溶液快速心律失常患者禁用(见上海勃林格殷格翰药业有限公司药品说明书)。

【病例总结】

冠心病、陈旧性心肌梗死、2型糖尿病、高血压病患者有阿司匹林、ACEI的强适应证，只要没有禁忌证就应给予[2]。

对心力衰竭患者比索洛尔应从最小剂量 1.25 mg qd po 开始依据患者耐受情况逐步加量(见北京华素制药股份有限公司药品说明书)。

复方异丙托溴铵溶液快速心律失常患者禁用(见上海勃林格殷格翰药业有限公司药品说明书)。

医师未遵守上述用药注意事项,不排除与患者心力衰竭加重有相关性。

参 考 文 献

[1] 王建枝,殷莲华.病理生理学[M].第8版.北京:人民卫生出版社,2013,198-200.
[2] 葛均波,徐永健.内科学[M].第8版.北京:人民卫生出版社,2013,162-176,228-255.

30. 急性心肌梗死合并肺部感染未予抗菌药心力衰竭加重死亡

(2014 年 8 月 19 日)

【概述】

一例因急性非 ST 段抬高心肌梗死，心功能不全Ⅱ级(Killip)，高血压病 2 级(极高危)而入院的高龄患者，在治疗过程中发生急性左心力衰竭、心搏骤停。通过此病例分析，主要从药物的角度探讨此患者发生急性左心力衰竭、心搏骤停的主要原因。

【病史介绍】

患者 88 岁，高龄男性，因急性非 ST 段抬高心肌梗死，心功能不全Ⅱ级(Killip)，高血压病 2 级(极高危)于 2014 年 8 月 11 日 20:31 pm 入院。查肌酐 106 μmol/L(59～104 μmol/L)，总胆红素 33.5 μmol/L(0～21 μmol/L)。查体神清气平，双肺可闻及湿啰音，心率 76 次/min，血压 19.33/9.33 kPa(145/70 mmHg)。

【临床经过】

2014 年 8 月 11 日予阿司匹林肠溶片 100 mg qd po(8 月 11 日—8 月 15 日)、氯吡格雷 50 mg qd po(8 月 11 日—8 月 15 日)抗血小板聚集，低分子肝素钙 2 000 u q12h ih(8 月 11 日—8 月 15 日)抗凝，硝酸异山梨酯 5 mg bid po(8 月 11 日—8 月 13 日)扩冠，阿托伐他汀钙 20 mg qn po(8 月 11 日—8 月 15 日)稳定斑块，美托洛尔 6.25 mg bid po(8 月 11 日—8 月 13 日)减慢心率，硝酸异山梨酯 20 mg 加 NS 50 ml iv gtt(8 月 11 日 21:08 pm)扩冠。22:00 pm，心率 78 次/min，血压 19.07/9.47 kPa(143/71 mmHg)。22:36 pm，血压降至 11.47/6.13 kPa (86/46 mmHg)，停硝酸异山梨酯后血压回升至正常。

8 月 12 日 4:00 am，心率 62 次/min，血压 24/11.33 kPa(180/85 mmHg)。8:00 am，查肌酸激酶同工酶 93.76 μg/L(0.10～4.94 μg/L)，肌钙蛋白 1.030 μg/L(0.000～0.014 μg/L)，肌红蛋白 1 587.0 μg/L(28.0～72.0 μg/L)。予泮托拉唑钠 60 mg 加 NS 50 ml qd iv gtt(8 月 12 日—8 月 15 日)抑酸护胃。13:00 pm，血气分析示 PO_2 7.4 kPa[55.5 mmHg(10.67～13.33 kPa，80～100 mmHg)]。

8 月 13 日 9:00 am，肌酐 104 μmol/L(71～133 μmol/L)，BNP 3 642 ng/L(<450 ng/L)，白细胞计数 7.58×10^9/L(3.69×10^9～9.16×10^9/L)，中性粒细胞百分率 71.9%(50%～

70%)。**EF58%**。心率86次/min,血压12.4/6.67 kPa(93/50 mmHg),患者血压偏低,**停美托洛尔和**硝酸异山梨酯,予曲美他嗪20 mg tid po(8月13日—8月15日),8.5%复方氨基酸250 ml qd iv gtt(8月13日—8月15日)。

15:33 pm,**CT示双肺间质增生改变伴感染**,双侧胸腔积液,双肺上叶局限性肺气肿,多发肺大泡形成。

8月14日8:00 am,肌酸激酶同工酶23.89 μg/L(0.10～4.94 μg/L),肌红蛋白265.9 μg/L(28.0～72.0 μg/L),肌钙蛋白3.720 μg/L(0.000～0.014 μg/L)。10:00 am,心率86次/min,血压18.8/10.4 kPa(141/78 mmHg),感胸闷,双肺可闻及湿啰音。

11:03 am,患者咳嗽,**呼吸内科会诊建议治疗肺部感染**,如气喘明显可予二羟丙茶碱。18:30 pm,诉胸闷不适,双肺可闻及干啰音,心率96次/min,呼吸26次/min,氧饱和度85%,血压19.47/11.33 kPa(146/85 mmHg)。钾3.2 mmol/L(3.5～5.3 mmol/L),血气分析示PO_2 6.43 kPa[48.2 mmHg(10.67～13.33 kPa,80～100 mmHg)],予硝酸甘油10 mg iv gtt。

8月15日8:46 am,予硝酸异山梨酯5 mg tid po(8月15日)扩冠,比索洛尔1.25 mg qd po(8月15日)减慢心率,**托拉塞米10 mg qd po(8月15日)**利尿,螺内酯40 mg bid po(5月15日),氯化钾缓释片1 g bid po(8月15日)补钾。

10:00 am,患者稍有胸闷,神清气平,血压16.13/8.67 kPa(121/65 mmHg),心率86次/min,双肺可闻及湿啰音。钾2.2 mmol/L(3.5～5.3 mmol/L),予10%氯化钾20 ml口服。

13:09 pm, BNP 7 201 ng/L(< 450 ng/L)。15:30 pm,钾4.6 mmol/L(3.5～5.3 mmol/L)。

17:20 pm,患者诉气促胸闷,房颤,心室率140次/min,**予胺碘酮300 mg静脉推泵,胺碘酮0.2 g tid po(8月15日)**抗心律失常。

18:30 pm患者气促不能平卧,取端坐卧位,予面罩吸氧,**二羟丙茶碱0.5 g静脉推泵**。

20:15 pm,心率120次/min,血压18.27/10.53 kPa(137/79 mmHg),患者行为不能自控,自行摘除氧气面罩,拒绝使用。20:30 pm,患者气促,不能平卧,端坐呼吸,房颤,心室率140次/min,呼吸42次/min,血压23.2/10.53 kPa(174/79 mmHg),予面罩吸氧5升/min。20:35 pm,房颤,心室率162次/min,呼吸40次/min,血压24.26/9.87 kPa(182/74 mmHg),**予甲泼尼龙琥珀酸钠40 mg iv**。患者不能配合,情绪躁动,予无创呼吸机辅助呼吸。20:40 pm,房颤心室率178次/min,呼吸38次/min,血压23.46/9.87 kPa(176/74 mmHg)。20:45 pm,房颤心室率190次/min,呼吸45次/min,血压23.73/9.6 kPa(178/72 mmHg)。

20:54 pm,患者突发双眼上翻,四肢抽搐,呼之不应,心电监护示逸搏心律,随即心搏呼吸骤停。立即予胸外按压,气管插管,肾上腺素等抢救。21:17 pm恢复自主心率呼吸,心率100次/min,血压18.67/12 kPa(140/90 mmHg)。21:29 pm,再次出现呼吸心搏骤停,经抢救无效21:46 pm死亡。

【病例用药分析】

发生急性左心力衰竭心搏骤停的主要原因:

(1) 患者冠心病、急性非ST段抬高心肌梗死、心功能不全Ⅱ级(Killip)、高血压病2级(极高危),有引发急性左心力衰竭致死性心律失常的疾病基础[1]。

(2) 患者存在肺部感染未被有效控制，可加重心脏负荷，引发急性左心力衰竭致死性心律失常[2]。

(3) 根据急性心力衰竭诊断和治疗指南[3]，应予血管扩张药如硝酸甘油、硝普钠、酚妥拉明等。若应用血管扩张药过程中血压<12/5.3 kPa(90/40 mmHg)，可加用多巴胺以维持血压，并酌减血管扩张药用量或滴速；应立即选用快作用强利尿药如静注呋塞米、托拉塞米以减少血容量和降低心脏前负荷。实际上未使用上述药物，可使急性左心力衰竭进一步加重。

(4) 根据急性心力衰竭诊断和治疗指南[3]，还可选用洋地黄制剂增强心肌收缩力，若有明显哮鸣音者予茶碱类以减轻支气管痉挛，予糖皮质激素抗过敏抗渗出。而根据急性心肌梗死诊断和治疗指南[4]，急性心肌梗死基础上并发的急性左心力衰竭，茶碱类和糖皮质激素不宜使用。实际上 8 月 15 日 18:30 pm 患者急性左心力衰竭发作时予二羟丙茶碱 0.5 g 静脉推泵。二羟丙茶碱舒张支气管的作用机制之一是促进内源性肾上腺素释放，使交感神经兴奋性增加，有直接兴奋心肌，加强心肌收缩力的作用，剂量大时可加快心率，使左心室负荷加重，使患者易激动、惊厥，严重时甚至可使呼吸心搏骤停(见上海现代哈森药业有限公司药品说明书)。患者 88 岁高龄，存在肝肾功能损害，且联合使用的胺碘酮可抑制 P450 酶系 CYP2D6 和 CYP2C9 的作用而减少茶碱的代谢[5]，联合使用的托拉塞米可增加茶碱的作用(见南京海辰药业股份有限公司药品说明书)，因此可能使茶碱在体内过量。

(5) 8 月 15 日 20:15 pm 予甲泼尼龙琥珀酸钠 40 mg iv。为药为糖皮质激素，可降低抗凝作用，形成栓塞性脉管炎、血栓；增加儿茶酚胺的血管收缩效应，盐皮质激素样作用引起水钠潴留，使血压升高，左心室负荷加重；还有诱发速发型变态反应致冠状动脉痉挛[6]。糖皮质激素可抑制蛋白质的合成，促进蛋白质的分解，引发类固醇肌病，可延缓甚至阻止急性心肌梗死坏死心肌的修复，可引发心肌梗死后的心肌断裂，引发严重心律失常。糖皮质激素可引发烦躁不安(见 Pfizer Manufacturing Belgium NV)。

(6) 患者为肺部感染并发急性心肌梗死、严重心力衰竭，应及早开始正确的经验性抗生素治疗，早期治疗若不能覆盖所有可能致病菌，显著增加死亡率。为保证早期抗生素治疗的正确性，需要联合应用广谱抗生素，覆盖耐药革兰阴性杆菌和革兰阳性球菌。该患者常见致病菌可能有铜绿假单胞菌、抗甲氧西林金黄色葡萄球菌(MRSA)、不动杆菌、肠杆菌属细菌和厌氧菌等。可选择氟喹诺酮类或氨基糖苷类联合头孢菌素类或广谱 β-内酰胺类/β-内酰胺酶抑制药或碳青霉烯类。估计金黄色葡萄球菌感染可能者联合应用万古霉素、替考拉宁、利奈唑胺，估计真菌感染可能者联合应用抗真菌药物如氟康唑、伏立康唑、伊曲康唑、米卡芬净等[7]。抗感染 2～3 天效果不佳应及时更换抗生素。而实际上始终未予抗菌药，故不能排除感染得不到有效控制的可能性。

【病例总结】

根据急性心肌梗死诊断和治疗指南，急性心肌梗死基础上并发的急性左心力衰竭，茶碱类和糖皮质激素不宜使用。

胺碘酮可抑制 P450 酶系 CYP2D6 和 CYP2C9 的作用而减少茶碱的代谢，托拉塞米可增加茶碱的作用(见南京海辰药业股份有限公司药品说明书)，因此可能使茶碱在体内过量。

患者为肺部感染并发急性心肌梗死、严重心力衰竭，应及早开始正确的经验性抗生素治疗[7]。

未遵守上述用药注意事项，不排除与患者病情恶化有相关性。

参 考 文 献

[1] 葛均波，徐永健.内科学[M].第8版.北京：人民卫生出版社，2013，166－176.
[2] 金惠铭，王建枝.病理生理学[M].第6版.北京：人民卫生出版社，2004，214－216.
[3] 中华医学会心血管病学分会，中华心血管病杂志编辑委员会.急性心力衰竭诊断和治疗指南[J].2010，38(3)：195－208.
[4] 中华医学会心血管病学分会，中华心血管病杂志编辑委员会，中国循环杂志编辑委员会.急性心肌梗死诊断和治疗指南[J].2001，29(12)：705－720.
[5] 刘洋，边强.抗心律失常药的药物相互作用[J].国外医药-合成药生化药制剂分册，2001，22(4)：243－244.
[6] 贾公孚，谢惠民.药害临床防治大全[M].北京：人民卫生出版社，2002，346－347，1306－1307.
[7] 刘洋，孟彦苓，杜斌.呼吸机相关肺炎[J].协和医学杂志，2010，1(1)：103－107.

31. 同时予多巴胺、多巴酚丁胺、二羟丙茶碱静脉滴注期间发生心搏呼吸骤停

（2014年10月11日）

【概述】

一例多发性骨髓瘤Ⅲ期、快速型房颤患者，此次因风湿性心脏病、二尖瓣主动脉瓣狭窄、阵发性房颤、Ⅱ度Ⅱ型房室传导阻滞、心功能Ⅲ级、慢性肾功能不全（CKD4期）、多发性骨髓瘤再次入院。患者接5路静脉推泵，分别是多巴酚丁胺、多巴胺、二羟丙茶碱、硝酸甘油、呋塞米，在给药期间患者床边小便后突发意识丧失，突发呼吸骤停，逸搏心律38次/min，经抢救无效。通过此病例分析，主要探讨此患者心搏呼吸骤停的主要原因。

【病史介绍】

患者83岁，高龄女性，2013年12月确诊为多发性骨髓瘤。长期予复方环磷酰胺50 mg qd po、沙利度胺50 m qd po、泼尼松20 mg qod po、地高辛0.125 mg qd po、阿司匹林肠溶片100 mg qd po、呋塞米20 mg qd po、螺内酯20 mg qd po、奥美拉唑肠溶胶囊20 mg qd po治疗。

2014年9月15日因风湿性心脏病、二尖瓣主动脉瓣狭窄、阵发性房颤、Ⅱ度Ⅱ型房室传导阻滞、心功能Ⅲ级、慢性肾功能不全（CKD4期）、多发性骨髓瘤再次入院。神清气平，心率56次/min，血压18.8/9.87 kPa（141/74 mmHg），双肺未闻及干湿啰音，主动脉区可闻及3/6级SM。白细胞计数 4.11×10^9/L（3.69×10^9～9.16×10^9/L），中性粒细胞百分率66.5%（50%～70%），血红蛋白88 g/L（113～151 g/L），血小板计数 75×10^9/L（101×10^9～320×10^9/L）。CRP 9 mg/L（0～5 mg/L）。血气分析示氧分压16.27 kPa[122 mmHg（11.07～14.4 kPa，83～108 mmHg）]，二氧化碳分压36.5 mmHg（35～45 mmHg），BNP 26 465 ng/L（0～450 ng/L），肌酐220 μmol/L（46～92 μmol/L），钾5.2 mmol/L（3.6～5.0 mmol/L）。

【临床经过】

2014年9月15日予阿司匹林肠溶片100 mg qd po（9月15日—10月11日）抗血小板聚集，单硝酸异山梨酯缓释片40 mg qd po（9月15日—10月3日）扩冠，托拉塞米10 mg qd po（9月15日—9月22日）利尿，螺内酯20 mg qd po（9月15日—9月18日）保钾利尿，托拉塞米50 mg bid iv gtt（9月15日）利尿。

9月16日，三碘甲腺原氨酸（T_3）0.437 μg/L（0.8～2 μg/L），甲状腺素（T_4）48.1 μg/L

(51～141 μg/L),血清游离甲状腺素(FT_4)14.2 ng/L(9.3～17 ng/L),血清游离三碘甲腺原氨酸(FT_3)1.47 ng/L(2～4.4 ng/L),促甲状腺激素(TSH)正常。予布美他尼 2 mg qd iv gtt(9月16日—9月17日)利尿,硝酸甘油 30 mg iv gtt(9月16日—9月17日)扩冠,**多巴胺 180～300 mg iv gtt(9月16日—9月23日,9月26日,9月28日,10月3日—10月8日)**升压。

9月18日 11:00 am,B超定位下行右侧胸膜腔穿刺引流术。量约 750 ml,淡血性。肌酐 242 μmol/L(46～92 μmol/L),钾 5.2 mmol/L(3.6～5.0 mmol/L)。予重组人促红素 10 000 IU 每周 2 次皮下注射(9月18日—10月11日)纠正贫血,聚磺苯乙烯钠散 15 g tid po(9月18日—9月21日)降钾,碳酸氢钠 1 g tid po(9月18日—10月2日)促尿酸排泄,呋塞米 40 mg iv gtt(9月18日—9月19日)利尿。

9月22日,白细胞计数 3.47×10^9/L(3.69×10^9～9.16×10^9/L),中性粒细胞百分率 66.1%(50%～70%),血红蛋白 85 g/L(113～151 g/L),血小板计数 83×10^9/L(101×10^9～320×10^9/L)。**CRP 19 mg/L(0～5 mg/L)**。予呋塞米 20 mg bid iv(9月22日—10月8日)利尿。

9月23日,予多巴酚丁胺 150～450 mg iv gtt(9月23日—10月8日)强心。

9月29日,予托拉塞米 60～100 mg iv gtt(9月29日—10月2日,10月7日—10月8日)利尿。

10月1日,患者气促,**血气分析示 PO_2 7.56 kPa[56.7 mmHg(11.07～14.4 kPa,83～108 mmHg)],PCO_2 6.88 kPa[51.6 mmHg(4.67～6 kPa,35～45 mmHg)]**,氧饱和度 89%(92%～99%)。

10月2日,患者气促明显,无法平卧,左肺闻及散在干湿啰音,心率 66 次/min,血压 14.13/8.27 kPa(106/62 mmHg),双下肢明显水肿。予布美他尼 6～25 mg(10月2日—10月6日,10月8日)利尿。

10月3日,肌酐 293 μmol/L(46～92 μmol/L),尿酸 821 μmol/L(149～369 μmol/L),白细胞计数 3.98×10^9/L(3.69×10^9～9.16×10^9/L),**中性粒细胞百分率 86.0%(50%～70%)**,血红蛋白 72 g/L(113～151 g/L),血小板计数 77×10^9/L(101×10^9～320×10^9/L)。BNP>36 750 ng/L(0～450 ng/L)。

10月4日,予复方甘草口服溶液 10 ml tid po(10月4日—10月10日)镇咳,二羟丙茶碱 1.5 g iv gtt(10月4日—10月8日)平喘。

10月6日,患者气促明显,无法平卧。左肺闻及散在干湿啰音,心率 89 次/min,律不齐,血压 14.8/9.07 kPa(111/68 mmHg),双下肢中度水肿。予新活素 0.5 mg iv gtt 抗心力衰竭。

10月8日 12:00,予深静脉穿刺置管术。21:30 pm,患者胡言乱语,时间地点概念紊乱,无法认出家人。两肺闻及湿啰音,心率 97 次/min,律不齐。**血气分析示 PO_2 9.53 kPa[71.5 mmHg(11.07～14.4 kPa,83～108 mmHg)],PCO_2 15.33 kPa[115 mmHg(4.67～6 kPa,35～45 mmHg)]**。21:55 pm,神经内科会诊考虑短暂性脑缺血(TIA)。22:30 pm,神志较前好转。

10月9日,白细胞计数 5.74×10^9/L(3.69×10^9～9.16×10^9/L),**中性粒细胞百分率 85.7%(50%～70%)**,血红蛋白 83 g/L(113～151 g/L),血小板计数 85×10^9/L(101×10^9～320×10^9/L)。肌酐 305 μmol/L(46～92 μmol/L)。BNP>36 750 ng/L(0～450 ng/L)。**予**

托拉塞米 200 mg iv gtt 利尿,多巴酚丁胺 450 mg iv gtt 强心,二羟丙茶碱 1.5 g iv gtt 平喘,多巴胺 300 mg iv gtt 升压,硝酸甘油 20 mg iv gtt 扩冠,甲泼尼龙琥珀酸钠 80 mg iv gtt 平喘,新活素 0.5 mg iv gtt 抗心力衰竭。

10月10日,**予托拉塞米 150 mg iv gtt 利尿**,呋塞米 200 mg iv gtt 利尿,**多巴酚丁胺 450 mg iv gtt 强心,二羟丙茶碱 1.0 g iv gtt 平喘,多巴胺 300 mg iv gtt 升压**,硝酸甘油 20 mg iv gtt 扩冠。10月11日 7:00 am,**患者心率 84 次/min,无创呼吸机辅助通气中,接 5 路静脉推泵,分别是多巴酚丁胺 150 mg iv gtt、多巴胺 150 mg iv gtt、二羟丙茶碱 0.5 g iv gtt、硝酸甘油 20 mg iv gtt、呋塞米 100 mg iv gtt。**

8:00 am,心率 143 次/min,血压 15.6/9.47 kPa(117/71 mmHg),氧饱和度 92%。9:00 am,患者呼之能应,对答切题。心率 121 次/min,血压 14.67/8.8 kPa(110/66 mmHg)。

9:25 am,患者床边小便后突发意识丧失,呼吸骤停,实行逸搏心律 38 次/min。经抢救无效,10:00 am 死亡。

【病例用药分析】

患者发生心搏呼吸骤停的主要原因有:

(1) 患者存在风湿性心脏病、二尖瓣主动脉瓣狭窄、阵发性房颤、Ⅱ度Ⅱ型房室传导阻滞、心功能Ⅲ级、慢性肾功能不全(CKD4 期)等诱发致死性心律失常的疾病基础[1]。

(2) 患者有多发性骨髓瘤,恶性浆细胞无节制地增生、广泛浸润和大量单克隆免疫球蛋白的出现及沉积,使正常多克隆B细胞即浆细胞的增生、分化、成熟受到抑制,正常多克隆免疫球蛋白生成减少,而异常单克隆免疫球蛋白缺乏免疫活性,加上T细胞和B细胞数量及功能异常致使机体免疫力减低,还有长期予糖皮质激素和复方环磷酰胺可抑制免疫力,致病菌乘虚而入[1]。患者易发生反复感染,尤以肺炎多见,其次是泌尿系感染和败血症。对晚期多发性骨髓瘤患者而言,感染是重要致死原因之一[1]。此外,患者长期予复方环磷酰胺片口服,还可引发白细胞减少,特别是粒细胞减少(见天津金世制药有限公司药品说明书)。因此患者白细胞计数、中性粒细胞百分率正常或偏低不能除外细菌感染。10月3日中性粒细胞百分率升至86.0%,提示急性细菌感染,严重组织损伤等[2]。结合患者心力衰竭肾功能不全加重,应考虑严重感染存在的可能性。应及时监测 CRP、降钙素原等指标,果断使用强力抗菌药控制感染。实际情况是没有使用抗菌药,可能使感染进行性加重。可能加重心脏负荷和心力衰竭,诱发致死性心律失常[3]。

(3) 10月4日,予复方甘草口服溶液 10 ml tid po(10月4日—10月10日)镇咳。其组分为每 1 000 ml 中含甘草流浸膏 120 ml、复方樟脑酊 180 ml、甘油 120 ml、愈创木酚甘油醚 5 g、浓氨溶液适量。复方樟脑酊为强力镇咳药,可能使痰不易咳出而阻塞支气管,致使肺部感染加重(见上海美优制药有限公司药品说明书),诱发致死性心律失常。

(4) 多发性骨髓瘤由于异常单克隆免疫球蛋白过量生成和重链与轻链的合成失去平衡,过多的轻链重吸收造成肾小管损害。此外,高钙血症、高尿酸血症、高黏滞综合征、淀粉样变性及肿瘤细胞浸润,感染加重,长期予环磷酰胺等均可造成肾脏损害,最终发展为肾功能不全、肾功能衰竭[1]。可加重心脏负荷,引发致死性心律失常。

(5) 多发性骨髓瘤使血中单克隆免疫球蛋白异常增多,使血液黏度增加,血流不畅,造成微循环障碍，引起一系列临床表现称为高黏滞综合征，可加重心力衰竭[1]，引发致死性心律失常。高黏滞综合征可严重影响脑血流循环时可导致意识障碍、癫痫样发作，甚至昏迷。10 月 8 日 21:30 pm 患者发生精神异常，可能与高黏滞综合征以及呼吸衰竭加重有关。

(6) 多发性骨髓瘤使免疫球蛋白的轻链与多糖的复合物沉淀于组织器官中即是本病的淀粉样变性。可引发心肌肥厚、心脏扩大，加重心力衰竭[1]，引发致死性心律失常。

(7) 患者是在多巴酚丁胺 150 mg、多巴胺 150 mg、二羟丙茶碱 0.5 g 静脉推泵过程中发生的心跳骤停。多巴胺在低浓度时与多巴胺受体结合，使 cAMP 水平提高而导致血管舒张。高浓度时作用于心脏 β1 受体，使心肌收缩力增强，心排出量增加，可增加收缩压和脉压，也可使心率加快，有可能增加心肌耗氧量并引发严重心律失常[4]。因此药品说明书规定：当患者心率增快时，多巴胺滴速必须减慢或暂停滴注(见上海禾丰制药有限公司药品说明书)。多巴酚丁胺激动心脏 β1 受体，相比异丙肾上腺素，其正性肌力作用比正性频率作用显著，较少增加心肌耗氧量，但在滴速过快或浓度较高时，也可能使心率加快、心肌耗氧量增加、血压升高[4]。因此药品说明书规定：如出现收缩压增加 10～20 mmHg，或者心率在原来基础上每分钟增加 5～10 次者，应减量或暂停多巴酚丁胺(见上海第一生化药业有限公司药品说明书)。实际情况是，10 月 11 日 7:00 am 患者心率 84 次/min，8:00 am 心率增加至 143 次/min，9:00 am 心率 121 次/min，而医师未将多巴胺和多巴酚丁胺减慢推泵速度或暂停，可能引发致死性心律失常或心搏骤停。另外，二羟丙茶碱可引发儿茶酚胺类释放，当滴速过快时，可因剂量过大而导致心律失常，甚至呼吸心搏骤停(见天津金耀氨基酸有限公司药品说明书)。

【病例总结】

当患者心率增快时，多巴胺滴速必须减慢或暂停滴注(见上海禾丰制药有限公司药品说明书)。

如出现收缩压增加 10～20 mmHg，或者心率在原来基础上每分钟增加 5～10 次者，应减量或暂停多巴酚丁胺(见上海第一生化药业有限公司药品说明书)。

二羟丙茶碱滴速过快时，可导致心律失常，甚至呼吸心搏骤停(见天津金耀氨基酸有限公司药品说明书)。

医师未遵守上述用药注意事项，不排除与患者心搏呼吸骤停有相关性。

参 考 文 献

[1] 葛均波，徐永健.内科学[M].第 8 版.北京：人民卫生出版社，2013，207 - 214，602 - 606.
[2] 万学红，卢雪峰.诊断学[M].第 8 版. 北京：人民卫生出版社，2013，247 - 252.
[3] 金惠铭，王建枝.病理生理学[M].第 7 版.北京：人民卫生出版社，2011，199 - 201.
[4] 杨宝峰.药理学[M].第 7 版.北京：人民卫生出版社，2011，91 - 94.

32. 高血钾持久低血糖

（2014 年 6 月 5 日）

【概述】

一例多年高血压史合并糖尿病患者，此次因冠心病、心脏起搏器植入术后、心功能Ⅲ级（NYHA）、肾功能不全、中度贫血再次入院。入院后，患者发生严重高血钾，持久低血压。通过此病例分析，主要探讨以下两点：1. 患者发生严重高血钾的主要原因；2. 患者发生持久低血糖的主要原因。

【病史介绍】

患者男性，75 岁，有高血压病史 20 年，2 型糖尿病病史 20 年，慢性肾功能不全病史 2 年。2013 年 12 月 31 日—2014 年 1 月 7 日，和 2014 年 3 月 3 日—3 月 9 日，两次因冠心病、心脏起搏器植入术后、心功能Ⅲ级（NYHA）、高血压病 3 级（极高危组）、2 型糖尿病、肺炎、**肾功能不全**、**肾性贫血**、**肝硬化**、腹腔积液住院。予吸氧、呋塞米、托拉塞米、螺内酯利尿，阿司匹林肠溶片抑制血小板聚集，硝苯地平控释片控制血压，头孢哌酮舒巴坦钠、亚胺培南西司他丁钠抗感染，瑞舒伐他汀钙稳定斑块，复方甲氧那明抗过敏，前列地尔改善微循环等治疗。期间血糖降至 1.63 mmol/L（4.56～6.38 mmol/L），钾高至 5.8 mmol/L（3.5～5.3 mmol/L）。病情平稳后予出院，继续予**复方甲氧那明**、硝苯地平控释片、瑞舒伐他汀钙、阿司匹林肠溶片等口服（3 月 9 日—5 月 26 日）。

5 月 26 日 15:27 pm，因冠心病、心脏起搏器植入术后、心功能Ⅲ级（NYHA）、高血压病 3 级（极高危组）、2 型糖尿病、肾功能不全、中度贫血再次入院。16:27 pm，**查血钾 6.6 mmol/L（3.5～5.3 mmol/L）**，肌酐 231 μmol/L（71～133 μmol/L），血红蛋白 87 g/L（131～171 g/L），BNP 21 137 ng/L（<125 ng/L）。

【临床经过】

2014 年 5 月 26 日予厄贝沙坦 0.15 g qd po（5 月 26 日—5 月 27 日）降压，**螺内酯 80 mg qd po（5 月 26 日—5 月 27 日）**保钾利尿，托拉塞米 20 mg qd po（5 月 26 日—5 月 27 日）利尿，**复方甲氧那明 2 粒 tid po（5 月 26 日—5 月 30 日）**平喘。

5 月 27 日 9:28 am，患者腹腔引流中，至晨引流 1 000 ml。心率 60 次/min，血压 17.6/9.07 kPa（132/68 mmHg），**神清气平**，双肺未闻及明显干湿啰音，全腹膨隆且硬，移动性浊音

(+)，双下肢及左上肢水肿明显。

8:14 am，葡萄糖 1.78 mmol/L(4.56～6.38 mmol/L)；10:54 am，糖化血红蛋白 5.5%(4.0%～6.0%)；10:22 am，三碘甲腺原氨酸(T_3)0.59 μg/L(0.80～2.00 μg/L)，游离三碘甲腺原氨酸(FT_3)1.35 ng/L(2.00～4.40 ng/L)，促甲状腺素 TSH 5.820 uIU(0.27～4.20 uIU)；11:00 am，血糖 4.1 mmol/L(4.56～6.38 mmol/L)；11:49 am，**血钾 6.7 mmol/L(3.5～5.3 mmol/L)。11:00 am，予生物合成人胰岛素(诺和灵 R)2 u 加 5% GS 250 ml 降钾。13:00 pm，血糖 8.0 mmol/L(4.56～6.38 mmol/L)**。13:12 pm，血气分析示 pH 7.180(7.35～7.45)，PCO_2 9.92 kPa[74.4 mmHg(4.67～6 kPa，35～45 mmHg)]。

13:50 pm，患者胸闷明显，神志欠清，既往存在肺部感染病史，结合血气分析报告，存在Ⅱ型呼吸衰竭，提示二氧化碳潴留，考虑肺性脑病可能。转 CCU 行无创呼吸机辅助通气治疗及抗感染治疗。

14:50 pm，予呋塞米 20 mg iv、呋塞米 50 mg 加 NS 50 ml iv gtt、生物合成人胰岛素(诺和灵 R)6 u 加 50% GS 50 ml、聚磺苯乙烯钠散 30 g po 降钾。

15:00 pm，予阿司匹林肠溶片 100 mg qd po(5 月 27 日—5 月 30 日)抗血小板聚集，阿托伐他汀钙 20 mg qn po(5 月 27 日—5 月 28 日)稳定斑块。因排尿困难请泌尿外科会诊，予留置导尿。16:40 pm，予多巴胺 270 mg 加 NS 50 ml 静脉推泵。

16:50 pm，予生物合成人胰岛素(诺和灵 R)10 u 皮下注射降糖。19:00 pm，血糖 4.2 mmol/L(4.56～6.38 mmol/L)。20:10 pm，予呋塞米 100 mg 加 NS 50 ml 静脉推泵。21:00 pm，血糖 2.7 mmol/L(4.56～6.38 mmol/L)，予 50% GS 40 ml iv 加 10% GS 250 ml iv gtt。

5 月 28 日 1:50 am，患者烦躁，欲拔除导尿管和面罩。2:00 am，心率 60 次/min，血压 98/41 mmHg，血糖 4.5 mmol/L(4.56～6.38 mmol/L)，予 50% GS 40 ml。4:00 am，血糖 2.1 mmol/L(4.56～6.38 mmol/L)，予 10% GS 250 ml iv gtt。5:00 am，血糖 2.9 mmol/L(4.56～6.38 mmol/L)，CVP 2.75 kPa(28 cmH_2O)，钾 5.9 mmol/L(3.5～5.3 mmol/L)。6:45 am，予呋塞米 50 mg 加 5% GS 50 ml 静脉推泵。**8:30 am，血糖 1.9 mmol/L(4.56～6.38 mmol/L)**，予 50% GS 40 ml。10:00 am，血糖 2.2 mmol/L(4.56～6.38 mmol/L)，予 50% GS 40 ml、10% GS 500 ml iv gtt。血红蛋白 84.0 g/L(113～151 g/L)，中性粒细胞百分率 70.2%(50%～70%)，白细胞计数 7.29×10^9/L(3.69×10^9～9.16×10^9/L)。

10:00 am，肾内科会诊，予蔗糖铁 100 mg 加 NS 100 ml 每周三次(tiw)(5 月 28 日—5 月 30 日)、重组促红素 10 000 每周一次(qw)(5 月 28 日—5 月 30 日)纠正贫血。

11:32 am，予甲泼尼龙琥珀酸钠 40 mg iv(5 月 28 日—5 月 29 日)抗炎，尼可刹米 1 125 mg+洛贝林 9 mg+NS 50 ml 静脉推泵(5 月 28 日—5 月 29 日)兴奋呼吸肌。

13:30 pm，呼吸内科会诊予哌拉西林他唑巴坦钠 4.5 g+NS 100 ml q8h iv(5 月 28 日—)抗感染，二羟丙茶碱 0.5 g+NS 50 ml qd iv gtt(5 月 28 日—5 月 30 日)平喘。

14:00 pm，CVP 35 cmH_2O，血糖 4.4 mmol/L(4.56～6.38 mmol/L)。

5 月 29 日，超声提示肝淤血，脾大，双侧肾脏弥漫性病变，腹腔积液，双侧胸腔积液。肌酐 273 μmol/L(71～133 μmol/L)，**钾 6.2 mmol/L(3.5～5.3 mmol/L)**，血红蛋白 85.0 g/L(113～151 g/L)，白细胞计数 3.20×10^9/L(3.69×10^9～9.16×10^9/L)，中性粒细胞百分率

90.0%(50%～70%)。共静脉输注呋塞米500 mg，托拉塞米100 mg，但患者尿量900 ml(摄入量700 ml)，引流液1 500 ml。行床旁B超，未见明显输尿管扩张，膀胱内可见导尿管气囊，但未见尿液。

5月30日，患者仍有咳嗽、咳痰，气稍促，体温平稳，无创呼吸机辅助通气中，呋塞米、多巴胺静脉推泵维持中。肌酐308 μmol/L(71～133 μmol/L)，钾5.0 mmol/L(3.5～5.3 mmol/L)，B型钠尿肽前体15 466 ng/L(<450 ng/L)。血红蛋白75.0 g/L(113～151 g/L)，中性粒细胞百分率88.1%(50%～70%)，白细胞计数 2.94×10^9/L(3.69×10^9～9.16×10^9/L)。因肾功能不全加重，转ICU行连续性肾脏替代治疗(CRRT)床旁血滤。

【病例用药分析】

一、患者发生严重高血钾的主要原因

患者入院后发生严重高钾血症的主要原因有：

(1) 存在肾功能不全，肾小球滤过率减少，肾小管排钾功能障碍；缺氧使ATP生成不足，使细胞膜上 Na^+ - K^+ 泵转运障碍，加上酸中毒而导致钾不能进入细胞内[1]。

(2) 5月26日入院第一天查血钾6.6 mmol/L，但仍予螺内酯80 mg qd po(5月26日—5月27日)，厄贝沙坦0.15 g qd po(5月26日—5月27日)。螺内酯为醛固酮竞争性抑制剂，阻断肾小管 Na^+ - K^+ 交换，属于保钾利尿剂，规定肾功能不全者慎用(上海信谊药厂有限公司药品说明书)；厄贝沙坦为血管紧张素Ⅱ受体阻断剂，可使高钾血症的发生风险增加，建议通常不与保钾利尿剂、钾补充剂合用(见杭州赛诺菲制药有限公司药品说明书)。

二、患者发生持久低血糖的主要原因

5月27日8:14 am葡萄糖1.78 mmol/L；11:00 am，予生物合成人胰岛素2 u加5%葡糖糖250 ml后，13:00 pm血糖8.0 mmol/L；16:50 pm，予生物合成人胰岛素10 u皮下注射后，21:00 pm血糖2.7 mmol/L，予50% GS 40 ml iv加10% GS 250 ml iv gtt；5月28日4:00 am血糖2.1 mmol/L，予10% GS 250 ml iv gtt；5:00 am血糖2.9 mmol/L，8:30 am血糖1.9 mmol/L，予50% GS 40 ml iv；10:00 am血糖2.2 mmol/L，予50% GS 40 ml iv、10% GS 500 ml iv gtt，11:32 am予甲泼尼龙琥珀酸钠40 mg iv后，血糖才恢复正常。

患者发生比较持久低血糖的主要原因：

(1) 肾功能不全加重，可使肾糖异生减少，肾廓清胰岛素能力减低，容易引发低血糖[1]。

(2) 因严重心力衰竭引发肝淤血、肝硬化(3个月前住院诊断)，使肝功能减退，肝糖原合成储备不足，糖原分解减少，糖异生障碍；肝细胞对胰岛素灭活减少[1]。

(3) 5月27日三碘甲腺原氨酸0.59 μg/L，游离三碘甲腺原氨酸1.35 ng/L，促甲状腺素5.820 uIU，提示甲减，可使代谢率减低和交感神经兴奋性下降，使血糖下降[1]。

(4) 患者因严重疾病进食少，加上因严重心力衰竭等造成胃肠道淤血导致吸收减少[1]。

因此可以解释在未用降糖药或胰岛素的情况下，5月27日8:14 am葡萄糖仅1.78 mmol/L，当然也不能完全排除因肾功能不全使阿司匹林在体内过量而使血糖下降的可能性(见拜耳医药保健有限公司药品说明书)。

11:00 am予生物合成人胰岛素2 u+5%葡糖糖250 ml，胰岛素∶葡萄糖为1∶6.25(通常

为1∶2～1∶4)[1]，可能因葡萄糖含量过高使13:00 pm血糖升至8.0 mmol/L。

危重患者血糖控制良好与预后密切相关，但应注意避免发生低血糖，对老年、合并心脑血管疾病患者尤其要小心，目前建议危重患者的血糖维持在7.8～10.9 mmol/L较合适[2]。因此该患者无须使用胰岛素。

若需要使用胰岛素，个体胰岛素需要量通常每日每公斤体重0.3～1.0国际单位之间，分多次注射，注射后30分钟内必须进食含有碳水化合物的正餐或加餐(见丹麦诺和诺德公司药品说明书)。患者体重60 kg，存在肝肾功能损害的老年人，应从小剂量开始。每天18 u分3次皮下注射，每次应6 u，实际予10 u，剂量可能偏大，引发了低血糖。共静脉补充了160 g葡萄糖，加上糖皮质激素，才予纠正。

高钾血症可使心肌收缩功能降低而加重心力衰竭，使平滑肌收缩功能降低而影响呼吸肌功能，可能使呼吸衰竭加重[1]。低血糖可使冠心病患者心肌缺血加重而使心力衰竭进一步恶化[2]。心力衰竭、呼吸衰竭加重可引发肾脏血流灌注不足使肾功能不全加重。因此患者Ⅱ型呼吸衰竭、肾功能不全加重除与原发疾病有关外，高钾血症和低血糖因素不能除外。

【病例总结】

对肾功能不全患者，厄贝沙坦通常不与保钾利尿剂、钾补充剂合用(见杭州赛诺菲制药有限公司药品说明书)。

目前建议对老年、合并心脑血管疾病的危重患者的血糖维持在7.8～10.9 mmol/L较合适[2]。对肝、肾功能不全的患者，胰岛素应减量。

医师未遵守上述用药注意事项，不排除与患者发生高钾血症及低血糖有相关性。

参考文献

[1] 王建枝，殷莲华.病理生理学[M].第8版.北京：人民卫生出版社，2013，26-31，72-74.

[2] 陈灏珠，钟南山，陆再英.内科学[M].第8版.北京：人民卫生出版社，2013，518-523，744-751，757-761，783-784.

33. 炎症指标被掩盖呼吸衰竭风湿性关节炎

（2014 年 9 月 3 日）

【概述】

一例长期类风湿性关节炎合并支架植入史患者，此次因不稳定性心绞痛 PCI 术后、永久性房颤、心功能Ⅲ级(NYHA)而入院。入院当天血气分析显示患者代谢性碱中毒；治疗过程当中，患者二氧化碳分压 10.93 kPa(82 mmHg)，多发房颤；患者炎症指标不高，但呼吸衰竭、心力衰竭加重，应考虑肺部感染和全身感染的可能性。通过此病例分析，主要探讨以下几点：1. 患者代谢性碱中毒的主要原因；2. 患者二氧化碳潴留加重的主要原因；3. 患者发生急性左心力衰竭的主要原因；4. 此患者被掩盖的炎症指标。

【病史介绍】

患者 82 岁，女性，有类风湿性关节炎病史 30 余年，长期服用泼尼松片治疗；有高血压病史 10 年余，最高血压 26.66/13.33 kPa(200/100 mmHg)；有慢性阻塞性肺病多年；2010 年因不稳定心绞痛在回旋支(LCX)近段末植入支架一枚，当时发现房颤。因不稳定性心绞痛 PCI 术后、永久性房颤、心功能Ⅲ级(NYHA) 于 2014 年 8 月 16 日入院。**查钾 3.3 mmol/L(3.5～5.3 mmol/L)，氯 91 mmol/L(99～110 mmol/L)**，CRP 25 mg/L(0～8 mg/L)，BNP 2 907 ng/L(<450 ng/L)，血气分析示 pH 7.51(7.35～7.45)，PCO_2 8.93 kPa[67 mmHg(4.67～6 kPa，35～45 mmHg)]，PO_2 10.13 kPa[76 mmHg(11.07～14.4 kPa，83～108 mmHg)]，碳酸氢根 53.5 mmol/L(21.5～26.9 mmol/L)，剩余碱 26.0 mmol/L(−3.0～+3.0 mmol/L)。

【临床经过】

8 月 16 日予前列地尔 10 ug 加 NS 100 ml qd iv gtt(8 月 16 日—8 月 24 日)改善微循环，阿托伐他汀钙 20 mg qn po(8 月 16 日—8 月 29 日)稳定斑块，美托洛尔 12.5 mg bid po(8 月 16 日—8 月 17 日)减慢心率，**泼尼松片 10 mg qn po(8 月 16 日—8 月 29 日)抗炎**，雷贝拉唑钠肠溶片 10 mg(8 月 16 日—8 月 24 日)抑酸护胃，**阿普唑仑 0.4 mg qn po(8 月 16 日—8 月 18 日)助眠**。

8 月 17 日，患者无胸闷胸痛，无咳嗽咳痰，夜间能平卧。双肺呼吸音清，血压 14.4/9.47 kPa(108/71 mmHg)，房颤心室率 65 次/min。查**氯 91 mmol/L(99～110 mmol/L)**，肌酐 56 μmol/L(62～106 μmol/L)，予布地奈德混悬液加糜蛋白酶雾化吸入(8 月 17 日—8 月 24

日），复方异丙托溴铵 2.5 ml bid 雾化吸入（8 月 17 日—8 月 24 日）平喘。

8 月 18 日，患者无明显胸闷胸痛，无咳嗽咳痰。双肺呼吸音清，房颤心室率 63 次/min，血压 14.67/9.33 kPa(110/70 mmHg)。**予艾司唑仑 1 mg qn po(8 月 18 日—8 月 24 日)助眠**，氯吡格雷 50 mg qd po(8 月 18 日—8 月 29 日)抗血小板。

8 月 19 日，因胸骨疼痛，内分泌科会诊考虑骨质疏松，**予碳酸钙 D3 咀嚼片(Ⅱ)(钙尔奇)2 粒 qd po(8 月 19 日—8 月 29 日)。8 月 20 日，钙 2.16 mmol/L(2.15～2.55 mmol/L)**。

8 月 21 日，患者胸闷气促较前好转，双肺呼吸音清，抗凝血酶Ⅲ活性 66.8%(75%～125%)，白细胞计数 5.52×10^9/L($3.69\times10^9\sim9.16\times10^9$/L)，中性粒细胞百分率 72%(50%～70%)，**氯 99 mmol/L(99～110 mmol/L)**。

8 月 22 日 22:08 pm，患者自诉心前区不适，颈部紧张感，血压 14.13/8.4 kPa(106/63 mmHg)，房颤心室率 80～90 次/min，予单硝酸异山梨酯缓释片 40 mg 口服后自觉症状缓解。

8 月 23 日 10:00 am，血红蛋白 82 g/L(113～151 g/L)，白细胞计数 5.92×10^9/L($3.69\times10^9\sim9.16\times10^9$/L)，中性粒细胞百分率 72%(50%～70%)。21:30 pm，患者睡眠时突发胸闷气促，房颤心室率 90～110 次/min，听诊可及哮鸣音、痰鸣音，心电图检查未及明显改变。22:00 pm，气促症状较前加重，指末氧饱和度 80%，予甲泼尼龙琥珀酸钠 40 mg iv、呋塞米 10 mg iv、二羟丙茶碱 0.25 g iv，并予二羟丙茶碱 0.5 g 及硝酸甘油 20 mg 静脉泵入，半小时后指末氧饱和度 90%。

8 月 24 日 8:52 am，患者仍有心前区不适感伴气促，两肺闻及干湿啰音。血红蛋白 88.0 g/L(113～151 g/L)，白细胞计数 6.36×10^9/L($3.69\times10^9\sim9.16\times10^9$/L)，中性粒细胞百分率 93.2%(50%～70%)。血气分析示 pH 7.32 (7.35～7.45)，**PCO_2 10.93 kPa[82 mmHg (4.67～6 kPa, 35～45 mmHg)]**，PO_2 13.2 kPa[99 mmHg (11.07～14.4 kPa, 83～108 mmHg)]，碳酸氢根 42.2 mmol/L(21.5～26.9 mmHg)，剩余碱 16.1 mmol/L(−3.0～+3.0 mmol/L)。**予莫西沙星氯化钠 0.4 g qd iv gtt(8 月 24 日—8 月 29 日)、头孢哌酮舒巴坦钠 3 g bid iv gtt(8 月 24 日—8 月 29 日)抗感染**。**予无创呼吸机辅助通气(8 月 24 日—8 月 29 日)**。

10:35 am 转 CCU，房颤心室率 112 次/min，血压 22.93/16.27 kPa(172/122 mmHg)。予二羟丙茶碱 0.5 g iv gtt。11:00 am，房颤心室率 118 次/min，血压 21.73/9.87 kPa(163/74 mmHg)。患者诉胸闷、气喘，两肺可闻及明显干啰音，**臀部皮肤出现破损**。予单硝酸异山梨酯缓释片 40 mg qd po(8 月 24 日—8 月 29 日)扩冠，**复方甲氧那明胶囊 12.5 mg tid po(8 月 24 日—8 月 29 日)平喘**，泮托拉唑钠 60 mg qd iv gtt(8 月 24 日—8 月 29 日)抑酸护胃。

8 月 25 日 10:57 am，血红蛋白 80 g/L(113～151 g/L)，中性粒细胞百分率 89.4%(50%～70%)，白细胞 5.23×10^9/L($3.69\times10^9\sim9.16\times10^9$/L)，CRP 3.29 mg/L(0～3 mg/L)。BNP 3 599 ng/L(<450 ng/L)。血气分析示 PO_2 15.24 kPa[114.3 mmHg(11.07～14.4 kPa,83～108 mmHg)]，剩余碱 16.30 mmol/L(−3.0～+3.0 mmol/L)，pH 7.440 (7.35～7.45)，**PCO_2 8.52 kPa[63.9 mmHg(4.67～6 kPa, 35～45 mmHg)]**，碳酸氢根 43.50 mmol/L(21.5～26.9 mmHg)。心超示双房增大，室间隔基底段增厚，EF 63%。**予二羟丙茶碱 0.5 g qd iv gtt(8 月 25 日—8 月 27 日)**。

11:30 am，患者气促，大汗淋漓，房颤心室率 150 次/min，血压 22.8/13.47 kPa(171/

101 mmHg)，氧饱和度89%。予甲泼尼龙琥珀酸钠40 mg iv，去乙酰毛花甙C 0.2 mg iv。12:00 am—14:00 pm，房颤心室率111～120次/min，血压20.13～21.33/10～11.47 kPa(151～160/75～86 mmHg)。**皮肤科医师会诊见尾骶部皮肤破溃，有少许脓性分泌物，诊断为局部皮肤感染。**

8月26日2:00 am，予硝酸甘油10 mg iv gtt。10:00 pm，**呼吸内科会诊加用沙美特罗氟替卡松吸入剂。**

14:00 pm，房颤心室率106次/min，血压20.8/9.2 kPa(156/69 mmHg)，气喘，两肺可闻及明显干啰音。**查血红蛋白77 g/L(113～151 g/L)**，中性粒细胞百分率81.3%(50%～70%)，白细胞计数5.08×10^9/L(3.69×10^9～9.16×10^9/L)，BNP 4 399 ng/L(<450 ng/L)。

16:00 pm—20:00 pm，房颤心室率86～120次/min，血压19.73～24.67/10.27～12 kPa(148～185/77～90 mmHg)。予二羟丙茶碱0.5 g iv gtt。**19:12 pm，床旁胸片示慢性支气管炎伴少许感染，心影增大明显。**

8月27日10:00 am，患者气喘，两肺闻及明显干啰音，房颤心室率102次/min，血压24.93/11.87 kPa(187/89 mmHg)。**镜检白细胞5～7/HPF(0～5/HPF)**，镜检红细胞1～3/HPF(0～3/HPF)，中性粒细胞百分率79.9%(50%～70%)，血红蛋白77 g/L**(113～151 g/L)**，白细胞计数5.28×10^9/L(3.69×10^9～9.16×10^9/L)。予地高辛0.13 mg qd po(8月27日—8月29日)强心，**二氢丙茶碱0.5 g加地塞米松磷酸钠5 mg加NS 50 ml qd iv gtt(8月27日—8月29日)平喘**，8.5%复方氨基酸250 ml qd iv gtt(8月27日—8月29日)静脉营养，琥珀酸亚铁100 mg tid po(8月27日—8月29日)、叶酸5 mg qd po(8月27日—8月29日)治疗贫血。**11:00 am—21:30 pm，患者烦躁，房颤心室率91～168次/min，血压21.2～25.6/9.47～13.87 kPa(159～192/71～104 mmHg)，氧饱和度87%～98%。**

8月28日1:00 am，钾3.0 mmol/L(3.5～5.1 mmol/L)，氯93 mmol/L(98～107 mmol/L)，患者烦躁，强迫体位，拒绝翻身。房颤心室率84次/min，血压23.73/16.67 kPa(178/125 mmHg)。3:00 am，予硝酸甘油20 mg iv gtt，呋塞米50 mg iv。5:00 am，患者情绪激动，欲自行下床活动，房颤心室率128次/min，**血压28.26/8.93 kPa(212/67 mmHg)**。10:04 am，患者气喘较为严重，两肺闻及明显干啰音，双上肢可见瘀斑，**右下肢胫前可见伤口，有血性液体渗出。**15:00 pm—18:00 pm，房颤心室率86～94次/min，血压17.47～17.87/3.6～6 kPa(131～134/**27～45 mmHg**)。18:00 pm，**见血性尿液。**

8月29日7:00 am，房颤心室率87次/min，血压13.07/4.67 kPa(98/35 mmHg)。8:15 am，神志气喘，两肺闻及明显干啰音。12:15 pm，患者气急，氧饱和度62%。

15:00 pm，应家属要求转普通病房。再次出现心前区不适，自觉气促，呼吸困难，两肺闻及明显干啰音，房颤心率110次/min。予面罩持续吸氧支持。家属要求放弃抢救措施。

23:20 pm，患者出现呼吸骤停，听诊心音消失，心电图显示一直线。23:24 pm宣布临床死亡。

【病例用药分析】

一、患者代谢性碱中毒的主要原因

2014年8月16日入院当天血气分析示代谢性碱中毒的主要可能原因除二氧化碳潴留引

发代偿性碳酸氢盐上升外，尚有药物原因。因类风湿性关节炎长期予泼尼松片口服。泼尼松属于糖皮质激素，可促进肾脏排钾、排氯，尤其是与利尿剂合用时其排钾排氯效应更强，加上因严重疾病进食少，引发了低钾低氯血症[1]。8 月 16 日入院当天查钾 3.3 mmol /L，氯 91 mmol / L，低钾血症使细胞内钾向细胞外移动，细胞外 H^+ 向细胞内转移，引发代谢性碱中毒；低氯血症相对于低钾血症更能引发代谢性碱中毒，因 CL^- 和 HCO_3^- 处于此消彼长的平衡状态，CL^- 的降低值与 HCO_3^- 的增高量一般是相等的，故 CL^- 的缺失使 HCO_3^- 维持在较高水平[1]。因此氯 91 mmol /L、钾 3.3 mmol /L 是引发 pH 7.51、HCO_3^- 53.5 mmol /L、剩余碱 26.0 mmol/L 的重要原因。此外，患者可能因呕吐丢失胃酸引发代谢性碱中毒的可能性也是存在的。

予生理盐水纠正低氯可能因钠补充太多而使水肿加重，心力衰竭加重。故最理想的方法是补充盐酸精氨酸，若同时有低钾可补充氯化钾[1]。而实际上未补充，使代谢性碱中毒没能得到及时纠正，可使氧解离曲线左移，使氧不易被机体利用，加重缺氧，使病情加重[1]。

二、患者二氧化碳潴留加重的主要原因

8 月 24 日二氧化碳分压 82 mmHg，二氧化碳潴留加重的主要原因：

(1) 有慢性阻塞性肺疾病史多年，存在Ⅱ型呼吸衰竭疾病基础，入院时二氧化碳分压 67 mmHg。8 月 23 日 21:30 pm 患者睡眠时突发胸闷气促，听诊可及哮鸣音痰鸣音，提示肺部感染，可使Ⅱ型呼吸衰竭加重[2]。

(2) 代谢性碱中毒得不到及时纠正，可因 H^+ 浓度降低而抑制呼吸中枢，使呼吸变浅变慢通气量减少，使二氧化碳分压升高以维持 HCO3⁻/H_2CO_3 的比值接近正常[2]。

(3) 予阿普唑仑 0.4 mg qn po(8 月 16 日—8 月 18 日)，艾司唑仑 1 mg qn po(8 月 18 日—8 月 24 日)。原有呼吸功能不全患者，特别是体内二氧化碳潴留，即使小剂量用苯二氮䓬类也可引起呼吸抑制。老年人对镇静药特别敏感，在有慢性支气管炎、COPD、慢性代偿的Ⅱ型呼吸衰竭患者，给予标准剂量药物也可引起呼吸抑制[3]。因此规定阿普唑仑、艾司唑仑严重慢性阻塞性肺疾病患者禁忌(见上海信谊药厂有限公司药品说明书)。COPD 呼吸衰竭患者建议予 5-HT 再摄取抑制剂如草酸艾司西酞普兰等。

(4) 患者有不稳定性心绞痛 PCI 术后、永久性房颤、心功能Ⅲ级(NYHA)疾病基础，可因心力衰竭加重而加重Ⅱ型呼吸衰竭。

三、患者多次发生急性左心力衰竭的主要原因

8 月 24 日 10:35 am 血压 172/122 mmHg，11:00 am 血压 21.73/9.87 kPa(163/74 mmHg)，气促、双肺干湿啰音；8 月 25 日 11:30 am，气促、大汗淋漓，房颤心室率 150 次/min，血压 22.8/13.47 kPa(171/101 mmHg)，氧饱和度 89%；12:00 am—14:00 pm，房颤心室率 111～120 次/min，血压 20.13～21.33/10～11.47 kPa(151～160/75～86 mmHg)；16:00 pm—20:00 pm，房颤心室率 86～120 次/min，血压 19.73～24.67/10.27～12 kPa(148～185/77～90 mmHg)；8 月 27 日 10:00 am，气喘，两肺闻及明显干啰音，房颤心室率 102 次/min，血压 24.93/11.87 kPa(187/89 mmHg)；11:00 am—21:30 pm，烦躁，房颤心室率

91～168次/min，血压21.2～25.6/9.47～13.87 kPa(159～192/71～104 mmHg)，氧饱和度87%～98%；8月28日1:00 am，烦躁，强迫体位，拒绝翻身，房颤心室率84次/min，血压23.73/16.67 kPa(178/125 mmHg)；5:00 am，情绪激动，欲自行下床活动，房颤心室率128次/min，血压28.26/8.93 kPa(212/67 mmHg)。

患者多次急性左心力衰竭发作不能控制的主要原因：

(1) 有COPD、Ⅱ型呼吸衰竭、不稳定性心绞痛PCI术后、永久性房颤快室率、心功能Ⅲ级(NYHA)、贫血等诱发心力衰竭的疾病基础[4]。

(2) 因类风湿性关节炎长期使用糖皮质激素等原因使免疫功能十分低下，发生肺部感染及全身感染且不易控制，可使心力衰竭加重[4]。

(3) 不稳定性心绞痛PCI术后、心功能Ⅲ级(NYHA)，有口服ACEI的强适应证并且没有禁忌证[4]，但实际上没有使用。

(4) 予泼尼松、甲泼尼龙琥珀酸钠、复方甲氧那明、二羟丙茶碱可舒张支气管缓解低氧血症和二氧化碳潴留，在一定程度上改善心力衰竭。但上述药物又可能加快心率、加重心脏负荷、使血压升高、使患者烦躁。应充分权衡利弊。

四、此患者被掩盖的炎症指标

患者82岁高龄，有类风湿性关节炎病史、慢性阻塞性肺病呼吸衰竭、不稳定性心绞痛PCI术后、永久性房颤、心功能Ⅲ级(NYHA)多种严重疾病。因免疫力低下，发生细菌感染时常缺乏特异性的症状和体征。可不出现发热，白细胞数不增高，且与体征不成正比。尤其是患者有类风湿性关节炎史30多年，可发生白细胞减少。抗体、免疫复合物、细胞免疫单独或者联合作用是导致粒细胞减少的原因，可能原因是脾功能亢进[4]。另外，患者因长期口服泼尼松以及吸入布地奈德等糖皮质激素，可使CRP等指标下降[5,6]。

8月16日CRP 25 mg/L；8月21日白细胞计数5.52×10^9/L，中性粒细胞百分率72%；8月23日白细胞计数5.92×10^9/L，中性粒细胞百分率72%。8月23日21:30 pm患者睡眠时突发胸闷气促，听诊可及哮鸣音、痰鸣音。22:00 pm指末氧饱和度80%。8月24日白细胞计数6.36×10^9/L，中性粒细胞百分率93.2%。尽管白细胞、CRP不高，中性粒细胞百分率偏高，但患者发生呼吸衰竭、心力衰竭加重，应考虑肺部感染和全身感染的可能性。

患者为82岁高龄女性，有慢性阻塞性肺疾病(COPD)、Ⅱ型呼吸衰竭、心功能不全、PCI术后、呼吸机辅助通气。**符合降阶梯治疗条件**[7]。应在5小时之内使用抗菌药。为保证早期抗菌药治疗的正确性，需要联合应用广谱抗菌药，覆盖耐药革兰阴性杆菌和革兰阳性球菌。该患者常见致病菌可能有铜绿假单胞菌、抗甲氧西林金黄色葡萄球菌(MRSA)、不动杆菌、肠杆菌属细菌和厌氧菌等。可选择氟喹诺酮类或氨基糖苷类联合下列药物之一：(1) 抗假单胞菌β-内酰胺酶类，如头孢他啶、头孢哌酮、哌拉西林等；(2) 广谱β-内酰胺类/β-内酰胺酶抑制药，如头孢哌酮/舒巴坦钠、哌拉西林/三唑巴坦等；(3) 碳青霉烯类如亚胺培南/西司他丁钠和美罗培南。估计金黄色葡萄球菌感染可能者联合应用万古霉素、替考拉宁、利奈唑胺，估计真菌感染可能者联合应用抗真菌药物如氟康唑、伏立康唑、伊曲康唑、米卡芬净等[8]。

碳青霉烯类抗生素适用于产超广谱β-内酰胺酶的菌株、产氨基糖甙类钝化酶、多重耐药菌引起的严重感染、混合感染、院内感染，以及应用β-内酰胺类、氨基糖甙类、喹诺酮类抗菌药物疗效不佳的患者。万古霉素、去甲万古霉素、利奈唑胺适用于抗甲氧西林金黄色葡萄球菌和表皮葡萄球菌感染[8]。

由此可见，8 月 24 日予莫西沙星氯化钠 0.4 g qd iv gtt（8 月 24 日—8 月 29 日）加头孢哌酮舒巴坦钠 3 g bid iv gtt（8 月 24 日—8 月 29 日）抗感染是正确的。8 月 24 日见尾骶部皮肤破溃有少许脓性分泌物，诊断为局部皮肤感染；8 月 28 日见右下肢胫前伤口有血性液体渗出。故尽管 8 月 26 日胸片只提示慢性支气管炎伴少许感染，且白细胞、CRP 等不高，但结合患者免疫力非常低下及合并多种严重疾病，不排除有全身感染的可能性。患者心力衰竭、呼吸衰竭得不到有效控制甚至反而加重，除与原发疾病恶化有关外，感染加重的可能性不能除外。患者有皮肤破溃感染，MRSA、MRSE 的可能性较大，故推荐及时更换为亚胺培南西司他丁钠加万古霉素，但实际上没有更换抗菌药。

【病例总结】

长期予糖皮质激素，尤其是与利尿剂合用时其排钾排氯效应更强，可引发低钾低氯血症[1]。

阿普唑仑、艾司唑仑严重慢性阻塞性肺疾病患者禁忌（见上海信谊药厂有限公司药品说明书）。

不稳定性心绞痛 PCI 术后、心功能Ⅲ级（NYHA），有口服 ACEI 的强适应证，只要没有禁忌证就应给予[4]。

免疫力低下者感染症状体征可能被掩盖，可根据其他临床表现如心力衰竭、呼吸衰竭、皮肤脓性分泌物等进行判断，对抗菌药及时进行调整。

医师未遵守上述用药注意事项，不排除与患者病情恶化有相关性。

参考文献

[1] 陈建永，林杰.Ⅱ型呼吸衰竭合并代谢性碱中毒 48 例临床分析[J].实用全科医学，2007，5(3)：211－212.

[2] 陈主初.病理生理学[M].北京：人民卫生出版社，2001，144－149，263－283.

[3] 贾公孚，谢惠民.药害临床防治大全[M].北京：人民卫生出版社，2002，408－409.

[4] 陆再英，钟南山.内科学[M].第 7 版.北京：人民卫生出版社，2010，165－181，848－855.

[5] 随东江，张伟，李伟生，等.糖皮质激素治疗重症社区获得性肺炎的疗效及对 C 反应蛋白水平的影响[J].临床肺科杂志，2013，18(7)：1171－1173.

[6] 刘杰.吸入性糖皮质激素对慢性阻塞性肺疾病患者 IL－6 及 CRP 影响探讨[J].中国现代药物应用，2013，7(11)：25－26.

[7] 梁德雄.重症肺炎抗生素降阶梯治疗使用策略[J].中国医学文摘·内科学，2005，26(4)：484－487.

[8] 刘洋，孟彦苓，杜斌.呼吸机相关肺炎[J].协和医学杂志，2010，1(1)：103－107.

34. 胰腺炎患者胺碘酮地高辛相关的严重缓慢心律失常

（2014 年 8 月 29 日）

【概述】

一例高血压史合并糖尿病患者，此次因冠心病、急性非 ST 段抬高性心肌梗死、心功能Ⅰ级（Killip）而入院。入院第三天，患者血淀粉酶 379 U/L，心肌酶显著上升，肌酐上升至 221 μmol/L；治疗过程中两次出现缓慢型心律失常，持久性低血糖。通过此病例分析，主要探讨以下几点：1. 患者发生胰腺炎的主要原因；2. 患者心肌酶显著上升的主要原因；3. 患者发生急性肾功能不全的主要原因；4. 患者再次出现缓慢性心律失常的主要原因；5. 患者发生持久低血糖的主要原因。

【病史介绍】

患者 80 岁，女性，有高血压病史 5 年余，平时间断服用氨氯地平。有糖尿病病史 10 余年，平时服用二甲双胍。8 月 7 日开始胸痛加剧，8 月 15 日心电图示窦性心律，ST-T 改变，Ⅲ、V2、V3 导联异常 Q 波，Q-T 延长。因冠心病、急性非 ST 段抬高性心肌梗死、心功能Ⅰ级（Killip）于 2014 年 8 月 16 日 00:39 am 入院。心率 80 次/min，律齐，血压 17.33/10.66 kPa（130/80 mmHg），双下肢无水肿。

【临床经过】

2014 年 8 月 16 日予阿司匹林肠溶片 100 mg qd po（8 月 16 日—8 月 22 日）、氯吡格雷 75 mg qd po（8 月 16 日—8 月 22 日）抗血小板聚集，美托洛尔 6.25 mg bid po（8 月 16 日—8 月 17 日）减慢心率，培哚普利 4 mg qd po（8 月 16 日 01:00 am），减量为 2 mg qd po（8 月 16 日—8 月 17 日）改善重构，二甲双胍 500 mg bid po（8 月 16 日—8 月 17 日）控制血糖，雷贝拉唑钠肠溶片 10 mg qd po（8 月 16 日—8 月 18 日）、泮托拉唑钠 60 mg qd iv gtt（8 月 16 日—8 月 17 日），加量为 60 mg bid iv gtt（8 月 17 日—8 月 21 日）抑酸护胃，呋塞米 100 mg iv gtt（8 月 16 日）利尿，硝酸甘油 20 mg iv gtt（8 月 16 日）扩冠。9:00 am，肌酐 68 μmol/L（62～106 μmol/L），肌酸磷酸激酶同工酶 56.57 μg/L（0.10～4.94 μg/L），高敏肌钙蛋白 0.792 μg/L（0.000～0.014 μg/L），肌红蛋白 451.00 μg/L（25～58 μg/L）。血清游离甲状腺素（FT_4）18.1 ng/L（9.3～17 ng/L），促甲状腺素（TSH）1.070 mIU/L（0.27～4.20 mIU/L），三碘甲腺原氨酸

(T_3)0.90 μg/L(0.8～2.0 μg/L)，甲状腺素(T_4)78.6 μg/L(51～141 μg/L)，甲状腺球蛋白(Tg)5.11 μg/L(3.5～77.00 μg/L)。BNP 8 475 ng/L(<450 ng/L)，血糖 18.1 mmol/L(3.6～6.1 mmol/L)，INR 0.88(0.8～1.5)，肝功能各项指标正常。**尿隐血 3+，尿蛋白+，尿酮体 2+。患者胸痛已近一周，暂无急诊冠脉造影指征**。13:00 pm，血糖 18.0 mmol/L(3.6～6.1 mmol/L)。

8月17日 2:00 am，患者觉心悸，出冷汗，心电监护示房颤，心室率 164 次/min，血压(140/50 mmHg)。**予胺碘酮 450 mg 静脉输注**，约一个半小时后转为窦律。4:15 am，血糖 22.6 mmol/L(3.6～6.1 mmol/L)。6:00 am，血糖 22.5 mmol/L(3.6～6.1 mmol/L)。

9:00 am，心电监护示心率 65 次/min，律齐，血压 15.33/8 kPa(115/60 mmHg)，右下肺少量湿啰音。BNP 18 282 ng/L(<450 ng/L)，**血淀粉酶 111 U/L(30～110 U/L)**。高敏肌钙蛋白 0.991 μg/L(0.000～0.014 μg/L)，肌红蛋白 715.30 μg/L(25～58 μg/L)，肌酸磷酸激酶同工酶 32.74 μg/L(0.10～4.94 μg/L)，**血糖 28.9 mmol/L(3.6～6.1 mmol/L)。予格列齐特缓释片 30 mg qd po(8月17日—8月18日)控制血糖，胺碘酮 0.2 g bid po(8月17日—8月18日)抗心律失常，呋塞米 20 mg qd po(8月17日—8月18日)**利尿，螺内酯 20 mg qd po(8月17日—8月22日)保钾利尿，低分子肝素钙 4 000 u q12h ih(8月17日—8月18日)，减量为 2 000 u qd ih(8月18日—8月19日)抗凝，硝酸异山梨酯 5 mg bid po(8月17日—8月18日)扩冠，**生物合成人胰岛素(诺和灵 R)6 u 餐前 ih(8月17日—8月18日)，减量为 4 u 餐前 ih(8月19日—8月21日)精蛋白生物合成人胰岛素(诺和灵 N)4 u ih(8月19日—8月21日)控制血糖，呋塞米 120 mg iv gtt(8月17日)利尿**，硝酸甘油 20 mg iv gtt(8月17日)扩冠。**24小时尿量仅 900 ml**。14:00 pm，血压 11.73/8.53 kPa(88/64 mmHg)，心率 100 次/min，血糖 19.7 mmol/L(3.6～6.1 mmol/L)。

8月18日 10:00 am，心电监护示心率 68 次/min，血压 16.67/8 kPa(125/60 mmHg)，两下肺可闻及湿啰音。中性粒细胞百分率 81.0%(50%～70%)，白细胞计数 19.53×10^9/L(3.69×10^9～9.16×10^9/L)。**肌酸磷酸激酶同工酶 72.35 μg/L(0.10～4.94 μg/L)，高敏肌钙蛋白 9.50 μg/L(0.000～0.014 μg/L)，肌红蛋白 850.60 μg/L(25～58 μg/L)，血淀粉酶 379 U/L(30～110 U/L)。尿隐血 4+，尿蛋白 1+，尿白细胞 3+。肌酐 221 μmol/L(62～106 μmol/L)，BNP>35 000 ng/L**(<450 ng/L)。**EF 32%。血糖 22.0 mmol/L(3.6～6.1 mmol/L)。上腹部超声示餐后胆囊改变，胆囊结石可能，胰腺显示不清**。考虑存在肺部感染，予亚胺培南西司他丁 1 g 加 NS 100 ml q12h iv gtt(8月18日—8月21日)抗感染，**予呋塞米 70 mg iv gtt，停培哚普利**。

15:20 pm，胆胰科会诊诊断胰腺炎，予禁食，**醋酸奥曲肽 0.3 mg bid iv gtt(8月18日—8月21日)**抑制胰腺分泌。CVP 1.67 kPa(17 cmH_2O)。

16:00 pm，患者胸闷心悸不适，伴出冷汗，心电监护示房性心动过速，心率 200 次/min。**予胺碘酮 450 mg iv gtt**，约5分钟后转为窦律。20:00 pm，**予胺碘酮 300 mg iv gtt，呋塞米 100 mg iv gtt**。

8月19日，心电监护示心率 97 次/min，血压 11.6/7.73 kPa(87/58 mmHg)，两下肺闻及湿啰音。**总胆红素 35.2 μmol/L(0～21 μmol/L)，直接胆红素 25.5 μmol/L(0～5 μmol/L)，谷丙转氨酶 1 211 U/L(7～40 U/L)**。BNP >35 000 ng/L(<450 ng/L)，肌酐 247 μmol/L(62～

106 μmol/L)，**血淀粉酶 353 U/L(30～110 U/L)**。胸片示右肺感染，右侧胸腔积液。予 8.5%复方氨基酸 250 ml qd iv gtt(8 月 19 日—8 月 21 日)静脉营养，谷胱甘肽 1.8 g 加 NS 100 ml qd iv gtt(8 月 19 日—8 月 21 日)保肝，呋塞米 300 mg iv gtt(8 月 19 日)利尿，多巴胺 300 mg iv gtt 升压。

8 月 20 日，心电监护示心率 **118 次/min**，律齐，**血压 11.07/9.33 kPa(83/70 mmHg)**，两下肺可闻及湿啰音。抗凝血酶Ⅲ活性 66.60%（75%～125%），D-二聚体 3.930 mg/L(<0.55 mg/L)，纤维蛋白(原)降解产物 10.5 mg/L(<5.0 mg/L)，纤维蛋白原 4.706 g/L(1.800～3.500 g/L)，凝血酶原时间测定 14.1 s(9～13 s)。钾 3.1 mmol/L(3.5～5.3 mmol/L)，肌酐 228 μmol/L(62～106 μmol/L)，钠 126 mmol/L(137～147 mmol/L)，**血淀粉酶 369 U/L(30～110 U/L)**。谷丙转氨酶 1 368 U/L(7～40 U/L)，总胆红素 32.2 μmol/L(0～21 μmol/L)。

患者低钠低氯低钾，予 10%氯化钠 30 ml 加 10%氯化钾 20 ml 静脉推泵(8 月 20 日—8 月 21 日)。目前存在多脏器功能衰竭(心脏、肝脏、肾脏)，提示预后差，告知家属，表示理解。肝病内科会诊，加用多烯磷脂酰胆碱 qd iv gtt(8 月 20 日—8 月 21 日)护肝，呋塞米 300 mg iv gtt 加托拉塞米 100 mg iv gtt(8 月 20 日)利尿，多巴胺 300 mg iv gtt(8 月 20 日)升压，**胺碘酮 0.2 g qd po(8 月 20 日—8 月 21 日)抗心律失常**。

8 月 21 日 10:10 am，患者精神较差，少量半流质饮食，心电监护示心率 69 次/min，律齐，血压 13.07/8.4 kPa(98/63 mmHg)。两下肺可闻及湿啰音。中性粒细胞百分 77.3%(50%～70%)，白细胞计数 9.16×10^9/L(3.69×10^9～9.16×10^9/L)。谷丙转氨酶 790 U/L(7～40 U/L)，**淀粉酶 351 U/L(30～110 U/L)**，肌酐 205 μmol/L(62～106 μmol/L)。肌酸磷酸激酶同工酶 5.82 μg/L(0.10～4.94 μg/L)，高敏肌钙蛋白 5.280 μg/L(0.000～0.014 μg/L)，肌红蛋白 137.90 μg/L(25～58 μg/L)，BNP>35 000 ng/L(<450 ng/L)。复查血淀粉酶未见下降，奥曲肽已使用 3 天，予停用，另予乌司他丁 30 万 u q12h iv gtt 抗感染治疗(8 月 21 日)，患者心功能不全伴有阵发性房扑，**今加用地高辛 0.13 mg qod po 强心**。

15:28 pm，患者心率 38 次/min，逸搏心律，氧饱和度测不出，血压下降至 9.2/4 kPa(69/30 mmHg)，随即测不出，四肢湿冷，脉搏不能触及。予多巴胺、肾上腺素、5%碳酸氢钠、尼可刹米、洛贝林等抢救。患者心率恢复至 100 次/min，血压恢复至 10.4/6.13 kPa(78/46 mmHg)，呼之有反应。

17:47 pm，心电监护示心率 25 次/min，逸搏心律，氧饱和度测不出，血压下降至 10.53/7.87 kPa(79/59 mmHg)，随即测不出，呼吸减慢且不规则约 10 次/min，四肢湿冷，脉搏不能触及。予多巴胺、阿托品、肾上腺素、尼可刹米、洛贝林抢救成功。**19:00 pm，血糖 2.3 mmol/L(3.6～6.1 mmol/L)**。22:00 pm，予精蛋白生物合成人胰岛素 4 u ih，正在 5% GS 250 ml+50% GS 100 ml+生物合成人胰岛素 10 u+水溶性维生素 1 支静脉滴注时，测血糖 3.7 mmol/L(3.6～6.1 mmol/L)，停用。予 10% GS 500 ml 静脉滴注。

8 月 22 日 00:00 am，血糖 2.9 mmol/L(3.6～6.1 mmol/L)。00:18 am，心电监护提示心率 50 次/min，血压及指氧测不出，出现毕奥氏呼吸，意识丧失，继之心率减慢至停止，心电监护提示无脉性电活动(PEA)，继之呈直线，呼吸停止，大动脉搏动消失。经抢救无效，00:33 am 临床死亡。

【病例用药分析】

一、患者发生胰腺炎的主要原因

8月18日血淀粉酶379 U/L，可能发生了胰腺炎，主要原因有：

(1) 上腹部超声示餐后胆囊改变，胆囊结石可能。胰管和胆总管汇合成共同通道开口于十二指肠壶腹部，一旦结石嵌顿在壶腹部，还有胆管炎症或胆石移行时可损伤Oddi括约肌，将使胰管流出道不畅，胰管内高压。因此胆石症和胆道感染是急性胰腺炎的主要原因[1]。

(2) 有糖尿病史10余年，长期服用二甲双胍。因急性非ST段抬高性心肌梗死8月16日—8月17日入院后继续予二甲双胍500 mg bid po，在肾功能不全等急性应激状态下，二甲双胍引发胰腺炎的风险增加[2]。急性心肌梗死、心力衰竭、肾功能不全等情况下，禁用二甲双胍(中美上海市贵宝制药有限公司药品说明书)。

(3) 8月16日01:00 am刚入院时予培哚普利首剂4 mg po，当天再予2 mg po。血管紧张素转化酶抑制剂可以引起胰腺血管水肿[2]，有培垛普利引发胰腺炎的报道。老年人或不能停用利尿剂患者或心力衰竭患者或肾功能不全患者，培垛普利首剂应从每天2 mg开始(见施维雅制药有限公司药品说明书)。实际上第一天就口服了6 mg。

(4) 8月16日予呋塞米100 mg iv gtt，8月17日予呋塞米120 mg iv gtt，8月17日—8月18日，予呋塞米20 mg qd po。利尿剂引起急性胰腺炎的发生率为7%～14%，可能与呋塞米抑制胰腺上皮细胞对钠的吸收，使胰腺外分泌增加有关；另外强效利尿剂引发血容量下降，致血中凝血因子浓度升高，以及利尿使肝血液供应改善，肝脏合成凝血因子增多，可影响胰腺血供而导致胰腺炎；还可能与呋塞米引发电解质紊乱有关[3]。呋塞米治疗水肿性疾病，开始20～40 mg静脉注射，必要时追加剂量直至出现满意疗效；治疗心力衰竭时起始40 mg静脉注射，必要时追加剂量直至出现满意疗效；治疗急性肾功能衰竭时，一般予200～400 mg静脉注射。有胰腺炎病史者慎用或不推荐使用(见上海禾丰制药有限公司药品说明书)。患者为急性心肌梗死基础上并发的心力衰竭，根据急性心肌梗死诊断和治疗指南，急性心肌梗死基础上发生的急性左心力衰竭的处理，可使用适量利尿剂，Killip Ⅲ级时静脉注射呋塞米20 mg，Killip Ⅳ级时未规定需要使用利尿剂。根据内科学教科书第8版，急性心肌梗死基础上发生的急性左心力衰竭的处理，可使用呋塞米，但未规定具体剂量[1]。药品说明书又规定，急性心肌梗死患者，过度利尿可促发休克。呋塞米可降低抗凝药物和抗纤溶药物的作用，主要原因是利尿后血容量下降，致血中凝血因子浓度升高，以及利尿使肝血液供应改善，肝脏合成凝血因子增多。故急性心肌梗死者呋塞米应慎用(见上海禾丰制药有限公司药品说明书)。因此尽管患者尿量较少，但每天予呋塞米120～140 mg对急性心肌梗死基础上发生的心力衰竭可能剂量偏大。

(5) 8月17日2:00 am予胺碘酮450 mg静脉输注，8月17日—8月18日，予胺碘酮0.2 g bid po。有胺碘酮引发胰腺炎的报道[3]。

二、患者心肌酶显著上升的主要原因

8月16日，肌酸磷酸激酶同工酶56.57 μg/L，高敏肌钙蛋白0.792 μg/L，肌红蛋白451.00 μg/L。8月18日，肌酸磷酸激酶同工酶72.35 μg/L，高敏肌钙蛋白9.50 μg/L，肌红蛋白850.60 μg/L，8月18日血淀粉酶379 U/L。患者胸痛已近一周，发生心肌梗死已有较长时

间，但 8 月 18 日心肌酶显著上升的主要原因：

(1) 患者有冠心病、急性非 ST 段抬高性心肌梗死、高血压病 3 级(极高危)、2 型糖尿病等使心肌酶上升的疾病基础[1]。

(2) 8 月 16 日血糖 18.0 mmol/L；8 月 17 日 22.6 mmol/L，最高达 28.9 mmol/L；8 月 18 日 22.0 mmol/L，血糖极高。高血糖可影响凝血系统，导致血小板聚集，使凝血加剧，促进血栓形成。无论在体外或是体内，研究均发现，短时高血糖都可使内皮功能损害，尤其是波动的血糖影响更甚。高血糖还可以使直接损伤的血管内皮修复能力下降，增加炎性反应，使动脉壁的易损性增加。急性心肌梗死(AMI)患者中高儿茶酚胺血症可引起自由基、血中游离脂肪酸浓度升高，导致心肌细胞膜受损、钙超载，增加耗氧，并降低心肌收缩力而使心功能衰竭、心源性休克发生率增加。血糖水平越高，发生死亡、心源性休克、再梗死/缺血事件的概率也越大，由此推测，入院血糖水平可作为 AMI 预后的一个独立预测因素。荟萃分析表明，在有糖尿病病史的 688 例急性心肌梗死患者中，空腹血糖在 10.0～11.0 mmol/L 者的死亡危险为 1.7(95% CI 为 1.2～2.4)。研究者以为，AMI 后血糖增高的患者，无论是否得了糖尿病，其住院期间死亡危险、发生充血性心力衰竭或心源性休克的危险均明显高于血糖正常者[4]。磺酰脲类包括格列苯脲、格列吡嗪、格列齐特、格列喹酮等。磺酰脲类降糖作用的前提条件是机体尚保存相当数量(30%以上)有功能的胰岛 β 细胞，适用于 2 型糖尿病(T2DM)，对空腹血糖＜10 mmol/L 时效果较好。不适用于有严重并发症的 T2DM[1]。T2DM 严重并发症包括冠心病心肌梗死、心力衰竭等[1]。二甲双胍心力衰竭、急性心肌梗死者禁用(见中美上海施贵宝制药有限公司药品说明书)。**因此对处在急性应激状态的患者建议暂时使用胰岛素控制血糖**。

(3) 8 月 16 日予呋塞米 100 mg iv gtt，8 月 17 日予呋塞米 120 mg iv gtt，8 月 18 日予呋塞米 170 mg iv gtt。8 月 17 日—8 月 18 日，予呋塞米 20 mg qd po。对急性心肌梗死基础上发生的心力衰竭可能剂量偏大[5]，可降低抗凝药物和抗纤溶药物的作用，主要原因是利尿后血容量下降，致血中凝血因子浓度升高，以及利尿使肝血液供应改善，肝脏合成凝血因子增多（见上海禾丰制药有限公司药品说明书)。

(4) 8 月 18 日血淀粉酶 379 U/L，提示很可能发生了急性胰腺炎。胰腺炎炎症反应、炎症渗出及感染，可引发容量不足、休克，从而加重心肌梗死[1]。

三、患者发生急性肾功能不全的主要原因

8 月 16 日入院时肌酐 68 μmol/L，8 月 17 日出现尿量减少，8 月 18 日肌酐上升至 221 μmol/L，发生急性肾功能不全的主要原因：

(1) 患者因病情严重而进食进水少，呕吐，加上大量利尿等，可能引发容量不足，加上心力衰竭加重心输出量急剧下降，可使肾血流量下降[6]。

(2) 8 月 18 日血淀粉酶 379 U/L，提示很可能发生了急性胰腺炎。胰腺炎炎症反应、炎症渗出及感染，还有肺部感染，可引发容量不足、休克，可使肾血流量下降[6]。

(3) 8 月 16 日 01:00 am 刚入院时予培哚普利首剂 4 mg 口服，当天再予 2 mg 口服。培哚普利可能造成肾功能损害，尤其对高龄患者(肌酐清除率小于 60 ml/min)或心力衰竭患者，若起始剂量不进行相应调整，造成肾功能损害的风险增加(见施维雅制药有限公司药品说明书)。

四、患者发生肝功能损害的主要原因

8月16日刚入院时肝功能正常，而8月19日总胆红素35.2 μmol/L，直接胆红素25.5 μmol/L，谷丙转氨酶1 211 U/L。发生肝功能损害的主要原因：

(1) 患者急性胰腺炎，胰腺炎炎症反应、炎症渗出及并发感染，可造成肝功能损害[1]。

(2) 患者肺部感染、急性心肌梗死、心力衰竭进行性加重，下腔静脉回流受阻，肝静脉压升高，导致肝淤血，可造成肝细胞变性坏死。另外细菌毒素可作用于肝脏，损害肝脏细胞，使其代谢、分泌、合成、解毒、免疫等功能受损，引发肝功能不全[6]。

(3) 予格列齐特缓释片30 mg qd po(8月17日—8月18日)，可引发谷丙转氨酶等肝酶水平增高、胆汁淤积性黄疸、肝炎，极少数病例可出现危及生命的肝功能衰竭。在终止治疗后症状可缓解(见施维雅制药有限公司药品说明书)。

五、患者再次出现缓慢性心律失常的主要原因

8月21日15:28 pm，患者心率38次/min，逸搏心律，血压测不出；17:47 pm，心率再次降至25次/min，逸搏心律，血压测不出；8月22日00:18 am再次出现缓慢型心律失常。主要原因是：

(1) 8月21日10:10 am，心率69次/min，律齐，但为控制快房颤和房速，8月17日2:00 am予胺碘酮450 mg静脉输注，8月18日16:00 pm予胺碘酮450 mg iv gtt，20:00 pm予胺碘酮300 mg iv gtt，8月17日—18日予胺碘酮0.2 g bid po，尤其是8月20日—8月21日予胺碘酮0.2 g qd po。8月20日谷丙转氨酶1 368 U/L，总胆红素32.2 μmol/L；8月21日谷丙转氨酶790 U/L。胺碘酮生物利用度因人而异，在30%～80%(平均约50%)，半衰期长且有明显个体差异(20～100天)。在给药头几天，大部分药物在组织中蓄积，尤其是脂肪组织，数天后开始清除，一至几个月后因人而异达到稳态浓度。胺碘酮主要从肝脏代谢消除，经肠肝循环从粪便排出，极少从肾脏排泄；胺碘酮引发肝功能损害非常常见，且与剂量相关，在下调剂量后可缓解。因此规定肝功能不全患者应慎用(见赛诺菲制药有限公司药品说明书)。当谷丙转氨酶升高超过正常值的3倍时，应减少胺碘酮的剂量或停止给药(见赛诺菲万安特制药有限公司药品说明书)。因此予胺碘酮剂量尽管不大，但在肝功能严重损害的情况下，仍有可能在体内过量，引发缓慢型心律失常。

(2) 8月21日加用地高辛0.13 mg qod po。地高辛可减慢心率，加上胺碘酮可降低肾及全身对地高辛的清除率而提高地高辛的血药浓度(见赛诺菲制药有限公司药品说明书)，有加强洋地黄类药对窦房结及房室结的抑制作用。在用胺碘酮后24小时内血中地高辛浓度开始升高，在6～7天内直线上升，随后稳定在高水平。因此规定，当开始用胺碘酮时地高辛应减少50%，并应仔细监测地高辛血清浓度(见上海信谊药厂有限公司药品说明书)。另外，螺内酯可使地高辛半衰期延长(见上海信谊药厂有限公司药品说明书)，可进一步提高地高辛血药浓度。再加上患者存在严重肾功能不全，地高辛主要从肾脏排泄，故尽管予地高辛剂量不大，但仍有可能造成地高辛在体内达到高浓度。

(3) 患者有冠心病、急性非ST段抬高性心肌梗死、急性胰腺炎、严重心力衰竭、肝肾功能不全、电解质紊乱等引发缓慢性心律失常的疾病基础[6]。

在“胺碘酮应用指南解读”中规定，胺碘酮肝硬化、肝功能不全者不能应用，因为肝脏是胺

碘酮的主要代谢器官[7]。索他洛尔(伟特)用于转复或预防室上性心动过速。平均消除半衰期为12小时。口服2～3天内达稳态血浓。在160～640 mg/天剂量范围内,血药浓度与剂量呈相关性。盐酸索他洛尔主要以原形经肾排泄,因此肾功能不全需慎用或减量(见鲁南贝特制药有限公司药品说明书)。患者也存在肾功能不全,加上严重心力衰竭,因此索他洛尔也不适宜该患者。

六、患者发生持久低血糖的主要原因

8月21日19:00 pm血糖2.3 mmol/L。22:00 pm予精蛋白生物合成人胰岛素4 u皮下注射,正在5% GS 250 ml加50% GS 100 ml+生物合成人胰岛素10 u加水溶性维生素1支静脉滴注时,测血糖3.7 mmol/L,停用。予10% GS 500 ml静脉滴注。8月22日00:00 am血糖2.9 mmol/L。

患者发生比较持久低血糖的主要原因:

(1) 2型糖尿病血糖调节能力差,严重心力衰竭、肾功能不全加重,可使肾糖异生减少,肾廓清胰岛素能力减低,容易引发低血糖[1]。

(2) 患者肝功能不全、肝功能减退,肝糖原合成储备不足,糖原分解减少,糖异生障碍;肝细胞对胰岛素灭活减少[1]。

(3) 患者因严重疾病未进食或进食少,加上因严重心力衰竭等造成胃肠道淤血导致吸收减少[1]。

(4) 予生物合成人胰岛素(诺和灵R)6 u餐前ih(8月17日—8月18日),4 u餐前ih(8月19日—8月21日),精蛋白生物合成人胰岛素4 u ih(8月19日—8月21日)。患者高龄,有严重肾功能不全,还有肝功能损害,可能使胰岛素在体内蓄积,可引发严重低血糖。

(5) 予阿司匹林肠溶片100 mg qd po(8月16日—8月22日),可促进胰岛β细胞释放胰岛素,同时抑制前列腺素合成,间接导致胰岛素分泌增加。加上患者严重肾功能不全,可能使阿司匹林在体内蓄积,更加可能促进胰岛素分泌,引发低血糖[8]。

(6) 予醋酸奥曲肽0.3 mg bid iv gtt(8月18日—8月21日),有引发低血糖的报道(见Novartis Pharma Schweiz AG, Switzerland药品说明书)。

【病例总结】

二甲双胍禁用于急性心肌梗死、心力衰竭、肾功能不全等患者(中美上海市贵宝制药有限公司药品说明书)。

老年人或不能停用利尿剂患者或心力衰竭患者或肾功能不全患者,培垛普利首剂应从每天2 mg开始(见施维雅制药有限公司药品说明书)。

根据急性心肌梗死诊断和治疗指南,急性心肌梗死基础上发生的心力衰竭,利尿剂的剂量不宜过大。若需要大剂量,建议监测CVP。

磺酰脲类降糖药对空腹血糖>10 mmol/L的患者效果差,对处在急性应激状态的患者建议暂时使用胰岛素控制血糖。

当谷丙转氨酶升高超过正常值的3倍时,应减少胺碘酮的剂量或停止给药(见赛诺菲万安特制药有限公司药品说明书)。

胺碘酮可增加地高辛血药浓度70%以上，两药合用时地高辛剂量应减半(见赛诺菲制药有限公司药品说明书)。螺内酯可使地高辛半衰期延长，严重肾功能不全时地高辛应慎用(见上海信谊药厂有限公司药品说明书)。

严重肝肾功能不全的患者，糖异生功能下降，加上胰岛素灭活减少，可能引发低血糖，因此应减少胰岛素剂量。

医师未遵守上述用药注意事项，不排除与患者病情恶化有相关性。

参考文献

[1] 葛均波，徐永健.内科学[M].第8版.北京：人民卫生出版社，2013，236-255，439-445，744-752.

[2] 金松，刘新月，朱珠.药源性胰腺炎及其防治对策[J].抗感染药学，2010，7(2)：84-89.

[3] 贾公孚，谢惠民.药害临床防治大全[M].北京：人民卫生出版社，2002，466-468.

[4] 赵琳.急性心肌梗死急性期高血糖对预后的影响分析[J].中国医学创新，2012，9(21)：130-131.

[5] 中华医学会心血管病学分会，中华心血管病杂志编辑委员会.急性心肌梗死诊断与治疗指南.中华心血管病杂志，2001，29(12)：705-720.

[6] 陈主初.病理生理学[M].北京：人民卫生出版社，2001，337-353，371-378.

[7] 蒋文平，杨向军.胺碘酮应用指南解读[J].中国心脏起搏与心电生理杂志，2005，19(1)：16-18.

[8] 张建民，雷招宝.非降血糖药物所致的低血糖及其防治[J].临床合理用药，2010，3(3)：114-115.

35. 帕金森患者发生室性心动过速室颤

(2014年12月14日)

【概述】

一例有高血压和帕金森病史的患者,此次因急性广泛前壁心肌梗死入院。次日凌晨呼吸28次/min,血压28/18.67 kPa(210/140 mmHg),急性左心力衰竭加重,随后发生室速室颤。通过此病例分析,主要探讨低血容量、多巴丝肼、糖皮质激素、二羟丙茶碱与急性左心力衰竭、室速室颤的相关性。

【病史介绍】

患者75岁,女性,有高血压病史40余年;**有帕金森病病史10余年,规律服用多巴丝肼(美多巴)250 mg tid po**;因腰椎管狭窄症合并腰椎间盘突出症于2012年9月25日行腰椎后路减压植骨融合内固定术。2014年12月1日17:55 pm因急性广泛前壁心肌梗死入院。考虑心肌梗死时间<6小时,有急诊PCI指征,但患者家属拒绝。

【临床经过】

12月1日18:00 pm,患者意识清精神可,心率94次/min,血压14/8 kPa(105/60 mmHg),双肺底可及湿啰音,双下肢中度水肿。pH 7.528(7.35~7.45),PCO_2 2.70 kPa[20.2 mmHg(4.67~6 kPa,35~45 mmHg)],钾 3.2 mmol/L(3.5~4.5 mmol/L),**钠119 mmol/L(135~145 mmol/L)**。予阿司匹林肠溶片100 mg qd po(12月1日—2日)、替格瑞洛90 mg bid po(12月1日—2日)抗血小板,低分子肝素钙4 000 u q12h ih(12月1日—2日)抗凝,阿托伐他汀钙20 mg qn po(12月1日—2日)稳定斑块,福辛普利钠5 mg qd po(12月1日—2日)改善重构,单硝酸异山梨酯缓释片40 mg qd po(12月1日—2日)扩冠,呋塞米20 mg bid po(12月1日—2日)利尿,螺内酯20 mg bid po(12月1日—2日)保钾,氯化钾缓释片0.5 g tid po(12月1日—2日)补钾,泮托拉唑钠40 mg加NS 50 ml qd iv gtt(12月1日—2日)抑酸护胃,**多巴丝肼(美多巴)250 mg tid po**(12月1日—2日)抗帕金森病。

19:04 pm,患者胸闷胸痛较前好转,无明显气促,心电监护示血压13.47/8.67 kPa(101/65 mmHg),心率90次/min。

20:00 pm,心率93次/min,**血压11.87/6.4 kPa(89/48 mmHg)**。

21:00 pm,心率94次/min,血压13.33/7.6 kPa(100/57 mmHg),**予托拉塞米5 mg iv**。

22:00 pm,心率 80 次/min,**血压 9.33/5.47 kPa(70/41 mmHg)**。23:00 pm,心率 84 次/min,**血压 10.27/5.87 kPa(77/44 mmHg)**。

12 月 2 日 00:00 am,心率 103 次/min,**血压 11.73/7.07 kPa(88/53 mmHg)**。

00:17 am,心率 111 次/min,血压 12/6.4 kPa(90/48 mmHg),诉气促不能平卧。00:20 am,予**甲泼尼龙琥珀酸钠 40 mg iv,二羟丙茶碱 0.25 g iv**。00:25 am,心率 118 次/min,呼吸 28 次/min,**血压 28/18.67 kPa(210/140 mmHg)**,予呋塞米 20 mgV。00:45 am,出现短阵室速。00:58 am,室速 235 次/min,之后发生室颤。予电除颤、心脏按压,气管插管呼吸机辅助通气,多巴胺、肾上腺素等抢救。患者心跳恢复至心率 115 次/min,血压 15.33/8 kPa(115/60 mmHg)。

7:00 am,患者再次出现心率、血压下降。经抢救无效,7:23 am 心电图成一直线,宣布临床死亡。

【病例用药分析】

12 月 2 日 00:25 am,患者心率 118 次/min,呼吸 28 次/min,血压 28/18.67 kPa(210/140 mmHg),急性左心力衰竭加重,随后发生室速室颤的主要可能原因:

(1) 患者急性广泛前壁心肌梗死,因家属拒绝未能及时开通罪犯血管,有引发严重心力衰竭致死性心律失常的疾病基础[1]。

(2) 患者刚入院时钠 119 mmol/L(135～145 mmol/L),存在有效循环血量不足。长期医嘱予呋塞米 20 mg bid po,12 月 1 日 21:00 pm 予托拉塞米 5 mg iv,可能加重容量不足,使血压降低。22:00 pm 血压 9.33/5.47 kPa(70/41 mmHg),23:00 pm 血压 10.27/5.87 kPa(77/44 mmHg),12 月 2 日 00:00 am 血压 11.73/7.07 kPa(88/53 mmHg)。血压过低可减少冠脉血供,加重心肌缺血坏死,成为急性左心力衰竭和致死性心律失常的诱因[1]。建议在使用利尿剂的同时适当补充容量,而实际上只有静脉推泵的 50 ml 生理盐水,可能使低血压得不到及时纠正。

(3) 根据急性心力衰竭诊断和治疗指南[2],若有明显哮鸣音者予茶碱类以减轻支气管痉挛,予糖皮质激素抗过敏抗渗出。而根据急性心肌梗死诊断和治疗指南[2],急性心肌梗死基础上并发的急性左心力衰竭,茶碱类和糖皮质激素不宜使用。实际上 12 月 2 日 00:20 am,在出现心力衰竭症状时予二羟丙茶碱 0.25 g iv。二羟丙茶碱舒张支气管的作用机制是促进内源性肾上腺素和去甲肾上腺素释放;加上患者帕金森病长期予多巴丝肼(美多巴)250 mg tid po,入院后继续服用,多巴丝肼包含左旋多巴,可增强肾上腺素和去甲肾上腺素等儿茶酚胺类的药理效应,使交感神经兴奋性大大增加,有直接兴奋心肌,可加快心率,使左心室负荷加重,使患者发生严重心律失常,心力衰竭加重,严重时甚至可使呼吸心搏骤停(见上海现代哈森药业有限公司药品说明书)。规定多巴丝肼不可与肾上腺素、去甲肾上腺素等合用(见上海罗氏制药有限公司药品说明书)。

(4) 12 月 2 日 00:20 am 予甲泼尼龙琥珀酸钠 40 mg iv。为糖皮质激素,可降低抗凝作用,形成栓塞性脉管炎、血栓;增加儿茶酚胺的血管收缩效应,盐皮质激素样作用引起水钠潴留,使血压升高,左心室负荷加重;还有诱发速发型变态反应致冠状动脉痉挛[3]。糖皮质激素可抑制蛋白质的合成,促进蛋白质的分解,引发类固醇肌病,可延缓甚至阻止急性心肌梗死坏死心肌的修复，可引发心肌梗死后的心肌断裂，引发严重心律失常（见 Pfizer Manufacturing Belgium NV）。

【病例总结】

对低钠血症、低血压患者，在使用利尿剂的同时适当补充容量[1]。

根据急性心肌梗死诊断和治疗指南，急性心肌梗死基础上并发的急性左心力衰竭，茶碱类和糖皮质激素不宜使用。

多巴丝肼可增强儿茶酚胺类的药理效应，有加重心脏负荷、增加严重心律失常风险的作用（见上海现代哈森药业有限公司药品说明书）。

医师未遵守上述用药注意事项，不排除与患者发生急性左心力衰竭、室速室颤有相关性。

参考文献

[1] 葛均波，徐永健.内科学[M].第8版.北京：人民卫生出版社. 2013，174-176，200-204.

[2] 中华医学会心血管病学分会，中华心血管病杂志编辑委员会. 急性心力衰竭诊断和治疗指南[J].中华心血管杂志 2010，38(3)：195-208.

[3] 贾公孚，谢惠民.药害临床防治大全.第1版[M].北京：人民卫生出版社，2002，346-347，1306-1307.

36. 心源性休克患者用肾上腺素抢救

（2014 年 3 月 10 日）

【概述】

一例合并多种基础疾病的慢性阻塞性肺疾病患者，此次因窦性静止，房室交界性逸搏心律而入院。入院时全身湿冷，心率 25 次/min，双下肢中度水肿，急诊给予肾上腺素和异丙肾上腺素静脉滴注。通过此病例分析，主要探讨心源性休克患者是否能使用肾上腺素和异丙肾上腺素。

【病史介绍】

患者 82 岁，男性，2012 年因急性下壁心肌梗死植入一枚支架，当时有Ⅲ度 AVB，术后长期服用阿司匹林、氯吡格雷、他汀类药物治疗；有高血压病史 30 年，最高血压 24/14.67 kPa（180/110 mmHg），规律服用氨氯地平、依那普利，血压控制可；有脑梗死病史，未遗留肢体及语言活动障碍；有肾功能不全病史数年；**有慢性阻塞性肺疾病史 5 年**。

2014 年 3 月 5 日晚 19:00 pm 出现神志异常，反应迟钝，遂至院就诊。心电图提示窦性静止，房室交界性逸搏心律，符合陈旧性下壁心肌梗死的心电图演变。查钾 5.3 mmol/L（3.5～5.1 mmol/L），肌酐 156 μmol/L（62～106 μmol/L），BNP 427 μg/L（＜450 ng/L），CK－MB 10.56 μg/L（0.1～4.94 μg/L），TNT 0.044 μg/L（0.000～0.014 μg/L），肌红蛋白 136.30 μg/L（25.0～58.0 μg/L）。查体嗜睡，呼之能应，全身湿冷，双肺未闻及干湿啰音，心率 25 次/min，双下肢中度水肿。

【临床经过】

3 月 5 日**急诊予肾上腺素 1 mg 静脉滴注，异丙肾上腺素 1 mg 静脉滴注，但患者仍有窦性心动过缓（30～40 次/min），逸搏心律**。

3 月 6 日 0:15 am，急诊转运入导管室之前，**患者心率 108 次/min，血压 26.67/16.27 kPa（200/122 mmHg）**。

00:20 am，患者入导管室，安装临时起搏电极于右心室，设置起搏参数为起搏电压 2 mA，感知 3 mv，固定留置管及临时起搏电极，操作顺利。

1:15 am，拟心源性休克、窦性静止、室性逸搏心律、冠心病、陈旧性下壁心肌梗死、PCI 术后、急性冠脉综合征（ACS）心功能Ⅳ级（Killip）、慢性肾功能不全、脑梗死后、慢性阻塞性肺疾病收入CCU病房。予阿司匹林、氯吡格雷、低分子肝素钙、瑞舒伐他汀钙、泮托拉唑钠、多巴胺等治疗。

1:23 am，予多巴胺200 mg静脉推泵。

1:30 am，患者心率63次/min，血压11.07/7.2 kPa(83/54 mmHg)，予5%碳酸氢钠125 ml静脉滴注。

5:27 am，血气分析显示pH 7.26(7.35～7.45)，PO_2 8.56 kPa[64.2 mmHg(80.0～100 mmHg)]，PCO_2 8.11 kPa[60.8 mmHg(35.0～45.0 mmHg)]。

8:35 am，患者呼之不应，张口呼吸，压眶反射消失，予肾上腺素静脉推泵、去甲肾上腺素静脉推泵维持，无创呼吸机辅助通气。

10:23 am，患者心跳呼吸停止，大动脉搏动消失，心电图呈一直线，宣告临床死亡。

【病例用药分析】

患者有慢性阻塞性肺疾病史5年，支气管扩张剂是控制症状的主要措施。包括氨茶碱、茶碱、二羟丙茶碱、沙丁胺醇等，还有糖皮质激素[1]。

急性冠脉综合征的基本病因是交感神经兴奋性增加，血压、心率增高，左心室负荷明显加重；循环量不足等致心排量骤降，冠状动脉灌流量锐减；血黏稠度增高等因素导致在冠状动脉粥样硬化的基础上斑块破裂出血及血栓形成[1]。

患者3月6日因房室交界性逸搏、急性冠脉综合征、心源性休克收住入院，其主要原因：

(1) 存在高血压、冠心病、陈旧心肌梗死等诱发急性冠脉综合征的高危因素[1]。

(2) 因慢性阻塞性肺疾病平时予糖皮质激素，可增强儿茶酚胺的血管收缩作用，可增加心脏负荷；另外地塞米松可能使血小板增多，提高纤维蛋白原浓度，并缩短凝血酶原时间，可减弱抗凝血药物的作用；可增加冠状动脉脂肪沉积。因此可能诱发急性冠脉综合征和严重心律失常[2]。糖皮质激素高血压、血栓症、心肌梗死者一般不宜使用(见上海信谊药厂有限公司药品说明书)。

(3) 因慢性阻塞性肺疾病平时予茶碱类药物，可释放出内源性肾上腺素和去甲肾上腺素，可增加心脏负荷，可能诱发急性冠脉综合征和严重心律失常。

肾上腺素适用于抢救心搏骤停，但高血压、器质性心脏病、冠状动脉疾病患者禁用(见上海禾丰制药有限公司药品说明书)；异丙肾上腺素适用于救治心搏骤停、严重缓慢性心律失常，但心绞痛、心肌梗死患者禁用(见上海禾丰制药有限公司药品说明书)。肾上腺素和异丙肾上腺素合用，可使严重高血压、致死型心律失常、急性心肌梗死、严重心力衰竭等心血管系统毒副反应增加，应密切观察(见上海禾丰制药有限公司药品说明书)。

患者急诊就诊时心率仅25次/min，有使用肾上腺素+异丙肾上腺素的强适应证，故尽管违反了禁忌证，为抢救患者生命还是有必要使用的，但可能由于急诊监控观察的条件较差，没能根据血压、心率及时调整肾上腺素和异丙肾上腺素的静脉滴注速度，造成3月6日0:15 am心率108次/min，血压26.67/16.27 kPa(200/122 mmHg)。血压和心率急剧上升，可大大增加心脏负荷和心肌耗氧量、使心肌坏死面积扩大，加重心力衰竭和心源性休克，使致死型心律失常的风险增加[2]。成为患者最后死亡的诱因之一。

【病例总结】

予肾上腺素及异丙肾上腺素静脉滴注，应予心电监护，根据血压、心率情况及时调整静脉滴注速度。

医师未注意此用药注意事项，不排除与患者心率上升至 108 次/min、血压飙升至 26.67/16.27 kPa(200/122 mmHg)有相关性。

参 考 文 献

[1] 葛均波，徐永健.内科学[M].第 8 版.北京：人民卫生出版社，2013，19 - 27，236 - 255.
[2] 贾公孚，谢惠民.药害临床防治大全[M].北京：人民卫生出版社，2002，321 - 352.

37. 低钠低氯心肌梗死患者发生胸壁血肿
（2014 年 3 月 1 日）

【概述】

一例长期高血压史合并神经痛患者，此次拟因“近期前壁心肌梗死、高血压 3 级（极高危组）、腔隙性脑梗死、起搏器植入术后、低钠低氯血症”而入院。患者白细胞明显升高，胸部 CT 提示肺部炎症，诊断肺部感染；患者 PCI 术后血红蛋白进行性下降；下腹部示右侧髂骨前方占位，考虑血肿可能大，盆腔积液；胸部示右侧液气胸、左侧少量胸腔积液，右上胸壁高密度影，考虑血肿可能。通过此病例分析，主要探讨以下几点：1. 患者发生严重低钠低氯血症的主要原因；2. 患者发生急性心肌梗死的主要原因；3. 患者发生右侧髂骨前方血肿和右上胸壁血肿的主要原因。

【病史介绍】

患者 83 岁，女性，有高血压病史 40 余年；自诉有神经痛，长期口服卡马西平治疗；8 年前因窦性停搏，在外院植入起搏器；2012 年 9 月 9 日因头部外伤、右侧颌面部软组织血肿、右眼挫伤入住我院神经外科，CT 示双侧基底节区、侧脑室旁少许腔隙灶，出现头晕乏力伴呕吐，呕吐物为胃内容物，2 年来间断发作，未予重视；2013 年 10 月 24 日因电池耗竭予更换起搏器，查血小板计数 393.0×10^9/L（101.0×10^9～320.0×10^9/L），出院后规律服用阿司匹林肠溶片、阿托伐他汀钙片、西尼地平片、替米沙坦氢氯噻嗪胶囊（欣索卡）、卡马西平片等。

2014 年 1 月 24 日开始，患者再次发作头晕乏力伴有呕吐，症状同前，自测**血压达 24.67/14.67 kPa（185/110 mmHg）**，1 月 28 日于我院就诊，查血钠 135 mmol/L（137～147 mmol/L），氯 98 mmol/L（99～110 mmol/L），血糖、心肌梗死三项、BNP 未见异常，头颅 CT 提示“双侧基底节区及侧脑室旁腔梗，老年脑、脑白质变性”，颈动脉、椎动脉超声提示“双侧颈部动脉粥样硬化并斑块形成，双侧椎动脉峰值流速减低”、心电图提示“起搏心律，AAI 起搏心电图（60 次/min），完全性右束支阻滞”，后门诊给予醒脑静、银杏、苦碟子静脉滴注治疗，症状缓解不明显。1 月 30 日患者再发头晕乏力伴呕吐，同前症状，后到医院就诊，**电解质提示血钠 129.8 mmol/L**（137～147 mmol/L），**血氯 93.4 mmol/L**（99～110 mmol/L）。2 月 11 日，再次发作头晕乏力伴呕吐，**2 月 13 日心电图提示“前间壁心肌梗死”，转院急诊**。

2 月 14 日查血钠 129 mmol/L（137～147 mmol/L），氯 96 mmol/L（99～110 mmol/L），**红细胞计数 3.51×10^{12}/L（3.68×10^{12}～5.13×10^{12}/L）**。心电图“起搏心律，急性前间壁心肌

梗死，双腔起搏器呈 DVI 形式起搏（60 次/min）”。为行进一步诊治，拟“近期前壁心肌梗死、高血压病 3 级（极高危组）、腔梗、起搏器植入术后、低钠低氯血症”收入院，血压 18.93/9.6 kPa（142/72 mmHg），神清，气平，双肺可闻及两肺干啰音，心率 72 次/min，律齐。

【临床经过】

2014 年 2 月 14 日予低分子肝素钙（4 100 IU）0.4 ml q12h ih（2 月 14 日—2 月 18 日）抗凝，阿司匹林肠溶片 100 mg qd po（2 月 14 日—2 月 20 日）、氯吡格雷 75 mg qd po（2 月 14 日—2 月 20 日），减量为 50 mg qd po（2 月 21 日—）抗血小板聚集，阿托伐他汀钙 20 mg qn po（2 月 14 日—）稳定斑块，福辛普利钠 10 mg qd po（2 月 14 日—2 月 18 日）改善重构，10%氯化钠 30 ml 加 NS 250 ml qd iv gtt（2 月 14 日—2 月 17 日）补钠，雷贝拉唑钠 10 mg qd po（2 月 14 日—）抑酸护胃，艾司唑仑 1 mg qn po（2 月 14 日—2 月 18 日）助眠等治疗。

2 月 15 日，BP135/75 mmHg，神清，气平，双肺未闻及干湿啰音，心率 76 次/min，律齐。钠 136 mmol /L（137～147 mmol /L），氯 102 mmol /L（99～110 mmol /L），甘油三酯 1.55 mmol/L(0～2.26 mmol/L)，低密度脂蛋白 3.39 mmol/L(＜4.14 mmol/L)，**脂蛋白(a) 1 172 mg/L（0～300 mg/L）**，总胆固醇 4.87 mmol /L（0～6.22 mmol /L），**高密度脂蛋白 1.03 mmol/L（＞1.15 mmol/L）**。三碘甲状原氨酸 0.58 ng/ml （0.80～2.00 μg/L），游离三碘甲状腺原氨酸 1.66 pg/mL(2.00～4.40pg/mL)。

2 月 16 日，患者无头痛、恶心、呕吐，无胸痛。血压 18/10 kPa(135/75 mmHg)，意识清，精神可，两肺未闻及明显干湿啰音，心率 68 次/min，律齐。

2 月 18 日，**血红蛋白 112.0 g/L(113～151 g/L)，红细胞计数 3.15×10^{12}/L(3.68×10^{12}～5.13×10^{12}/L)**，血小板计数 387.0×10^9/L(101.0×10^9～320.0×10^9/L)。20:00 pm，局麻下予选择性冠状动脉造影加 PCI 术。术中共用肝素 8 000 u，患者无不适，术中血压 18.67/8 kPa (140/60 mmhg)，心率 80 次/min。术后返病房，心电监护提示心率 60 次/min，血压 15.33/10 kPa(115/75 mmHg)，呼吸 30 次/min，脉搏 61 次/min，查体神清，精神较萎靡，两肺未及湿啰音，皮温稍低，桡动脉波动较弱，右下肢穿刺点，局部小面积血肿。予多巴胺 100 mg 静脉推泵(2 月 18 日 22:00 pm，2 月 19 日 3:00 am，22:00 pm) 提升血压、参附 20 mg 加 NS 250 ml iv gtt(2 月 18 日 23:00 pm)提升心率。

2 月 19 日 9:00 am，患者主诉乏力，心电监护提示心率 75 次/min，血压 13.73/9.33 kPa (103/70 mmHg)(多巴胺维持中)。查体意识清，两肺未闻及明显干湿啰音，肌酐 93 μmol/L (62～106 μmol/L)。11:13 am，患者白细胞明显升高，胸部 CT 提示肺部炎症，诊断肺部感染，经验用亚胺培南西司他丁钠 1 g 加 NS 100 ml q8h iv(2 月 19 日—)抗感染。查**血红蛋白 86.0 g/L(113～151 g/L)**，中性粒细胞百分率 88.3%(50%～70%)，血小板计数 375.0×10^9/L (101.0×10^9～320.0×10^9/L)，**红细胞计数 2.43×10^{12}/L(3.68×10^{12}～5.13×10^{12}/L)**，白细胞计数 16.36×10^9/L(3.69×10^9～9.16×10^9/L)。

2 月 20 日 8:00～10:00 am，患者 PCI 术后血红蛋白进行性下降，目前**血红蛋白 56 g/L (113～151 g/L)**，血小板计数 247.0×10^9/L(101.0×10^9～320.0×10^9/L)，**红细胞计数 1.60×10^{12}/L(3.68×10^{12}～5.13×10^{12}/L)**，血压偏低。停阿司匹林，予红细胞悬液 2 单位补充红细胞。查体血压 13.87/7.6 kPa(104/57 mmHg)，精神较差，两下肺可闻及少量湿啰音，心

率 65 次/min，律齐。下腹部（CT 增强双源）示右侧髂骨前方占位，考虑血肿可能大，盆腔积液。上腹部（CT 增强双源）示**肝硬化**、脾脏多发钙化、右胸腔积液。胸部 CT 增强双源示右侧液气胸、左侧少量胸腔积液，右上胸壁高密度影，**考虑血肿可能**。右肺下叶部分不张，左肺舌叶少许炎症。

2 月 21 日，胸水 B 超示右侧胸腔积液，右侧胸腔见游离性无回声区，深约 23 mm。血红蛋白 93.0 g/L（113～151 g/L），红细胞计数 2.93×10^{12}/L（3.68×10^{12}～5.13×10^{12}/L）。

2 月 24 日，心电监护示 HR 65 次/min，血压 16.53/7.2 kPa（124/54 mmHg）。查体神清，精神稍萎，两下肺可闻及少量湿啰音，血小板计数 394.0×10^9/L（101.0×10^9～320.0×10^9/L），红细胞计数 3.01×10^{12}/L（3.68×10^{12}～5.13×10^{12}/L），血红蛋白 98.0 g/L（113～151 g/L）。病情平稳，转入普通病房继续诊治。

【病例用药分析】

一、患者发生严重低钠低氯血症的主要原因

2014 年 1 月 30 日，患者发生严重低钠低氯血症的可能原因主要有：

（1）患者呕吐使水、钠从胃肠道丢失[1]。

（2）患者有腔隙性脑梗死，可能引发中枢性低钠血症，是尿稀释功能受损伤后表现为逐渐加重的低血钠高尿钠综合征，包括抗利尿激素分泌异常综合征[1]。

（3）予替米沙坦氢氯噻嗪胶囊（欣索卡）口服，其中氢氯噻嗪有排钠排水作用（见上海双基药业有限公司药品说明书）。

（4）因三叉神经痛长期口服卡马西平，可刺激抗利尿激素的分泌，发生率约 10%～15%，引发水潴留、低钠血症（见北京诺华制药有限公司药品说明书）。

二、患者发生急性心肌梗死的主要原因

急性心肌梗死的基本病因是交感神经兴奋性增加，血压、心率增高，左心室负荷明显加重；循环量不足等致心排量骤降，冠状动脉灌流量锐减；血黏稠度增高等因素导致在冠状动脉粥样硬化的基础上斑块破裂出血及血栓形成[1]。

2 月 11 日发生急性心肌梗死的主要原因：

（1）患者高血压 40 余年，8 年前窦性停搏植入起搏器，2012 年 9 月发生腔隙性脑梗死，很可能存在冠心病，属于诱发急性心肌梗死的高危因素[1]。

（2）患者 2013 年 10 月 24 日血小板计数 393.0×10^9/L，2 月 18 日 387.0×10^9/L，血小板高于正常（尚未能诊断为原发性血小板增多症），但可使血栓形成的风险增加[1]。

（3）卡马西平为肝酶 CYP3A4 诱导剂，可加快二氢吡啶类钙拮抗剂的代谢而降低其疗效。西尼地平通过肝脏 CYP3A4 代谢，故可降低西尼地平降压效果（见北京诺华制药有限公司药品说明书），加上卡马西平促进抗利尿激素释放，可使全身微动脉和毛细血管前括约肌收缩，升高血压，使血压控制不佳[2014 年 1 月 24 日血压达 24.67/14.67 kPa（185/110 mmHg）]，成为诱发急性心肌梗死的危险因素。

（4）卡马西平增加 HMG－CoA 还原酶抑制剂如阿托伐他汀钙的代谢（CYP3A4），降低其疗效，使血脂得不到有效控制[2 月 15 日脂蛋白（a）1 172 mg/L、高密度脂蛋白

1.03 mmol/L]，稳定斑块作用下降，成为诱发急性心肌梗死危险因素。

(5) 卡马西平促进抗利尿激素释放，又称加压素，使血管平滑肌收缩，血管床容量减少，可能使冠状动脉痉挛、收缩(见深圳翰宇药业股份有限公司药品说明书)，成为诱发急性心肌梗死的危险因素。

三、患者发生右侧髂骨前方血肿和右上胸壁血肿的主要原因

2月18日20:00 pm，患者PCI术后，发生右侧髂骨前方血肿和右上胸壁血肿的主要原因有：

(1) 阿司匹林抑制血小板血栓素A2而抑制血小板聚集，可能增加出血的风险(见拜耳医药保健有限公司药品说明书)。

(2) 氯吡格雷选择性地抑制二磷酸腺苷(ADP)与它的血小板受体的结合及继发的ADP介导的糖蛋白GPⅡbⅢa复合物的活化，因此可抑制血小板聚集。氯吡格雷与阿司匹林之间存在药效学相互作用，使出血的危险增加，包括腹膜后出血。所以两药合用应注意观察(见深圳信立药业股份有限公司药品说明书)。

(3) 低分子肝素钙主要抑制Ⅹa发挥抗凝作用，可引发出血。低分子肝素钙主要通过肾脏清除，严重肾功能损害患者血浆清除率降至50%(见葛兰素史克有限公司药品说明书)。治疗非ST段抬高心肌梗死按体重50～59 kg应为0.5 ml bid ih，但患者83岁高龄，肌酐清除率约40～50 ml/min，通常剂量应减半，即0.5 ml qd ih。而实际予0.4 ml bid ih，相对于肾功能剂量过大，使出血的风险增加。

(4) 患者因外力的作用致后器官和血管损伤出血，血液在腹膜后间隙扩散形成血肿的可能性被排除。

【病例总结】

卡马西平可刺激抗利尿激素的分泌，引发水潴留、低钠血症，与氢氯噻嗪合用可加重低钠低氯血症(见北京诺华制药有限公司药品说明书)。

卡马西平可加快二氢吡啶类钙拮抗剂的代谢而降低其疗效，可降低阿托伐他汀钙疗效(见北京诺华制药有限公司药品说明书)。

高龄患者低分子肝素钙应减量(见葛兰素史克有限公司药品说明书)。

不遵守上述用药注意事项，不排除与患者发生低钠低氯血症、急性心肌梗死、血肿有相关性。

参 考 文 献

[1] 葛均波，徐永健.内科学[M].第8版.北京：人民卫生出版社，2013，242-255，608-611，775-780.

38. 患者在急诊用药过程中发生急性冠脉综合征

(2014 年 3 月 18 日)

【概述】

一例高血压史患者，此次因冠心病、急性冠脉综合征、窦性心动过缓、Ⅲ度房室传导阻滞、交界性逸搏、高血压病 3 级(极高危)、慢性支气管炎伴感染收住入院。通过此病例分析，主要探讨患者感染未及时控制继而发生急性冠脉综合征的主要原因。

【病史介绍】

患者 71 岁，男性，有高血压病史 30 年余，血压最高 24/14.67 kPa(180/110 mmHg)，平时口服硝苯地平控释片、奥美沙坦，血压控制 21.33/10.67 kPa(160/80 mmHg)。既往有慢性支气管炎病史 4 年，3 年前发现胆道息肉。入院前 10 年开始间断出现胸前区胸闷，曾于 2004 年到医院行冠脉造影，具体结果不详。后长期口服拜耳阿司匹林、单硝酸异山梨酯等药物，患者仍间断出现胸闷，症状持续 2～3 分钟可缓解。有吸烟史 50 年，1 包/d。饮酒史 10 年，半斤黄酒/d。

2014 年 3 月 10 日因咳嗽、咳痰至当地医院就诊，诊断支气管炎，**予头孢替安 2 g＋地塞米松磷酸钠 5 mg qd iv gtt(3 月 10 日—3 月 12 日)抗炎，多索茶碱 0.4 g qd iv gtt(3 月 10 日—3 月 12 日)平喘。**

【临床经过】

3 月 12 日 8:20 am，患者胸闷，伴有冷汗、黑蒙、后背部不适，心电图提示窦性心动过缓，Ⅲ度房室传导阻滞，交界性逸搏，Ⅱ、Ⅲ、AVF 导联 ST 段抬高，Ⅰ导联和 AVL 导联 T 波倒置，心率 42 次/min。症状持续 5 分钟左右好转。遂通过 120 送至医院，途中患者心率恢复至 60 次/min 左右。11:02 am，医院急诊行心电图提示窦性心律，心率 87 次/min，血压 25.07/13.6 kPa(188/102 mmHg)。予硝酸甘油 20 mg 静脉推泵。12: 14 pm，血压 20/12 kPa(150/90 mmHg)，**予多索茶碱 0.4 g 静脉滴注平喘**，氨曲南 2 g 静脉滴注抗感染，**舒血宁 20 ml 加 NS 250 ml 静脉滴注活血**。查心肌酶增高，钾 3.4 mmol/L(3.5～5.3 mmol/L)，钠 132 mmol/L(137～147 mol/L)，氯 97 mmol/L(99～110 μmol/L)。13:00 pm，拟冠心病、急性冠脉综合征、窦性心动过缓、Ⅲ度房室传导阻滞、交界性逸搏、高血压病 3 级(极高危)、慢性支气管炎伴感染收住入院。

【病例用药分析】

急性冠脉综合征的基本病因是交感神经兴奋性增加，血压、心率增高，左心室负荷明显加重；循环量不足等致心排量骤降，冠状动脉灌流量锐减；血黏稠度增高等因素导致在冠状动脉粥样硬化的基础上斑块破裂出血及血栓形成[1]。

患者3月10日因咳嗽咳痰就诊时尚未发生急性冠脉综合征，而经地塞米松磷酸钠、多索茶碱等治疗后，3月12日因急性冠脉综合征收住入院。其主要原因：

(1) 患者存在高血压、冠心病、吸烟等诱发急性冠脉综合征的高危因素，且血压控制不佳[1]。

(2) 患者有慢性支气管炎伴感染且伴有其他严重疾病，在细菌培养及药敏结果出来之前，通常应静脉予广谱足量抗菌药[1]，实际上予头孢替安2 g qd iv gtt(3月10日—3月12日)。头孢替安为时间依赖性抗生素，每天应至少分2次静滴，予每天1次静滴可降低抗菌效力。感染未控制可加重心脏负荷，诱发急性冠脉综合征和心律失常。

(3) 予地塞米松磷酸钠5 mg qd iv gtt(3月10日—3月12日)，地塞米松属于糖皮质激素，可增强儿茶酚胺的血管收缩作用，可增加心脏负荷；另外地塞米松可能使血小板增多，提高纤维蛋白原浓度，并缩短凝血酶原时间，可减弱抗凝血药物的作用。因此可能诱发急性冠脉综合征和严重心律失常。地塞米松血浆半衰期为190分钟，经5个半衰期即16个小时可在体内被清除，但地塞米松的组织半衰期为3日，故虽然在血浆中被清除，但其药理效应仍然存在(见上海信谊药厂有限公司药品说明书)。

(4) 予多索茶碱0.4 g qd iv gtt(3月10日—3月12日)。多索茶碱为甲基黄嘌呤的衍生物，释放出内源性肾上腺素和去甲肾上腺素，可增加心脏负荷。加上予400 mg qd iv gtt的成年人剂量，使其在体内过量的风险增加，可能诱发急性冠脉综合征和严重心律失常(见山西普德药业股份有限公司药品说明书)。

(5) 3月12日12:14 pm予舒血宁20 ml加NS 250 ml静脉滴注活血。对老年人、严重心脏疾病或初次使用患者，舒血宁应慎重使用，如确需使用，应减量(见神威药业有限公司药品说明书)。而实际予成人常用量，可能引发心率加快、高血压反应，兴奋中枢神经系统等，可能加重心脏负荷，诱发急性左心力衰竭[2]。舒血宁20 ml用5%葡萄糖250 ml～500 ml稀释，不能与其他药物在同一容器中混合使用(见神威药业有限公司药品说明书)。而实际上将舒血宁与生理盐水配伍，舒血宁为中药注射剂，成分复杂，加入生理盐水可能产生较多不溶性微粒，导致输液中不溶性微粒的数量大大增加，并且体积增大(见神威药业有限公司药品说明书)，从而可能造成局部血管供血不足，血管栓塞，包括冠状动脉[2]。可能使心肌缺血加重，可能诱发急性冠脉综合征和严重心律失常。

【病例总结】

头孢替安为时间依赖性抗生素，每天应至少分2次静滴。

地塞米松高血压、血栓症、心肌梗死患者一般不宜使用(见上海信谊药厂有限公司药品说明书)。

多索茶碱老年人应减量，急性心肌梗死患者禁用(见山西普德药业股份有限公司药品说明书）。

舒血宁 20 ml 应用 5%葡萄糖 250 ml～500 ml 稀释(见神威药业有限公司药品说明书）。

未遵守上述用药注意事项，不排除与患者发生急性冠脉综合征有相关性。

参 考 文 献

[1] 葛均波，徐永健.内科学[M].第 8 版.北京：人民卫生出版社，2013，19－27，41－45，236－255.

[2] 张蓬华，肖森生，张静等.舒血宁注射液与 5 种注射液配伍后稳定性考察[J].中国药师，2012，12(2)：259－260.

39. 阿司匹林二羟丙茶碱氯化钾片致消化道大出血及加重

(2014 年 1 月 10 日)

【概述】

一例高龄女性，此次因冠心病、不稳定心绞痛，心功能Ⅲ级(NYHA)，高血压病 3 级(极高危)，2 型糖尿病，肾功能不全入院。患者在入院前后发生消化道出血并加重。通过此病例分析，主要探讨患者发生消化道出血并加重的主要原因。

【病史介绍】

患者女性，86 岁，因冠心病、不稳定心绞痛，心功能Ⅲ级(NYHA)，高血压病 3 级(极高危)，2 型糖尿病，肾功能不全于 2013 年 12 月 27 日 19:05 pm 入院。查肌酐 236 μmol/L(62～106 μmol/L)，血红蛋白 97 g/L(113～151 g/L)，血糖 12.65 mmol/L(3.60～5.80 mmol/L)。查体血压 220/100 mmHg，心率 92 次/min，双肺可闻及哮鸣音，双下肢轻度水肿。

【临床经过】

2013 年 12 月 27 日予替米沙坦 80 mg qd po(12 月 27 日—12 月 28 日)降压，格列齐特缓释片 30 mg bid po(12 月 27 日—1 月 9 日)降糖，**阿司匹林肠溶片 100 mg qd po(12 月 27 日—12 月 28 日)**抗血小板聚集。20:10 pm，予呋塞米 50 mg 静脉推泵降压。**20:57 pm，予二羟丙茶碱 0.25 g 静脉推注**舒张支气管。23:24 pm，予硝酸甘油 20 mg 静脉推泵降压、呋塞米 50 mg 静脉推泵降压。

12 月 28 日 6:55 am，予硝酸甘油 20 mg 静脉推泵降压。9:50 am，患者解暗红色糊状大便一次，可见血凝块。询问病史，患者入院前及入院后均出现血便，为暗红色血凝块，予雷贝拉唑钠肠溶片 10 mg qd po(12 月 28 日—1 月 9 日)抑酸护胃。11:12 am，予呋塞米片 20 mg tid po(12 月 28 日—1 月 9 日)利尿，螺内酯 20 mg tid po(12 月 28 日—1 月 9 日)保钾利尿，**氯化钾缓释片 1 g bid po(12 月 28 日—12 月 31 日)**补钾，硝苯地平控释片 30 mg qd po(12 月 28 日—12 月 29 日)，加量为 30 mg bid po(12 月 29 日—1 月 9 日)降压，铝碳酸镁片 1 g tid po(12 月 28 日—12 月 31 日)护胃，头孢克洛分散片 125 mg bid po(12 月 28 日—1 月 9 日)抗炎。11:30 am，因反复解暗红色血便，请消化内科会诊，予泮托拉唑钠 40 mg 加 NS 100 ml bid iv gtt(12 月 28 日—1 月 8 日)抑酸护胃，凝血酶冻干粉 400 u q6h po(12 月 28 日—1 月 9 日)止血，醋酸奥曲肽 0.3 mg q12h iv gtt(12 月 28 日—1 月 8 日)止血，蛇毒巴曲酶 1 u q8h ih(12 月 28 日—1 月 2 日)止血，复方氨基酸[20AA]500 ml＋10％氯化钾 15 ml qd iv gtt(12 月 28 日—12 月 31 日) 复方氨基酸[20AA]500 ml qd iv gtt(12 月 31 日—1 月 7 日)静脉营养。

12 月 29 日，仍有暗红色血块样大便，隐血 2＋。

12 月 30 日，大便红细胞 4＋。患者反复便血，呈暗红色血块，请肛肠科会诊，予泰宁栓纳肛。

12 月 31 日 9:54 am，仍有暗红色血块样大便。查血钾 5.7 mmol/L(3.5～5.3 mmol/L)，**停氯化钾缓释片**和 10％氯化钾注射液。

2014 年 1 月 3 日，大便好转，呈褐色，未见血块，改为流质饮食。1 月 8 日出院。

【病例用药分析】

患者在入院前后发生消化道出血并加重的主要原因：

(1) 12 月 27 日—12 月 28 日予阿司匹林肠溶片 100 mg qd po，可抑制前列腺素合成，并直接破坏胃黏膜屏障致胃肠道出血[1]。阿司匹林急性胃肠道溃疡或出血体质者禁用(见拜耳医药保健有限公司药品说明书)。

(2) 12 月 27 日 20:57 pm，予二羟丙茶碱 0.25 g 静脉推注，二羟丙茶碱对胃肠道有刺激作用，并有舒张外周血管和胃肠道平滑肌的作用，可使活动性消化性溃疡患者的出血加重[2]。

(3) 根据应激性溃疡防治专家建议(2015 版)，在予非甾体类抗炎药时，应予胃黏膜保护剂[3]。实际上，入院后第一天(12 月 27 日)，在口服阿司匹林、静脉滴注二羟丙茶碱的情况下，未给予。

(4) 患者存在不稳定心绞痛，心功能Ⅲ级(NYHA)，高血压病 3 级(极高危)，2 型糖尿病，肾功能不全等比较严重的基础疾病作为应激原。

(5) 12 月 28 日—12 月 31 日予氯化钾缓释片 1 g bid po，对胃肠道有较大的刺激性，可引发恶心、呕吐、腹痛、消化性溃疡及出血。因此规定对慢性胃炎、溃疡病、肌张力缺乏等胃肠道疾病者，氯化钾缓释片因可使病情加重，故不宜口服补钾(见广州迈特兴华制药厂有限公司药品说明书)。从 12 月 28 日开始予泮托拉唑钠、雷贝拉唑钠、醋酸奥曲肽、蛇毒巴曲酶、凝血酶冻干粉大量止血药后，患者消化道出血一直未被止住，且有加重趋势。直到 12 月 31 日查血钾 5.7 mmol/L，再停氯化钾缓释片之后，消化道出血才被止住，在一定程度上说明了氯化钾缓释片在加重消化道出血中的作用。

(6) 螺内酯片对胃肠道也有刺激作用，可引发恶心、呕吐、偶有引发消化道出血的报道(见上海信谊厂有限公司药品说明书)。

【病例总结】

二羟丙茶碱活动性消化性溃疡者禁用(见上海现代哈森药业有限公司药品说明书)。

根据应激性溃疡防治专家建议(2015 版)，在予非甾体类抗炎药时，应予胃黏膜保护剂[3]。

氯化钾缓释片对慢性胃炎、溃疡病、肌张力缺乏等胃肠道疾病者不宜使用(见广州迈特兴华制药厂有限公司药品说明书)。

医师未遵守上述用药注意事项，不排除与发生消化道出血有相关性。

参 考 文 献

[1] 杨世杰．药理学[M].北京：人民卫生出版社,2001,272-273,375-380,388-389,397-398.
[2] 金惠铭,王建枝.病理生理学[M].第6版.北京：人民卫生出版社,2004,215.
[3] 柏愚,李延青,任旭等.应激性溃疡防治专家建议(2015版).中华医学杂志,2015,95(20)：1555-1557.

40. 严重消化道出血严重贫血

(2014 年 11 月 23 日)

【概述】

一例合并多重基础疾病患者,此次因诊断为急性非 ST 段抬高心肌梗死、心功能Ⅳ级(Killip)、心源性休克、糖尿病肾病氮质血症期、中度贫血而入院。入院第一天予泮托拉唑钠 60 mg bid iv gtt 的情况下,仍发生了上消化道大出血;入院第三天,患者精神恍惚,烦躁不安,自行拔出右桡动脉留置鞘管,引发大出血,使贫血进一步加重,成为患者死亡的直接诱因。通过此病例分析,主要探讨以下两点:1. 患者应用质子泵抑制剂后仍发生消化道大出血的原因分析;2. 患者烦躁不安,应予镇静药物。

【病史介绍】

患者 62 岁,女性,有高血压病史 10 多年,平素口服氯沙坦钾;糖尿病病史 20 多年,予胰岛素,自诉血糖控制可;高脂血症病史 2 年,口服他汀类。2013 年头颅 CT 示腔隙性脑梗死。2014 年 11 月 18 日因胸闷气促血压测不出送入急诊抢救室,发生意识丧失。经气管插管、胸外按压后复苏,予无创呼吸机辅助通气。15:20 pm 收入院,诊断为急性非 ST 段抬高心肌梗死、心功能Ⅳ级(Killip)、心源性休克、糖尿病肾病氮质血症期、中度贫血。血压 12/8 kPa(90/60 mmHg)(多巴胺肾上腺素维持中),神清气促,双肺未闻及干湿啰音,心率 58 次/min,胸骨左缘 3～4 肋间闻及 3/6 级收缩期杂音。查肌酐 124 μmol /L(46～92 μmol /L),血红蛋白 87 g/L(115～150 g/L),血气分析代谢性酸中毒。

【临床经过】

11 月 18 日 15:40 pm—17:00 pm,行冠状造影(CAG)及血管内超声(IVUS)术,术中共用肝素钠 8 000 u,置入 IABP,1∶1 反搏,置入临时起搏器。17:43 pm 安返病房。予**阿司匹林肠溶片 100 mg qd po(11 月 18 日)**、**替格瑞洛 90 mg bid po(11 月 18 日—19 日)**抗血小板聚集,瑞舒伐他汀钙 10 mg qn po(11 月 18 日—20 日)稳定斑块,泮托拉唑钠 60 mg+NS 100 ml bid iv gtt(11 月 18 日),10%氯化钾 10 ml tid po(11 月 18 日)补钾,**维铁缓释片 1 片 qd po(11 月 18 日—19 日)**补铁。17:43 pm,予肾上腺素 2 mg+NS 50 ml iv gtt,多巴胺 200 mg 加 NS 50 ml iv gtt,**替罗非班 2.5 mg iv gtt**。

18:00 pm,心率 78 次/min,血压 135/60 mmHg,予硝酸甘油 10 mg 加 NS 50 ml iv gtt,**肝**

素钠 12 500 u 加 NS 50 ml iv gtt。托拉塞米 30 mg＋NS 50 ml iv gtt。18:30 pm，**予肾衰宁(1盒)1.08 g tid po**。

20:18 pm，凝血酶原时间 22.9 s(11～14 s)，**部分凝血酶原时间大于 150 s(20～40 s)，凝血酶时间大于 180 s(14～21 s)**。肌钙蛋白 5.22 μg/L(0～0.014 μg/L)，肌红蛋白1 310 μg/L(25～58 μg/L)，肌酸磷酸激酶同工酶(CKMB)112 μg/L(0.3～4.88 μg/L)。

21:00 pm，呕吐鲜红色血约 300 ml，立即停用替罗非班和肝素钠静脉推泵。

21:04 pm，消化科会诊予凝血酶冻干粉 400 u q4h po(11 月 18 日—20 日)止血，**奥美拉唑钠 40 mg iv**、醋酸奥曲肽 0.3 mg 加 NS 50 ml iv gtt。

21:35 pm，呕血 200 ml，予乳酸钠林格注射液 500 ml iv gtt，**奥美拉唑钠 40 mg** 加 NS 50 ml iv gtt。

23:00 pm，予乳酸钠林格注射液 500 ml iv gtt，红细胞悬液 2u iv gtt。

11 月 19 日 00:21 am，**部分凝血酶原时间 103.4 s(20～40 s)**。

2:31 am，予血浆 100 ml iv gtt。**7:00 am，呕血 200 ml，予羟乙基淀粉氯化钠 500 ml iv gtt。**

6:43 am，**血红蛋白 56 g/L(115～150 g/L)**，白细胞 9.32×10^9/L(3.5×10^9～9.5×10^9/L)，中性粒细胞百分率 83.2%(40%～75%)。9:34 am，**部分凝血酶原时间 41.5 s(20～40 s)**。

10:30 am，予托拉塞米 10 mg 加 NS 50 ml iv gtt，**硝酸甘油 20 mg** 加 NS 50 ml iv gtt，醋酸奥曲肽 0.3 mg 加 NS 50 ml iv gtt。

13:10 pm，予多巴胺 180 mg 加 NS 50 ml iv gtt。14:00 pm，**予羟乙基淀粉氯化钠 500 ml iv gtt**。

14:38 pm，予低分子肝素钙 4 000 u q12h ih(11 月 19 日—20 日)抗凝，头孢替安 1 g＋NS 100 ml bid iv gtt(11 月 19 日—20 日)抗感染。

17:00 pm，予**维生素 C 2 g** 加维生素 B_6 0.2 g 加 10%氯化钾 10 ml 加胰岛素 12 u iv gtt，**奥美拉唑钠 40 mg** 加 NS 50 ml iv gtt，托拉塞米 40 mg 加 NS 50 ml iv gtt。18:00 pm，CVP 23 cmH_2O。

20:00 pm，心率 86 次/min，血压 20.53/7.2 kPa(154/54 mmHg)。呼之能应，对答切题。

23:00 pm，心率 98 次/min，血压 17.33/7.47 kPa(130/56 mmHg)，予生长抑素 3 mg 加 NS 50 ml iv gtt。

11 月 20 日 00:30 am，**患者精神恍惚，烦躁不安，自行拔出右桡动脉留置鞘管。立即予按压止血，加压包扎。**

1:05 am，患者突发四肢抽搐，两眼上翻，面色发绀，肢端湿冷，呼之不应。心率 100 次/min，血压 10.27/6.67 kPa(77/50 mmHg)，呼吸停止。予胸外按压，气管插管呼吸机辅助通气。**停硝酸甘油静脉推泵**，予肾上腺素 iv gtt，地西泮 5 mg iv。

2:41 am，**血红蛋白 33 g/L(115～150 g/L)**，红细胞压积 10.7%(35%～45%)，白细胞 15.82×10^9/L(3.5×10^9～9.5×10^9/L)，中性粒细胞百分率 66.2%(40%～75%)。

2:57 am，钙 1.54 mmol/L(2.1～2.55 mmol/L)，肌酐 167 μmol/L(46～92 μmol/L)。凝血酶原时间 15.3 s(11～14 s)，部分凝血酶原时间 56.6 s(20～40 s)。

4:36 am，血气分析示乳酸 17 mmol /L(0.5～1.6 mmol /L)，剩余碱 －19.5 mmol /L

(−3～3 mmol/L)，碳酸氢根 7.7 mmol/L(21.5～26.9 mmol/L)。

9:10 am，突发意识不清，血压 9.33～10.67/5.33～6.67 kPa(70～80/40～50 mmHg)，心率 110～120 次/min，自主呼吸消失。经抢救无效死亡。

【病例用药分析】

一、患者应用质子泵抑制剂后仍发生消化道大出血

11 月 18 日在发生上消化道出血之前予泮托拉唑钠 60 mg bid iv gtt 的情况下，患者仍发生了上消化道大出血，其主要原因是：

(1) 予阿司匹林肠溶片 100 mg qd po(11 月 18 日)，可抑制前列腺素合成，并直接破坏胃黏膜屏障致胃肠道出血[1]。阿司匹林急性胃肠道溃疡或出血体质者禁用(见拜耳医药保健有限公司药品说明书)。

(2) 予替格瑞洛 90 mg bid po(11 月 18 日—19 日)，是一种环戊三唑嘧啶(CPTP)类化合物，替格瑞洛及其主要代谢产物能可逆性地与血小板 P2Y12ADP 受体相互作用，阻断信号传导和血小板活化，可引发包括消化道出血在内的各种出血。规定活动性病理性出血者、有颅内出血病史者、中－重度肝脏损害患者禁用。替格瑞洛组发生的出血多于氯吡格雷组。替格瑞洛组由于非操作相关出血而导致停止治疗的发生率(2.9)高于氯吡格雷组(1.2；$P<0.001$)。替格瑞洛组发生的颅内非操作性出血的数量(26 例患者发生 27 例次出血，0.3)多于氯吡格雷组(N=14 例次出血，0.2)，其中，替格瑞洛组的 11 例出血和氯吡格雷的 1 例出血是致命的。两组的总体致命性出血无差异。对于替格瑞洛或氯吡格雷，均不了解出血风险或血栓形成风险是否与 IPA 有关[见 AstraZenecaAB(瑞典)说明书]。

(3) 11 月 18 日 17:43 pm 予替罗非班 2.5 mg iv gtt，静脉给药后 5 min 起效，作用持续 3～8 小时。多以原形经胆道和尿液排出。肾脏清除率分别占血浆清除率的 39%～69%，65 岁以上老年冠心病患者与年龄不超过 65 岁的患者相比，其血浆清除率约下降 19%～26%。肌酐清除率小于 30 ml/min 的患者血浆清除率下降大于 50%，因此需减少用药剂量，减慢输注速率。轻中度肝功能不全者血浆清除率与正常人相比无明显差异。替罗非班是一种非肽类的血小板糖蛋白Ⅱb/Ⅲa 受体的可逆性拮抗剂，该受体是与血小板聚集过程有关的主要血小板表面受体。盐酸替罗非班阻止纤维蛋白原与糖蛋白Ⅱb/Ⅲa 结合，因而阻断血小板的交联及血小板的聚集。可引发出血[见远大医药(中国)有限公司药品说明书]。

(4) 11 月 18 日 15:40 pm—17:00 pm，行 CAG 及 IVUS 术，术中共用肝素钠 8 000 u。18:00 pm 予肝素钠 12 500 u 静脉推泵。20:18 pm，凝血酶原时间 22.9 s(11～14 s)，部分凝血酶原时间大于 150 s(20～40 s)，凝血酶时间大于 180 s(14～21 s)。肝素钠作用机制比较复杂，主要通过与抗凝血酶 Ⅲ(AT-Ⅲ)结合，而增强后者对活化的Ⅱ、Ⅸ、Ⅹ、Ⅺ和Ⅻ凝血因子的抑制作用，阻止血小板凝集和破坏，妨碍凝血激活酶的形成，阻止凝血酶原变为凝血酶。抑制凝血酶，从而妨碍纤维蛋白原变成纤维蛋白。肝素钠主要在网状内皮系统代谢，肾脏排泄，其中少量以原形排出。静注即刻发挥最大抗凝效应，但个体差异较大。静注后其排泄取决于给药剂量。当 1 次给予 100 U/kg、400 U/kg 或 800 U/kg 时，T1/2 分别为 1 小时、2.5 小时和 5 小时。因肝素对凝血酶时间、部分凝血活酶时间影响大，对凝血酶原时间、凝血酶原 INR 等影响小，**部分凝血活酶时间大于 100 秒表明肝素用药过量**。由于个体差异，静脉推注 19 500 IU 肝

素钠即可发生过量。主要不良反应是用药过多可致自发性出血，故每次注射前应测定凝血时间。如注射后引起严重出血，可静注硫酸鱼精蛋白进行急救（1 mg 硫酸鱼精蛋白可中和 100 U 肝素）。临床上一般均按部分凝血活酶时间调整用量。凝血时间要求保持在治疗前的 1.5～3 倍，**部分凝血活酶时间为治疗前的 1.5～2.5 倍，随时调整肝素用量及给药间隔时间**（见天津药业焦作有限公司药品说明书）。实际情况是在部分凝血酶原时间大于 150 s(20～40 s)时，未按照药品说明书规定暂停肝素钠静脉推泵，而直到呕血时才暂停。

(5) 11 月 18 日 18:30 pm 予肾衰宁(1 盒)1.08 g tid po。肾衰宁包含丹参、大黄、太子参、黄连、牛膝、半夏(制)、红花、茯苓、陈皮、甘草。其中丹参具有活血作用，可扩张外周血管，改善微循环；大黄有肠兴奋作用，能增加推进性肠蠕动，并有抗菌作用；太子参有抗疲劳作用，是升阳药，可引发口鼻等出血；黄连有降血糖、抗菌作用，也有抑制 ADP 诱导的血小板聚集及释放作用；牛膝具有降低血黏度、抗炎、镇痛、抗衰老作用；半夏有镇咳、催吐、降压及对胰蛋白酶的抑制作用；红花有抗凝血、抗血栓、扩血管作用；茯苓有增强免疫力、利尿作用；陈皮刺激胃肠道、祛痰、舒张支气管、收缩肾血管使尿量减少、抗炎作用；甘草具有祛痰镇咳、抗心律失常、降脂、镇静、抗变态反应、抗血小板聚集等作用。由此可见，肾衰宁包含红花、丹参、太子参、牛膝等可能诱发出血的多种成分，也包含大黄等可促进肠蠕动可能加重肠出血的成分。因此规定肾衰宁有出血症状者禁止使用(见云南理想药业有限公司药品说明书)。

(6) 患者存在机械通气、凝血功能障碍、肾功能不全、休克等应激性溃疡的高危因素。其中机械通气超过 48 小时和凝血功能障碍(血小板计数＜50 000/mm^3，INR 大于 15 s，或是活化部分凝血活酶时间大于正常值的 2 倍)是应激性溃疡出血发生的两个独立危险因素。机械通气(优势比 15.6)和凝血障碍(优势比 4.3) 是两个很强出血的独立危险因素[2]。

二、患者未采取镇静措施

11 月 20 日 00:30 am，患者精神恍惚，烦躁不安，自行拔出右桡动脉留置鞘管，引发大出血，使贫血进一步加重。11 月 20 日 2:41 am 血红蛋白 33 g/L(115～150 g/L)，这成为患者死亡的直接诱因。

重症患者焦虑、躁动的原因依次为疼痛、失眠、经鼻或口腔的各种插管、失去支配自身能力的恐惧感以及身体其他部位的各种管道限制活动。躁动可导致患者坐卧不安、辗转反侧，意外拔除身上各种装置和导管，致使心率加快、血压上升、代谢率增加、增加心脏负荷。增加治疗、护理难度，并增加并发症和死亡率。所以应该及时发现躁动，积极寻找诱因，纠正其紊乱的生理状况，如低氧血症、低血糖、低血压和疼痛等。并为患者营造舒适的人性化的环境，向患者解释病情及所作治疗的目的和意义，尽可能使患者了解自己病情、参与治疗并积极配合[3]。另外，患者因大出血而引发严重贫血，11 月 19 日 6 :43 am 血红蛋白 56 g/L(115～150 g/L)，在这种情况下仍予硝酸甘油静脉推泵。正常人血红蛋白分子含二价铁，与氧结合为氧合血红蛋白，当血红蛋白中的铁被氧化为三价铁(Fe3＋)时，即为高铁血红蛋白。主要有亚硝酸异戊醣，亚硝酸钠，硝酸甘油。高铁血红蛋白血症可加重组织缺氧，使患者烦躁不安加重[4]。硝酸甘油严重贫血患者禁用(见广州白云山明兴制药有限公司药品说明书)。

患者因躁动不能配合床边诊断和治疗，在充分告之和解释等非药物措施的前提下，可采取镇痛和镇静治疗[5]，主要有：

（1）抗精神病药物，中枢性D2受体阻滞剂，氯丙嗪、氟哌啶醇为第一代，但严重心血管疾病者禁用；利培酮、奥氮平为第二代，相对于第一代不良反应少，但也有心血管系统毒不良反应[5]。

（2）丙泊酚是一种广泛使用的静脉镇静药物，起效快，作用时间短，撤药后迅速清醒，镇静深度容易控制。长期或大量应用可能导致高甘油三酯血症[5]。

（3）α2受体激动剂有很强的镇静、抗焦虑作用，且同时具有镇痛作用，其亦具有抗交感神经作用，可导致心动过缓和/或低血压。右美托咪定由于α2受体的高选择性，是目前唯一兼具良好镇静与镇痛作用的药物，同时它没有明显心血管抑制及停药后反跳。其半衰期较短，可单独应用，也可与阿片类或苯二氮䓬类药物合用，但价格昂贵[5]。

（4）苯二氮䓬类是较理想的镇静、催眠、抗焦虑和作用。苯二氮䓬类药物的作用存在较大的个体差异。老年患者、肝肾功能受损者药物清除减慢，肝酶抑制剂亦影响药物的代谢。**故用药上须按个体化原则进行调整，用药过程中应经常评估患者的镇静水平**。咪达唑仑起效快，持续时间短，清醒相对较快，适用于治疗急性躁动患者。劳拉西泮长期应用的苏醒时间更有可预测性，且镇静满意率较高，因此更适合在长期镇静时使用[5]。地西泮单次给药有起效快，苏醒快的特点，可用于急性躁动患者的治疗。其代谢产物去甲西泮和奥沙西泮均有类似安定的药理活性，且半衰期长，因此反复用药可致蓄积而使镇静作用延长[5]。因此该患者应早些应用苯二氮䓬类控制烦躁不安。

【病例总结】

当部分凝血酶原时间大于150 s（20～40 s）时，应暂停肝素钠（见天津药业焦作有限公司药品说明书）。

肾衰宁含多种活血成分，有出血症状者禁止使用（见云南理想药业有限公司药品说明书）。

替格瑞洛出血风险大于氯吡格雷[见AstraZenecaAB(瑞典)说明书]。

硝酸甘油严重贫血患者禁用（见广州白云山明兴制药有限公司药品说明书）。

患者因躁动不能配合床边诊断和治疗，可采取镇痛和镇静治疗[5]。

医师未遵守上述用药注意事项，不排除与患者上消化道大出血以及自行拔除右桡动脉留置鞘管有相关性。

参考文献

[1] 杨宝峰．药理学[M].第8版.北京：人民卫生出版社，2013，167－177，333－339.

[2] 林金锋，聂时南.应激性溃疡预防性治疗的研究进展[J].中国急救医学，2014，34(5)：468－472.

[3] 中华医学会重症医学分会.中国重症加强治疗病房患者镇痛和镇静治疗指导意见(2006)

[4] 李春光.硝酸甘油致高铁血红蛋白血症[J].药物不良反应杂志，2002，4，237.

[5] Jacobi J，Fraser GL，Coursin DB，et al. Clinical practice guideline for the sustained use of sedatives and analgesics in the critically ill adult. Crit Care Med，2002；30：119－141.

41. 严重感染引发腹膜炎及弥散性血管内凝血

（2014 年 8 月 14 日）

【概述】

一例患者一月前反复恶心、呕吐、食欲缺乏，此次因冠心病、陈旧性广泛前壁心肌梗死、PCI 术后、室间隔穿孔、心尖部室壁瘤形成、心功能Ⅳ级（NYHA）、2 型糖尿病入院。入院第二天患者呕吐暗黑色液体 50 ml，随后发生腹膜炎；患者的中心静脉压持续偏低，左侧头皮出现瘀斑，身上皮肤可见散在出血点，解黑色大便一次。通过此病例分析，主要探讨以下几点：1. 患者发生消化道出血的主要原因；2. 患者发生腹膜炎的主要原因；3. 患者持续血压低中心静脉压低的主要原因；4. 患者发生弥散性血管内凝血的主要原因。

【病史介绍】

患者 80 岁，女性，2014 年 6 月下旬开始反复恶心、呕吐、食欲缺乏，因冠心病、陈旧性广泛前壁心肌梗死、PCI 术后、室间隔穿孔、心尖部室壁瘤形成、心功能Ⅳ级（NYHA）、2 型糖尿病于 2014 年 7 月 31 日入院。查体神清气促，两下肺可闻及少量湿啰音，血压 12.67/7.73 kPa（95/58 mmHg），心率 74 次/min，胸骨左缘可闻及 3/6 级收缩期杂音，双下肢膝关节以下重度水肿，双足动脉搏动较差。白细胞计数 8.08×10^9/L（3.69×10^9～9.16×10^9/L），中性粒细胞百分比 84.6 %（50%～70%），**血小板计数 82.0×10^9/L（101×10^9～320×10^9/L）**。钠 130 mmol/L（137～147 mmol/L），氯 88 mmol/L（99～110 mmol/L），钾 2.5 mmol/L（3.5～5.3 mmol/L），**非结合胆红素 45.8 μmol/L（0～19 μmol/L），总胆红素 67.0 μmol/L（3～22 μmol/L）**。

【临床经过】

2014 年 7 月 31 日予阿司匹林肠溶片 100 mg qd po（7 月 31 日—8 月 1 日）、氯吡格雷 50 mg qd po（7 月 31 日—8 月 6 日）抗血小板聚集，**氯化钾缓释片 1 g bid po（7 月 31 日—8 月 1 日）补钾**，螺内酯 20 mg bid po（7 月 31 日—8 月 11 日）保钾，**呋塞米 70 mg～100 mg qd iv gtt（7 月 31 日—8 月 3 日）利尿**，阿托伐他汀钙 20 mg qn po（7 月 31 日—8 月 11 日）稳定斑块，胺碘酮 0.2 g qd po（7 月 31 日—8 月 11 日）抗心律失常，地高辛 0.13 mg qd po（7 月 31 日—8 月 11 日）强心，8.5%复方氨基酸 250 ml qd iv gtt（7 月 31 日—8 月 4 日）支持，泮托拉唑钠 60 mg 加 NS 50 ml qd iv gtt（7 月 31 日- 8 月 1 日）护胃，**10%氯化钠 30 ml qd iv＋10%氯化钾 40 ml** qd po(7月31日—8月1日)**补钠补钾**,多巴胺加NS 50 ml静脉推泵(7月31日—8月11日)维持血压,10%氯化钠30 ml加10%氯化钾40 ml iv gtt(7月31日—8月1日,8月3日—4日,8月7日)补钠补钾。

8月1日9:00 am,患者精神较萎靡,心电监护示**血压11.6/7.73 kPa(87/58 mmHg)**,心率70次/min,两下肺可闻及少量湿啰音,双下肢膝关节以下水肿较前好转。CRP22 mg/L(0~3 mg/L),**总胆红素58.3 μmol/L(3~22 μmol/L)**,**直接胆红素29.5 μmol/L(0~5 μmol/L)**,尿隐血4+,镜检红细胞+++/HPF。血红蛋白125.0 g/L(113~151 g/L),**白细胞计数11.17×10^9/L(3.69×10^9~9.16×10^9/L)**,**血小板计数75.0×10^9/L(101×10^9~320×10^9/L)**。

18:54 pm,患者反复呕吐,呕吐出暗黑色液体50 ml。胃肠内科会诊,停阿司匹林和氯化钾缓释片。**将泮托拉唑钠加量至60 mg**加NS 50 ml **q8h iv gtt(8月1日—8月4日)**,予凝血酶冻干粉400u q8h po(8月1日—8月4日)止血,予10% GS 1 000 ml加50% GS 120 ml+10%氯化钾30 ml+10%氯化钠20 ml加生物合成人胰岛素32 u iv gtt(8月1日—8月4日)。

8月2日,患者诉胸闷腹胀,**CVP 0.2 kPa(2 cmH_2O)**。心电监护示心率86次/min,**血压11.2/7.6 kPa(84/57 mmHg)**。凝血酶时间测定15.8 s(14~21 s),凝血酶原时间测定12.5 s(9~13 s),APTT测定值28.1 s(20~40 s),**D-二聚体7.07 mg/L(<0.55 mg/L)**,**纤维蛋白(原)降解产物33.6 mg/L(<5.0 mg/L)**,**纤维蛋白原4.144 g/L(1.800~3.500 g/L)**,INR 1.15(0.8~1.5),抗凝血酶Ⅲ活性67.80%(75%~125%)。**上腹部超声示胆囊内实性占位,肝外胆管扩张**。

8月3日,患者进水后有恶心、呕吐,**CVP 0.2 kPa(2 cmH_2O)**。心电监护示心率80次/min,**血压11.2/7.07 kPa(84/53 mmHg)**。**肠鸣音较弱,1~2次/min**。钾3.3 mmol/L(3.5~5.3 mmol/L),钠127 mmol/L(137~147 mmol/L),氯88 mmol/L(99~110 mmol/L),**中性粒细胞百分率90.3%(50%~70%)**,**白细胞计数27.99×10^9/L(3.69×10^9~9.16×10^9/L)**,血红蛋白121.0 g/L(113~151 g/L),血小板计数115.0×10^9/L(101×10^9~320×10^9/L),BNP 14 868 ng/L(<450 ng/L)。

8月4日,**CVP 0.2 kPa(2 cmH_2O)**,肠鸣音较弱,粪便隐血+,中性粒细胞百分率87.2%(50%~70%),白细胞计数**18.59×10^9/L(3.69×10^9~9.16×10^9/L)**,**血小板计数50.0×10^9/L(101×10^9~320×10^9/L)**,钾3.0 mmol/L(3.5~5.3 mmol/L)。血栓弹力图试验提示凝血因子活性高,低血小板及功能不良。将泮托拉唑钠减量为60 mg+NS 50 ml bid iv gtt(8月4日—8月7日),**予托拉塞米10 mg qd po(8月4日—8月8日)**,**加量为10 mg bid po(8月8日—8月11日)利尿**,曲美他嗪20 mg tid po(8月4日—8月11日)营养心肌,**脂肪乳氨基酸(17)葡萄糖(11%)1 440 ml qd iv gtt(8月4日—8月11日)肠外营养**,**哌拉西林他唑巴坦钠4.5 g q12h iv gtt(8月4日—8月9日)抗感染**。

8月5日10:00 am,患者CVP 0.59 kPa(6 cmH_2O)。心率87次/min,**血压11.6/6.67 kPa(87/50 mmHg)**。**肠鸣音较弱,腹部轻压痛**。总胆红素66.4 μmol/L**(3~22 μmol/L)**,非结合胆红素49.0 μmol/L**(0~19 μmol/L)**,CRP175 mg/L(0~3 mg/L),肌酐65 μmol/L(62~106 μmol/L),BNP 11 177 ng/L(<450 ng/L),钠128 mmol/L(137~147 mmol/L),氯88 mmol/L(99~110 mmol/L)。纤维蛋白(原)降解产物6.1 ug/ml(<5.0 ug/ml),INR1.19(0.8~1.5),**凝血酶时间测定24.7 s(14~21 s)**,**凝血酶原时间测定14.1 s(9~13 s)**,**APTT测**

定值 46.3 s(20～40 s)，纤维蛋白原 3.233 g/L(1.800～3.500 g/L)，抗凝血酶Ⅲ活性 39.20%(75%～125%)。**血红蛋白** 152.0 g/L(113～151 g/L)，白细胞计数 19.32×10⁹/L(3.69×10⁹～9.16×10⁹/L)，中性粒细胞百分率 85.9%(50%～70%)，**血小板计数** 21.0×10⁹/L(101×10⁹～320×10⁹/L)。患者血常规明显升高，腹部B超提示胆囊内占位，胆管轻度扩张，故加用**甲硝唑氯化钠** 0.5 g bid iv gtt(8月5日—8月11日)**抗感染**。

14:00 pm，因**全腹压痛**，胃肠内和胃肠外科会诊，予禁食胃肠减压。

8月6日，患者诉腹胀，CVP 0.69 kPa(7 cmH_2O)。心率 89 次/min，**血压** 10/5.73 kPa(75/43 mmHg)。白细胞计数 15.00×10⁹/L(3.69×10⁹～9.16×10⁹/L)，中性粒细胞百分率 91.2%(50%～70%)，**血小板计数** 12.0×10⁹/L(101×10⁹～320×10⁹/L)，钾 3.2 mmol/L(3.5～5.3 mmol/L)。考虑感染性休克，停氯吡格雷。血液科会诊予重组人白细胞介素-11 4单位 ih(8月6日—8月11日)升血小板。

8月7日，患者自行拔除胃管，拒绝留置。CVP 1.67 kPa(17 cmH_2O)，肌酐 104 μmol/L(62～106 μmol/L)，钠 128 mmol/L(137～147 mmol/L)，钾 3.3 mmol/L(3.5～5.3 mmol/L)。11:30 am，左侧头皮出现约 4 cm×4 cm 瘀斑，身上皮肤可见散在出血点，解黑色大便一次。**高度提示弥散性血管内凝血(DIC)可能**，予维生素 K_1 10 mg 肌注(8月7日—8月11日)止血，**将泮托拉唑钠加量为** 60 mg 加 NS 50 ml q6h iv gtt(8月7日—8月11日)护胃，予阿普唑仑 0.4 mg qn po(8月7日—8月9日)助眠。

8月8日，患者进水后有恶心呕吐，诉腹胀，CVP 2.16 kPa(22 cmH_2O)。腹胀仍较明显。查钾 3.3 mmol/L(3.5～5.3 mmol/L)，肌酐 62 μmol/L(62～106 μmol/L)。

8月9日 16:28 pm，患者精神反应较差，处于意识模糊状态，可被唤醒，但醒后不能回答问题，迅即入睡。心电监护示心率 110～120 次/min，房颤心律，血压 90～100/50～60 mmHg，SpO_2 96%。BNP >35 000 ng/L(<450 ng/L)，钾 3.3 mmol/L(3.5～5.3 mmol/L)。16:43 pm，咽拭子培养+药敏提示鲍曼不动杆菌和嗜麦芽寡单胞菌，后者对哌拉西林他唑巴坦耐药，但两者均对左氧氟沙星敏感。**停哌拉西林他唑巴坦钠，换成左氧氟沙星** 0.2 g bid iv gtt(8月9日—8月11日)。

8月10日，患者精神反应较差，处于意识模糊状态，CVP 1.67 kPa(17 cmH_2O)。心电监护示心率 130 次/min，房颤心律，血压 16.27/10 kPa(122/75 mmHg)。深静脉穿刺处可见瘀斑，左侧后脑勺可见瘀斑。

8月11日 6:30 am，患者出现点头样呼吸，呼之不应，心率进行性下降。予肾上腺素、胸外按压、电除颤。7:17 am 心电图呈一直线，宣布临床死亡。

【病例用药分析】

一、患者发生消化道出血的主要原因

8月1日 18:54 pm，患者呕吐暗黑色液体 50 ml，发生上消化道出血的主要原因：

(1) 因陈旧性广泛前壁心肌梗死 PCI 术后，长期予阿司匹林肠溶片和氯吡格雷口服。入院后继续予阿司匹林肠溶片 100 mg qd po(7月31日—8月1日)、氯吡格雷 50 mg qd po(7月31日—8月6日)抗血小板聚集。阿司匹林抑制前列腺素合成，可造成胃肠道黏膜损伤，溃疡和出血[1]；氯吡格雷选择性抑制二磷酸腺苷(ADP)与它的血小板受体的结合及继发的 ADP 介

导的糖蛋白 GPⅡb/Ⅲa 复合物的活化，抑制血小板聚集（见杭州赛诺菲安万特民生制药有限公司产品说明书）。

(2) 予氯化钾缓释片 1 g bid po(7 月 31 日—8 月 1 日)，对胃肠道有较强的刺激作用，能腐蚀胃黏膜，引起黏膜下层炎症，纤维化，甚至侵入肌层，严重者可致出血甚至穿孔。当氯化钾缓释片与阿司匹林合用时，可加重对胃肠道的刺激作用（见广州迈特兴华制药厂有限公司药品说明书）。慢性胃炎、溃疡病、肠张力缺乏等胃肠道疾病患者，不宜口服氯化钾片，因可加重病情（见广州迈特兴华制药厂有限公司药品说明书），而患者入院前后已持续恶心呕吐一个多月。

(3) 患者存在陈旧性广泛前壁心肌梗死、PCI 术后、室间隔穿孔、心尖部室壁瘤形成、心功能Ⅳ级（NYHA）、2 型糖尿病、感染等比较严重的基础疾病作为应激原，可造成胃、十二指肠黏膜的急性病变[2]。

二、患者发生腹膜炎的主要原因

8 月 5 日发生腹膜炎的主要原因：

(1) 患者陈旧性广泛前壁心肌梗死 PCI 术后、室间隔穿孔、心尖部室壁瘤形成、心功能Ⅳ级（NYHA）、2 型糖尿病，可造成免疫力低下，加上低蛋白血症严重心力衰竭引发消化道淤血，可能使肠道内细菌通过肠壁进入腹膜腔而引发腹膜炎[2]。

(2) 患者可能存在肺部感染，因免疫力低下，致病菌可经血行播散至腹膜；尿路感染致病菌可经腹膜层扩散至腹膜腔[2]。

(3) 患者 7 月 31 日入院时钾 2.5 mmol/L，虽予螺内酯 20 mg bid po(7 月 31 日—8 月 11 日)，并予静脉和口服补钾，可能因肠梗阻口服螺内酯及氯化钾吸收差，低钾血症未被纠正，可造成肠动力不足，肠麻痹肠梗阻；另外胆囊占位恶性肿瘤腹腔转移引发机械性肠梗阻的可能性也不能完全排除。麻痹性肠梗阻（肠鸣音弱）的可能性较大，可使肠道压力增大，使肠道内细菌通过肠壁进入腹膜腔而引发腹膜炎[2]。

(4) 患者 7 月 31 日入院时及有胆红素增高，8 月 2 日上腹部超声示胆囊内实性占位，肝外胆管扩张。可能有胆管梗阻，胆汁排出受阻，胆汁滞留和浓缩，胆汁引流不畅。容易使胆道细菌繁殖，可造成急性胆囊炎和急性梗阻性化脓性胆管炎[2]。若感染得不到控制可造成胆囊胆管壁坏死穿孔，引发胆汁性腹膜炎[2]。

(5) 患者上消化道出血，若溃疡穿孔可使胃内容物流入腹腔引发腹膜炎[2]。

三、患者持续血压低中心静脉压低的主要原因

7 月 31 日入院时血压 12.67/7.73 kPa(95/58 mmHg)；在予多巴胺静脉推泵的情况下，8 月 1 日血压 11.6/7.73 kPa(87/58 mmHg)；8 月 2 日血压 11.2/7.6 kPa(84/57 mmHg)，CVP 0.2 kPa(2 cmH_2O)；8 月 3 日 CVP 0.2 kPa(2 cmH_2O)，血压 11.2/7.07 kPa(84/53 mmHg)；8 月 4 日 CVP 0.2 kPa(2 cmH_2O)；8 月 5 日血压 11.6/6.67 kPa(87/50 mmHg)；8 月 6 日血压 10/9.73 kPa(75/43 mmHg)，其主要原因：

(1) 麻痹性肠梗阻时，胃肠道分泌的液体不能被吸收返回全身循环而积存在肠腔，同时肠壁继续有液体向肠腔内渗出，导致体液在第三间隙丢失，加上呕吐，更可能引发脱水以及血容量下降[2]。腹膜炎可导致腹膜严重充血水肿并渗出大量液体，加上腹膜炎使肠管麻痹加剧肠

腔内大量积液，可使血容量明显减少[2]。加上腹膜炎严重细菌感染，细菌内毒素作用，引发低血容量性休克和中毒性休克[2]。

(2) 患者陈旧性广泛前壁心肌梗死 PCI 术后、室间隔穿孔、心尖部室壁瘤形成、心功能Ⅳ级(NYHA)，因此心源性休克的可能性不能完全排除[3]。

(3) 予呋塞米 70 mg～100 mg qd iv gtt(7 月 31 日—8 月 3 日)利尿，托拉塞米 10 mg qd po(8 月 4 日—8 月 8 日)，加量为 10 mg bid po(8 月 8 日—8 月 11 日)利尿。呋塞米应从最小有效剂量开始，根据疗效逐步调整和增加剂量。治疗水肿性疾病或心力衰竭，通常应从 20～40 mg 开始静脉滴注或注射。而实际上为消除水肿和控制心力衰竭，在血压和 CVP 均低于正常的情况下，呋塞米起始剂量为 70～100 mg，并且在直到 8 月 3 日才停用。加上顾虑心力衰竭没能足量静脉补液补钠补钾，引发了低血压、休克、低钾低钠低氯血症(见上海禾丰制药有限公司药品说明书)。低钾血症未被纠正，可造成肠动力不足，肠麻痹肠梗阻，加重腹膜炎。反过来加重休克，造成恶性循环[2]。

(4) 患者陈旧性广泛前壁心肌梗死 PCI 术后、室间隔穿孔、心尖部室壁瘤形成、心功能Ⅳ级(NYHA)。因严重心力衰竭需要控制补液量[3]，而不能及时纠正血容量不足，在治疗上有矛盾。

四、患者发生弥散性血管内凝血的主要原因

8 月 6 日—7 日，患者左侧头皮出现约 4 cm×4 cm 瘀斑，身上皮肤可见散在出血点，解黑色大便一次。结合血小板显著减少以及 APTT、PT、D-二聚体等指标，确诊发生了 DIC，其主要原因：

(1) 8 月 5 日患者进展为腹膜炎，可能还伴有肺部感染，加上还伴有陈旧性广泛前壁心肌梗死、室间隔穿孔、心尖部室壁瘤形成、心功能Ⅳ级(NYHA)、2 型糖尿病等疾病使免疫力十分低下，使感染进展迅速且难以控制。可造成组织损伤，释放组织因子入血，激活外源性凝血系统；另外感染可损伤血管内皮而启动内源性凝血系统，从而引发 DIC[3]。

(2) 患者入院后血压和 CVP 持续低于正常，可造成各组织器官缺血缺氧而损伤血管内皮，激活内源性凝血系统；另外可损伤血小板，诱发血小板聚集及释放反应，通过多种途径激活凝血，从而引发 DIC[3]。

(3) 8 月 4 日—8 月 11 日，予脂肪乳氨基酸(17)葡萄糖(11%)1 440 ml qd iv gtt，包含 255 ml20%脂肪乳，可增加血黏稠度而加重血液高凝状态、微循环障碍；另外脂肪乳代谢产生脂肪酸，可造成血管内皮损伤，激活凝血系统而诱发 DIC。有静脉滴注脂肪乳引发 DIC 的报道[4]。

(4) 8 月 5 日—8 月 11 日予甲硝唑氯化钠 0.5 g bid iv gtt。甲硝唑可引发溶血性贫血、过敏性紫癜、血小板减少等。研究表明甲硝唑影响正常凝血系统，缩短凝血时间[5]，因此不能排除甲硝唑引发或加重 DIC 的可能性。

(5) 8 月 5 日患者进展为腹膜炎，可能还伴有肺部感染，加上还伴有陈旧性广泛前壁心肌梗死、室间隔穿孔、心尖部室壁瘤形成、心功能Ⅳ级(NYHA)、2 型糖尿病等疾病使免疫力十分低下，使感染进展迅速且难以控制。应及早开始正确的经验性抗生素治疗(通常应在 5 小时之内开始抗生素治疗)，早期治疗若不能覆盖所有可能致病菌，显著增加死亡率。为保证早期抗

生素治疗的正确性，需要联合应用广谱抗生素，覆盖耐药革兰阴性杆菌和革兰阳性球菌。该患者常见致病菌可能有铜绿假单胞菌、抗甲氧西林金黄色葡萄球菌（MRSA）、不动杆菌、肠杆菌属细菌和厌氧菌等。可选择氟喹诺酮类或氨基糖苷类联合头孢菌素类或广谱β-内酰胺类/β-内酰胺酶抑制药或碳青霉烯类。估计金黄色葡萄球菌感染可能者联合应用万古霉素、替考拉宁、利奈唑胺，估计真菌感染可能者联合应用抗真菌药物如氟康唑、伏立康唑、伊曲康唑、米卡芬净等[6]。抗感染 2～3 天效果不佳应及时更换抗生素。实际上 8 月 3 日白细胞计数 27.99×10^9/L，中性粒细胞百分率 90.3%，但直到 8 月 4 日才予哌拉西林他做巴坦钠 4.5 g q12h iv gtt（8 月 4 日—8 月 9 日）抗感染，8 月 5 日因确诊腹膜炎而加用甲硝唑氯化钠 0.5 g bid iv gtt（8 月 5 日—8 月 11 日）。此后患者感染加重并出现 DIC，而直到 8 月 9 日（5 天后）才停哌拉西林他唑巴坦钠，却未停用甲硝唑，换成左氧氟沙星 0.2 g bid iv gtt（8 月 9 日—8 月 11 日）。根据抗菌药物使用原则，当时可加用碳青霉烯类抗菌药。

【病例总结】

慢性胃炎、溃疡病、肠张力缺乏等胃肠道疾病患者，不宜口服氯化钾片，因可加重病情（见广州迈特兴华制药厂有限公司药品说明书）。

肠梗阻患者经肠道吸收差，口服螺内酯及氯化钾的补钾效果不佳。

治疗水肿性疾病或心力衰竭，呋塞米通常应从 20～40 mg 开始静脉滴注或注射，依据病情增加剂量（见上海禾丰制药有限公司药品说明书）。

脂肪乳氨基酸（17）葡萄糖（11%）严重凝血机制障碍患者禁用（见 Fresenius Kabi AB 药品说明书）。

甲硝唑血液病患者禁用（见浙江天瑞药业有限公司药品说明书）。

危及生命的感染，抗感染 2～3 天效果不佳应及时更换抗生素[6]。

医师未遵守上述用药注意事项，不排除与患者病情恶化有相关性。

参 考 文 献

[1] 贾公孚，谢惠民.药害临床防治大全[M].第 1 版.北京：人民卫生出版社，2002，416－421.
[2] 陈孝平，汪建平.外科学[M].第 8 版.北京：人民卫生出版社，2013，344－346，373－381，459－466.
[3] 葛均波，徐永健.内科学[M].第 8 版.北京：人民卫生出版社，2013，166－176，236－255，369－374，661－669.
[4] 杨晓光，赵邦荣，底涛等.脂肪乳的临床不良反应综述[J].临床误诊杂志，2004，17(9)：614－615.
[5] 李秀梅，王秀芹.静脉滴注甲硝唑严重不良反应的观察与护理对策[J].中国社区医师，2010，19(12)：32.
[6] 刘洋，孟彦苓，杜斌.呼吸机相关肺炎[J].协和医学杂志，2010，1(1)：103－107.

42. 房颤患者发生肠系膜栓塞

(2014 年 11 月 11 日)

【概述】

一例高血压合并糖尿病起搏器植入患者，此次因心房纤颤而入院。入院后患者腹泻时解大量血便，伴肛门脱出和中腹部疼痛，全腹非创伤性血管成像术(CTA)示：肠系膜动、静脉栓塞，脾梗死。通过此病例分析，主要探讨此患者栓塞的高危因素以及发生肠系膜动脉栓塞的主要原因。

【病史介绍】

患者 80 岁，高龄女性，有高血压病史 10 余年，最高血压 24.27/13.33 kPa (182/100 mmHg)，平素口服门冬氨酸氨氯地平 5 mg qd 控制血压，血压控制情况可；有糖尿病病史 10 余年，平素口服格列苯脲 2 mg qd 控制血糖，血糖控制情况未常规监测。**长期口服胰激肽原酶肠溶片，每次 240 单位，每日 3 次**。

2007 年因窦性停搏、房性期前收缩、短阵房性心动过速行 DDD 起搏器植入术。2014 年 8 月 13 日查**甘油三酯 1.83 mmol/L(0.38～1.61 mmol/L)**。2014 年 10 月 29 日因心房纤颤、DDD 起搏器植入术后电池耗竭、心功能Ⅱ级(NYHA)、2 型糖尿病、高血压病 3 级(极高危组)被收入院。15:13 pm，查体血压 17.33/10.4 kPa(130/78 mmHg)，心率 84 次/min，房颤律，心电图示心房纤颤，见起搏心率。B 型钠尿肽前体 2 661 ng /L(<450 ng /L)，肌酐 77 μmol /L (62～106 μmol/L)。

【临床经过】

予胺碘酮 0.2 g tid po(10 月 29 日—10 月 31 日)抗心律失常，门冬氨酸氨氯地平 5 mg qd (10 月 29 日—11 月 7 日)降压，**低分子肝素钙 2 000 u q12h ih(10 月 29 日—11 月 2 日)抗凝**。

10 月 30 日，心率 84 次/min，房颤律，心脏超声示右房室及左房增大，主动脉瓣钙化中量三尖瓣反流，左室舒张功能减低。胸片示心影增大，主动脉硬化。

10 月 31 日，房颤心率 78 次/min，律不齐。

11 月 2 日，**术前 12 小时停用低分子肝素钙，术后伤口愈合后再予抗凝治疗**。

11 月 3 日 13 :45 pm 至 14 :40 pm，局部麻醉下**行心室抑制型起搏器(VVI)**植入术。

11 月 5 日，患者穿刺点无红肿、渗出，血压(121/62 mmHg)，心率 73 次/min，律不齐。目前病情平稳，予择期出院。

11月6日12:30 pm，患者进食外带入食物后出现恶心、呕吐伴腹泻，呕吐物为胃内容物，泄不成形黄便2次。腹软，无压痛及反跳痛，肠鸣音2～3次/min。考虑急性胃肠炎不能排除。

15:52 pm，D-二聚体1.920 mg/L(0.0～0.5 ug/ml)，CRP75.3 mg/L(0～3 mg/L)，中性粒细胞百分率76.8%(50%～70%)，白细胞计数17.75×10^9/L(3.69×10^9～9.16×10^9/L)，钾3.1 mmol/L(3.5～5.1 mmol/L)。

16:00 pm，予左氧氟沙星0.2 g bid(11月6日—11月7日)抗感染。

21:02 pm，患者腹泻时解大量血便，伴肛门脱出和中腹部疼痛，血压170/80 mmHg，心率70次/min，中下腹压痛，无反跳痛。胃肠外科急会诊考虑缺血性肠病。予泮托拉唑钠抑酸治疗。

22:40 pm，全腹CTA示：肠系膜动、静脉栓塞，脾梗死。

11月7日00:40 am，血管外科会诊，予禁食、补液、抑酸、抗凝治疗，如有出现腹膜炎等肠道坏死征象予急诊手术。

2:00 am，ICU会诊同意转ICU治疗。

2:30 am，患者肠系膜动脉栓塞诊断明确，予以低分子肝素抗凝治疗，转ICU进一步治疗。

【病例用药分析】

肠系膜上动脉的解剖特点容易发生动脉硬化狭窄形成血栓，并且使栓子容易进入，心源性栓子占全部栓子来源的90%～95%。房颤是肠系膜动脉栓塞的主要危险因素[1]。房颤时心房内血液瘀滞，在左心房或心耳部形成血栓，一旦血栓脱落堵塞肠系膜动脉即可形成肠系膜动脉栓塞。另外，高血压、糖尿病等疾病可导致肠系膜动脉粥样硬化，使肠系膜动脉栓塞的风险增加[2]。还有，起搏器植入改变心脏收缩及激动顺序，可引起血流动力学异常，增加血栓形成的风险[3]。

房颤患者的栓塞发生率较高，对于合并瓣膜病患者，需要用华法林抗凝。对于非瓣膜病患者，需使用$CHA2DS_2VASc$评分法进行危险分层。患者80岁高龄(年龄>75岁，2分)，有高血压(1分)，有糖尿病(1分)，故得4分。$CHA2DS_2VASc$评分≥2分的患者发生血栓栓塞的危险性较高，应该接受华法林抗凝治疗，使INR维持在2.0～3.0之间，能安全有效预防脑卒中发生。房颤不超过24小时，复律前无需做抗凝治疗。否则应在复律前接受3周华法林治疗，待心律转复后继续治疗3～4周。**紧急复律治疗可选用低分子肝素钙皮下注射抗凝**[4]。

患者发生肠系膜动脉栓塞的主要原因有：

(1) 患者房颤，$CHA2DS_2VASc$评分得4分，加上植入起搏器改变心脏收缩及激动顺序，可引起血流动力学异常，激活了内外源性凝血系统，使血栓形成和栓塞发生风险增加。

(2) 11月2日术前12小时停用了低分子肝素钙，而要等待术后伤口愈合后再予抗凝治疗。需等待较长时间才予抗凝药，使栓塞发生风险大大增加。

(3) 患者入院前长期口服胰激肽原酶肠溶片，入院后停用该药物。主要用于微循环障碍性疾病，如糖尿病引起的肾病、周围神经病、视网膜病，眼底病及缺血性脑血管病。有扩张血管改善微循环作用：激活纤溶酶，降低血黏度；激活磷脂酶A2，防止血小板聚集，防止血栓形成等作用。脑出血及其他出血性疾病的急性期禁用(见常州千红生化制药有限公司药品说明书)。

有人回顾性分析406例起搏器植入患者围手术期血栓栓塞时间的发生情况及临床相关特征。为避免发生起搏器植入术后出血相关的并发症如囊袋血肿,这406例患者均常规于术前3天停所有抗凝药和抗血小板药,结果有9人发生脑梗死,1人发生肾梗塞,1人发生肺栓塞,发生率为2.7%。这11名发生栓塞的患者中有3人死亡[5]。起搏器植入围手术期的血栓栓塞事件并不罕见,且病死率很高[5]。

有研究表明,单用阿司匹林或华法林不会增加出血风险,而抗凝治疗可以减少起搏器植入围术期的血栓栓塞事件[5],这些证据的可靠程度还有待更多的临床研究验证。

如何恰当地把握起搏器植入围术期的抗凝、抗血小板治疗,同时避免栓塞和出血,到目前为止仍然是一个没有明确解决方案的临床难题。

由于安装起搏器、颈静脉穿刺及异物(起搏电极)植入在某种程度上激活了内外源性凝血系统,可能导致血栓形成。加上在术前停用抗血小板药和抗凝药,使栓塞发生风险大大增加[6]。因此有人尝试在术前不停用华法林,并控制INR在适当范围内(1.5～3.1),结果不增加出血发生率,并可显著减少栓塞风险[6]。

对具有血栓形成高危因素的患者,可考虑不停用华法林或阿司匹林等,而是提高手术操作水平。若停华法林阿司匹林,则短期予低分子肝素钙皮下注射,或者待急性期过后再施行起搏器植入术。

【病例总结】

建议对房颤 $CHA2DS_2VASc$ 评分≥2分的患者,在行起搏器植入术的整个过程中,都不要停用低分子肝素钙皮下注射。因发生囊袋血肿基本没有死亡风险和致残风险,而脑栓塞、肠系膜动脉栓塞、肺动脉栓塞有死亡风险和致残风险。

医师未遵守上述用药注意事项,不排除与患者发生肠系栓塞有相关性。

参考文献

[1] 周建平,唐小斌.肠系膜上动脉急性栓塞42例临床分析[J].实用医学杂志,2008,24(12):2150-2151.

[2] 徐昌盛,刘文革,叶伟.肠系膜动脉栓塞和血栓形成荟萃分析[J].中华胃肠外科杂志,2007,10(6):524-527.

[3] 胡美琴,都军,崔炜.永久心脏起搏术后并发血栓形成的研究现状[J].临床荟萃,2005,20(22):1317-1318.

[4] 葛均波,徐永健.内科学[M].第8版.北京:人民卫生出版社.2013,188-191.

[5] 刘晶,刘少稳.起搏器植入围手术期血栓栓塞事件的危险因素分析[J].复旦大学硕士学位论文,2008,1-17.

[6] 谢正,朱桓青,谢绍峰等.抗凝状态下永久性起搏器植入术[J].当代医学,2011,17(15):242.

43. 低钠高钾血症糖尿病患者误吸窒息

(2014 年 6 月 26 日)

【概述】

一例高血压史合并糖尿病患者，此次拟冠心病、房颤、心功能Ⅱ级(NYHA)、低血糖症、肾功能不全被收入院。患者 6 月 8 日刚入院时处于血糖 2.3 mmol/L 的低血糖状态；6 月 12 日，患者心率降至 28～36 次/min，心电图示交界性逸搏心律，完全性左束支传导阻滞；治疗过程中，患者发生了低钠血症高钾血症、急性左心力衰竭、食物误吸致窒息等状况。通过此病例分析，主要探讨以下几点：1. 患者发生低血糖的主要原因；2. 患者发生完全性左束支传到阻滞的主要原因；3. 患者发生低钠血症的主要原因；4. 患者出现高钾血症的主要原因；5. 患者发生急性左心力衰竭的主要原因；6. 患者窒息的主要原因。

【病史介绍】

患者 81 岁，高龄女性，有高血压病史 20 多年，近期服用厄贝沙坦。有 2 型糖尿病史 20 多年，**近期服用阿卡波糖、格列齐特缓释片、二甲双胍片**。2014 年 5 月发现房颤，予华法林 1.25 mg qd po 抗凝、胺碘酮 0.2 g qd po 控制心律失常。6 月 8 日 1:15 am 出现口齿不清、胸闷、双下肢乏力、出冷汗来院急诊。心电图示异位心律、房颤(快室率)、完全性左束支阻滞。查 BNP 7 013 ng/L(＜450 ng/L)，**空腹血糖 2.3 mmol/L(4.56～6.38 mmol/L)**，肌酐 159 μmol/L(45～84 μmol/L)，尿素氮 16.87 mmol/L(2.86～8.21 mmol/L)，INR1.54(0.80～1.50)，白细胞 4.68×10^9/L(3.69×10^9～9.16×10^9/L)，中性粒细胞 87.3%(50%～70%)。**头颅 CT 示双侧基底节区、半卵圆窝中心多发腔梗**。拟冠心病、房颤、心功能Ⅱ级(NYHA)、低血糖症、肾功能不全被收入院。心率 126 次/min，律不齐，血压 22/12.67 kPa(165/95 mmHg)，两下肺闻及少量湿啰音，双下肢轻度水肿。

【临床经过】

2014 年 6 月 8 日**予华法林 1.25 mg qd po(6 月 8 日—6 月 12 日)抗凝，阿司匹林肠溶片 100 mg qd po(6 月 8 日—6 月 12 日)抗血小板，胺碘酮** 0.2 g bid po**(6 月 8 日—6 月 12 日)抗心律失常**，缬沙坦 40 mg qd po(6 月 8 日—6 月 12 日)、氨氯地平 5 mg qd po(6 月 8 日—6 月 21 日)降压，阿托伐他汀钙 20 mg qn po(6 月 9 日—6 月 21 日)稳定斑块，美托洛尔 6.25 mg bid po(6 月 8 日—6 月 12 日)(6 月 17 日—6 月 20 日)减慢心率，单硝酸异山梨酯缓释片 40 mg qd po(6 月 9 日—6 月 21 日)扩冠,**托拉塞米 10 mg qd po(6 月 8 日—6 月 14 日)利尿**。临时予 50% GS 60 ml iv+10% GS 100 ml iv gtt 升血糖。

6 月 9 日 10:42 am,自觉胸闷症状较前好转,两下肺可闻及少量湿啰音,血压 17.33/8.66 kPa(130/65 mmHg)。心率 126 次/min,律不齐,双下肢轻度水肿。空腹血糖8.3 mmol/L,餐后血糖 15.2 mmol/L。11:45 am,内分泌会诊予格列喹酮 30 mg tid po(6 月 9 日—6 月 21 日)降糖。

6 月 10 日 10:18 am,**予去乙酰毛花甙 C 0.2 mg iv**。自觉胸闷气促较前明显缓解,神清气平,双肺未闻及干湿啰音,血压 16.53/9.6 kPa(124/72 mmHg),心率 72 次/min,律齐,双下肢无水肿。

6 月 11 日 8:22 am,再发快房颤,心室率 131 次/min,**予胺碘酮 150 mg v+450 mg iv gtt;18:15 pm,予胺碘酮 450 mg iv gtt;21:52 pm,予胺碘酮 450 mg iv gtt**。

6 月 12 日,心率维持在 28~36 次/min,血压 14/8 kPa(105/60 mmHg),停胺碘酮,予异丙肾上腺素 2 mg iv gtt。心电图示交界性逸搏心律,完全性左束支传导阻滞。拟行永久性起搏器植入术。**暂停华法林、阿司匹林肠溶片**,予低分子肝素钙 4 000 u ih(6 月 12 日当天停用)、黄达肝葵钠 2.5 mg ih(6 月 12 日当天停用)抗凝。患者餐后血糖持续维持在 20 mmol/L,查肌酐 180 μmol/L(62~106 μmol/L),尿素氮 21.33 mmol/L(2.50~6.10 mmol/L),钠 131 mmol/L(137~147 mmol/L),氯 98 mmol/L(99~110 mmol/L),INR1.67(0.80~1.50)。

6 月 13 日 8:30 am,餐后血糖维持在 21.0~23.6 mmol/l 之间,请内分泌科会诊,加用甘精胰岛素 14u 早餐前皮下注射(6 月 13 日—6 月 21 日)降糖。

6 月 14 日,双肺未及干湿啰音,心率 65 次/min,律齐,血压 14.13/8 kPa(106/60 mmHg),双下肢轻度水肿。**将托拉塞米加量至 10 mg bid po(6 月 14 日—6 月 20 日)**。

6 月 16 日,行永久起搏器植入术。予呋塞米 40 mg iv。

6 月 19 日,患者自觉心悸,双肺未及干湿啰音,心率 65 次/min,律齐,血压 14.13/8 kPa(106/60 mmHg),双下肢轻度水肿。查肌酐 184 μmol/L(62~106 μmol/L),尿素氮 29.40 mmol/L(2.50~6.10 mmol/L),**钠 129 mmol/L(137~147 mmol/L)**,氯 89 mmol/L(99~110 mmol/L)。肌钙蛋白 0.077 μg/L(0.000~0.014 μg/L),肌红蛋白 144.8 μg/L(25.00~58.00 μg/L),肌酸激酶同工酶 3.65 μg/L(0.10~4.94 μg/L),BNP 5 282 ng/L(<450 ng/L)。**予阿普唑仑 0.4 mg qn po(6 月 19 日—6 月 21 日)助眠**。

6 月 20 日,再发房颤,心室率 102~133 次/min,血压 14.27/9.07 kPa(107/68 mmHg),予胺碘酮 600 mg iv gtt。因低钠血症予 10%氯化钠 20 ml 口服。予呋塞米 40 mg iv,托拉塞米 10 mg iv。**另外予索他洛尔 40 mg bid po(6 月 20 日—6 月 21 日),呋塞米 40 mg qd iv(6 月 20 日—6 月 21 日)**。

6 月 21 日 6:43 am,予胺碘酮 300 mg iv gtt。9:00 am,房颤心室率 116 次/min,血压 12/7.73 kPa(90/58 mmHg)。11:36 am,患者诉胸闷气促伴口干,不能平卧。双肺底可闻及少量湿啰音,**四肢重度水肿**。测血压 11.47/7.2 kPa(86/54 mmHg),心率 78 次/min,律齐,血氧饱和度 86%。**查钾 5.6 mmol/L(3.5~5.3 mmol/L),钠 128 mmol/L(137~147 mmol/L),氯 95 mmol/L(99~110 mmol/L),二氧化碳结合力 11 mmol/L(22~30 mmol/L)**。考虑急性左心力衰竭发作,予呋塞米 70 mg iv,多巴胺 160 mg iv gtt,聚磺苯乙烯钠散 15 g po。14:00 pm,心

率 60 次/min，血压 12.67/8.53 kPa（95/64 mmHg）。14:15 pm，予托拉塞米 30 mg iv gtt。15:14 pm，予托拉塞米 10 mg iv。15:37 pm，考虑血容量不足，8.5%复方氨基酸 250 ml+10%氯化钠 10 ml iv gtt。查 CRP105 mg/L（0～3 mg/L），白细胞 11.9×10^9/L（3.69×10^9～9.16×10^9/L），中性粒细胞 90.3%（50%～70%）。INR1.72（0.80～1.50），D-二聚体 1.800 mg/L（<0.550 mg/L），纤维蛋白原 4.24 g/L（1.80～3.50 g/L）。

19:37 pm，患者进食后突发神志淡漠、呼之不应，心率 60 次/min，血压 11.33/6.67 kPa（85/50 mmHg），氧饱和度 85%，呼吸浅慢，双下肢水肿。口腔内可见大量食物残渣，考虑患者窒息，立即清除口腔内食物残渣，同时拍背，呕出大量食物残渣，心率 76 次/min，血压 11.07/6.53 kPa（83/49 mmHg），指末氧饱和度 68%，予以面罩吸氧、多巴胺升压并转至 CCU 进一步抢救。

6 月 22 日 9:04 am，患者心电图一直线，宣告临床死亡。

【病例用药分析】

一、患者发生低血糖的主要原因

患者 6 月 8 日入院时血糖 2.3 mmol/L，发生低血糖的主要可能原因：

(1) 因疾病加重胃纳差、进食少。

(2) 格列齐特主要通过尿液清除，肾功能不全高龄患者容易过量，格列齐特缓释片严重肾功能不全者禁用[见施维雅（天津）制药有限公司药品说明书]；二甲双胍主要经肾脏排泄，血清肌酐 1.5 毫克/分升（男性）以上相当于 133 μmol/L，1.4 毫克/分升（女性）以上相当于 124 μmol/L 患者禁用（见上海中美史贵宝制药有限公司药品说明书）；阿卡波糖近 50%自尿中排出，严重肾功能损害（肌酐清除率<25 ml/分钟）的患者禁用（见拜耳医药保健有限公司药品说明书）。患者入院时肾功能不全加重，而近期口服的阿卡波糖片、格列齐特缓释片、二甲双胍片剂量没有相应调整减量，可能使格列齐特、二甲双胍等在体内过量引发低血糖。

二、患者发生完全性左束支传到阻滞的主要原因

6 月 12 日，患者心率降至 28～36 次/min，心电图示交界性逸搏心律，完全性左束支传导阻滞，其主要原因：

(1) 6 月 8 日—6 月 12 日，予胺碘酮 0.2 g bid po；6 月 11 日 8:22 am 再发快房颤，24 小时内共予静脉输注予胺碘酮 1 500 mg iv gtt。胺碘酮静脉滴注第一日总量 1 200 mg，以后逐渐减量，静脉滴注胺碘酮最好不超过 3～4 天，老年人应在心电监护下使用（见杭州赛诺菲安万特民生制药有限公司药品说明书）。可见 24 小时内胺碘酮静脉输注已经超过药品说明书规定剂量，加上当天口服的 400 mg 胺碘酮，再加上患者高龄使胺碘酮代谢减慢，可促使胺碘酮再体内过量，从而引发严重缓慢性心律失常（见杭州赛诺菲安万特民生制药有限公司药品说明书）。

(2) 予美托洛尔 6.25 mg bid po（6 月 8 日—6 月 12 日）。胺碘酮与 β 受体阻滞药合用可加重窦性心动过缓、窦性停搏及房室传导阻滞（见杭州赛诺菲安万特民生制药有限公司药品说明书）。

(3) 6 月 10 日 10:18 am 予去乙酰毛花甙 C 0.2 mg iv。胺碘酮可增加血清地高辛浓度，有加强洋地黄类药对窦房结及房室结的抑制作用（见杭州赛诺菲安万特民生制药有限公司药

品说明书)。

(4) 患者有冠心病、房颤、心功能Ⅱ级(NYHA)、高血压 3 级(极高危)、2 型糖尿病等引发缓慢性心律失常的疾病基础。

三、患者发生低钠血症的主要原因

6 月 12 日钠 131 mmol/L,6 月 19 日钠 129 mmol/L,6 月 21 日钠 128 mmol/L,四肢重度水肿,以稀释性低钠血症可能性更大。患者发生低钠血症的主要原因:

(1) 6 月 8 日入院时已有双侧基底节区、半卵圆窝中心多发腔梗。6 月 12 日拟行永久性起搏器植入术停暂停华法林、阿司匹林肠溶片,直到 6 月 21 日仍然未使用,可能使脑梗死加重。脑梗死加重可能使抗利尿激素分泌过度(抗利尿激素分泌异常综合征),引发水过量稀释性低钠血症;脑耗盐综合征促进肾脏排钠;醛固酮分泌量下降促进排钠排水;使低钠血症的发生率可达 12.5%～58%[1]。

(2) 6 月 12 日拟行永久性起搏器植入术停暂停华法林、阿司匹林肠溶片,直到 6 月 21 日仍然未使用,可能使心肌缺血加剧,从而加重心力衰竭。心力衰竭加重可使肾灌注减少,抗利尿激素分泌增加而导致稀释性低钠血症[2]。且心力衰竭加重胃肠道淤血,可减少钠吸收引发低钠血症[2]。

(3) 肾功能不全加重,排钠排水减少可引发水钠潴留,水潴留多于钠可导致稀释性低钠血症[3]。

(4) 6 月 14 日—6 月 20 日予托拉塞米 10 mg bid po,6 月 20 日予呋塞米 40 mg iv、托拉塞米 10 mg iv,6 月 20 日—6 月 21 日予呋塞米 40 mg qd iv。强效利尿剂可促进排钠排水,引发低钠血症(见南京新港医药有限公司药品说明书)。

(5) 患者低血糖得到纠正后出现高血糖,可引发渗透性利尿使钠氯丢失,导致低钠血症[3]。患者入院后血糖上升,超过 20 mmol/L 可能原因是入院前口服主要经肾脏排泄的格列齐特、二甲双胍、阿卡波糖,因肾功能不全这些降糖药在体内可能过量使血糖降得很低。入院后予格列喹酮一种降糖药(见深圳市中联制药有限公司药品说明书),并且主要经胆道系统排泄,不会在体内过量。

患者房颤,$CHA2DS_2VASc$ 评分:81 岁高龄+高血压+2 型糖尿病+近期心力衰竭+双侧基底节区半卵圆窝中心多发腔梗=7 分,栓塞发生风险极高[3]。6 月 12 日拟行永久性起搏器植入术停暂停华法林、阿司匹林肠溶片,直到 6 月 21 日仍然未使用,其合理性值得商榷。至少应予低分子肝素钙皮下注射预防。

四、患者出现高钾血症的主要原因

6 月 21 日钾 5.6 mmol/L,出现高钾血症的主要原因:

(1) 患者肾功能不全加重,肾排钾减少[3]。

(2) 6 月 21 日二氧化碳结合力 11 mmol /L,提示代谢性酸中毒,可促进钾转移到细胞外[3]。

(3) 6 月 12 日拟行永久性起搏器植入术停暂停华法林、阿司匹林肠溶片,直到 6 月 21 日仍然未使用。可使脑梗加重,而这又可能使醛固酮分泌量下降,致使钾排出量减少[2]。

五、患者发生急性左心力衰竭的主要原因

6月21日发生急性左心力衰竭的主要原因：

(1) 者有冠心病、房颤、心功能Ⅱ级(NYHA)、高血压3级(极高危)、2型糖尿病、肾功能不全加重等引发心力衰竭的疾病基础[3]。

(2) 6月12日拟行永久性起搏器植入术停暂停华法林、阿司匹林肠溶片，直到6月21日仍然未使用。可能使心肌缺血加剧，从而加重心力衰竭[4]。

(3) 6月21日钾5.6 mmol/L，高钾血症可抑制心肌收缩力诱发心力衰竭[4]。

(4) 6月21日再发快房颤，可增加心肌耗氧量，使舒张期缩短而减少冠脉血供，诱发心力衰竭[4]。

六、患者窒息的主要原因

6月21日19:37 pm，患者因食物误吸窒息的主要原因：

(1) 高龄老人口腔咽喉食管组织结构发生退行性改变，容易导致吞咽功能障碍而发生误吸[5]。

(2) 6月8日入院时已有双侧基底节区、半卵圆窝中心多发腔梗。6月12日拟行永久性起搏器植入术停暂停华法林、阿司匹林肠溶片，直到6月21日仍然未使用，可能使脑梗加重。使协调吞咽动作的神经肌肉反射可能发生障碍而引发误吸[5]。

(3) 6月21日钠128 mmol/L，低钠血症可引发脑细胞水肿，表现为软弱乏力、恶心呕吐、神经精神症状，使误吸的风险增加[5]。

(4) 6月21日钾5.6 mmol/L。高钾血症使神经肌肉复极化减慢，肢体感觉麻木，极度疲乏，可出现吞咽、呼吸困难。高钾血症引起乙酰胆碱释放增加，引起恶心、呕吐和腹痛，使误吸的风险增加[5]。

(5) 患者心力衰竭加重造成胃肠道淤血，可引发呕心呕吐、胃排空时间延长，胃食管反流，使误吸的风险增加[5]。

(6) 予阿普唑仑0.4 mg qn po(6月19日—6月21日)，苯二氮唑类常见恶心呕吐，并可发生吞咽困难(见河南天方药业股份有限公司药品说明书)，使误吸的风险增加[5]。

【病例总结】

格列齐特缓释片严重肾功能不全者禁用(见施维雅(天津)制药有限公司药品说明书)；二甲双胍肾功能不全患者禁用(见上海中美史贵宝制药有限公司药品说明书)；阿卡波糖严重肾功能损害(肌酐清除率<25 ml/分钟)的患者禁用(见拜耳医药保健有限公司药品说明书)。

胺碘酮静脉滴注第一日总量1 200 mg(见杭州赛诺菲安万特民生制药有限公司药品说明书)。

胺碘酮可增加血清地高辛浓度70%以上(见杭州赛诺菲安万特民生制药有限公司药品说明书)。

建议对房颤 $CHA2DS_2VASc$ 评分2分以上的患者，在行起搏器植入术的整个过程中，都不要停用低分子肝素钙皮下注射。

苯二氮唑类常见恶心呕吐，并可发生吞咽困难(见河南天方药业股份有限公司药品说

明书)。

未遵守上述用药注意事项,不排除与患者病情恶化有相关性。

参 考 文 献

[1] 杨开杰,黄载文.脑梗死患者合并低钠血症分析[J].吉林医学,2013,34(15):2998.

[2] 戴晓慧.慢性心力衰竭合并缺钠性低钠血症及稀释性低钠血症的临床分析[J].实用临床医药杂志,2005,9(3):96-97.

[3] 葛均波,徐永健.内科学[M].第8版.北京:人民卫生出版社,2013,242-255,524-532,752-756,783-785.

[4] 王建枝,殷莲华.病理生理学[M].第8版.北京:人民卫生出版社,2013,198-202.

[5] 黄选兆.老年人误吸的临床探讨[J].临床耳鼻咽喉科杂志,2005,19(6):286-288.

44. 室速风暴呼吸抑制消化道口鼻出血

（2014 年 11 月 29 日）

【概述】

一例高血压、糖尿病史合并胃溃疡病史患者，此次因冠心病、急性非 ST 段抬高心肌梗死而入院。入院后患者室速 188～247 次/min，呼之不应，四肢抽搐，两眼上翻，连续 3 次室速发作，予 3 次电除颤；患者的血压一直在 69～72/38～47 mmHg 之间，血气分析示代谢性酸中毒。通过此病例分析，主要探讨以下两点：1. 患者发生室速风暴的主要原因；2. 患者低血压高镁血症的药物原因。3. 发生消化道出血、口鼻出血、咯血的原因。

【病史介绍】

患者 67 岁，男性，高血压、糖尿病史多年，有胃溃疡病史 8 年。2014 年 11 月 21 日20:00 pm 出现压榨性疼痛，22:00 pm 入院，心肌酶基本正常，经治疗无好转。22 日 7:00 am 转入我院治疗。心电图示窦性心律、偶见房室交接性期前收缩、V2、V3、V4、V5 水平压低 1～2 mm、T 波改变。肌红蛋白 607.8 μg/L(28.0～72.0 μg/L)，肌钙蛋白 0.179 ng/ml (<0.04 μg/L)，肌酸激酶同工酶 58.96 ng/ml(0～25 U/L)。诊断冠心病、急性非 ST 段抬高心肌梗死。查体意识清，精神可，两肺未闻及明显干湿啰音，心率 99 次/min，血压 141/93 mmHg。

【临床经过】

11 月 22 日予阿司匹林肠溶片 100 mg qd po(11 月 22 日—23 日)、替格瑞洛 180 mg qd po (11 月 22 日)、氯吡格雷 75 mg qd po(11 月 23 日)抗血小板聚集，阿托伐他汀钙 20 mg qn po (11 月 22 日—23 日)稳定斑块，美托洛尔缓释片 23.75 mg qd po(11 月 22 日—23 日)减慢心率，培哚普利 2 mg qd po(11 月 22 日)改善重构，阿卡波糖 50 mg tid po(11 月 22 日—23 日)降糖，**泮托拉唑钠 60 mg qd iv gtt(11 月 22 日—23 日)**抑酸护胃。

8:15 am，予硝酸甘油 10 mg iv gtt。9:00 am 予 NS 500 ml。9:06 am，患者仍感胸痛不适伴出汗，心电监护示心率 99 次/min，血压 15.07/8.27 kPa(113/62 mmHg)。

9:40 am—10:40 am，行冠脉造影加血栓抽吸加临时起搏器植入加 IABP 植入术。**术中共用肝素 7 000 u**，出现短阵室速，血压下降，见冠脉病变严重，建议 CABG。

10:19 am，肌酐 59 μmol /L (58 ～ 110 μmol /L)，谷丙转氨酶 (GPT) 40 U /L (21 ～ 72 μmol/L)。**10:43 am，凝血酶时间 17.7 s(14.0～21.0 s)，血浆凝血酶原时间(PT) 12.2 s**

(9.0～13.0 s),活化的部分凝血活酶时间(APTT)27.2 s(20.0～40.0 s)。

11:30 am—12:30 pm,心率 88～101 次/min,血压 10～11.73/7.2 kPa(75～88/54 mmHg),予肝素钠封管用。12:35 pm,予替罗非班 12.5 mg iv gtt,予硝酸异山梨酯 50 mg iv gtt。

13:25 pm,肌酸激酶同工酶 106.10 μg/L(0.10～4.94 μg/L),肌钙蛋白 0.357 μg/L(0.000～0.01 gng/ml)。

13:30 pm—16:00 pm,心率 72～93 次/min,血压 11.47～11.87/6.67～7.87 kPa(86～89/50～59 mmHg)。15:00 pm,予肝素钠 12 500 u 静脉推泵。20:30 pm,心率 113 次/min,血压 10.53/7.07 kPa(79/53 mmHg)。

22:01 pm,心电监护示心率 163 次/min,血压 10.13/5.2 kPa(76/39 mmHg)。22:21 pm,心率 198 次/min,呼之不应,四肢抽搐,两眼上翻,予电除颤。22:30 pm,钾 3.2 mmol/L(3.5～5.3 mmol/L),予多巴胺 200 mg iv。22:42 pm,PO_2 63.3 mmHg(80.0～100 mmHg)。

22:50 pm,测凝血酶时间>180 s(14.0～21.0 s),PT13.7 s(9.0～13.0 s),APTT46.4 s(20.0～40.0 s),予 25%硫酸镁 10 ml 加 10%氯化钾 10 ml 加 NS 500 ml iv,地西泮 10 mg 肌注。

23:00p,心率 88 次/min,血压 11.07/5.73 kPa(83/43 mmHg)。23:02 pm—23:35 pm,连续 3 次室速发作,心率 188～247 次/min,血压 10.53～10.93/5.2～6 kPa(79～82/39～45 mmHg),SpO_2 87%,予 3 次电除颤。

23:35 pm,心率 113 次/min,血压 11.6/7.07 kPa(87/53 mmHg),SpO_2 87%,予多巴胺 200 mg iv gtt,重酒石酸间羟胺 100 mg iv gtt。

11 月 23 日 00:00 am,心率 78 次/min,血压 9.6/5.73 kPa(72/43 mmHg),SpO_2 94%。查白蛋白 31 g/L(35～50 g/L),GPT 1 204 U/L(21～72 U/L)。

00:50 am—1:32 am 连续 2 次室速发作,213 次/min,SpO_2 87%,2:00 am,予地西泮 5 mg iv。2:10 am,予呋塞米 40 mg iv,胺碘酮 300 mg iv gtt,SpO_2 76%。神志清楚,烦躁不安,颈静脉怒张,双肺可闻及大量湿啰音。

2:25 am,予气管插管呼吸机辅助通气,予丙泊酚 600 mg 加 NS 250 ml iv gtt。2:31 am,心率 92 次/min,血压 11.07/7.2 kPa(83/54 mmHg),予吗啡 5 mgV 改善肺水肿。2:36 am,予呋塞米 40 mg iv,肾上腺素 2 mg 加去甲肾上腺素 2 mg iv gtt。

2:53 am—3:11 am,心率 83～88 次/min,血压 9.2～9.6/5.07～6.27 kPa(69～72/38～47 mmHg),SpO_2 70%。予肾上腺素 4 mg 加去甲肾上腺素 4 mg iv gtt。因血气分析示代谢,予 5%碳酸氢钠 250 ml iv gtt,地西泮 10 mg iv。

3:40 am—4:20 am,心率 86～96 次/min,血压 8.4～9.73/4.67～5.33 kPa(63～73/35～40 mmHg),予肾上腺素 8 mg+多巴胺 400 mg iv gtt。4:25 am,PO_2 9.27 kPa[69.5 mmHg(80.0～100 mmHg)]。

5:55 am,心率 81 次/min,血压 11.07/6.8 kPa(83/51 mmHg),凝血酶时间>180 s(14.0～21.0 s),PT14.6 s(9.0～13.0 s),APTT55.9 s(20.0～40.0 s)。予泮托拉唑钠 40 mg iv gtt。

6:05 am,予肝素钠 12 500 u 静脉推泵,多巴胺 400 mg iv gtt,心率 88 次/min,血压 11.33/7.47 kPa(89/56 mmHg),吸出血性痰。8:00 am,口鼻腔内出暗红色血。

8:34 am,100 次/min,血压 11.73/7.47 kPa(88/56 mmHg),鼻腔口腔有渗血,色暗红,四肢湿冷,两肺闻及湿啰音。予**25%硫酸镁 10 ml 加 10%氯化钾 7.5 ml 加生物合成人胰岛素 3 u 加 5% GS 250 ml iv gtt**。

9:00 am,血压 12.67/7.07 kPa(95/53 mmHg),CVP 1.77 kPa(18 cmH_2O),血糖 18.8 mmol/L。予呋塞米 100 mg iv gtt、咪达唑仑 20 mg iv、**泮托拉唑钠 60 mg iv gtt**,予重酒石酸间羟胺 80 mg 加肾上腺素 10 mg iv gtt。

10:00 am,体温 39.2℃,心率 151 次/min,呼吸 33 次/min,血压 12/6.8 kPa(90/51 mmHg),**SpO_2 90%,血糖 19.6 mmol/L,吸出血性痰**。

10:57 am,**凝血酶时间>180 s(14.0～21.0 s),PT18.6 s(9.0～13.0 s),APTT>150 s(20.0～40.0 s)**。

11:10 am,予亚胺培南西司他丁钠 1 g q8h iv(11 月 23 日—11 月 25 日)抗感染。

12:10 pm,留置胃管后引流出暗红色液体约 150 ml,考虑急性消化道出血。予奥美拉唑钠 40 mg q8h iv gtt(11 月 23 日—1 月 25 日)抑酸护胃,奥曲肽 0.3 mg q12h iv gtt(11 月 23 日—11 月 25 日)止血,脂肪乳氨基酸(17)葡萄糖(11)1 000 ml qd iv gtt(11 月 23 日—25 日)静脉营养。

13:40 pm,血气分析示代酸,予 5%碳酸氢钠 100 ml iv gtt。体温 38.8℃,心率 120 次/min,血压 12.4/7.07 kPa(93/53 mmHg),血糖 25.7 mmol/L。予**丙泊酚 600 mg 静脉推泵**。

14:30 pm,体温 38.9℃。鼻腔口腔有渗血,色暗红,四肢湿冷,两肺闻及湿啰音。患者出现心肌梗死后心力衰竭、休克、心律失常三大并发症,又存在消化道出血,诸多治疗矛盾点,预后差,随时存在呼吸循环衰竭情况。

14:59 pm,**凝血酶时间>180 s(14.0～21.0 s),PT19.1 s(9.0～13.0 s),APTT>150 s(20.0～40.0 s)**。

18:56 pm,**凝血酶时间>72.6 s(14.0～21.0 s),PT17.6 s(9.0～13.0 s),APTT44.8 s(20.0～40.0 s)**。19:39 pm,**肌酐 311 μmol/L(58～110 μmol/L)**。

11 月 24 日 3:00 am,予 10% GS 500 ml 加生物合成人胰岛素 10u+**维生素 C 3 g**+维生素 B_6 0.2 g 加 10%氯化钾 10 ml iv gtt。

6:35 am,体温 37.7℃,肌酐 418 μmol/L(58～110 μmol/L),GPT 1 559 U/L(21～72 U/L)。BNP 17 646 ng/L(<125 ng/L),肌酸激酶同工酶 58.62 μg/L(0.10～4.94 μg/L),肌钙蛋白 10.00 μg/L(0.000～0.014 μg/L),肌红蛋白 3 000 μg/L(0.051～0.5 μg/L),**降钙素原 8.32 μg/L(0.051～0.5 μg/L)**。

9:52 am,**总钙 1.98 mmol/L(2.15～2.55 mmol/L),镁 1.34 mmol/L(0.65～1.05 mmol/L),予果糖二磷酸钠 10 g qd iv gtt(11 月 24 日—25 日)**。

10:00 am,血压 16.67/9.07 kPa(125/68 mmHg)(多巴胺维持中),鼻腔、口腔有渗血,色暗红,四肢湿冷,两肺闻及湿啰音,心率 120 次/min。17:45 pm,**APTT54.3 s(20.0～40.0 s)**

11 月 25 日 2:14 am,心电监护呈一直线,双侧瞳孔对光反射消失,宣布临床死亡。

【病例用药分析】

一、患者发生室速风暴的主要原因

11 月 22 日 22:01 之后发生室速电风暴的主要原因:

(1) 冠心病、急性非ST段抬高心肌梗死,且冠状动脉有多支严重病变,无法行PCI术,可造成心肌严重缺血[1]。

(2) 患者冠脉造影加血栓抽吸加临时起搏器植入加IABP植入术中血压偏低,术后11:30 am—12:30 pm血压10～11.73/7.2 kPa(75～88/54 mmHg),12:35 pm予硝酸异山梨酯50 mg iv gtt,可舒张血管平滑肌,使静脉动脉扩张,导致血压降得更低(见珠海许瓦兹制药有限公司药品说明书)。13:30 pm—16:00 pm血压11.47～11.87/6.67～7.87 kPa(86～89/50～59 mmHg),20:30 pm血压10.53/7.07 kPa(79/53 mmHg)。低血压可能加重心肌缺血,成为诱发室速电风暴的诱因[1]。

(3) 发生室速电风暴的原因除心肌缺血外,还有交感神经过度激活和心肌β受体反应性增强。因此首选β受体阻滞剂静脉输注。艾司洛尔消除半衰期约9分钟,药效维持时间短,首剂30 mg,以后0.056～0.072 mg/(kg·min)维持[1]。患者当时心力衰竭不严重,无慢性阻塞性肺疾病,无支气管哮喘,无Ⅱ度以上房室传导阻滞,因此无静脉滴注艾司洛尔的禁忌证(见齐鲁制药有限公司药品说明书)。

从22日22:01 pm到23日2:25 am行气管插管呼吸机辅助通气之前,发生6次室速,多次予电除颤。22:50 pm予25%硫酸镁10 ml iv gtt,地西泮10 mg肌注,2:00 am予地西泮5 mg iv,2:10 am予胺碘酮300 mg iv gtt。在多巴胺400 mg iv gtt加重酒石酸间羟胺100 mg iv gtt维持下,血压9.6～10.93/5.2～6 kPa(72～82/39～45 mmHg),SpO_2由87%降至76%。

如予艾司洛尔静脉滴注有禁忌证或效果不好,可予胺碘酮或25%硫酸镁静脉滴注[1]。因交感神经过度激活也是室速电风暴的诱因,故还可予镇静药如地西泮、咪达唑仑。因此实际予胺碘酮、25%硫酸镁、地西泮是正确的选择,但应注意,镁离子可拮抗钙离子,抑制神经末梢运动终板释放乙酰胆碱,严重时可能引发肌麻痹,抑制心肌收缩力,使血管扩张而致血压下降,抑制呼吸中枢和呼吸机而致呼吸衰竭[2]。25%硫酸镁与地西泮合用,可加重对中枢神经系统的抑制作用,使呼吸衰竭的风险增加(见上海旭东海普药业有限公司药品说明书)。因此在2:25 am未予气管插管呼吸机辅助通气之前,在患者存在低氧血症的情况下,不宜将25%硫酸镁与地西泮联用。而艾司洛尔为选择性β1受体阻滞剂,对呼吸系统影响小,故可与地西泮合用。

二、患者低血压高镁血症的药物原因

2:25 am予气管插管呼吸机辅助通气,予丙泊酚600 mg加NS 250 ml iv gtt。2:36 am予呋塞米40 mg iv,肾上腺素2 mg加去甲肾上腺素2 mg iv gtt。2:53 am—3:11 am,血压(69～72/38～47 mmHg),SpO_2 70%。予肾上腺素4 mg加去甲肾上腺素4 mg iv gtt,予地西泮10 mg iv。3:40 am—4:20 am,血压8.4～9.73/4.67～5.33 kPa(63～73/35～40 mmHg),予肾上腺素8 mg+多巴胺400 mg iv gtt。5:55 am血压11.07/6.8 kPa(83/51 mmHg)。

患者发生持续性严重低血压,予大剂量肾上腺素+去甲肾上腺素+多巴胺静脉推泵后仍不能维持正常血压,其原因除与心源性休克、代谢性酸中毒、培哚普利有关外,可能还有25%硫酸镁加丙泊酚加地西泮因素。因镁离子与麻醉药丙泊酚、安眠药地西泮等合用,可大大增强对中枢神经系统的抑制作用,使血压下降(见上海旭东海普药业有限公司药品说明书)。11月24日9:52 am,在已经停用25%硫酸镁静脉推泵约10多个小时后,镁1.34 mmol/L(0.65～1.05 mmol/L),仍有高镁血症。推断在予25%硫酸镁静脉推泵时,有更严重的高镁血症。

三、患者发生出血的原因

在心肺复苏后很有可能发生肝肾功能不全。11 月 23 日 00:00 am，GPT 1 204 U/L(21～72 U/L)。5:55 am，PT14.6 s(9.0～13.0 s)，APTT55.9 s(20.0～40.0 s)。6:05 am，吸出血性痰，予肝素钠 12 500 u 静脉推泵。8:00 am，口鼻腔内出暗红色血。10:57 am，PT18.6 s(9.0～13.0 s)，APTT>150 s(20.0～40.0 s)。12:10 pm 发生急性消化道出血。在停用低分子肝素钠后，14:59 pm，PT19.1 s(9.0～13.0 s)，APTT>150 s(20.0～40.0 s)。18:56 pm，PT17.6 s(9.0～13.0 s)，APTT44.8 s(20.0～40.0 s)。19:39 pm，肌酐 311 μmol/L(58～110 μmol/L)。

肝素钠主要经肝脏代谢，严重肝功能不全患者禁用(见上海第一生化药业有限公司药品说明书)。因此在肝功能严重损害的情况下仍予肝素钠 12 500 u 静脉推泵，是导致口腔内出血、消化道出血的重要原因。还有因患者肝肾功能不全，使先前已经口服的阿司匹林、替格瑞洛、氯吡格雷和静脉推泵的替罗非班在体内延缓代谢排泄，与肝素钠发生协同作用。此外，患者发生消化道出血与使用呼吸机、心源性休克、多脏器衰竭等应激因素有关，还与其有消化道溃疡史有关。

在发生消化道出血之前的 24 小时内，医师已经予 22 日 9:00 am 泮托拉唑钠 60 mg iv，23 日 5:55 am 泮托拉唑钠 40 mg iv，9:00 am 泮托拉唑钠 60 mg iv。预防应激性溃疡所需质子泵抑制剂静脉输注量已经足够。结果仍然发生消化道出血，与肝素钠静脉推泵剂量过大或者违反禁忌证有关。

11 月 24 日 3:00 am，予 10% GS 500 ml+生物合成人胰岛素 10 u+**维生素 C 3 g**+维生素 B_6 0.2 g+10%氯化钾 10 ml iv。维生素 C 促进胶原蛋白合成，降低毛细血管的通透性，加速血液的凝固，刺激凝血功能。每日 1～4 g，可促进血管内凝血，引发深静脉血栓形成(见上海禾丰制药有限公司药品说明书)。有每天予 2 g 维生素 C 静脉滴注，几天后引发深静脉血栓、使原有栓塞加重的报道[3]。

【病例总结】

硝酸异山梨酯对严重低血压患者禁用(见珠海许瓦兹制药有限公司药品说明书)。

25%硫酸镁对呼吸系统疾病患者禁用，有心肌损害、心脏传导阻滞患者禁用，静脉滴注过程中应警惕心力衰竭及肺水肿的发生。25%硫酸镁与地西泮合用，可加重对中枢神经系统的抑制作用，使呼吸衰竭的风险增加(见上海旭东海普药业有限公司药品说明书)。

肝素钠对严重肝功能不全患者禁用(见上海第一生化药业有限公司药品说明书)。

医师未遵守上述用药注意事项，不排除与患者病情恶化有相关性。

参 考 文 献

[1] 林宁，张松.大剂量硫酸镁治疗室速电风暴 1 例报告[J].山西医科大学学报，2014，45(6)：536－538.
[2] 王礼振.临床输液学[M].北京：人民卫生出版社，1998，162－164.
[3] 范永莉.大剂量维生素 C 致深静脉血栓形成 1 例[J].药物与临床，2014，8，63－64.

45. 白细胞减少掩盖感染

（2014 年 6 月 30 日）

【概述】

一例 85 岁高龄女性患者，此次因冠心病、持续性房颤、心功能Ⅲ级（NYHA）、高血压病 3 级（极高危组）、二尖瓣三尖瓣主动脉瓣关闭不全、肺动脉高压、慢性肾功能不全、甲状腺功能减退症而入院。入院第三天发生感染性休克，第六天发生代谢性碱中毒。通过此病例分析，主要探讨以下两点：1. 患者发生感染性休克的主要原因；2. 患者发生代谢性碱中毒的主要原因。

【病史介绍】

患者 85 岁，高龄女性，2013 年 10 月 14 日—10 月 25 日因冠心病、房颤、心功能Ⅱ级（NYHA）、高血压病 3 级（极高危组）、瓣膜反流、肺动脉高压、慢性肾功能不全、轻度贫血、**白细胞减少**入院。血气分析示二氧化碳潴留、低氧血症，肌酐 122 μmol/L（62～106 μmol/L），甲状腺指标提示甲减，B 超示甲状腺弥漫性病变并多发结节。出院后**予左甲状腺素钠 25 ug qd po（2013 年 10 月 25 日—2014 年 4 月 14 日）**，另外予氯吡格雷、阿托伐他汀钙、美托洛尔缓释片、利尿剂等。2003 年 12 月因相同疾病住院，甲状腺指标提示甲减未被纠正。2014 年 4 月 14 日因胃 Ca 待排再次入院，**白细胞计数 3.34×10^9/L（3.69×10^9～9.16×10^9/L）**，肌酐 161 μmol/L（62～106 μmol/L），血气分析示二氧化碳潴留、低氧血症，仍有比较严重的甲减未被纠正。出院后予**氯吡格雷 50 mg qd po（4 月 26 日—6 月 15 日），奥美拉唑钠 20 mg qd po（4 月 26 日—6 月 15 日），左甲状腺素钠 25 ug qd po（4 月 26 日—6 月 15 日）**，阿托伐他汀钙 20 mg qd po（4 月 26 日—6 月 15 日），美托洛尔缓释片 11.8 mg qd po（4 月 26 日—6 月 15 日），螺内酯 20 mg bid po（4 月 26 日—6 月 15 日），呋塞米 20 mg bid po（4 月 26 日—6 月 15 日），地高辛 0.125 mg qod po（4 月 26 日—6 月 15 日）。

2014 年 6 月 16 日 14:47 pm，因胸闷气促加重 1 周再次入院。查体血压 13.07/8.4 kPa（98/63 mmHg），心率 101 次/min，律不齐，神清气平，双肺未闻及干湿啰音，双下肢轻度水肿。诊断为冠心病、持续性房颤、心功能Ⅲ级（NYHA）、高血压病 3 级（极高危组）、二尖瓣三尖瓣主动脉瓣关闭不全、肺动脉高压、慢性肾功能不全、甲状腺功能减退症。心超示左侧胸腔积液。**查 BNP 25117 ng/L（<450 ng/L）**，血红蛋白 97.0 g/L（113～151 g/L），**白细胞计数 8.03×10^9/L（3.69×10^9～9.16×10^9/L），中性粒细胞 92.5%（50%～70%）**。肌酐 161 μmol/L（62～106 μmol/L），**钠 120 mmol/L（137～147 mmol/L）**，氯 83 mmol/L（99～110 mmol/L），钾

5.1 mmol/L(3.5～5.3 mmol/L)。

【临床经过】

2016年6月16日予氯吡格雷50 mg qd po(6月16日—6月27日),奥美拉唑钠肠溶胶囊20 mg qd po(6月16日—6月27日),左甲状腺素钠25 ug qd po(6月16日—6月27日)治疗甲减,阿托伐他汀钙20 mg qd po(6月16日—6月27日),美托洛尔缓释片11.8 mg qd po(6月16日—6月18日),单硝酸异山梨酯缓释片50 mg qd po(6月16日—6月27日),螺内酯20 mg bid po(6月16日—6月19日),呋塞米20 mg qd iv(6月16日—6月18日),头孢哌酮舒巴坦钠1.5 g+NS 100 ml bid iv gtt(6月16日—6月27日)。

23:00 pm,体温37.2℃,予吲哚美辛栓50 mg纳肛,10%氯化钠20 ml po补钠。

6月17日10:14 am,腋温37.3℃,腹痛较前无缓解,精神萎靡,反应较迟钝,双肺未闻及干湿啰音。12:00 am,予10%氯化钠50 mlpo补钠。FT_4 10.7 ng/L(9.3～17 ng/L),FT_3 1.47 ng/L(2.00～4.40 ng/L),T_4 37.8 μg/L(51～141 μg/L),T_3 0.46 μg/L(0.80～2.00 μg/L),TSH6.66 mU/L(0.27～4.20 mU/L),CRP237 mg/L(0～3 mg/L)。

6月18日9:00 am,患者无发热,无咳嗽咳痰,精神萎靡,反应迟钝,双肺可闻及少许湿啰音。血压80/50 mmHg,心率90次/min,律不齐。患者高龄女性,合并多种疾病,合并肺部感染,结合血气分析,考虑感染性休克。

11:32 am,血气分析示pH 7.28(7.35～7.45),PCO_2 8.15 kPa[61.1 mmHg(4.67～6 kPa,35～45 mmHg)],PO_2[(80～100 mmHg)],HCO_3^- 25.7 mmol/L(22～27 mmHg)。

15:00 pm,转CCU治疗。15:05 pm深静脉穿刺。

15:10 pm,予莫西沙星0.4 g qd iv gtt(6月18日—6月27日)加强抗感染。

15:30 pm,患者神志淡漠,氧饱和度下降,予多巴胺、硝酸甘油、呋塞米、尼可刹米、洛贝林抢救,查体血压97/54 mmHg,心率112次/min,律不齐,精神萎靡,反应迟钝,双肺可闻及少许湿啰音。SpO_2 68%,予无创呼吸机辅助通气(6月18日—6月27日),10%氯化钠30 ml iv gtt。

15:35 pm,查BNP>35 000 ng/L(<450 ng/L),肌酐252 μmol/L(62～106 μmol/L),氯97 mmol/L(99～110 mmol/L),钠134 mmol/L(137～147 mmol/L),钾4.6 mmol/L(3.5～5.3 mmol/L)。中性粒细胞百分率92.1%(50%～70%),白细胞计数5.47×10^9/L(3.69×10^9～9.16×10^9/L)。胸片示两肺散在炎症,双胸腔积液。停美托洛尔,予比索洛尔2.5 mg qd po(6月18日—6月19日)。

6月19日,查降钙素原3.580 μg/L(0.051～0.5 μg/L),CRP189 mg/L(0～3 mg/L),中性粒细胞百分率87.4%(50%～70%),白细胞计数4.99×10^9/L(3.69×10^9～9.16×10^9/L)。将地高辛加量为0.125 mg qd po(6月19日—6月27日),予8.5%氨基酸250 ml qd iv(6月19日—6月27日)、安素口服营养,乌斯他汀抗炎。血气分析pH 7.31(7.35～7.45),PCO_2 8.39 kPa[62.9 mmHg(4.67～6 kPa,35～45 mmHg)],PO_2 12.63 kPa[94.7 mmHg(10.67～13.33 kPa,80～100 mmHg)],HCO_3^- 28.3 mmol/L(22～27 mmHg)。

6月20日13:00 pm,予5%碳酸氢钠125 ml iv gtt。16:00 pm,予5%碳酸氢钠125 ml iv。

6月21日7:18 am，血气分析pH 7.28(7.35～7.45)，PCO_2 12.61 kPa[94.6 mmHg(4.67～6 kPa，35～45 mmHg)]，PO_2 28.26 kPa[212 mmHg(10.67～13.33 kPa，80～100 mmHg)]，HCO_3^- 40.6 mmol/L(22～27 mmHg)。

6月22日5:04 am，血气分析pH 7.56(7.35～7.45)，PCO_2 6.49 kPa[48.7 mmHg(4.67～6 kPa，35～45 mmHg)]，PO_2 6.76 kPa[50.7 mmHg(10.67～13.33 kPa，80～100 mmHg)]，HCO_3^- 43.8 mmol/L(22～27 mmHg)。

6月23日15:41 pm，血气分析pH 7.51(7.35～7.45)，PCO_2 6.4 kPa[48.0 mmHg(4.67～6 kPa，35～45 mmHg)]，PO_2 11.76 kPa[88.2 mmHg(10.67～13.33 kPa，80～100 mmHg)]，HCO_3^- 47.7 mmol/L(22～27 mmHg)。

6月24日5:22 am，血气分析pH 7.564(7.35～7.45)，PCO_2 5.67 kPa[42.5 mmHg(4.67～6 kPa，35～45 mmHg)]，PO_2 10.13 kPa[76 mmHg(10.67～13.33 kPa，80～100 mmHg)]，HCO_3^- 38.9 mmol/L(22～27 mmHg)。提示代谢性碱中毒，**予盐酸精氨酸20 ml qd iv gtt(6月24日—25日)纠正**。

13:56 pm，血气分析pH 7.44(7.35～7.45)，PCO_2 7.64 kPa[57.3 mmHg(4.67～6 kPa，35～45 mmHg)]，PO_2 9 kPa[67.5 mmHg(10.67～13.33 kPa，80～100 mmHg)]，HCO_3^- 37 mmol/L(22～27 mmHg)。

6月27日8:00 am，患者家属喂饭时脱离呼吸机辅助，出现氧饱和度进行性下降，室性自主心律，血压进行性下降。10:00 am，意识不清，呼之无反应，点头样呼吸。心率80次/min，室性自主心律，四肢冰冷。患者家属签字后要求出院。

【病例用药分析】

一、患者发生感染性休克的主要原因

6月18日9:00 am发生感染性休克的主要原因：

(1) 患者有白细胞减少症，甲状腺功能减退症长期得不到纠正，Ⅱ型呼吸衰竭，可能有胃癌而引发恶液质，还存在冠心病、持续性房颤、心功能Ⅲ级(NYHA)、高血压病3级(极高危组)、二尖瓣三尖瓣主动脉瓣关闭不全、肺动脉高压、慢性肾功能不全，因此免疫功能十分低下，可使细菌感染进展迅速[1]。

(2) 6月16日23:00 pm，予吲哚美辛栓50 mg纳肛。体温记录单提示患者体温在38℃以下，而吲哚美辛栓适用于高热，故适应证不适宜(见上海现代制药股份有限公司药品说明书)。吲哚美辛栓为非甾体类抗炎药，可能引发严重心脑血管血栓性不良事件如急性心肌梗死，其风险是致命的。吲哚美辛栓对肝、肾功能不全者禁用，因其可引发白细胞减少、再生障碍性贫血，规定白细胞减少者慎用(见上海现代制药股份有限公司药品说明书)。故吲哚美辛栓可使白细胞上升不明显，体温上升不显著，从而掩盖感染症状及体征，使医师不能及时作出准确判断，加强抗感染，直到出现休克时才在头孢哌酮舒巴坦钠1.5 g bid iv gtt(6月16日—6月27日)的基础上再增加抗菌药莫西沙星。感染性休克的常见致病菌为革兰阴性细菌如肠杆菌科细菌(大肠杆菌，克雷伯菌，肠杆菌等)，不发酵杆菌(假单胞菌属，不动杆菌属等)，脑膜炎球菌，类杆菌等，革兰阳性菌如葡萄球菌，链球菌，肺炎链球菌，梭状芽孢杆菌等。在病原菌未明确前选用

强力的、抗菌谱广的杀菌剂进行治疗，剂量宜较大，宜联合用药[2]。

(3) 2013 年 10 月住院时及发现甲减，一直予左甲状腺素钠 25ug qd po，甲减始终未得到纠正反而加重，但未调整增加左甲状腺素钠剂量，也未采取其他措施。可引发甲状腺功能减退性心脏病(甲减心)。引起心肌收缩力减弱，心排血量和外周血流量减少等一系列症状和体征，由于心脏黏液性水肿、间质水肿、心肌纤维化，导致心肌松弛，收缩无力，发生继发性心肌病、心包积液、心肌供氧减少，加重心力衰竭。因甲减始终未得到纠正反而加重，容易诱发感染。发生感染时又可能诱发“甲减危象”，表现为低体温或体温上升不明显。低氧血症对呼吸的动力刺激减低，对高碳酸血症的通气反应减弱，出现呼吸肌减弱无力，呼吸抑制，加重低氧血症，导致二氧化碳麻醉和昏迷。虽然危象患者的诱发因素是众多的，但是最关键的因素是患者呼吸中枢对二氧化碳的刺激受抑制。甲减以肺部感染为多见，机体对感染的反应差，不出现发热，白细胞不升高等。甲减还可引发低钠血症、贫血，最后可死于甲减性昏迷、感染或心脏并发症[1]。

(4) 将氯吡格雷 50 mg qd po(4 月 26 日—6 月 27 日)加奥美拉唑钠 20 mg qd po(4 月 26 日—6 月 27 日)合用。奥美拉唑钠可使氯吡格雷活性代谢物的血药浓度下降，导致血小板聚集抑制率降低，可加重心肌缺血，诱发心力衰竭，可能成为休克的诱发或加重因素之一（见赛诺菲制药有限公司药品说明书）。

二、患者发生代谢性碱中毒的主要原因

患者有二氧化碳潴留、呼吸性酸中毒，机体常常以增加碱储备来代偿，以维持 pH 于相对正常水平。当以机械通气等方法较为迅速地纠正呼吸性酸中毒时，原先已增加的碱储备会使 pH 升高，对机体造成严重危害，故对呼吸性酸中毒的患者，应注意潜在的代谢性碱中毒。

6 月 21 日 7:18 am，PCO_2 12.61 kPa(94.6 mmHg)，因机械通气，6 月 22 日 PCO_2下降为(48.7 mmHg)，6 月 23 日 15:41 pm PCO_2下降为 6.4 kPa(48.0 mmHg)，而 HCO_3^- 变化不大。HCO_3^-/H_2CO_3比值变大，使 pH 上升，发生代谢性碱中毒。

另外，6 月 19 日血气分析 pH 7.31，碱剩余 BE 值大于－2.3 mmol/L。根据补碱量公式(mmol)＝(－2.3～实际测得的 BE 值)×0.25×体重(kg)，患者 BE 值大于－2.3 mmol/L，故无需补碱，而 6 月 20 日予 5%碳酸氢钠 250 ml iv gtt。6 月 22 日 5:04 am 至 6 月 24 日5:22 am 血气分析 pH 7.56，发生了代谢性碱中毒，且持续了 48 小时以上。5%碳酸氢钠静脉滴注应从小剂量开始，根据血中实际剩余碱、pH 酸碱度、碳酸氢根浓度变化决定追加剂量。若大量静脉输注可致严重碱中毒、高钠血症(见山东新华制药股份有限公司药品说明书)。

代谢性碱中毒可使 pH 升高，脑脊液[H^+]降低，呼吸中枢抑制，可能加重缺氧[1]。代谢性碱中毒可使血液 pH 升高，可使血红蛋白与 O_2的亲和力增强，以致相同氧分压下血氧饱和度可以增加，血红蛋白氧离曲线左移，血红蛋白不易将结合的 O_2释放出，造成组织供氧不足，心肌供氧不足。这与患者病情进一步恶化可能有相关性。

【病例总结】

危及生命的感染应及时调整抗菌药，宜联合使用广谱强力抗菌药。

吲哚美辛栓适用于高热，肝、肾功能不全者禁用，白细胞减少者慎用（见上海现代制药股份有限公司药品说明书）。

应调整甲状腺素剂量以纠正甲减[1]。

不推荐氯吡格雷与奥美拉唑钠合用（见赛诺菲制药有限公司药品说明书）。

5%碳酸氢钠静脉滴注适用于严重的代谢性酸中毒（见山东新华制药股份有限公司药品说明书）。

未遵守上述用药注意事项，不排除与患者发生感染性休克及代谢性碱中毒有相关性。

参 考 文 献

［1］陆再英，钟南山.内科学［M］.第 7 版.北京：人民卫生出版社，2010，17 - 22，148 - 149，722 - 725，826 - 827.

［2］刘洋，孟彦苓，杜斌.呼吸机相关肺炎［J］.协和医学杂志，2010，1(1)：103 - 107.

46. 延误使用抗菌药物

(2014 年 9 月 17 日)

【概述】

一例有长期高血压史的患者，此次因急性 ST 段抬高型下壁心肌梗死、心功能Ⅱ级(Killip)、肺部感染可能而入院。入院后连续两日患者血气分析示 pH 偏高，第三日患者心率 37 次/min，窦性逸搏心律、血压氧饱和度下降抢救无效死亡。通过此病例分析，主要探讨患者死亡与延误使用抗菌药之间的相关性。

【病史介绍】

患者 80 岁，高龄女性，有高血压病史 40 年，血压最高 25.33/14.66 kPa(190/110 mmHg)，平素口服缬沙坦 80 mg qd，血压控制情况不详。2014 年 9 月 14 日 12:45 pm 因急性 ST 段抬高型下壁心肌梗死、心功能Ⅱ级(Killip)、**肺部感染可能**被收入院。查体意识清，精神可，两肺可闻及中量湿啰音，心率 88 次/min，律不齐，血压 18.8/11.87 kPa(141/89 mmHg)。白细胞计数 13.84×10^9/L($3.69\times10^9\sim9.16\times10^9$/L)，中性粒细胞百分率 81.6%(50%～70%)。

【临床经过】

入院后立即予负荷剂量阿司匹林 100 mg、替格瑞洛 180 mg 嚼服，于 14:20 pm 行 CAG+PCI 术，于 PL 近段植入一枚支架，术后入 CCU。

予硝酸甘油 10 mg iv gtt(9 月 14 日 12:45 pm)降压扩冠，阿司匹林肠溶片 100 mg qd po(9 月 14 日—16 日)、替格瑞洛 90 mg bid po(9 月 14 日—16 日)抗血小板，福辛普利钠 10 mg qd po(9 月 14 日—16 日)改善重构，阿托伐他汀钙 20 mg qn po(9 月 14 日—16 日)稳定斑块，泮托拉唑钠 60 mg qd iv gtt(9 月 14 日—16 日)抑酸护胃，托拉塞米 10 mg qd po(9 月 14 日—16 日)利尿，氯化钾缓释片 0.5 g tid po(9 月 14 日—16 日)补钾，乳果糖 15 ml tid po(9 月 14 日—16 日)通便，**琥珀酸美托洛尔 23.75 mg po (9 月 14 日 16:00 pm)，减量为 11.75 mg po (9 月 15 日)减慢心率**。

16:18 pm，血气分析示 **pH 7.529(7.35～7.45)**，PO_2 6.71 kPa[50.3 mmHg(10.67～13.33 kPa，80～100 mmHg)]，PCO_2 3.4 kPa[25.5 mmHg(4.67～6 kPa，35～45 mmHg)]。

9 月 15 日 00:00 am—8:30 am，心率 74～84 次/min，**血压 18.67～21.2/11.6～12.4 kPa**

(140～159/87～93 mmHg)。

9月15日10:00 am,神清气平,两肺可闻及少量哮鸣音及湿啰音,心率72次/min,血压17.33/10 kPa(130/75 mmHg)。白细胞 17.22×10^9/L($3.69\sim9.16\times10^9$/L),中性粒细胞百分率81.6%(50%～70%),肌酐91 μmol/L(46～92 μmol/L)。总胆红素34.2 μmol/L(0～21 μmol/L),直接胆红素20.4 μmol/L(0～5 μmol/L)。CKMB 2.27 μg/L(0.10～4.94 μg/L),肌红蛋白187.1 μg/L(25～58 μg/L),肌钙蛋白0.368 μg/L(0.000～0.014 μg/L),EF58%,BNP 2 119 ng/L(<450 ng/L),**降钙素原0.617 μg/L(0.051～0.5 μg/L)。停美托洛尔,予比索洛尔1.25 mg qd po(9月15日－16日)减慢心率**。

11:00 am,两肺下叶可闻及中量湿啰音,予布地奈德雾化吸入,二羟丙茶碱0.5 g iv gtt。11:30 am,心率83次/min,**血压20.27/11.73 kPa(152/88 mmHg)**。13:00 pm,予甲泼尼龙琥珀酸钠40 mg iv。

13:19 pm,血气分析示pH 7.518(7.35～7.45),PO_2 5.79 kPa[43.4 mmHg(80～100 mmHg)],PCO_2 3.77 kPa[28.3 mmHg(35～45 mmHg)]。**床边胸片读片提示两肺重度感染,右肺模糊阴影性质待排**。13:39 pm,**予哌拉西林他唑巴坦钠4.5 g q8h iv gtt(9月15日—16日)抗感染**。

14:30 pm,心率96次/min,**血压19.33/10 kPa(145/75 mmHg)**。15:00 pm,心电监护提示氧饱和度下降,双通道吸氧情况下维持在80%～90%左右,查体两肺闻及哮鸣音和湿啰音。予甲泼尼龙琥珀酸钠40 mg iv,硝酸甘油20 mg iv gtt,呋塞米20 mg iv。氧饱和度仍在85%～90%左右波动。患者使用bipap呼吸机后情绪烦躁,拒绝使用。

17:01 pm,患者咳嗽咳痰,两肺闻及湿啰音及哮鸣音,心率90次/min,血压81/63 mmHg。加用**莫西沙星氯化钠0.4 g qd iv gtt(9月15日—16日)抗感染**。

18:10 pm,予二羟丙茶碱0.5 g iv gtt。19:00 pm,予呼吸机辅助通气,患者可耐受可。20:00 pm,心率89次/min,**血压(84/55 mmHg)**。

23:30 pm,呼吸机使用5小时后哮鸣音明显改善,仍闻及湿啰音。

9月16日6:00 am,**降钙素原1.1 μg/L(0.051～0.5 μg/L)**,CRP279 mg/L(0～3 mg/L)。

6:54 am,患者解便后心电监护示37次/min,窦性逸搏心律,患者呼之不应,血压及氧饱和度下降。立即予胸外按压,球囊辅助通气,呼吸兴奋剂、肾上腺素、多巴胺、异丙肾上腺素抢救无效。7:46 am心电图示一直线,宣告临床死亡。

【病例用药分析】

一、患者发生代谢性碱中毒的主要原因

9月14日16:18 pm血气分析示pH 7.529(7.35～7.45),9月15日13:19 pm血气分析示pH 7.518(7.35～7.45)。

代谢性碱中毒的可能原因可能是,患者原先有二氧化碳潴留、呼吸性酸中毒,机体常常以增加碱储备来代偿,使 HCO_3^-/H_2CO_3 保持在20∶1,以维持pH于相对正常水平。当以机械通气等方法较为迅速地排出 CO_2 以纠正呼吸性酸中毒时,原先已增加的碱储备会使pH升高,对机体造成严重危害,故对呼吸性酸中毒的患者,应注意潜在的代谢性碱中毒[3]。另外;患者血钾低也可引发代谢性碱中毒[3]。

代谢性碱中毒可使 pH 值升高，脑脊液[H^+]降低，呼吸中枢抑制，可能加重缺氧[3]。代谢性碱中毒可使血液 pH 升高，使血红蛋白与 O_2 的亲和力增强，以致相同氧分压下血氧饱和度可以增加，血红蛋白氧离曲线左移，血红蛋白不易将结合的 O_2 释放出，造成组织供氧不足，心肌供氧不足。这与患者病情进一步恶化可能有相关性。故应及时纠正代谢性碱中毒，可予盐酸精氨酸静脉滴注。

二、抗菌药物使用有延误

传统抗生素治疗方法是升阶梯，即逐代升级，先用级别较低的抗生素，当体温不降，症状无改善时再换用高一级抗生素。实践证明，该方法只适用于轻中度感染，但不适用于重症感染或严重基础疾病并发的感染。若不能及时而有效地控制感染，会使炎症进展，基础疾病恶化。一方面由于病情加重，使患者营养状况每况愈下，机体抵抗力、免疫力日益降低，此时即使更换更强力的抗菌药物治疗，也未必能改善预后；另一方面，频繁更换抗菌药物容易诱导细菌耐药性。实验结果证实，如起始抗生素治疗不当，即使根据药敏结果改变治疗方案所致的病死率也高于从一开始就选用最佳广谱抗生素的患者。

通常认为以下条件为降阶梯治疗适宜人群：1. 既往有抗生素治疗史；2. 有侵袭性处置操作史；3. 长期住院，有耐药菌产生的危险因素；4. 机械通气 7 天以上；5. 老年人、生理指数高者、合并多脏器衰竭或有休克表现者。

患者 80 岁高龄女性，因急性 ST 段抬高型下壁心肌梗死、肺部感染可能，予 CAG＋PCI 术。降钙素原 0.617 μg/L，PO_2 5.79 kPa(43.4 mmHg)，CRP279 mg/L，呼吸机辅助通气。入院第二天床边胸片示两肺重度感染。结合症状体征，患者病情危重，肺部感染较难控制，**符合降阶梯治疗条件**[2]，应在 5 小时之内使用抗菌药。为保证早期抗菌药治疗的正确性，需要联合应用广谱抗菌药，覆盖耐药革兰阴性杆菌和革兰阳性球菌。该患者常见致病菌可能有铜绿假单胞菌、耐甲氧西林金黄色葡萄球菌(MRSA)、不动杆菌、肠杆菌属细菌和厌氧菌等。可选择氟喹诺酮类或氨基糖苷类联合下列药物之一：(1) 抗假单胞菌 β-内酰胺酶类，如头孢他啶，头孢哌酮，哌拉西林等；(2) 广谱 β-内酰胺类/β-内酰胺酶抑制药，如头孢哌酮/舒巴坦钠，哌拉西林/三唑巴坦等；(3) 碳青霉烯类如亚胺培南/西司他丁钠和美罗培南。估计金黄色葡萄球菌感染可能者联合应用万古霉素、替考拉宁、利奈唑胺，估计真菌感染可能者联合应用抗真菌药物如氟康唑、伏立康唑、伊曲康唑、米卡芬净等[2]。

碳青霉烯类抗生素适用于产超广谱 β-内酰胺酶的菌株、产氨基糖甙类钝化酶、多重耐药菌引起的严重感染、混合感染、院内感染，以及应用 β-内酰胺类、氨基糖甙类、喹诺酮类抗菌药物疗效不佳的患者。万古霉素、去甲万古霉素、利奈唑胺适用于耐甲氧西林金黄色葡萄球菌和表皮葡萄球菌感染[3]。

由此可见，若 9 月 14 日入院后立即予亚胺培南西司他丁钠和(或)万古霉素，不排除有控制感染的可能性。**实际上 9 月 15 日 13:39 pm 才予哌拉西林他唑巴坦钠 4.5 g q8h iv gtt(9 月 15 日—16 日)，在抗感染治疗上有延误，可能增加死亡风险。**

三、患者死亡的可能原因

1. 严重感染得不到有效控制。

2. 根据患者症状、心电图、冠脉造影检查结果目前急性 ST 抬高型下壁心肌梗死诊断明确，此次患者还合并肺部感染，及肺部可以阴影，予以积极药物抗凝、抗血小板聚集，扩冠，解痉平喘，抗感染，护胃，通便等对症支持治疗，但患者高龄，肺部感染加重心功能不全，且患者有卧床史，伴有下肢留置鞘管，故肺栓引起猝死可能性大。

3. 该患者老年女性，本次入院根据患者症状、心电图、冠脉造影检查结果，目前急性 ST 抬高型心肌梗死诊断明确，对于心肌梗死患者，积极开通或重建冠脉血运尤为重要，并应积极预防心肌梗死常见的并发症。

根据中国高血压防治指南 2010，不稳定心绞痛、非 ST 段抬高和 ST 段抬高心肌梗死而血压高于正常者目标血压水平一般为小于 130/80 mmHg。9 月 15 日 00:00 am—14:30 pm，患者血压处于 18.67～21.2/11.6～12.4 kPa(140～159/75～93 mmHg)的高位，可增加心脏负荷，增加心肌耗氧量，诱发心力衰竭、严重心律失常等[4]。

【病例总结】

严重的危及生命的感染，应在 5 小时之内使用抗菌药。为保证早期抗菌药治疗的正确性，需要联合应用广谱抗菌药，覆盖耐药革兰阴性杆菌和革兰阳性球菌。如起始抗生素治疗不当，即使根据药敏结果改变治疗方案所致的病死率高于从一开始就选用最佳广谱抗生素的患者[2]。

未遵守上述用药注意事项，不排除与患者发生代谢性碱中毒及死亡有相关性。

参 考 文 献

[1] 陆再英，钟南山.内科学[M].第 7 版.北京：人民卫生出版社，2010，17-22，148-149，722-725，826-827.

[2] 梁德雄.重症肺炎抗生素降阶梯治疗使用策略[J].中国医学文摘.内科学，2005，26(4)：484-487.

[3] 刘洋，孟彦苓，杜斌.呼吸机相关肺炎[J].协和医学杂志，2010，1(1)：103-107.

[4] 中国高血压防治指南修订委员会.中国高血压防治指南 2010.中华心血管病杂志，2011，39(7)：579-599.

47. 脑出血

(2014 年 7 月 29 日)

【概述】

一例高血压合并支架植入史患者，此次因冠心病、急性冠脉综合征、陈旧性心肌梗死、PCI术后、心功能Ⅰ级(Killip)、高血压病 2 级(极高危)而入院。患者入院后发生脑出血，通过此病例分析，主要探讨以下两点：1. 患者发生脑出血的主要原因；2. 患者发生脑出血可优化的治疗方案。

【病史介绍】

患者 64 岁，男性，高血压史 6 年。2008 年外院就行冠脉造影术，植入一枚支架(具体不详)。术后规律服用阿司匹林肠溶片、氯吡格雷(PCI 术后 9 月停用)、培垛普利、美托洛尔及舒伐他汀治疗。2014 年 7 月 25 日 20:00 pm 无明显诱因下再发胸闷，至院急诊。行心电图提示窦性心动过速，Ⅰ度房室传导阻滞，符合急性前壁心肌梗死的心电图改变，右室 S-T 段抬高。钾 3.9 mmol/L(3.5～5.3 mmol/L)，钠 150 mmol/L(137～147 mmol/L)，氯 113 mmol/L(99～110 mmol/L)。**急诊予硝酸甘油 10 mg 静脉推泵**。拟冠心病、急性冠脉综合征、陈旧性心肌梗死、PCI 术后、心功能Ⅰ级(Killip)、高血压病 2 级(极高危)于 23:50 pm 收住入院。查体 90 次/min，血压 18.13/10.13 kPa(136/76 mmHg)，**反应迟缓，对答时有不切题**。

患者发病时间小于 12 小时，有急诊 PCI 指征，患者及家属拒绝行急诊冠脉造影术，予药物保守治疗，择期行冠脉造影术。

【临床经过】

7 月 25 日 23:55 pm，立即予阿司匹林肠溶片 300 mg、氯吡格雷 300 mg 荷量嚼服。阿司匹林肠溶片 100 mg qd po(7 月 25 日—7 月 26 日)、氯吡格雷 75 mg qd po(7 月 25 日—7 月 26 日)抗血小板，低分子肝素钙 4 000 u q12h ih(7 月 25 日—7 月 26 日)抗凝，阿托伐他汀钙 20 mg qn po(7 月 25 日—7 月 26 日)稳定斑块，琥珀酸美托洛尔缓释片 23.75 mg qd po(7 月 25 日—7 月 26 日)减慢心率，培垛普利 4 mg qd po(7 月 25 日—7 月 26 日)改善重构，泮托拉唑钠 60 mg qd iv gtt(7 月 25 日—7 月 26 日)抑酸。

7 月 26 日 6:00 am，心率 95 次/min，血压 18.93/10.8 kPa(142/81 mmHg)。9:00 am，心率 90 次/min，血压 19.47/10.4 kPa(146/78 mmHg)，反应迟缓。

10:00 am,患者对答有时不切题,口齿欠清。11:00 am,心率 90 次/min,血压 18.80/12.27 kPa(141/92 mmHg),**予硝酸甘油 10 mg 加 NS 50 ml 静脉推泵**。12:00 am,心率 92 次/min,血压 19.73/12.80 kPa(148/96 mmHg)。13:00 pm,心率 90 次/min,血压 19.33/12.80 kPa(145/96 mmHg)。14:00 pm,语言含糊、对答不切题,心率 87 次/min,血压 18.80/12.80 kPa(141/96 mmHg)。

14:20 pm,头颅 CT 平扫示左侧背侧丘脑、左侧基底节区出血,双侧基底节区、半软圆中心多发腔梗。

15:16 pm,转神经外科 ICU 治疗。予脱水,控制颅内压,止血、营养神经、保护胃黏膜、控制血压等治疗。监测血压血糖。现患者病情稳定,能遵嘱运动活动肢体,语言对答切题,目前病情控制可,8 月 8 日出院。

【病例用药分析】

一、患者发生脑出血的主要原因

入院后发生脑出血的主要原因:

(1) 患者高血压史多年,可使脑动脉强度和弹性降低,局部血管壁变薄弱并向外隆起,形成微动脉瘤。7 月 26 日 6:00 am,患者血压上升至 18.93/10.80 kPa(142/81 mmHg),此后有上下波动。11:00 am—14:20 pm,在头颅 CT 示左侧背侧丘脑出血之前,患者血压大于 18.67/12.80 kPa(140/90 mmHg)。血压过高可导致血管壁破裂出血[1]。

(2) 家属诉患者对答不切题、言语含糊已有较长时间,提示可能入院前或刚入院时已有多发腔梗。脑组织缺血性梗死可减轻该动脉周围组织的支持力,当血压突然升高时,可引发该动脉破裂出血[1]。

(3) 予阿司匹林肠溶片 300 mg 负荷量嚼服、100 mg qd po(7 月 25 日—7 月 26 日);氯吡格雷 300 mg 负荷量嚼服、75 mg qd po(7 月 25 日—7 月 26 日);低分子肝素钙 4 000 u q12h ih(7 月 25 日—7 月 26 日)。阿司匹林不可逆抑制环氧合酶抑制 TXA2,从而抑制血小板聚集(见拜耳医药保健有限公司药品说明书);氯吡格雷的活性代谢产物选择型抑制二磷酸腺苷(ADP)而抑制血小板聚集(见赛诺菲制药有限公司药品说明书);低分子肝素钙具有很高的抗凝血因子Ⅹa 活性,故有抗凝作用(见葛兰素史克有限公司药品说明书)。阿司匹林加氯吡格雷加低分子肝素钙合用,使出血(包括脑出血)的风险增加(见赛诺菲制药有限公司药品说明书)。

(4) 患者高钠血症,可引起细胞脱水收缩,细胞脱水的效应主要表现在中枢神经系统,收缩的神经元会受到牵拉导致膜电位改变而致神经功能失常。如果细胞收缩非常严重,细胞间的桥接静脉会受到牵拉和破坏,引起脑出血和脑血管渗漏[1]。

二、患者发生脑出血可优化的治疗方案

家属诉患者对答不切题、言语含糊已有较长时间,提示可能入院前或刚入院时已有多发腔梗,并且不能完全排除已有脑出血的可能。

若患者刚入院时仅有腔隙性脑梗死而无脑出血,如不积极治疗可能随时发生脑梗死,而脑干部位单发或多发性腔隙性脑梗死可导致死亡。腔隙性脑梗死需缓慢使其血压降至合理水

平。一般第一个24小时使平均血压降低10%～20%为宜。急速大幅度的降压必然产生脑缺血损害的后果。可将血压逐渐调控至患者平时的基础水平，**尽量避免血压波动**，对于缓解脑梗死症状及防止脑梗死复发均有意义[1]。阿司匹林肠溶片或奥扎格雷钠适用于腔隙性脑梗死，**但低分子肝素抗凝疗法不宜使用，有产生出血性并发症的危险**[1]。因缺乏数据，急性缺血性卒中7天内不推荐使用氯吡格雷。对缺血性卒中患者，阿司匹林+氯吡格雷没有显示出比单用氯吡格雷更有效，反而增加出血的风险(见赛诺菲制药有限公司药品说明书)。

针对患者腔隙性脑梗死，仅需阿司匹林肠溶片口服即可。但患者以急性冠脉综合征入院，又必须在口服阿司匹林的基础上，口服氯吡格雷和皮下注射低分子肝素钙，完全可能增加脑出血的风险。**为降低脑出血的发生率，就必须控制血压**。低分子肝素钙对未控制的高血压患者禁用(见葛兰素史克有限公司药品说明书)。

7月26日11:00 am—14:20 pm，在头颅CT提示脑出血之前，患者血压持续大于18.66/12 kPa(140/90 mmHg)，最高达19.73/12.8 kPa(148/96 mmHg)。当时予硝酸甘油10 mg静脉推泵，但未能将血压降至适当水平，在予阿司匹林+氯吡格雷+低分子肝素钙的情况下，大大增加了脑出血的风险。应加大硝酸甘油滴速或使用其他降压药以控制血压。

若患者刚入院时已有脑出血，则应立即停用阿司匹林肠溶片、氯吡格雷和低分子肝素钙。脑出血急性期目标血压为21.33/12 kPa(160/90 mmHg)[2]。患者7月26日11:00 am—14:20 pm，血压大于18.67/12 kPa(140/90 mmHg)，最高达19.73/12.80 kPa(148/96 mmHg)。故无需使用降压药将血压降低，以免出现低灌注性脑损害[2]。而当时予硝酸甘油10 mg静脉推泵，不但没有必要，而且硝酸甘油因舒张脑血管而可使颅内压增高，对脑出血患者可存在风险。硝酸甘油对颅内压增高者禁用(见北京益民药业有限公司药品说明书)。对高血压脑出血患者，若没有禁忌证，可予艾司洛尔、拉贝洛尔、依那普利等静脉滴注控制血压[2]。

对急性冠脉综合征或急性心肌梗死患者，若出现头晕头痛、肢体麻木、眩晕、反应迟钝、舌僵、口齿不清等症状，因及早行CT、MRI等检查。

【病例总结】

心血管疾病患者有神志发生改变，应及早予影像学检查以明确是否存在脑梗死或脑出血，以及时调整治疗方案。

医师未遵守上述注意事项，不能排除与患者病情恶化有相关性。

参考文献

[1] 匡培根.神经系统疾病药物治疗学.第一版[M].北京：人民卫生出版社，2003，335-344.
[2] 李致文，吴丽娥.脑出血急性期的血压调控[J].中华老年心血管病杂志，2013，15(10)：1115-1116.

48. 可能与去乙酰毛花甙 C、当飞利肝宁等相关的室性逸搏

(2014 年 10 月 24 日)

【概述】

一例高血压合并糖尿病患者，此次因临床诊断为冠心病、急性冠脉综合征、阵发性房颤、心功能Ⅰ级(NYHA)而入院。患者心电图示室性逸搏心律，通过此病例分析，主要探讨患者发生缓慢性心律失常室性逸搏的主要可能原因。

【病史介绍】

患者 65 岁，男性，有高血压病史 3 年，最高时 24/13.33 kPa(180/100 mmHg)，平时不规律用药，不监测。有糖尿病病史 5 年，平时不规律用药，未监测。平时口服阿司匹林、阿托伐他汀钙、ACEI、格列齐特缓释片、二甲双胍、**麝香保心丸**。2012 年出现胸闷症状，持续数分钟，含服麝香保心丸后可以缓解。因脂肪肝近来服用当**飞利肝宁胶囊 4 粒 tid po**。

2014 年 10 月 21 日 4:00 am 出现胸闷胸痛症状，自述服用阿司匹林、**含服麝香保心丸后**不能缓解，为求进一步治疗，骑车 10 分钟至我院急诊。过程中患者胸闷胸痛症状并无缓解。

急诊查心肌酶：CK－MB8.25 μg/L(0.10～4.94 μg/L)，TNT 0.016 μg/L(0.000～0.014 μg/L)，肌红蛋白 100.8 μg/L(25～58 μg/L)。血常规、肾功能、D－二聚体基本正常。心电图提示异位心律、房颤(快室率 163 次/min)。临床诊断为冠心病、急性冠脉综合征、阵发性房颤、心功能Ⅰ级(NYHA)、高血压 3 级(极高危组)、2 型糖尿病。

【临床经过】

6:00 am，血压 19.07/11.07 kPa(143/83 mmHg)，房颤心室率 102 次/min，予 5% GS 250 ml 加能量合剂 1 支＋10%氯化钾 5 ml iv gtt，**并予去乙酰毛花甙 C 0.4 mg iv**。6:15 am，患者大汗、心率 50 次/min，血压 8.67/5.73 kPa(65/43 mmHg)，SpO_2 95%，心电图示室性逸搏心律。立即予多巴胺 200 mg iv，肾上腺素 1 mg iv。6:25 am，患者房颤心室率 105 次/min，血压 20/14.67 kPa(150/110 mmHg)，意识尚清，反应淡漠。转入 CCU。

患者入院后未发作胸痛不适，给予负荷量阿司匹林、替格瑞洛，建议完善冠脉造影，后患者及家属向医师要求立即转院治疗，详细告知风险后，患者及家属慎重考虑，仍坚持转院治疗，签字后予立即转院。

出院查体血压17.33/8.80 kPa(130/66 mmHg)神清,气平。双肺呼吸音清,未闻及干湿啰音。心率93次/min,律齐,各瓣膜区未闻及杂音。腹软,无压痛,肝脾肋下未及,腹水征阴性。双下肢无水肿。

【病例用药分析】

发生缓慢性心律失常室性逸搏的主要可能原因:

(1) 患者冠心病、急性冠脉综合征,有引发缓慢型心律失常的疾病基础[1]。

(2) 10月21日6:00 am予5% GS 250 ml加能量合剂1支加10%氯化钾5 ml iv gtt。1支三磷酸腺苷辅酶胰岛素(能量合剂)中包含20 mg三磷酸腺苷二钠,对窦房结有明显的抑制作用,因此规定对窦房结功能不全患者慎用或不用(见上海禾丰制药有限公司药品说明书)。

(3) 10月21日6:00 am予去乙酰毛花甙C 0.4 mg iv;在这之前曾自行舌下含服麝香保心丸,该药包含蟾酥,为强心苷配糖体,过量对心脏的作用类似洋地黄,通过兴奋迷走神经及直接作用于心肌(上海和黄药业有限公司),患者冠心病、急性冠脉综合征,心肌缺血缺氧,心肌自律性增强,对洋地黄耐受性降低,敏感性增加,即使低于中毒浓度,仍可能已经出现洋地黄类中毒。再加上患者平时口服阿司匹林、阿托伐他汀钙、ACEI类、磺酰脲类降糖药均可增加洋地黄类浓度(见上海旭东海普药业有限公司药品说明书),可能引发缓慢型心律失常。

(4) 患者因脂肪肝近来服用当飞利肝宁胶囊4粒tid po。该药主要成分包含当药甙、当药苦甙、龙胆碱、齐墩果酸、水飞蓟素等。其中龙胆碱大剂量有降压作用,并能抑制心脏,减慢心率;当药苦甙能升高皮肤温度,与拟副交感类药物的作用相似,也可能减慢心率(见四川美大康药业有限公司药品说明书)。

(5) 能量合剂有引发过敏性休克的报道。患者有血压下降,但没有伴随瘙痒、皮疹、恶心呕吐、腹痛腹泻、双肺湿啰音等过敏性休克症状,故可能性不大[2]。

【病例总结】

应了解和关注当飞利肝宁、麝香保心丸、三磷酸腺苷辅酶胰岛素(能量合剂)中包含可减慢心率的药物成分,与去乙酰毛花甙C合用可能增加发生缓慢性心律失常的风险。

医师未关注上述用药注意事项,不排除与患者发生缓慢性心律失常有相关性。

参考文献

[1] 葛均波,徐永健.内科学[M].第8版.北京:人民卫生出版社.2013,183-185,204-209.
[2] 冯德发.能量合剂致过敏性休克1例[J].中国现代应用药学杂志,2000,17(2):105.

49. 碘帕醇相关的肾功能不全

(2014 年 10 月 21 日)

【概述】

一例高血压史合并支架植入史患者，此次因急性非 ST 段抬高心肌梗死，室性早搏，心功能Ⅰ级(Killip)而入院。患者入院后，肌酐持续性升高，肌酸激酶同工酶不降反升。通过此病例分析，主要探讨以下两点：1. 患者肾功能不全加重的可能原因；2. 患者肌酸酶同工酶不降反升的药物因素。

【病史介绍】

患者 82 岁，高龄女性，高血压史多年，血压控制不佳。2007 年植入 2 枚支架，术后规律服药。2014 年 9 月 30 日 9:00 am 突发压榨样胸痛伴恶心呕吐，12:00 am 来我院急诊，考虑 ACS。

【临床经过】

9 月 30 日予负荷量阿司匹林肠溶片 300 mg 嚼服，替格瑞洛 180 mg 吞服，**进入急性心肌梗死临床路径治疗**。13:30 pm—14:30 pm，绿色通道直接入导管室 CAG 示左主干近段 100% 闭塞，植入支架 1 枚。**术中予碘帕醇(碘必乐)250 ml**。术后入 CCU，IABP 使用中，临床诊断为急性非 ST 段抬高心肌梗死，室性早搏，PCI 术后，心功能Ⅰ级(Killip)，高血压 2 级(极高危)。

14:35 pm，**心率 65 次/min，血压 12.27/7.73 kPa(92/58 mmHg)，予胺碘酮 300 mg 加 NS 50 ml iv gtt**，替罗非班 2.5 mg+NS 50 ml iv gtt。

14:48 pm，予阿司匹林肠溶片 100 mg qd po(9 月 30 日—10 月 2 日)、**替格瑞洛 90 mg bid po(9 月 30 日—10 月 5 日)、氯吡格雷 75 mg qd po(10 月 5 日—10 月 22 日)**抗血小板聚集，阿托伐他汀钙 20 mg qn po(9 月 30 日—10 月 22 日)稳定斑块，**福辛普利钠 5 mg qd po(9 月 30 日)**改善重构，螺内酯 20 mg qd po(9 月 30 日—10 月 3 日)，加量为 20 mg tid po(10 月 3 日—10 月 16 日)、氯化钾缓释片 1 g bid po(9 月 30 日—10 月 3 日)保钾，泮托拉唑钠 60 mg+NS 50 ml bid iv gtt(9 月 30 日—10 月 16 日)护胃，胺碘酮 0.2 g bid po(9 月 30 日)抗心律失常，头孢哌酮舒巴坦钠 3 g 加 NS 100 ml q12h iv gtt(9 月 30 日—10 月 5 日)抗感染，复方氨基酸 250 ml qd iv gtt(9 月 30 日—10 月 11 日)营养。

15:00 pm，心率 61 次/min，血压 12.67/8.13 kPa(95/61 mmHg)，PO_2 6.88 kPa [51.6 mmHg(10.67～13.33 kPa，80～100 mmHg)]。

16:00 pm，血压13.87/5.07 kPa(104/38 mmHg)，**予NS 250 ml iv gtt，硝酸甘油10 mg加NS 50 ml，托拉塞米40 mg加NS 50 ml**。17:30 pm，予多巴胺160 mg加NS 50 ml iv gtt。18:30 pm，患者烦躁，**血压11.33/4.13 kPa(85/31 mmHg)**。18:45 pm，**呕吐咖啡色液体约120 ml**。19:00 pm，**血压10.93/4.13 kPa(82/31 mmHg)**。20:00 pm予替罗非班2.5 mg iv gtt。21:00 pm，血压13.20/5.33 kPa(99/40 mmHg)。22:00 pm，予NS 250 ml加胰岛素(RI)3u加10%氯化钾7.5 ml iv gtt。22:16 pm，白细胞计数12.79×10^9(3.69×10^9～9.16×10^9)，中性粒细胞百分率86.3%(50%～70%)，**血红蛋白104 g/L(113～151 g/L)**。血糖14.8 mmol/L(4.10～5.90 mmol/L)，**肌酸激酶同工酶300 μg/L(0.10～4.94 μg/L)**，高敏肌钙蛋白10.0 μg/L(0.000～0.014 μg/L)，肌红蛋白2 425 μg/L(25.0～58.0 μg/L)。肌酐119 μmol/L(46～92 μmol/L)，尿素氮11.7 mmol/L(2.50～6.10 mmol/L)。**尿素氮：肌酐=0.098**。

10月1日3:45 am，予替罗非班2.5 mg加NS 50 ml iv gtt。

7:00 am，18小时共补液1 500 ml，口服150 ml。尿量1 200 ml，呕吐100 ml。

7:07 am，谷丙转氨酶118 U/L(9～50 U/L)，**肌酐144 μmol/L(46～94 μmol/L)**，尿素氮15.44 mmol/L(2.50～6.10 mmol/L)。降钙素原1.26 μg/L(0.051～0.5 μg/L)。**肌酸激酶同工酶300 μg/L(0.10～4.94 μg/L)**，高敏肌钙蛋白10.0 μg/L(0.000～0.014 μg/L)，肌红蛋白1034 μg/L(25.0～58.0 μg/L)。BNP 8 070 ng/L(<450 ng/L)。

10:11 am，予低分子肝素钙2 000 u qd H(10月1日—10月2日)抗凝。

12:00 am，予替罗非班2.5 mg加NS 50 ml iv gtt。12:37 pm，**予5% GS 500 ml加RI6u加维生素C 2g加10%氯化钾15ml加维生素B_6 0.2g iv gtt(10月1日—10月3日)**。17:30 pm，予呋塞米50 mg加NS 50 ml iv。20:30 pm，**予10% GS 500 ml加RI10u加能量合剂2支加10%氯化钾15 ml iv gtt(10月1日—10月4日)**。

10月2日7:00 am，24小时尿量2 800 ml，补液1 650 ml，口服300 ml。10:00 am，有胸闷气促不适发作，双肺闻及湿啰音，粪隐血(—)，但不排除有消化道出血，**停阿司匹林肠溶片，停低分子肝素钙，予西洛他唑50 mg bid po(10月2日—10月22日)抗血小板**。10:03 am，**肌酸激酶同工酶33.6 μg/L(0.10～4.94 μg/L)**，高敏肌钙蛋白10.0 μg/L(0.000～0.014 μg/L)，肌红蛋白396.4 μg/L(25.0～58.0 μg/L)。

10月3日，**血红蛋白90 g/L(113～151 g/L)**，粪隐血(—)，**肌酐156 μmol/L(46～94 μmol/L)**，尿素氮18.2 mmol/L(2.50～6.10 mmol/L)，尿酸377 μmol/L(149～369 μmol/L)。钠132 mmol/L(137～145 mmol/L)。**肌酸激酶同工酶10.4 μg/L(0.10～4.94 μg/L)**，肌钙蛋白10.0 μg/L(0.000～0.014 μg/L)，肌红蛋白133.4 μg/L(25.0～58.0 μg/L)，降钙素原2.03 μg/L(0.051～0.5 μg/L)。予托拉塞米20 mg qd po(10月3日—10月17日)，螺内酯20 mg tid po(10月3日—10月16日)，胺碘酮0.2 g tid po(10月4日—10月6日)。

10月4日，ADP聚集率5%(69%～88%)，花生四烯酸聚集率20%(74%～99%)，钠122 mmol/L(137～145 mmol/L)，氯88 mmol/L(98～107 mmol/L)，粪隐血(—)，**血红蛋白65 g/L(113～151 g/L)**，平均红细胞体积120.5 fL(82.6～99.1 fL)。CRP90.4 mg/L(0～3 mg/L)。

10月5日，PO_2 36 mmHg，血红蛋白82 g/L(113～151 g/L)，钠131 mmol/L(137～

145 mmol/L)，肌酐 186 μmol/L(46～92 μmol/L)，尿酸 466 μmol/L(149～369 μmol/L)。谷丙转氨酶 63 U/L(9～52 U/L)。**肌酸激酶同工酶 5.54 μg/L(0.10～4.94 μg/L)**，肌钙蛋白 10.0 μg/L(0.000～0.014 μg/L)，肌红蛋白 79.2 μg/L(25.0～58.0 μg/L)。连续 4 次粪隐血均阴性，无消化道出血依据。双下肢及左侧锁骨下有瘀斑，不排除血肿与血红蛋白下降有关。**予蔗糖铁 100 mg 加 5% GS 100 ml iv gtt，予生血宁 2 粒 tid po(10 月 5 日—10 月 11 日)**。

10 月 6 日，血红蛋白 95 g/L(113～151 g/L)，**予蔗糖铁 100 mg＋5% GS 100 ml iv gtt**。

10 月 7 日，肌酸激酶同工酶 5.53 μg/L(0.10～4.94 μg/L)，肌钙蛋白 10.0 μg/L(0.000～0.014 μg/L)，肌红蛋白 66.2 μg/L(25.0～58.0 μg/L)。**患者肌钙蛋白未明显下降，考虑心肌梗死范围大所致**。

10 月 8 日，心超示中等量心包积液。房颤发作，再次予胺碘酮 0.2 g bid po(10 月 8 日—10 月 13 日)，减量为 0.2 g qd po(10 月 8 日—10 月 13 日)。**予福辛普利钠 5 mg qd po(10 月 8 日—10 月 9 日)**，阿普唑仑 0.4 mg qn po(10 月 8 日—10 月 22 日)。

10 月 9 日，肌酐 230 μmol/L(46～92 μmol/L)，尿酸 665 μmol/L(149～369 μmol/L)。血红蛋白 102 g/L(113～151 g/L)。肾内科会诊予药用碳片 1.5 g tid po(10 月 9 日—10 月13 日)。

10 月 10 日，予单硝酸异山梨酯缓释胶囊 50 mg qd po(10 月 10 日—10 月 22 日)。

10 月 11 日，**肌酸激酶同工酶 8.39 μg/L(0.10～4.94 μg/L)**，肌钙蛋白 1.72 μg/L(0.000～0.014 μg/L)，BNP 10 892 ng/L(＜450 ng/L)。肌酐 263 μmol/L(46～92 μmol/L)，尿素氮 34.5 mmol/L(2.50～6.10 μmol/L)，尿酸 769 μmol/L(149～369 μmol/L)。予碳酸氢钠 0.5 g tid po(10 月 11 日—10 月 22 日)。

10 月 13 日，予肾衰宁 4 粒 tid po(10 月 13 日—10 月 22 日)。10 月 14 日，转普通病房。

10 月 17 日，钾 5.2 mmol/L(3.5～5.1 mmol/L)，尿酸 535 μmol/L(149～369 μmol/L)，肌酸激酶同工酶 5.18 μg/L(0.10～4.94 μg/L)，肌钙蛋白 0.305 μg/L(0.000～0.014 μg/L)，肌红蛋白 66.7 μg/L(25.0～58.0 μg/L)。肌酐 251 μmol/L(46～92 μmol/L)。10 月 22 日，好转出院。

【病例用药分析】

一、患者肾功能不全加重的可能原因

患者 9 月 30 日入院时肌酐 119 μmol/L，后进行性上升，10 月 3 日肌酐 156 μmol/L，10 月 5 日 186 μmol/L，10 月 9 日 230 μmol/L，10 月 11 日 263 μmol/L，10 月 17 日 251 μmol/L。肾功能不全加重的主要可能原因：

(1) 患者因急性心肌梗死、感染等严重疾病使摄入减少且呕吐大量胃内容物，加上急性心肌梗死等使心肌收缩力降低、心输出量下降，患者血压下降。14:35 pm 血压 12.26/7.73 kPa (92/58 mmHg)，15:00 pm 血压 12.66/8.13 kPa (95/61 mmHg)，16:00 pm 血压 13.86/5.06 kPa(104/38 mmHg)，予托拉塞米 40 mg。尽管 17:30 pm 予多巴胺 160 mg iv，但 18:30 pm 血压降至 11.33/4.13 kPa(85/31 mmHg)。18:45 pm 呕吐咖啡色液体约 120 ml，19:00 pm 血压降至 10.93/4.13 kPa(82/31 mmHg)。托拉塞米对心力衰竭所致水肿，一般初始剂量 10 mg 每日一次静脉输注，如疗效不满意可增加剂量至 20 mg 每日一次，每日最大剂量

为 40 mg 每日一次，疗程不超过一周。肾脏疾病所致的水肿，初始剂量 20 mg 每日一次，以后根据需要可逐渐增加剂量至最大剂量每日 100 mg，疗程不超过一周。低血压、低血容量、低钾或低钠血症禁用托拉塞米（见南京优科制药有限公司药品说明书）。容量不足导致肾血流量下降而引发肾功能不全[1]。9 月 30 日 22:16 pm，肌酐 119 μmol/L，尿素氮 11.7 mmol/L。尿素氮与肌酐比为 0.098。肾前性氮质血症是指血尿素氮和肌酐的比值大于 0.08。此系 GFR 下降引起肾小管内压低于正常，流经肾小管的原尿减少，速度减慢，因此未受损伤的肾小管对尿素氮的重吸收相对增加，导致尿素氮清除减少。肾灌注减少可引起血浆肾素、醛固酮、ADH 等分泌增多，使尿量减少[1]。

(2) 9 月 30 日 13:30 pm—14:30 pm 行 PCI 术，术中予碘帕醇（碘必乐）250 ml。碘帕醇可造成肾功能损害，特别是患者存在急性心肌梗死、心力衰竭、高血压、原先肾功能不全等高危因素，更可能对肾脏造成损害[2]。

(3) 9 月 30 日 14:48 pm 予福辛普利钠 5 mg qd po，10 月 8 日予福辛普利钠 5 mg qd po（10 月 8 日—10 月 9 日）。对存在水或盐耗竭、心力衰竭的患者，使用 ACEI 使发生肾功能损害的风险增加（见中美上海市贵宝制药有限公司药品说明书）。

二、患者肌酸酶同工酶不降反升的药物因素

患者心肌酶下降比较缓慢，10 月 7 日肌钙蛋白仍高达 10.0 μg/L（0.000～0.014 μg/L），肌酸激酶同工酶 5.53 μg/L（0.10～4.94 μg/L）。10 月 11 日肌酸激酶同工酶 8.39 μg/L（0.10～4.94 μg/L）。与患者心肌梗死范围大、肾功能不全等因素有关，但也不能排除药物因素：

(1) 10 月 1 日—10 月 3 日予 5% GS 500 ml＋RI6u＋维生素 C 2 g＋10%氯化钾 15 ml＋维生素 B60.2 g iv gtt。维生素 C 促进胶原蛋白合成，降低毛细血管的通透性，加速血液的凝固，刺激凝血功能。每日 1～4 g，可促进血管内凝血，引发深静脉血栓形成（见上海禾丰制药有限公司药品说明书）。有每天予 2 g 维生素 C 静脉滴注，几天后引发深静脉血栓、使原有栓塞加重的报道[3]。

(2) 予蔗糖铁 100 mg 加 5% GS 100 ml qd iv gtt（10 月 5 日—10 月 6 日）。蔗糖铁只能与生理盐水配伍（见南京恒生制药有限公司药品说明书），实际上与 5% GS 配伍，可造成药物不稳定，可形成大量不溶性微粒，可能使原有冠状动脉栓塞加重。

【病例总结】

尿素氮肌酐比大于 0.08，提示容量不足[1]，可引发肾前性肾功能不全，此时予造影剂可增加肾功能损害的发生风险[2]。蔗糖铁只能与生理盐水配伍（见南京恒生制药有限公司药品说明书）。

未遵守上述用药注意事项，不排除与患者发生肾功能不全以及心肌梗死面积扩大有相关性。

参考文献

[1] 陈主初.病理生理学[M].北京：人民卫生出版社，2001，371－378.
[2] 徐峰，徐永辉，王洪丽.碘帕醇冠脉造影对肾功能的影响[J].临床军医杂志，2009，37(3)：359－361.
[3] 范永莉.大剂量维生素 C 致深静脉血栓形成 1 例[J].药物与临床，2014，8，63－64.

50. 因患者烦躁而意外死亡

（2014 年 4 月 25 日）

【概述】

一例高血压合并糖尿病史的脑梗死患者，此次因急性广泛前壁 ST 段抬高型心肌梗死、心功能Ⅱ级(Killip)而入院。此患者病情危重，整体治疗方案合理，在治疗过程中患者气促烦躁，自行翻身将压迫股动脉沙袋滚落而出血，经抢救无效死亡。通过此病例分析，主要探讨用药过程中应经常评估患者的镇静水平，按个体化原则进行调整。

【病史介绍】

患者 70 岁，女性，有高血压和糖尿病史 10 余年，2012 年行 PCI 术，2013 年诊断为脑梗死，因急性广泛前壁 ST 段抬高型心肌梗死、PCI 术后、心功能Ⅱ级(Killip)、脑梗死后遗症、高血压病 3 级（极高危组）、2 型糖尿病于 2014 年 4 月 13 日入院。

【临床经过】

入院即刻予负荷剂量阿司匹林肠溶片 300 mg＋氯吡格雷 600 mg 嚼服，开通绿色通道，急诊入导管室。22:30 pm，予急诊冠脉造影加血栓抽吸加 PCI 术，开通罪犯血管，但血管病变仍较重。术后多次出现室速室颤并呼吸抑制，予电除颤后复律并恢复自主呼吸，**予股动脉植入 IABP 术(4 月 13 日—4 月 19 日)**。

4 月 14 日，患者神清，皮肤湿冷，两肺底可及干湿啰音，106 次/min，血压 14.53/8 kPa (109/60 mmHg)，**肌酐 117 μmol/L**(45～84 μmol /L)，**谷丙转氨酶 201 U/L(9～50 U/L)**，钾 5.8 mmol/L(3.5～5.1 mmol /L)，B 型钠尿肽前 3 082 ng /L(＜450 ng /L)。白细胞计数 21.42×10^9/L(3.69×10^9～9.16×10^9/L)，中性粒细胞百分率 87.1%(50%～70%)，C 反应蛋白 34 mg/L(0～8 mg/L)，EF42%。

予阿司匹林肠溶片 100 mg qd po(4 月 14 日—4 月 19 日)、氯吡格雷 75 mg qd po(4 月 14 日—4 月 19 日)抗血小板聚集，阿托伐他汀钙 20 mg qn po(4 月 14 日—4 月 17 日)稳定斑块，泮托拉唑钠 60 mg qd 静脉推泵(4 月 14 日—4 月 19 日)抑酸护胃，**亚胺培南西司他丁钠 1 g＋NS 100 ml q8h iv gtt(4 月 14 日—4 月 19 日)**抗感染，谷胱甘肽 1.8 g 加 NS 100 ml qd iv gtt(4 月 14 日—4 月 19 日)保肝，另外予呋塞米 50～100 mg 静脉推泵(4 月 14 日—4 月 19 日)利尿，多巴胺 200 mg 静脉推泵(4 月 14 日—4 月 19 日)升压，硝酸甘油 20 mg 静脉推泵(4 月 14 日—

4月15日。4月18日—4月19日)扩冠,螺内酯20 mg po(4月14日1:00 am)保钾利尿,肝素钠12 500 u iv(4月14日—4月15日)抗凝,聚磺苯乙烯钠散15 g po(4月14日10:00 am,15:00 pm)降钾。

4月15日,患者烦躁,胸闷、气促,今晨CVP 1.96 kPa(20 cmH_2O),心电监护示心率130次/min,血压18.67～22.67/9.33～12 kPa(140～170/70～90 mmHg),右下肺可闻及湿啰音。**右股动静脉鞘管留置中、左锁骨下静脉置管中、无创呼吸机辅助通气中(4月15日—4月19日)**。肌酐208 μmol/L(45～84 μmol/L),钾3.7 mmol/L(3.5～5.1 mmol/L)。**予阿普唑仑0.4 mg tid po(4月15日—4月19日)**抗焦虑躁动,**地高辛0.13 mg qd po(4月15日—4月19日)强心,去乙酰毛花苷C 0.2 mg iv(4月15日12:00 am,4月17日10:00 am,4月18日9:00 am)强心**。

4月16日,患者烦躁,**谷丙转氨酶3 306 U/L(9～50 U/L)**,予硝普钠50 mg静脉推泵(4月16日—4月17日)降压。心电监护示心率118次/min,血压16～17.33/9.33～12 kPa(120～130/70～90 mmHg)。

4月17日,患者烦躁、胸闷、气促,心电监护示心率117次/min,血压16～17.33/9.33～12 kPa(120～130/70～90 mmHg)。**肌酐126 μmol/L(45～84 μmol/L)**,血小板计数36.4×10^9/L(101×10^9～320×10^9),中性粒细胞百分率77.9%(50%～70%),白细胞计数21.06×10^9/L(3.69×10^9～9.16×10^9/L)。患者白细胞明显升高,右下肺可闻及湿啰音,且心功能较差肺淤血明显,**加用万古霉素0.5 g加NS 100 ml qd iv(4月17日—4月19日)**抗感染。

4月18日9:00 am,患者烦躁,心电监护示心率135次/min,血压16～17.33/9.33～12 kPa(120～130/70～90 mmHg)。肝功能差,**暂停阿托伐他汀钙**,予多烯磷脂酰胆碱10 mg加5% GS 250 ml qd iv gtt(4月18日—4月19日)保肝。

9:30 am—9:55 am,患者再发胸闷、气促,心电监测提示心率160～170次/min(房速或房颤),血压12.53/6.93 kPa(94/52 mmHg),SpO_2 94%。**予胺碘酮300 mg静脉推泵维持,患者心率115次/min,血压16.67/6.67 kPa(125/50 mmHg)**。

4月19日9:30 am,患者目前气促较前好转,心电监护示心率125次/min,血压17.33～18.67/9.33～12 kPa(130～140/70～90 mmHg),氧饱和度100%。神清,呼吸平稳。13:30 pm,D二聚体96.87 mg/L(<0.55 mg/L),考虑血栓风险高,予拔除IABP球囊及动脉鞘管,加压包扎,沙袋压迫穿刺点,拔除后有创血压维持在18.67～20/12～13.33 kPa(140～150/90～100 mmHg)之间,嘱患者右下肢制动。

18:10 pm—18:50 pm,**患者气促烦躁,自行翻身将压迫股动脉沙袋滚落,估计出血量约200 ml,心电监护提示心率进行性上升至160次/min,血压进行性下降至10.67/6 kPa(80/45 mmHg),氧饱和度下降至85%**,立刻予股动脉压迫止血,乳酸林格氏液扩容,肾上腺素多巴胺等血管活性药物静脉使用,无创呼吸机辅助通气。抢救成功。

22:13 pm,心电监护提示血压、氧饱和度进行性下降,查体呼之不应,外周皮肤湿冷,大动脉搏动减弱。经抢救无效,23:19 pm,心电图示一直线,宣告临床死亡。

【病例用药分析】

患者病情危重,而整个用药救治过程是恰当的。

患者入院后查白细胞 21.42×10^9/L,中性粒细胞百分率 87.1%,发生心源性休克,合并有急性广泛前壁心肌梗死、脑梗死后遗症、高血压病 3 级(极高危组)、2 型糖尿病,又有股动脉植入 IABP,无创呼吸机辅助通气,右股动静脉鞘管留置,左锁骨下静脉置管。病情危重,可能伴有肺部感染(我院放射科暂时取消床旁胸片),较难控制,符合降阶梯治疗条件[1]。为保证早期抗生素治疗的正确性,需要联合应用广谱抗生素,覆盖耐药革兰阴性杆菌和革兰阳性球菌。该患者常见致病菌可能有铜绿假单胞菌,耐甲氧西林金黄色葡萄球菌(MRSA),不动杆菌,肠杆菌属细菌和厌氧菌等。可选择氟喹诺酮类或氨基糖苷类联合下列药物之一:(1) 抗假单胞菌β-内酰胺酶类,如头孢他啶,头孢哌酮,哌拉西林等;(2) 广谱β-内酰胺类及β-内酰胺酶抑制药,如头孢哌酮、舒巴坦钠、哌拉西林、三唑巴坦等;(3) 碳青霉烯类如亚胺培南、西司他丁钠和美罗培南。估计金葡菌感染可能者联合应用万古霉素、替考拉宁、利奈唑胺,估计真菌感染可能者联合应用抗真菌药物如氟康唑、伏立康唑、伊曲康唑、米卡芬净等[2]。

患者体型偏胖,以体重 80 kg 计算,肌酐清除率约 40 ml/min,因此予亚胺培南西司他丁钠 1 g q8h iv gtt(4 月 14 日—4 月 19 日)适应证明确、剂量适宜。4 月 17 日,白细胞计数上升,肺内干湿啰音增多,加用万古霉素 0.5 g qd iv gtt(4 月 17 日—4 月 19 日)适应证明确、剂量适宜。

根据急性心肌梗死诊断与治疗指南,急性心肌梗死患者 24 小时内一般不宜使用洋地黄制剂。急性心肌梗死恢复期在使用利尿剂和 ACEI 治疗下仍存在充血性心力衰竭的患者,可使用地高辛。对于急性心肌梗死左心力衰竭并发快速房颤房扑的患者,使用洋地黄制剂较为适宜[3]。患者急性心肌梗死合并心源性休克,4 月 15 日心率 130 次/min,在心电监护下予地高辛 0.13 mg qd po(4 月 15 日—4 月 19 日),去乙酰毛花苷 C 0.2 mg v(4 月 15 日 12:00 am,4 月 17 日 10:00 am,4 月 18 日 9:00 am)是适宜的。

胺碘酮对终止房颤房扑、减慢心室率及复律后维持窦性心律均有价值。4 月 18 日 9:30 am—9:55 am,心电监测示心率 160~170 次/min(房速或房颤),血压(94/52 mmHg)[3]。予胺碘酮 300 mg 静脉推泵维持是适宜的。胺碘酮主要从肝脏代谢消除,经肠肝循环从粪便排出,极少从肾脏排泄;胺碘酮引发肝功能损害非常常见,且与剂量相关,在下调剂量后可缓解。因此规定肝功能不全患者应慎用(见赛诺菲制药有限公司药品说明书)。患者 4 月 14 日谷丙转氨酶 201 U/L,4 月 16 日谷丙转氨酶上升至 3 306 U/L。应减少胺碘酮的剂量,而实际上予 300 mg 静脉推泵,因此胺碘酮剂量也适宜[4]。地高辛可减慢心率,加上胺碘酮可降低肾及全身对地高辛的清除率而提高地高辛的血药浓度(见赛诺菲制药有限公司药品说明书),有加强洋地黄类药对窦房结及房室结的抑制作用。患者房速或房颤,心室率 160~170 次/min,在心电监护下予地高辛及胺碘酮是适宜的。

阿托伐他汀钙可引发肝功能损害,禁用于活动性肝病患者、血清转氨酶持续超过正常上限 3 倍且原因不明者(见辉瑞制药有限公司药品说明书)。患者 4 月 14 日谷丙转氨酶 201 U/L,4 月 16 日谷丙转氨酶上升至 3 306 U/L,因此及时停用阿托伐他汀钙是正确的。

患者 4 月 13 日入院后一直烦躁不安,4 月 19 日 8:10 pm,气促烦躁,自行翻身将压迫股动脉沙袋滚落,引发大出血,这成为患者死亡的直接诱因。

重症患者焦虑、躁动的原因依次为疼痛、失眠、经鼻或口腔的各种插管、失去支配自身能力的恐惧感以及身体其他部位的各种管道限制活动。躁动可导致患者坐卧不安、辗转反侧,意外拔除身上各种装置和导管，致使心率加快、血压上升、代谢率增加、增加心脏负荷，增加治疗、护理难度，并增加并发症发生率和死亡率。所以应该及时发现患者躁动，积极寻找诱因，纠正其紊乱的生理状况，如低氧血症、低血糖、低血压和疼痛等。并为患者营造舒适的人性化的环境，向患者解释病情及所做治疗的目的和意义，尽可能使患者了解自己病情、参与治疗并积极配合[5]。

患者因躁动不能配合床边诊断和治疗，在充分告之和解释等非药物措施的前提下，应采取镇痛和镇静治疗[5]，主要有(1) 抗精神病药物，中枢性 D2 受体阻滞剂，氯丙嗪、氟哌啶醇为第一代，但严重心血管疾病者禁用；利培酮、奥氮平为第二代，相对于第一代不良反应少，但也有心血管系统毒不良反应[6]；(2) 丙泊酚是一种广泛使用的静脉镇静药物，起效快，作用时间短，撤药后迅速清醒，镇静深度容易控制。长期或大量应用可能导致高甘油三酯血症[6]；(3) α2 受体激动剂有很强的镇静、抗焦虑作用，且同时具有镇痛作用，其亦具有抗交感神经作用，可导致心动过缓和/或低血压。右美托咪定由于 α2 受体的高选择性，是目前唯一兼具良好镇静与镇痛作用的药物，同时它没有明显心血管抑制及停药后反跳。其半衰期较短，可单独应用，也可与阿片类或苯二氮䓬类药物合用，但价格昂贵[6]；(4) 苯二氮䓬类有较理想的镇静、催眠、抗焦虑的作用。苯二氮䓬类药物的作用存在较大的个体差异。老年患者、肝肾功能受损者药物清除减慢，肝酶抑制剂亦影响药物的代谢。**故用药上须按个体化原则进行调整，用药过程中应经常评估患者的镇静水平**。咪达唑仑起效快，持续时间短，清醒相对较快，适用于治疗急性躁动患者。劳拉西泮长期应用的苏醒时间更有可预测性，且镇静满意率较高，因此更适合在长期镇静时使用[6]。地西泮单次给药有起效快，苏醒快的特点，可用于急性躁动患者的治疗。其代谢产物去甲西泮和奥沙西泮均有类似安定的药理活性，且半衰期长，因此反复用药可致蓄积而使镇静作用延长[6]。

患者因存在肝功能损害、肾功能不全，予小剂量**阿普唑仑** 0.4 mg tid po(4 月 15 日—4 月 19 日)抗焦虑躁动。阿普唑仑肝肾功能损害者清除半衰期延长，肝肾功能损害者慎用(见河南天方药业股份有限公司药品说明书)。

阿普唑仑成人常用量：抗焦虑，开始一次 0.4 mg，一日 3 次，用量按需递增，最大限量一日可达 4 mg。抗惊恐 0.4 mg，一日 3 次，用量按需递增，每日最大量可达 10 mg。对老年人较敏感，开始用小剂量，一次 0.2 mg，一日 3 次，**逐渐增加至最大耐受量**。出现呼吸抑制或低血压常提示超量(见河南天方药业股份有限公司药品说明书)。

该患者仍有躁动不安，因此尽管存在肝肾功能损害，予**阿普唑仑** 0.4 mg tid po(4 月 15 日—4 月 19 日)，其剂量可能还是偏小。

【病例总结】

患者因躁动不能配合床边诊断和治疗，在充分告之和解释等非药物措施的前提下，应采取镇痛和镇静治疗[5]。**用药上须按个体化原则进行调整，用药过程中应经常评估患者的镇静水平**。

参考文献

[1] 梁德雄.重症肺炎抗生素降阶梯治疗使用策略[J].中国医学文摘.内科学，2005，26(4)：484 - 487.

[2] 刘洋，孟彦苓，杜斌.呼吸机相关肺炎[J].协和医学杂志，2010，1(1)：103-107.
[3] 中华医学会心血管病学分会，中华心血管病杂志编辑委员会.急性心肌梗死诊断与治疗指南[J].中华心血管病杂志，2001，29(12)：705-720.
[4] 蒋文平，杨向军.胺碘酮应用指南解读[J].中国心脏起搏与心电生理杂志，2005，19(1)：16-18.
[5] 中华医学会重症医学分会.中国重症加强治疗病房患者镇痛和镇静治疗指导意见(2006).
[6] Jacobi J, Fraser GL, Coursin DB, et al. Clinical practice guideline for the sustained use of sedatives and analgesics in the critically ill adult. Crit Care Med, 2002; 30: 119-141.

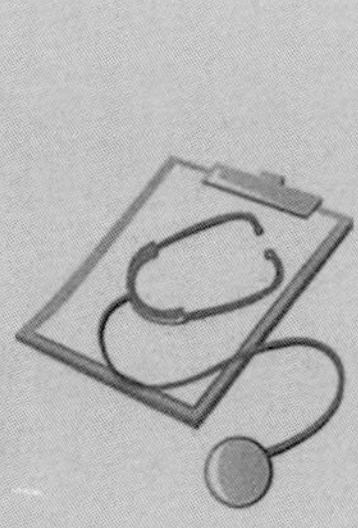

Part 3
2015 年临床病例用药分析

51. 药物应用不及时而致心搏骤停

(2015年1月27日)

【概述】

一例高血压合并糖尿病患者，此次因冠心病、急性广泛前壁心肌梗死、心功能Ⅲ级(Killip)而入院。入院第四天，突发意识丧失，呼之不应，心搏呼吸骤停，大动脉搏动消失，血压测不出，经抢救无效死亡。通过此病例分析，主要探讨ACEI、他汀类药物、抗菌药物应用不及时埋下的临床安全隐患。

【病史介绍】

患者61岁，女性，有高血压和糖尿病病史15年，因冠心病、急性广泛前壁心肌梗死、心功能Ⅲ级(Killip)于2015年1月20日12:56 pm入院。查体神清气平，双下肺可闻及湿啰音，心率80次/min，血压18/10.4 kPa(135/78 mmHg)，双下肢无水肿。白细胞计数5.12×10^9/L(3.5×10^9～9.5×10^9/L)，中性粒细胞百分比75.9%(40%～75%)，CRP14 mg/L(0～5 mg/L)，**降钙素原0.051 μg/L(0.047～0.5 μg/L)(预示低风险脓毒血症或感染性休克)**，钠132 mmol/L(137～145 mmol/L)，氯98 mmol/L(98～107 mmol/L)，肌酐72 μmol/L(46～92 μmol/L)，**胸部正位(床边)示双肺炎症**。

【临床经过】

2015年1月20日予阿司匹林肠溶片100 mg qd po(1月20日—1月23日)、替格瑞洛90 mg bid po(1月20日—1月23日)抗血小板聚集，低分子肝素钙4 000 u q12h ih(1月20日—1月23日)抗凝，阿托伐他汀钙20 mg qn po(1月20日—1月23日)稳定斑块，呋塞米20 mg tid po(1月20日—1月23日)利尿，螺内酯20 mg tid po(1月20日—1月23日)保钾利尿，生物合成人胰岛素(诺和灵30R)30 u早上，20 u晚上皮下注射(1月20日—1月21日)，16 u早上，12 u晚上皮下注射(1月21日—1月23日)降糖，泮托拉唑钠60 mg+NS 100 ml qd iv gtt(1月20日—1月22日)雷贝拉唑钠肠溶片10 mg qd po(1月22日—1月23日)抑酸护胃。

1月21日9:00 am，患者气喘较前略好转，无明显胸闷胸痛，心率80次/min，血压17.33/9.07 kPa(130/68 mmHg)，两下肺啰音较前明显减少，双下肢无水肿。

9:24 pm，尿蛋白2+，镜检红细胞2～3个/HP。11:01 am，**总胆固醇6.4 mmol/L(0～**

5.2 mmol/L),低密度脂蛋白-胆固醇 3.84 mmol/L(<3.34 mmol/L)。

12:04 pm,葡萄糖 2.61 mmol/L(4.11~6.05 mmol/L),予 50% GS 40 mlV。

1 月 22 日 9:00 am,神志气平,心率 85 次/min,血压 18.4/10 kPa(138/75 mmHg),双肺部啰音较前好转,左下肺可闻及少量啰音,双下肢无水肿。

9:30 am,心率 80 次/min,血压 18/10.4 kPa(135/78 mmHg),双下肺可闻及湿啰音。

15:15—15:50 pm,局麻下行 CAG+PCI 术,前降支置入支架一枚,术中共用肝素 7 000 u,患者无不适,术中血压 17.33/9.33 kPa(130/70 mmhg),心率 80 次/min。术后血压 17.33/9.33 kPa(130/70 mmHg),心率 80 次/min。

1 月 23 日 7:00 am,心率 78 次/min,血压 18.93/10.13 kPa(142/71 mmHg)。8:00 am,心率 76 次/min,血压 17.2/7.87 kPa(129/59 mmHg)。8:26 am,肌酐 88 μmol/L(46~92 μmol/L)。9:00 am,心率 84 次/min,血压 14/9.07 kPa(105/68 mmHg)。9:30 am,突发意识丧失,呼之不应,心搏呼吸骤停,大动脉搏动消失,血压测不出。经抢救无效,10:55 am 宣告临床死亡。

【病例用药分析】

患者突发心跳呼吸骤停的主要原因:

(1) 存在冠心病、急性广泛前壁心肌梗死、心功能Ⅲ级(Killip)、高血压病 3 级(极高危)、2 型糖尿病等诱发致死性心律失常的疾病基础[1]。

(2) 肺部感染诊断依据是 a. 新近出现咳嗽咳痰或原有呼吸道症状加重;b. 发热;c. 肺实变体征和闻及湿性啰音;d. 白细胞计数大于 10×10^9/L 或小于 4×10^9/L;e. 胸部 X 射线检查证据。a、b、c、d 中任何一项,加上 e,排除肺水肿等疾病即可确诊[1]。患者入院时胸部正位片(床边)示双肺炎症,但因有肺水肿,且体温正常,白细胞计数 5.12×10^9/L,中性粒细胞百分比 75.9%,CRP14 mg/L,降钙素原 0.051 μg/L(0.047~0.5 μg/L)(预示低风险脓毒血症或感染性休克),双肺肺炎症状体征以及实验室检查不明显,故未予抗感染治疗。患者 2 型糖尿病多年,免疫功能低下,若合并肺部感染体温、血象可以正常,并缺乏典型的呼吸道症状和体征。故应加强监测血象、CRP、降钙素原等指标,必要时果断使用抗菌药及时控制感染[2]。实际情况是没有密切监测,也没有使用抗菌药,可能使感染进行性加重。可能诱发呼吸衰竭,并加重心脏负荷和心力衰竭而诱发致死性心律失常[3]。

(3) ACEI 可降低急性心肌梗死死亡率,是急性心肌梗死、心功能不全的必须用药。绝对禁忌证是曾因 ACEI 导致的喉头水肿、无尿性肾功能衰竭。相对禁忌证(或慎用)为双侧肾动脉狭窄、血肌酐>265 μmol/L(3 mg/L)、高钾血症、收缩压<(90 mmHg),这些患者先接受其他抗心力衰竭、心肌梗死治疗,待上述指标改善后再决定是否应用 ACEI[4]。患者 1 月 20 日肌酐 72 μmol/L,1 月 23 日肌酐 88 μmol/L。护理记录显示血压除极个别时间段始终正常。可尝试予小剂量 ACEI,但实际上未给予。

(4) 急性心肌梗死有使用他汀类降脂药的强适应证,且患者肝肾功能正常无禁忌证。1 月 21 日总胆固醇 6.4 mmol/L,低密度脂蛋白-胆固醇 3.84 mmol/L。阿托伐他汀钙可用至 40 mg qn po(见辉瑞制药有限公司药品说明书),实际上予 20 mg qn po,可能延缓心肌梗死的恢复,增加严重心律失常发生风险。

(5) 因急性广泛前壁心肌梗死、心功能Ⅲ级(Killip)，被迫不用β受体阻滞剂，而β受体阻滞剂可降低急性心肌梗死后严重心律失常风险[4]。

【病例总结】

严重疾病基础上合并肺部感染，应及时予抗菌药控制感染。

急性心肌梗死 ACEI 有强适应证，只要没有禁忌证就应给予。

低密度脂蛋白胆固醇高的患者阿托伐他汀钙应予偏大剂量(见辉瑞制药有限公司药品说明书)。

医师未遵守上述用药注意事项，不排除与患者病情恶化死亡有相关性。

参 考 文 献

[1] 葛均波，徐永健.内科学[M].第 8 版.北京：人民卫生出版社，2013，41－45，207－214，602－606.

[2] 邱宜军，顾靖华，张海波.糖尿病合并无呼吸道症状老年性肺炎 20 例临床分析[J].中国基层医药，2014，21(14)：2187－2189.

[3] 金惠铭，王建枝主编.病理生理学[M].第 7 版.北京：人民卫生出版社，2011，199－201.

[4] 中华医学会心血管病学分会，中华心血管病杂志编辑委员会，中国循环杂志编辑委员会.急性心肌梗死诊断和治疗指南[J].2001，29(12)：705－720.

52. 急性心肌梗死未予抗血小板抗凝他汀类治疗最终死亡

（2015 年 4 月 3 日）

【概述】

一例脑梗死史合并冠心病 PCI 术史患者，此次因急性冠脉综合征、心功能Ⅲ级、高血压病 3 级入院。入院第二天，肌钙蛋白 10.0 μg/L（0.000～0.014 μg/L），肌红蛋白 3 000 μg/L（28.0～72.0 μg/L），CKMB 210.1 μg/L（0.10～4.94 μg/L），患者急性心肌梗死加重最终死亡。通过此病例分析，主要探讨此患者除了原发疾病外，最终心肌梗死加重死亡的其他原因。

【病史介绍】

患者 83 岁，男性，10 多年前因冠心病行 PCI 术，有高血压病史 20 多年，有脑梗死史。因急性冠脉综合征、PCI 术后、心功能Ⅲ级、高血压病 3 级（极高危组）于 2015 年 3 月 30 日 10:18 am 入院。查体神清气促，血压 20.27/10.93 kPa（152/82 mmHg），心率 80 次/min，双肺未闻及干湿啰音，双下肢无水肿。查 BNP＞35 000 ng/L（＜450 ng/L），CKMB 62.5 μg/L（0.10～4.94 μg/L），肌钙蛋白 3.62 μg/L（0.000～0.014 μg/L），肌红蛋白 1 856 μg/L（28.0～72.0 μg/L）。PO_2 8.92 kPa[66.9 mmHg（83～108 mmHg）]。白细胞 24.47×10^9/L（3.69×10^9～9.16×10^9/L），中性粒细胞百分比 93.8%（50%～70%），血红蛋白 137 g/L（130～175 g/L），肌酐 214 μmol/L（58～110 μmol/L）。

【临床经过】

2015 年 3 月 30 日予亚胺培南西司他丁钠 1 g 加 NS 100 ml q8h iv gtt（3 月 30 日—4 月 1 日）抗感染，泮托拉唑钠 60 mg 加 NS 100 ml qd iv gtt（3 月 30 日—4 月 1 日）抑酸，**复方异丙托溴铵溶液 2.5 ml bid 雾化吸入（3 月 30 日—3 月 31 日）**平喘。

11:10 am，**予甲泼尼龙琥珀酸钠 40 mg iv，二羟丙茶碱 0.5 g iv**。21:20 pm，予硝酸甘油 10 mg iv gtt。

3 月 31 日 10:54 am，总胆固醇 6.36 mmol/L（0～6.22 mmol/L），低密度脂蛋白胆固醇 4.12 mmol/L（＜4.14 mmol/L），CRP26.9 mg/L（0～3 mg/L）。予莫西沙星氯化钠 0.4 g qd iv gtt（3 月 31 日—4 月 1 日）抗感染。

13:48 pm，患者轻微活动后气促加重，心率 72 次/min，血压 17.73/10.93 kPa（133/

82 mmHg)，双肺未闻及干湿啰音。

14:00 pm，转 CCU。予阿司匹林肠溶片 100 mg qd po(3 月 31 日—4 月 1 日)、氯吡格雷 50 mg qd po(3 月 31 日—4 月 1 日)抗血小板，阿托伐他汀钙 20 mg qn po(3 月 31 日—4 月 1 日)稳定斑块，螺内酯 20 mg qd po(3 月 31 日—4 月 1 日)保钾利尿，肾衰宁 3 粒 tid po(3 月 31 日—4 月 1 日)改善肾功能。

15:44 pm，白细胞 18.98×10^9/L($3.69\times10^9\sim9.16\times10^9$/L)，中性粒细胞百分比 94.9%(50%～70%)，血红蛋白 124 g/L(130～175 g/L)，肌酐 214 μmol/L(58～110 μmol/L)。

16:30 pm，肌酐 222 μmol/L(58～110 μmol/L)，CKMB 65.5 μg/L(0.10～4.94 μg/L)，肌钙蛋白 3.2 μg/L(0.000～0.014 μg/L)，肌红蛋白 3 000 μg/L(28.0～72.0 μg/L)。

18:22 pm，予 Bipap 辅助通气，血压进行性下降。精神差，两肺可闻及明显干湿啰音，呼吸 40 次/min。

22:20 pm，肌钙蛋白 10.0 μg/L(0.000～0.014 μg/L)，肌红蛋白 3 000 μg/L(28.0～72.0 μg/L)，CKMB 210.1 μg/L(0.10～4.94 μg/L)。

4 月 1 日 3:19 am，心电图一直线，宣告临床死亡。

【病例用药分析】

患者急性心肌梗死加重最终死亡的主要原因除急性冠脉综合征、PCI 术后、心功能Ⅲ级、高血压病 3 级(极高危组)、严重肺部感染等原发疾病外，主要原因还有：

(1) 根据急性心力衰竭诊断和治疗指南[1]，若有明显哮鸣音者予茶碱类以减轻支气管痉挛，予糖皮质激素抗过敏抗渗出。而根据急性心肌梗死诊断和治疗指南[2]，急性心肌梗死基础上并发的急性左心力衰竭，茶碱类和糖皮质激素不宜使用。患者在 3 月 31 日 14:00 pm 转 CCU 之前，双肺无干湿啰音，而 3 月 30 日 11:10 am 予甲泼尼龙琥珀酸钠 40 mg iv，二羟丙茶碱 0.5 g iv。患者 83 岁高龄，若静脉推注速度掌握不好，容易使茶碱在体内过量。二羟丙茶碱舒张支气管的作用机制之一是促进内源性肾上腺素释放，使交感神经兴奋性增加，有直接兴奋心肌，加强心肌收缩力的作用，剂量大时可加快心率，使左心室负荷加重，使急性心肌梗死加重，使患者易激动、惊厥，严重时甚至可使呼吸心搏骤停(见上海现代哈森药业有限公司药品说明书)。甲泼尼龙琥珀酸钠为糖皮质激素，可降低抗凝作用，形成栓塞性脉管炎、血栓；增加儿茶酚胺的血管收缩效应，盐皮质激素样作用引起水钠潴留，使血压升高，左心室负荷加重，还可诱发速发型变态反应致冠状动脉痉挛。糖皮质激素可抑制蛋白质的合成，促进蛋白质的分解，引发类固醇肌病，可延缓甚至阻止急性心肌梗死坏死心肌的修复，可引发心肌梗死后的心肌断裂，引发严重心律失常(见 Pfizer Manufacturing Belgium NV)。

(2) 予复方异丙托溴铵溶液 bid 雾化吸入(3 月 30 日—3 月 31 日)。复方异丙托溴铵溶液含异丙托溴铵和沙丁胺醇，异丙托溴铵具有抗胆碱作用，抑制迷走神经；沙丁胺醇为 β2 肾上腺素能受体激动剂，两药叠加作用于肺部的 M 受体和 β2 受体可产生较好的支气管扩张作用，但同时因有部分药物被吸收入全身，也可产生心动过速、心悸等毒不良反应(见上海勃林格殷格翰药业有限公司药品说明书)，从而可能使急性心肌梗死加重。

(3) 患者 3 月 30 日入院诊断为急性冠脉综合征、PCI 术后、心功能Ⅲ级、高血压病 3 级(极高危组)，却未予阿司匹林、氯吡格雷、低分子肝素钙、他汀类等有强适应证的药物，直到 3 月

31 日 14:00 pm 转 CCU 后才使用,可使急性心肌梗死病情加重[2]。

【病例总结】

急性冠脉综合征、心力衰竭,有使用阿司匹林、氯吡格雷、低分子肝素钙、他汀类等药物的强适应证,只要没有禁忌证就应给予。

糖皮质激素可降低抗凝作用、增加心脏负荷、可延缓甚至阻止急性心肌梗死坏死心肌的修复,急性心肌梗死、高血压、心力衰竭患者糖皮质激素相对禁忌(见 Pfizer Manufacturing Belgium NV)。

二羟丙茶碱可增加心肌耗氧量、诱发心律失常(见上海现代哈森药业有限公司药品说明书)。

医师未遵守上述用药注意事项,不排除与患者病情恶化死亡有相关性。

参 考 文 献

[1] 中华医学会心血管病学分会,中华心血管病杂志编辑委员会.急性心力衰竭诊断和治疗指南[J].2010,38(3):195-208.

[2] 中华医学会心血管病学分会,中华心血管病杂志编辑委员会,中国循环杂志编辑委员会.急性心肌梗死诊断和治疗指南[J].2001,29(12):705-720.

53. 高龄患者心力衰竭加重误吸死亡

(2015年1月23日)

【概述】

一例长期贫血合并房颤史高龄患者，此次因恶心呕吐原因待查、冠心病、急性冠脉综合征、房颤、心功能Ⅱ级(Killip分级)、低蛋白血症而入院。患者入院后，心力衰竭不断加重，误吸导致窒息。通过此病例分析，主要探讨以下几点：1. 患者入院后心力衰竭加重的主要原因；2. 患者误吸而窒息的主要原因。

【病史介绍】

患者91岁，女性，有房颤史10余年，平素未规律治疗；2014年4月右手骨折，保守治疗中。2010年腹壁疝行手术治疗未成功。患者有长期贫血病史，曾输血治疗。因恶心呕吐原因待查、冠心病、急性冠脉综合征、房颤、心功能Ⅱ级(Killip分级)、低蛋白血症于2015年1月17日15:11 pm入院。神清气平，心率96次/min，律不齐，血压24.67/13.20 kPa(185/99 mmHg)，双肺可闻及少量湿啰音，双下肢水肿。白细胞 2.36×10^9/L(3.5×10^9～9.5×10^9/L)，中性粒细胞百分比61.9%(40%～75%)，血红蛋白76 g/L(115～150 g/L)，CRP20.0 mg/L(0～5 mg/L)，肌酐86 μmol/L(46～92 μmol/L)，白蛋白24 g/L(40～55 g/L)，BNP 11 552.00 ng/L(0～125 ng/L)，腹部超声示双肾弥漫性病变，左肾囊肿，腹水。心超示双房扩大，中大量二尖瓣反流，中大量三尖瓣反流，肺动脉收缩压65 mmHg，EF 47%、少中量心包积液。

【临床经过】

2015年1月17日予泮托拉唑钠60 mg＋NS 100 ml bid iv gtt(1月17日—1月21日)抑酸护胃，托拉塞米10 mg bid po(1月17日)，改为托拉塞米10 mg bid iv(1月17日—1月20日)利尿，螺内酯20 mg qd po(1月17日—1月20日)保钾利尿，西洛他唑50 mg bid po(1月17日—1月20日)、氯吡格雷75 mg qd po(1月17日—1月20日)抗血小板聚集，多潘立酮10 mg tid po(1月17日—1月20日)促进胃动力，8.5%复方氨基酸250 ml qd iv gtt(1月17日—1月21日)、5% GS 500 ml加50% GS 40 ml加维生素C 2～3 g加维生素 B_6 200 mg加生物合成人胰岛素10 u＋10%氯化钾15 ml qd iv gtt(1月17日—1月20日)静脉营养，氨氯地平5 mg qd po(1月17日—1月20日)降压。

1月18日9:00 am,患者仍食欲缺乏,有活动后气促,夜间不能平卧。双肺可闻及细湿啰音,心率72次/min,律绝对不齐,血压148/88 mmHg,双下肢水肿。

15:49 pm,胸部CT示两肺下叶及左肺舌段部分不张,两肺少许炎症,双侧胸腔积液。

1月19日9:00 am,患者仍有进食后恶心、呕吐,有活动后气促,夜间不能平卧。心率84次/min,律绝对不齐,血压21.60/12.80 kPa(162/96 mmHg),双下肺可闻及哮鸣音及细湿啰音,双下肢水肿较前好转。予硝酸甘油20 mg加NS 50 ml iv gtt。

11:55 am,心率88次/min,血压18.67/11.73 kPa(140/88 mmHg)。**查血钙1.99 mmol/L(2.15～2.55 mmol/L),镁0.56 mmol/L(0.66～1.07 mmol/L)**。

18:40 pm,心率102次/min,血压17.47/10.53 kPa(131/79 mmHg),予硝酸甘油20 mg＋NS 50 ml iv gtt。

1月20日6:00 am,血糖3.2 mmol/L(4.11～6.05 mmol/L)。7:00 am,心率88次/min,血压21.33/12.40 kPa(160/93 mmHg),氧饱和度96%。8:00 am,心率104次/min,血压23.07/9.73 kPa(173/73 mmHg)。8:44 am,钾3.4 mmol/L(3.5～5.1 mmol/L),钠134 mmol/L(137～145 mmol/L),氯90 mmol/L(98～107 mmol/L),钙1.99 mmol/L(2.1～2.55 mmol/L),**肌酐95 μmol/L(46～92 μmol/L)**。

9:00 am,心率98次/min,血压20.27/10.27 kPa(152/77 mmHg)。

9:22 am,患者饮水后突发呼吸困难,心率98次/min,律绝对不齐,血压20.27/10.27 kPa(152/77 mmHg),氧饱和度68%,意识不清,口唇发绀。两肺可闻及细湿啰音。考虑为饮水呛咳所致吸入性肺炎,予吸痰、禁食,无创呼吸机辅助呼吸。予莫西沙星氯化钠0.4 g qd iv(1月20日)。

1月21日3:08 am,氧饱和度测不出,调整呼吸机参数为氧浓度70%,仍测不出。血压逐渐从12/8 kPa(90/60 mmHg)降至8/4 kPa(60/30 mmHg),后测不出,心率从90次/min降至40次/min,室性逸搏心率。家属放弃抢救。5:18 am宣布临床死亡。

【病例用药分析】

一、患者入院后心力衰竭加重的主要原因

患者入院后心力衰竭不断加重的主要原因有:

(1) ACEI可降低急性心肌梗死死亡率,是急性心肌梗死、急性冠脉综合征、心功能不全的必须用药。绝对禁忌证是曾因ACEI导致的喉头水肿、无尿性肾功能衰竭。相对禁忌证(或慎用)为双侧肾动脉狭窄、血肌酐＞265 μmol/L(3 mg/L)、高钾血症、收缩压＜12 kPa(90 mmHg),这些患者先接受其他抗心力衰竭、心肌梗死治疗,待上述指标改善后再决定是否应用ACEI[4]。患者1月17日肌酐86 mmol/L,1月20日肌酐95 μmol/L。护理记录显示血压除极个别时间段外始终高于正常。可尝试予小剂量ACEI,但实际上未给予。

(2) 急性心肌梗死、急性冠脉综合征有使用他汀类降脂药的强适应证[4],且患者肝肾功能正常无禁忌证。故可尝试予他汀类降脂药,而实际上未给予,可能延缓心肌梗死的恢复,加重心力衰竭。

(3) 急性心肌梗死、急性冠脉综合征有β受体阻滞剂的强适应证[4],可能因顾虑心力衰竭而不用β受体阻滞剂。

(4) 患者冠心病、急性冠脉综合征、房颤、心功能Ⅱ级(Killip 分级),有诱发心力衰竭的疾病基础[4]。

(5) 予 5% GS 500 ml 加 50% GS 40 ml 加维生素 C 2～3 g 加维生素 B_6 200 mg 加生物合成人胰岛素 10 u 加 10%氯化钾 15 ml qd iv gtt(1 月 17 日—1 月 20 日)。维生素 C 促进胶原蛋白合成,降低毛细血管的通透性,加速血液的凝固,刺激凝血功能。每日 1～4 g,可促进血管内凝血,引发深静脉血栓形成(见上海禾丰制药有限公司药品说明书)。有每天予 2 g 维生素 C 静脉滴注,几天后引发深静脉血栓、使原有栓塞加重的报道[5]。冠脉栓塞加重可使心力衰竭加重。

二、患者发生误吸并窒息的主要原因

患者发生误吸并窒息的主要可能原因:

(1) 患者因恶心呕吐原因待查入院,加上 91 岁高龄,喉的感知觉减退,咽反射降低,使水、口腔分泌物易误吸入呼吸道[1]。

(2) 1 月 19 日镁 0.56 mmol/L,1 月 20 日钙 1.99 mmol/L。低钙血症和低镁血症均可使神经细胞和肌细胞的应激性和兴奋性增高,低钙血症合并低镁血症可进一步增加神经细胞和肌细胞的兴奋性,引发喉痉挛、膈肌痉挛[2],增加误吸风险。低钙低镁血症的主要原因是摄入及吸收不足,加上呕吐,再加上使用托拉塞米[2],应及时补钙补镁予以纠正,如口服或静脉滴注门冬氨酸钾镁、葡萄糖酸钙,口服碳酸钙等。

患者因急性冠脉综合征入院,心力衰竭不断加重,1 月 18 日 CT 示双侧胸腔积液。可引发胃肠道淤血,消化功能进一步减退,胃排空时间延长,易致食物反流,恶心呕吐。另外,呼吸系统疾病使气管黏膜对异物清除能力减低,咳嗽反射下降,不能及时清除异物[3],使误吸的风险增高。

【病例总结】

低钙血症和低镁血症可引发喉痉挛、膈肌痉,应及时纠正[2]。

急性心肌梗死、急性冠脉综合征有使用 ACEI 和他汀类的强适应证,只要没有禁忌证就应给予[4]。

医师未遵守上述用药注意事项,不排除与患者病情加重有相关性。

参 考 文 献

[1] 刘金平,刘伟萍.49 例高龄老年人误吸原因分析及护理措施[J].护理实践与研究,2011,8(9): 97-98.

[2] 王礼振.临床输液学[M].北京: 人民卫生出版社,1998,99-101,150-153.

[3] 章文婕、杨红美.老年患者误吸原因分析及护理[J].全科护理,2011,9(5): 1234-1235.

[4] 中华医学会心血管病学分会,中华心血管病杂志编辑委员会,中国循环杂志编辑委员会.急性心肌梗死诊断和治疗指南[J].2001,29(12): 705-720.

[5] 范永莉.大剂量维生素 C 致深静脉血栓形成 1 例[J].药物与临床,2014,8,63-64.

54. 多巴胺、多巴酚丁胺注射室颤致死

（2015 年 2 月 7 日）

【概述】

一例扩张型心肌病史起搏器植入史患者，此次因心功能Ⅲ级、心律失常而入院。入院后患者肾功能改善，BNP 下降；在给予药物去乙酰毛花甙 C、托拉塞米、二羟丙茶碱、呋塞米、多巴胺、多巴酚丁胺后，患者突发意识不清，心电监护示室颤，抢救无效死亡。通过此病例分析，主要探讨此患者发生室颤死亡的主要原因。

【病史介绍】

患者 54 岁，男性，有扩张型心肌病史 10 多年，高血压病史 10 多年。2008 年因突发心源性休克安装 CRT 起搏器。2015 年 1 月 24 日因扩张型心肌病 CRTD 植入术后，心功能Ⅲ级、心律失常入院。胸闷气促、血压 15.73/9.60 kPa(118/72 mmHg)，心率 79 次/min，全心扩大，双肺闻及散在哮鸣音及湿啰音，双下肢无水肿。白细胞计数 6.0×10^9/L(3.5×10^9～9.5×10^9/L)，中性粒细胞百分率 80.2%(40%～75%)，肌酐 209 μmol/L(58～110 μmol/L)，BNP 25 226 ng/L(<125 ng/L)。

【临床经过】

2015 年 1 月 24 日予美托洛尔缓释片 47.5 mg qd po(1 月 24 日—2 月 3 日)减慢心率，螺内酯 40 mg bid po(1 月 24 日—2 月 1 日)保钾利尿，呋塞米 140 mg～200 mg qd iv gtt(1 月 24 日—1 月 29 日)利尿，肾衰宁胶囊 4 粒 tid po(1 月 24 日—1 月 26 日)、药用炭片 1.5 g tid po(1 月 25 日—2 月 1 日)改善肾功能，头孢吡肟 2 g+NS 100 ml bid iv gtt(1 月 24 日—2 月 3 日)抗感染，雷贝拉唑钠肠溶胶片 10 mg qd po(1 月 25 日—1 月 27 日)泮托拉唑钠 40 mg+NS 100 ml bid iv gtt(1 月 27 日—2 月 1 日)泮托拉唑钠 40 mg+NS 100 ml qd iv gtt(2 月 1 日—2 月 3 日)抑酸护胃，NS 500 ml+维生素 C 2 g+维生素 B_6 0.2 g qd iv gtt(1 月 25 日—1 月 29 日)补充容量。

1 月 26 日，肌酐 227 μmol/L(58～110 μmol/L)，钠 136 mmol/L(137～145 mmol/L)，BNP 30 718 ng/L(<125 ng/L)，总胆红素 49.6 μmol/L(0～21 μmol/L)，直接胆红素 23.4 μmol/L(0～5 μmol/L)。

1 月 27 日，患者胸闷气促症状显著减轻。动态心电图示多源性室性期前收缩(有 5 种形

态)、部分二联律、三联律,短阵室性心动过速。

1月28日,钠133 mmol/L(137～145 mmol/L),肌酐140 μmol/L(58～110 μmol/L),BNP 19 543 ng/L(<125 ng/L)。

1月29日,**予NS 500 ml加10%氯化钠30 ml加维生素C 2 g加维生素B_6 0.2 g qd iv gtt(1月29日—1月31日)**补钠。

1月31日,钠134 mmol/L(137～145 mmol/L),**肌酐119 μmol/L(58～110 μmol/L)**,BNP 7 870 ng/L(<125 ng/L)。心率80次/min,血压18.67/12 kPa(140/90 mmHg)。

2月1日,患者目前仍偶有胸闷气促,血压14.40/9.33 kPa(108/70 mmHg),心率82次/min,双肺闻及散在哮鸣音及湿啰音。**予托拉塞米10 mg bid po(2月1日—2月3日)**利尿,螺内酯20 mg tid po(2月1日—2月3日)保钾利尿。

2月2日,**予NS 250 ml加10%氯化钠30 ml加维生素C 2 g加维生素B_6 0.2 g qd iv gtt(2月2日—2月3日)**补钠。

2月3日00:00 am,予去乙酰毛花甙C 0.2 mg iv。00:30 am,予托拉塞米10 mg iv,二羟丙茶碱0.25 g iv、0.5 g+NS 50 ml iv gtt。11:00 am,予呋塞米60 mg+NS 50 ml iv gtt。**12:00 pm,予多巴胺40 mg加多巴酚丁胺40 mg加NS 50 ml iv gtt**。12:36 pm,BNP 18 475 ng/L(<125 ng/L)。

16:10 pm,患者精神萎靡,心率80次/min,血压14.13/9.33 kPa(106/70 mmHg),神清气平,双肺可闻及散在湿啰音。19:00 pm,心率88次/min。**20:00 pm,心率101次/min**。

20:15 pm,患者突发意识不清,心电监护示室颤。立即予胸外按压,除颤,肾上腺素静脉推注,气管插管。21:00 pm,抢救无效死亡。

【病例用药分析】

2月3日20:15 pm患者在肾功能得到改善,BNP下降的情况下发生室颤死亡的主要原因有:

(1) 存在扩张型心肌病CRTD植入术后、心功能Ⅲ级、肾功能不全、多源性室性早搏、短阵室速等诱发致死性心律失常的疾病基础[1]。

(2) 可能肺部感染,感染可能未得到有效控制,可能加重心脏负荷和心力衰竭,诱发致死性心律失常[2]。

(3) 患者是在多巴胺40 mg加多巴酚丁胺40 mg加氯化钠50 ml静脉推泵过程中发生室颤。多巴胺在低浓度时与多巴胺受体结合,使cAMP水平提高而导致血管舒张。高浓度时作用于心脏β_1受体,使心肌收缩力增强,心排出量增加,可增加收缩压和脉压,也可使心率加快,有可能增加心肌耗氧量并引发严重心律失常[3]。因此药品说明书规定:当患者心率增快时,多巴胺滴速必须减慢或暂停滴注(见上海禾丰制药有限公司药品说明书)。多巴酚丁胺激动心脏β1受体,相比异丙肾上腺素,其正性肌力作用比正性频率作用显著,较少增加心肌耗氧量,但在滴速过快或浓度较高时,也可能使心率加快、心肌耗氧量增加、血压升高[3]。因此药品说明书规定:如出现收缩压增加10～20 mmHg,或者心率在原来基础上每分钟增加5～10次者,应减量或暂停多巴酚丁胺(见上海第一生化药业有限公司药品说明书)。实际情况是,2月3日19:00 pm心率88次/min,20:00 pm心率增加至101次/min,而医师未将多巴胺和多巴酚丁胺减量或暂停，可能引发致死性心律失常。

(4) 2月3日0:30 am予托拉塞米10 mg iv，二羟丙茶碱0.25 g iv、0.5 g+NS 50 ml iv gtt。2月1日—2月3日予托拉塞米10 mg bid po。因同时使用的托拉塞米可加强茶碱类药物的作用（见南京新港医药有限公司药品说明书），而茶碱剂量过大时，可能导致心律失常，甚至呼吸心搏骤停（见天津金耀氨基酸有限公司药品说明书）。

(5) 2月2日—2月3日予生理盐水250 ml加10%氯化钠30 ml加维生素C 2 g加维生素B_6 0.2 g qd iv gtt。10%氯化钠适用于水中毒及严重低钠血症，充血性心力衰竭者禁用（见扬州中宝制药有限公司药品说明书）。患者钠最低133 mmol/L，因此不宜使用10%氯化钠。静脉滴注10%氯化钠可显著增加心脏负荷，增加室颤风险，建议改用口服。

【病例总结】

当患者心率增快时，多巴胺滴速必须减慢或暂停滴注（见上海禾丰制药有限公司药品说明书）。当收缩压增加10～20 mmHg，或者心率在原来基础上每分钟增加5～10次者，应减量或暂停多巴酚丁胺（见上海第一生化药业有限公司药品说明书）。

同时使用的托拉塞米可加强茶碱类药物的作用（见南京新港医药有限公司药品说明书）。

10%氯化钠适用于水中毒及严重低钠血症，充血性心力衰竭者禁用（见扬州中宝制药有限公司药品说明书）。

医师未遵守上述用药注意事项，不排除与患者发生室颤有相关性。

参考文献

[1] 葛均波，徐永健.内科学[M].第8版.北京：人民卫生出版社，2013，272-277.
[2] 金惠铭，王建枝.病理生理学[M].第7版.北京：人民卫生出版社，2011，199-201.
[3] 杨宝峰.药理学[M].第7版.北京：人民卫生出版社，2011，91-94.

55. 多种药物因素引发室颤

（2015 年 6 月 11 日）

【概述】

一例合并多种基础疾病的患者，此次因冠心病 PCI 术后、房颤、心功能Ⅳ级、慢性支气管炎急性发作而入院。入院后，患者在肺部感染有所好转的情况下发生室颤，抢救无效死亡。通过此病例分析，主要探讨此患者发生室颤的主要药物因素。

【病史介绍】

患者 84 岁，高龄男性，有高血压病史 30 多年，2 型糖尿病病史 20 年，老年型慢性支气管炎史 6 年多。2008 年及 2009 年因冠心病先后植入支架 3 枚。有房颤史数年。2015 年 4 月因急性脑梗死，遗留双下肢活动障碍、反应差、认知功能减退。2015 年因冠心病 PCI 术后、房颤、心功能Ⅳ级、慢性支气管炎急性发作于 6 月 6 日 21:45 pm 入院。神志不清，气急，躁动不安，满肺哮鸣音，咳黄浓痰，房颤率 140 次/min，血压 17.60/9.33 kPa（132/70 mmHg）。血气分析示 pH 7.52（7.35～7.45），PCO_2 3.43 kPa[25.7 mmHg（4.67～6 kPa，35～45 mmHg）]，PO_2 7.20 kPa[54 mmHg（10.67～13.33 kPa，80～100 mmHg）]，白细胞 11.23×10^9/L（3.5×10^9～9.5×10^9/L），中性粒细胞百分率 83%（40%～75%），BNP＞35 000 ng/L（＜450 ng/L），D-二聚体 16 mg/L（＜0.55 mg/L），尿素氮 10 mmol/L（3.2～7.1 mmol/L），肌酐 102 μmol/L（58～110 μmol/L），钾 3.3 mmol/L（3.5～5.1 mmol/L），Ca^{2+} 0.9 mmol/L（1.03～1.20 mmol/L）。

【临床经过】

2015 年 6 月 6 日气管插管呼吸机辅助通气，予氯吡格雷 50 mg qd po（6 月 6 日—6 月 8 日）、**地高辛** 0.13 mg qd po（6 月 6 日—6 月 8 日），呋塞米 20 mg tid po（6 月 6 日—6 月 8 日），**螺内酯** 20 mg tid po（6 月 6 日—6 月 8 日），**二羟丙茶碱** 0.5 g 加 NS 50 ml qd iv gtt（6 月 6 日—6 月 8 日），泮托拉唑钠 40 mg 加 NS 50 ml qd iv gtt（6 月 6 日—6 月 8 日），**亚胺培南西司他丁钠** 1 g 加 NS 100 ml q8h iv gtt（6 月 6 日—6 月 8 日），**莫西沙星氯化钠** 0.4 g qd iv gtt（6 月 6 日—6 月 8 日）。

23:20 pm，予**去乙酰毛花甙 C** 0.2 mg iv，**胺碘酮** 450 mg iv gtt，**甲泼尼龙琥珀酸钠** 40 mg iv，呋塞米 20 mg iv。

6 月 7 日 6:25 am,心电图示 QT - c 0.541 秒。

9:00 am,予低分子肝素钙 4 000 u q12h ih(6 月 7 日—6 月 8 日),氯化钾缓释片 1 g bid po(6 月 7 日—6 月 8 日)。

13:00 pm,房颤率 97～105 次/min,血压 17.33/9.73 kPa(130/73 mmHg),双下肺可闻及中小湿啰音。血糖 20.9 mmol/L(<7.8 mmol/L),予生物合成人胰岛素 6 u ih。

22:00 pm,房颤率 91 次/min,血压 15.33/9.07 kPa(115/68 mmHg),血糖 21.8 mmol/L(<7.8 mmol/L),予精蛋白生物合成人胰岛素 6 u ih。

6 月 8 日 7:11 am,钾 3.4 mmol/L(3.5～5.1 mmol/L)。白细胞 9.75×10^9/L(3.5×10^9～9.5×10^9/L),中性粒细胞百分率 76%(40%～75%)。

9:00 am,血糖 18.9 mmol/L(<7.8 mmol/L),予精蛋白锌重组人胰岛素混合液 70/30 早 22 U、晚 12 u 餐前 ih。予阿托伐他汀钙 20 mg qn po,胺碘酮 0.2 g tid po,8.5%复方氨基酸 250 ml qd iv gtt,肠内营养混悬液 250 ml qd po。

12:30 pm,房颤率 77 次/min,血压 14.80/8 kPa(111/60 mmHg)。

13:11 pm,丙氨酸氨基转移酶 84 U/L(9～50 U/L),

14:23 pm,BNP 13 609 ng/L(<450 ng/L),降钙素原 3.1 μg/L(0.051～0.5 μg/L)。

14:40 pm,房颤率 54 次/min,血压 12.53/7.6 kPa(94/57 mmHg),氧饱和度 70%。

15:00 pm,房颤率 90 次/min,血压 12.67/6.27 kPa(95/47 mmHg)。15:17 pm,房颤率 40 次/min,发生室颤。予胸外按压、电除颤,反复予肾上腺素、多巴胺等静脉推注。16:40 pm,抢救无效死亡。

【病例用药分析】

患者在肺部感染有所好转的情况下发生室颤,其主要原因:

(1) 冠心病 PCI 术后、房颤、心功能Ⅳ级、慢性支气管炎急性发作、高血压病 3 级(极高危)、2 型糖尿病、脑梗死后等诱发致死性心律失常的疾病基础[1]。

(2) 患者发生肝功能损害,可能造成心肌电生理不稳,增加严重心律失常的风险[1]。

(3) 将胺碘酮与莫西沙星合用,两药均可延长 Q - T 间期,增加室性心律失常风险(见拜耳医药保健有限公司药品说明书)。患者有肝功能损害,可能造成胺碘酮和莫西沙星在体内的蓄积,加上患者低钾血症,进一步增加包括室颤在内的致死性心律失常的风险(见赛诺菲制药有限公司药品说明书)。

(4) 发生室颤时正予二羟丙茶碱静脉推泵。二羟丙茶碱舒张支气管的作用机制之一是促进内源性肾上腺素释放,使交感神经兴奋性增加,有直接兴奋心肌,加强心肌收缩力的作用,剂量大时可加快心率,使左心室负荷加重,使患者易激动、惊厥,严重时可诱发室颤(见上海现代哈森药业有限公司药品说明书)。患者 84 岁高龄,存在肝肾功能损害,胺碘酮可抑制 P450 酶系 CYP2D6 和 CYP2C9 的作用而减少茶碱的代谢,因此可能使茶碱在体内过量,使室颤发生风险增加[2]。

(5) 患者 84 岁高龄存在肾功能减退,而地高辛、毛花苷 C 主要从肾脏排泄,故容易在体内蓄积(见上海信谊药厂有限公司药品说明书);予螺内酯可使地高辛半衰期延长(见上海信谊药厂有限公司药品说明书);予胺碘酮可使地高辛血药浓度增加 70%以上(见上海信谊药厂有限公司药品说明书)；予阿托伐他汀钙可使地高辛稳态血药浓度增加 20%(见辉瑞制药有限公司药品说明书)；予泮托拉唑钠能显著提高地高辛的药效及生物利用度，通过提高胃内 pH 值，抑制胃酸对地高辛的破坏(见上海信谊药厂有限公司药品说明书)；予莫西沙星氯化钠可将地高辛浓度增加 30%(见拜耳医药保健有限公司药品说明书)。加上患者冠心病 PCI 术后、房颤、心功能Ⅳ级，使心肌缺血坏死造成地高辛中毒浓度阈值下降，往往不到中毒浓度已经发生严重毒副反应，再加上血钾偏低，使室颤发生风险增加[3]。在发生室颤前房颤率减慢至最低 54 次/min，在某种程度上提示地高辛过量的可能性。

【病例总结】

胺碘酮可增加茶碱血药浓度，高龄、肝功能损害患者茶碱在体内过量风险增加(见上海现代哈森药业有限公司药品说明书)。

胺碘酮禁止与莫西沙星合用，因增加室性心律失常风险(见拜耳医药保健有限公司药品说明书)。

螺内酯可使地高辛半衰期延长；胺碘酮可使地高辛血药浓度增加 70%以上(见上海信谊药厂有限公司药品说明书)；阿托伐他汀钙可使地高辛稳态血药浓度增加 20%(见辉瑞制药有限公司药品说明书)；泮托拉唑钠能显著提高地高辛的药效及生物利用度(见上海信谊药厂有限公司药品说明书)；莫西沙星可将地高辛浓度增加 30%(见拜耳医药保健有限公司药品说明书)。

医师未遵守上述用药注意事项，不排除与患者发生室颤有相关性。

参 考 文 献

[1] 葛均波，徐永健.内科学[M].第 8 版.北京：人民卫生出版社. 2013，174－176，200－204.

[2] 刘萍，边强.抗心律失常药的药物相互作用[J].国外医药－合成药生化药制剂分册，2001，22(4)：243－248.

[3] 任红心，韩雷，赵宁民等.影响地高辛血药浓度的因素分析[J].中国医药科学，2012，2(19)：33－35.

56. 突发尖端扭转型室性心动过速

（2015 年 5 月 23 日）

【概述】

一例多年高血压史合并慢性支气管炎史的高龄女性患者，此次因肺心病、心功能Ⅲ级（NYHA）、肾功能不全、窦性静止、房室交界性逸搏心率、高钾血症而入院。入院后给予积极的降钾措施，但第三天钾仍有 6.5 mmol/L，而且患者突发尖端扭转型室性心动过速。通过此病例分析，主要探讨以下两点：1. 患者高钾血症纠正效果差的主要原因；2. 患者突发尖端扭转型室性心动过速的主要原因。

【病史介绍】

患者 82 岁，高龄女性，有高血压史 30 多年，慢性支气管炎史 50 多年。因肺心病、心功能Ⅲ级（NYHA）、肾功能不全、窦性静止、房室交界性逸搏心率、高钾血症于 15 年 5 月 13 日 13:30 pm 入院。查体神清气促，血压 18.13/10.13 kPa（136/76 mmHg），心率 75 次/min，律齐，双肺未闻及明显干湿啰音，双下肢中度水肿。钾 6.6 mmol/L（3.5～5.1 mmol/L），钠 136 mmol/L（137～145 mmol/L），尿素氮 25.4 mmol/L（2.5～6.1 mmol/L），肌酐 473 μmol/L（46～92 μmol/L），白细胞计数 7.94×10^9/L（3.69×10^9～9.16×10^9/L），中性粒细胞百分比 63.0%（50%～70%），CRP15 mg/L（0～3 mg/L），红细胞比积 28.7%（40%～50%），血红蛋白 95 g/L（115～150 g/L），BNP 4323 ng/L（<450 ng/L）。

【临床经过】

2015 年 5 月 13 日予**贝那普利 10 mg qd po（5 月 13 日—5 月 15 日）**减轻重构，氨氯地平 5 mg qd po（5 月 13 日—5 月 16 日）降压，阿托伐他汀钙 20 mg qn po（5 月 13 日—5 月 16 日）稳定斑块，复方甲氧那明 25 mg tid po（5 月 13 日—5 月 15 日）平喘，**胺碘酮 0.2 g qd po（5 月 13 日—5 月 15 日）**抗心律失常，托拉塞米 40 mg＋NS 50 ml qd iv gtt（5 月 13 日—5 月 15 日）利尿，**螺内酯 40 mg qd po（5 月 13 日—5 月 15 日）**保钾利尿，头孢唑肟钠 2 g＋NS 100 ml bid iv gtt（5 月 13 日—5 月 16 日）抗感染。

18:00 pm，予呋塞米 20 mg iv，10% GS 250 ml＋生物合成人胰岛素 6 u iv gtt。19:17 pm，钾 6.4 mmol/L（3.5～5.1 mmol/L）。**16:00 pm—23:00 pm，心率 45～58 次/min。**

5 月 14 日 8:00 am，患者神清气促，双下肺可闻及散在湿啰音，心率 65 次/min，律齐，血压

14.40/9.33 kPa(108/70 mmHg)，双下肢中度水肿。钾 6.1 mmol/L(3.5～5.1 mmol/L)，钙 2.03 mmol/L(2.15～2.55 mmol/L)，镁 1.19 mmol/L(0.65～1.05 mmol/L)。予肾衰宁 4 粒 tid po(5月14日—5月16日)，呋塞米 40 mg bid po(5月14日—5月15日)，聚磺苯乙烯钠散 15 g tid po(5月14日—5月15日)。

14:00 pm，患者胸闷气促不适，血压 14.40/9.33 kPa(108/70 mmHg)，双下肺可闻及散在干湿啰音，双下肢中度水肿。患者昨日一直无尿，膀胱未见积液。20:30 pm，血气示 pH 7.285(7.35～7.45)，PCO_2 6.53 kPa[49 mmHg(4.67～6 kPa，35～45 mmHg)]，PO_2 8.80 kPa[66 mmHg(10.67～13.33 kPa，80～100 mmHg)]。

1:00 am—23:00 pm，心率 42～51 次/min。

5月15日 11:32 am，患者气促，精神欠佳，14日夜间有排少量尿液，15日一直无尿。血压 16/6.67 kPa(120/50 mmHg)，双下肺可闻及散在湿啰音，双下肢中度水肿。钾 6.5 mmol/L(3.5～5.3 mmol/L)，肌酐 573 μmol/L(45～84 μmol/L)。

18:15 pm，转 ICU。继续予贝那普利 10 mqdpo(5月15日—5月18日)，氨氯地平 5 mg qd po(5月15日—5月17日)，阿托伐他汀钙 20 mg qn po(5月15日—5月18日)，孟鲁斯特钠 10 mg qn po(5月15日—5月18日)，**5%碳酸氢钠 250 ml qd iv gtt(5月15日—5月18日)。**

19:30 pm，降钙素原 0.44 μg/L(0.051～0.5 μg/L)，BNP 7 187 ng/L(<450 ng/L)。尿素氮 32.0 mmol/L(2.5～6.1 mmol/L)，肌酐 606 μmol/L(46～92 μmol/L)，总胆红素 28 μmol/L(3～22 μmol/L)，谷丙转氨酶 64 U/L(9～52 U/L)，天门冬氨酸氨基转移酶 262 U/L(14～36 U/L)，γ-GT212 U/L(12～43 U/L)。

20:15 pm—5月16日 6:00 am，总滤出液 2 693 ml，行 CRRT，心率 56 次/min，血压 15.07/6.67 kPa(113/50 mmHg)。22:45 pm，钾 3.3 mmol/L(3.5～5.1 mmol/L)。

5月15日 1:00 am—23:00 pm，心率 46～56 次/min。

5月16日 8:30 am，予多索茶碱 0.2 g 加 NS 100 ml q12h iv gtt(5月16日—5月18日)，美洛西林钠舒巴坦钠 3.75 g 加 NS 100 ml q8h iv gtt(5月16日—5月18日)，泮托拉唑钠 40 mg 加 NS 100 ml q12h iv gtt(5月16日—5月18日)。

10:00 pm—18:51 pm，行 CRRT，总滤出液 2 473 ml，心率 55 次/min，血压 14.00/10.00 kPa(105/75 mmHg)。**18:50 pm，患者突发尖端扭转型室性心动过速**，心室率 170 次/min，心电图示 QT 间期延长。查钾 2.6 mmol/L(3.5～5.1 mmol/L)，予 10%氯化钾 30 mlpo。

19:05 pm，心内科会诊予 25%硫酸镁 10 ml+NS 100 ml iv。

5月16日 00:30 am—23:00 pm，心率 51～79 次/min。

5月17日 9:30 am，肌酐 636 μmol/L(46～92 μmol/L)，钾 3.6 mmol/L(3.5～5.1 mmol/L)。心率 45 次/min，予阿托品 0.5 mg+NS 50 ml iv。

10:00 am，心电监护提示窦性停搏，交界性逸搏心律，心率 38 次/min，予 10%氯化钾 7.5 ml 加 25%硫酸镁 10 ml 加生物合成人胰岛素 6 u 加 10% GS 250 ml iv gtt。10%氯化钙 10 ml 加 NS 50 ml iv gtt。10:30 am，予异丙肾上腺素 1 mg 加 NS 50 ml iv gtt。

10:00 am—19:08 pm，行 CRRT，总滤出液 774 ml。

5月17日 1:00 am—23:00 pm，心率 38～61 次/min。

5 月 18 日 4:40 am，心率 55 次/min，予异丙肾上腺素 1 mg 加 NS 50 ml iv gtt。5:00 am，心率 76 次/min。9:30 am，心率 54 次/min，血压 17.33/6.40 kPa(130/48 mmHg)，自动出院。

【病例用药分析】

一、患者高钾血症纠正效果差的主要原因

2015 年 5 月 13 日钾 6.6 mmol/L，尽管予托拉塞米 40 mg iv gtt(5 月 13 日—5 月 15 日)、呋塞米 40 mg bid po(5 月 14 日—5 月 15 日)、聚磺苯乙烯钠散 15 g tid po(5 月 14 日—5 月 15 日)、10% GS 250 ml 加生物合成人胰岛素 6 u iv gtt 等降钾措施，但 5 月 15 日 11:32 am 钾仍有 6.5 mmol/L。患者持续高钾血症得不到纠正的主要原因有：

(1) 入院后肾功能不全进行性加重，持续无尿，使肾脏排钾大大减少[1]。而肾功能不全进行性加重可能与心力衰竭、心排血量降低、予贝那普利等有关[1]。

(2) 在高钾血症的情况下仍予螺内酯 40 mg qd po(5 月 13 日—5 月 15 日)，可进一步使肾脏排钾减少[1]。螺内酯高钾血症者禁用(见上海信谊药厂有限公司药品说明书)。

(3) 在肾功能不全进行性加重的情况下，仍予贝那普利 10 mg qd po(5 月 13 日—5 月 15 日)，ACEI 在肾功能不全加保钾利尿剂的情况下，可大大增加高钾血症的风险(北京诺华制药有限公司药品说明书)。当肌酐清除率小于 30 ml/min 或肌酐大于 265 μmol/L 时，ACEI 禁用(北京诺华制药有限公司药品说明书)。

(4) 予托拉塞米 40 mg iv(5 月 13 日—5 月 15 日)。托拉塞米可阻碍肾小管内的醛固酮与受体的结合，抑制醛固酮的分泌，维持血钾的浓度，在与螺内酯合用时可取得显著的排钠、保钾效果[2]。(5)患者因肾功能衰竭而引发代谢性酸中毒，另外还有缺氧使钾从细胞内转移到细胞外[1]。

二、患者突发尖端扭转型室性心动过速的主要原因

5 月 15 日 20:15 pm—5 月 16 日 6:00 am 行 CRRT 后，22:45 pm 钾 3.3 mmol/L；5 月 16 日 10:00 pm—18:51 pm 行 CRRT 后，18:50 pm 患者突发尖端扭转型室性心动过速，钾 2.6 mmol/L，其主要原因有：

(1) 患者入院后一直心动过缓，5 月 13 日 16:00 pm—23:00 pm 心率 45～58 次/min，5 月 14 日 1:00 am—23:00 pm 心率 42～51 次/min，5 月 15 日 1:00 am—23:00 pm 心率 46～56 次/min，5 月 16 日 00:30 am—23:00 pm，心率 51～79 次/min，可增加尖端扭转型室速的发生风险[1]。

(2) 经 CRRT 后，加上予 5%碳酸氢钠 250 ml qd iv gtt(5 月 15 日—5 月 18 日)，使患者血钾快速下降，发生低钾血症，使 Q-T 间期延长，可增加尖端扭转型室速的发生风险[1]。

(3) 予胺碘酮 0.2 g qd po(5 月 13 日—5 月 15 日)。患者有肝功能损害，可使胺碘酮代谢缓慢而在体内蓄积，又因胺碘酮表观分布溶剂非常大(60 L/kg)，在身体各组织中分布广泛且结合力高，使 CRRT 不能将其清除，且半衰期很长达 20 天以上，故尽管 5 月 15 日停用了胺碘酮，5 月 16 日仍在体内有较高浓度。可使 Q-T 间期延长而引发尖端扭转型室速的风险增加。在无起搏器治疗的情况下，胺碘酮禁用于窦性心动过缓、窦房结疾病、高度房室传导阻滞的患者(见杭州赛诺菲制药有限公司药品说明书)。

(4) 予复方甲氧那明 2 粒 tid po(5 月 13 日—5 月 15 日)。每粒复方甲氧那明包含 2 mg 氯苯那敏,有阻滞心室细胞钾通道而使 Q－T 间期延长的作用[3],氯苯那敏蛋白结合率为 72%,故 CRRT 清除率不高,消除半衰期约为 20 小时[4]。故尽管 5 月 15 日已停用,但 5 月 16 日氯苯那敏仍在体内有较高存留,与胺碘酮合用使发生尖端扭转型室速的发生风险大大增加。

患者严重缓慢型心律失常与严重高钾血症有相关性,但在高钾血症被纠正后仍未能恢复。5 月 17 日 9:30 am 心率降至 45 次/min,予阿托品 0.5 mg iv gtt,10:00 am 心率甚至降至 38 次/min,予异丙肾上腺素 1 mg 加 NS 50 ml iv gtt。除与心功能Ⅲ级(NYHA)、肺心病、高血压等原发疾病有关外,还与胺碘酮在体内仍有蓄积有相关性。此外,还与 5 月 16 日 19:05 pm 予 25%硫酸镁 10 ml＋NS 100 ml iv gtt、5 月 17 日 10:00 am 予 10%氯化钾 7.5 ml＋25%硫酸镁 10 ml＋生物合成人胰岛素 6 u＋10% GS 250 ml iv gtt 有相关性。镁离子主要从肾脏排泄,患者肾功能衰竭可使镁离子在体内蓄积达到高浓度,尽管予 CRRT,但在静脉滴注硫酸镁时仍有可能发生暂时性高镁血症。镁离子可拮抗钙离子,有减慢心率、引发房室传导阻滞作用,特别是在高浓度时。故规定硫酸镁有心脏传导阻滞者禁用(见上海旭东海普药业有限公司药品说明书)。5 月 17 日 10:00 am,在静脉滴注硫酸镁过程中心率降至 38 次/min 提示硫酸镁可能有减慢心率作用。

【病例总结】

螺内酯高钾血症者禁用(见上海信谊药厂有限公司药品说明书)。

当肌酐清除率小于 30 ml/min 或肌酐大于 265 μmol/L 时,ACEI 禁用(北京诺华制药有限公司药品说明书)。

在无起搏器治疗的情况下,胺碘酮禁用于窦性心动过缓、窦房结疾病、高度房室传导阻滞的患者。胺碘酮禁止与其他延长 Q－T 间期的药物合用(见杭州赛诺菲制药有限公司药品说明书)。

硫酸镁有心脏传导阻滞者禁用(见上海旭东海普药业有限公司药品说明书)。

未遵守上述用药注意事项,不排除与患者病情恶化有相关性。

参 考 文 献

[1] 葛均波,徐永健.内科学[M].第 8 版.北京：人民卫生出版社,2013,200－203,518－523,783－784.

[2] 张婷.用托拉塞米与呋塞米治疗急性心力衰竭对患者尿量及电解质水平的影响分析[J].当代医药论丛,2014,12(17)：275－276.

[3] 何卫.氯苯那敏致不良反应 10 例分析[J].中国美容医学,2011,12(20)：169－170.

[4] 汤文艳,郑恒,代宗顺等.氨麻美敏分散片的人体相对生物利用度和生物等效性[J].中国医院药学杂志,2008,28(17)：1469－1473.

57. 肥厚型梗阻性心肌病患者低血压突发心肌梗死

（2015 年 8 月 17 日）

【概述】

一例有心肌梗死病史患者，此次拟因冠心病？心肌病？收入院。入院第三天，患者突发意识模糊，呼之无法应答，大汗淋漓，血压无法测出。急查心电图示 V1 - V4 导联 ST 段抬高，较前有动态变化。通过此病例分析，主要探讨此患者发生急性心肌梗死的主要原因。

【病史介绍】

患者 86 岁，女性，2002 年有“心肌梗死”病史。否认高血压、糖尿病、脑梗死、胃溃疡、慢性支气管炎等疾病史。2015 年 7 月下旬开始反复无明显诱因下发作胸闷心慌，有头晕，每次持续半小时左右好转。8 月 9 日无诱因再次出现胸闷心慌，伴大汗。来院查心电图示窦性心律，ST - T 改变（Ⅰ、V4、V5、V6 水平压低 0.5 mm），心肌酶正常。8 月 10 日 13:25 pm 因冠心病？心肌病？收入院。查体心率 70 次/min，律齐，血压 16.93/9.73 kPa（127/73 mmHg），胸骨左缘可闻及 3/6SM 粗糙吹风样杂音。

【临床经过】

2015 年 8 月 10 日予阿司匹林肠溶片 100 mg qd po（8 月 10 日—8 月 11 日），阿托伐他汀钙 20 mg qn po（8 月 10 日—），**单硝酸异山梨酯缓释片 40 mg qd po（8 月 10 日—8 月 12 日）**，前列地尔 2 ml＋NS 100 ml qd iv gtt（8 月 10 日—8 月 12 日），蒙脱石散剂 6 g po（8 月 10 日 20:00 pm）。

8 月 11 日 9:00 pm，患者神清气平，双肺未及干湿性啰音，心率 76 次/min，律齐，胸骨左缘可闻及 3/6SM 粗糙吹风样杂音，双下肢无水肿。胸部正位主动脉钙化。心脏超声示室间隔基底段增厚致左室流出道梗阻（17 mm）升主动脉增宽，主动脉瓣钙化伴少中量反流，少量二尖瓣和三尖瓣反流，左室收缩功能正常。

停阿司匹林肠溶片，**予西洛他唑 50 mg bid po（8 月 11 日—8 月 12 日）**。

8 月 12 日 7:00 am，**停单硝酸异山梨酯缓释片，予地尔硫䓬缓释片 90 mg po**。

10:00 am，无明显不适主诉，生命体征稳定。

11:30 am，突发意识模糊，呼之无法应答，大汗淋漓，血压无法测出。予多巴胺升压后逐渐神志好转，但血压反复降低，急查心电图示 V1－V4 导联 ST 段抬高，较前有动态变化，考虑急性前壁心肌梗死可能。

【病例用药分析】

左心室流出道存在梗阻时称为肥厚型梗阻性心肌病（HOCM）。HOCM 患者左心室流出道压差具有变异性，凡是能增强心肌收缩力或减轻左心室前、后负荷的因素皆可引起左心室流出道压差的增加。HOCM 的治疗原则为减轻左心室流出道狭窄、减慢心率等。目前对 HOCM 的治疗药物以 β 受体阻滞剂、钙通道阻滞剂、丙吡胺等为主。临床常用的一些心血管病药物如血管紧张素转化酶抑制剂（ACEI）及血管紧张素Ⅱ受体拮抗剂（ARB）、利尿剂、洋地黄类、硝酸酯类等，可增强心肌收缩力，或减轻心脏后负荷，从而加重 HOCM 左心室流出道梗阻[1]。常见的一种不合理用药是无冠状动脉粥样硬化性心脏病的患者，因胸痛或心电图非特异性改变，而使用了硝酸酯类药物[1]。减慢心率对 HOCM 患者具有如下作用：延长心脏舒张期，使心室被动充盈增加，从而改善舒张功能；延长心肌有效灌注时间，减轻心肌缺血症状。故心率可以作为判断药物治疗尤其是 β 受体阻滞剂量是否达标的一个重要指标。对于 HOCM 心率的控制范围，尚无明确的标准，一般以降至 60 次/min 左右为宜[1]。

8 月 12 日 11:30 am 患者血压无法测出、急性心肌梗死的主要可能原因：

（1）予单硝酸异山梨酯缓释片 40 mg qd po（8 月 10 日—8 月 12 日），尽管在 8 月 12 日 7:00 am已经停用该药，但缓释片作用时间长，加上患者 86 岁高龄代谢减慢可使单硝酸异山梨酯缓释片作用时间更长。可使左心室流出道压差的增加，减少心输出量，使血压下降。单硝酸异山梨酯缓释片肥厚型梗阻性心脏病患者禁用（见鲁南贝特制药有限公司药品说明书）。

（2）将西洛他唑片与地尔硫䓬缓释片合用。地尔硫䓬为 CYP3A4 抑制剂，而西洛他唑经 CYP3A4 代谢，故地尔硫䓬可较大增加西洛他唑药理作用，使西洛他唑过量风险增加。西洛他唑有抑制血管平滑肌磷酸二酯酶Ⅲ（PDⅢ）作用，可使血管扩张，过量可引发低血压。另外可使心率加快，使心室充盈减少而减少心输出量。加上地尔硫䓬本身的降压作用，从而引发严重低血压。

（3）予前列地尔 2 ml 加 NS 100 ml qd iv gtt（8 月 10 日—8 月 12 日），有扩张血管作用，可引发低血压（见北京泰德制药股份有限公司药品说明书）。

（4）患者予蒙脱石散剂 6 g po（8 月 10 日 20:00 pm），可能有腹泻，可引发容量不足。

【病例总结】

单硝酸异山梨酯缓释片肥厚型梗阻性心脏病患者禁用（见鲁南贝特制药有限公司药品说明书）。

地尔硫䓬可较大增加西洛他唑药理作用（见浙江大家制药有限公司药品说明书）。

未遵守上述用药注意事项，不排除与患者发生急性心肌梗死有相关性。

参考文献

[1] 陶永康，李一石，项志敏等.肥厚型梗阻性心肌病的不合理用药分析[J].中国循环杂志，2007，22(5)：355－357.

58. 与感冒药物相关诱发急性心肌梗死

(2016 年 2 月 27 日)

【概述】

一例高血脂史患者，否认高血压、糖尿病、冠心病、慢支等慢性病史。此次因发热、肺部感染而入院。给予患者抗感染、感冒退热治疗，患者发生窦性心动过速、S－T 段异常，确认冠心病、急性 ST 抬高型心肌梗死、Killip Ⅱ级。通过此病例分析，主要探讨感冒药物与诱发心肌梗死之间的关系。

【病史介绍】

患者 56 岁，男性，自诉有高脂血症史，吸烟史 20 年，近来每天 3～5 支。否认高血压、糖尿病、冠心病、慢支等慢性病史。2016 年 2 月 16 日出现发热，体温最高达 40℃，伴全身不适。查 CRP124 mg/L(0～3 mg/L)，白细胞计数 6.12×10^9/L(3.5×10^9～9.5×10^9/L)，中性粒细胞百分率 77%(50%～70%)，红细胞计数 3.73×10^{12}/L(4.3×10^{12}～5.8×10^{12}/L)，血红蛋白测定 119 g/L(130～175 g/L)。胸片示两下肺纹理增多、模糊，左中肺致密影；主动脉硬化。

【临床经过】

2016 年 2 月 16 日予环丙沙星抗感染后，患者仍有发热，后改用"头孢他啶＋莫西沙星"，病情稍改善。2 月 20 日全身不适加重伴呕吐腹泻，予**苏黄止咳胶囊 3 粒 tid po(2 月 20 日—2 月 22 日)，酚氨加敏片 0.65 g tid po(2 月 20 日—2 月 22 日)，对乙酰氨基酚片 1 粒 tid po(2 月 20 日—2 月 22 日)**。

2 月 22 日 11:30 am，查白细胞计数 11.25×10^9/L(3.5×10^9～9.5×10^9/L)，中性粒细胞百分率 92%(50%～70%)，CRP＞150 mg/L(0～3 mg/L)，红细胞计数 3.47×10^{12}/L(4.3×10^{12}～5.8×10^{12}/L)，血红蛋白测定 108 g/L(130～175 g/L)。心率 76 次/min，体温 38.7℃，血压 12.53/7.73 kPa(94/58 mmHg)。予莫西沙星 0.4 g＋5% GS 250 ml qd iv gtt(2 月 22 日—)，头孢唑肟钠 2 g＋NS 100 ml q12h iv gtt(2 月 22 日—2 月 23 日)。**22:00 pm，予安乃近 0.5 g po。**

2 月 23 日 8:36 am，体温 37.1 度，双肺闻及少许粗湿啰音，心率 82 次/min。予奥美拉唑钠 40 mg iv gtt。

13:00 pm，因血压下降予多巴胺 180 mg iv gtt。

13:20 pm，心电图示、窦性心动过速、S－T 段异常(V2、V3、V4、V5、V6 斜上型抬高 0.5～

3 mm)。心肌酶上升,心内科会诊诊断冠心病、急性 ST 抬高型心肌梗死 Killip Ⅱ级。

15:00 pm 转 CCU,血压 76/43 mmHg,心率 91 次/min。红细胞计数 2.85×10^{12}/L(4.3×10^{12}～5.8×10^{12}/L),血红蛋白测定 90 g/L(130～175 g/L),粪隐血弱阳性。

【病例用药分析】

心肌梗死的基本病因之一是交感神经兴奋性增加,血压、心率增高,左心室负荷明显加重,血黏稠度增高等因素导致在冠状动脉粥样硬化的基础上斑块破裂出血及血栓形成[1]。因此推测 2 月 23 日患者入院第二天发生急性 ST 段抬高型心肌梗死的主要原因有:

(1) 患者有高脂血症史多年,可能合并有冠心病,又有长期吸烟史,存在诱发急性心肌梗死的基础[1]。

(2) 患者 2 月 16 日出现高热,经抗感染治疗效果不明显,入院后仍有高热,CRP、白细胞、中性粒细胞均偏高,存在肺部感染,可加重心脏负荷[1]。

(3) 予苏黄止咳胶囊 3 粒 tid po(2 月 20 日—2 月 22 日),其中包含麻黄碱(见扬子江药业集团北京海燕药业有限公司药品说明书)。麻黄碱(或伪麻黄碱)对肾上腺素 α 和 β 受体均有激动作用,因可使皮肤、黏膜和内脏血管收缩,血流量减少,可以消除鼻黏膜充血和肿胀,故常与各种感冒药配成复方用于消除鼻塞;因其可以松弛支气管平滑肌,故常与止咳化痰药配成复方用于痉挛性咳嗽。麻黄碱可兴奋心脏、收缩血管、升高血压,引起精神兴奋、失眠、不安等症状,因此可能增加心脑血管疾病的发生风险(包括急性心肌梗死),尤其是对那些已有高血压、糖尿病、冠心病等疾病的高危患者(见扬子江药业集团北京海燕药业有限公司药品说明书)。

(4) 予酚氨加敏片 1 粒 tid po+对乙酰氨基酚片 1 粒 tid po (2 月 20 日—2 月 22 日)。每片酚氨加敏含氨基比林 0.1 g+对乙酰氨基酚 0.15 g+咖啡因 30 mg+马来酸氯苯那敏 2 mg,因可使痰液变黏稠而加重感染,故不可用于下呼吸道感染(见上海信谊药厂有限公司药品说明书),因此予酚氨加敏片可能加重肺部感染而增加心脏负荷。另外,氨基比林(酚氨加敏片中包含)+对乙酰氨基酚,均可抑制前列腺素合成,还可加大对乙酰氨基酚的用量(酚氨加敏片中包含对乙酰氨基酚),从而使胃十二指肠溃疡的发生风险增加。患者贫血进行性加重,大便隐血弱阳性,不能排除胃肠道出血的可能。2 月 16 日血红蛋白 119 g/L,2 月 23 日下降至血红蛋白 90 g/L,贫血可加重心脏负荷,加上患者食欲缺乏,予解热镇痛药引发大汗,导致容量不足血压偏低,可增加血黏度,心肌供血不足,增加急性心肌梗死的发生风险。

【病例总结】

感冒药往往包含有麻黄碱、非甾体类抗炎药,可能增加心脑血管疾病的发生风险,尤其是对那些已有高血压、糖尿病、冠心病等疾病的高危患者(见扬子江药业集团北京海燕药业有限公司药品说明书)。

酚氨加敏不可用于下呼吸道感染(见上海信谊药厂有限公司药品说明书)。

未遵守上述用药注意事项,不排除与患者发生急性心肌梗死有相关性。

参 考 文 献

[1] 葛均波,徐永健.内科学[M].第 8 版.北京:人民卫生出版社,2013,236-255.

59. 严重肝损中心静脉压低猝死

(2015 年 3 月 23 日)

【概述】

一例高血压病史合并直肠癌病史，此次因急性 ST 段抬高型前壁心肌梗死、心功能Ⅱ级(Killip)而入院。入院后，患者尿素氮/肌酐比值一路升高，3 月 20 日 GPT 1082 U/L，突发心脏骤停。通过此病例分析，主要探讨以下几点：1. 患者发生容量不足的主要原因；2. 患者发生严重肝功能损害的主要原因；3. 患者发生心脏骤停的主要原因。

【病史介绍】

患者 80 岁高龄，男性，有高血压病史 20 年。有直肠癌病史 3 年，化疗 2 次，近期有少许便血。因急性 ST 段抬高型前壁心肌梗死、心功能Ⅱ级(Killip)于 2015 年 3 月 15 日 20:25 pm 入院。胸片示两肺慢支样改变伴右下肺少许慢性炎症。白细胞计数 10.75×10^9/L(3.69×10^9～9.16×10^9/L)，中性粒细胞百分比 78.3%(50%～70%)，血红蛋白 113.0 g/L(115～150 g/L)，**尿素氮 5.00 mmol/L**(3.2～7.1 mmol/L)，**肌酐 64 μmol/L(58～110 μmol/L)**，GPT 17 IU/L(11～72 U/L)。神清气平，双下肺可闻及少许湿啰音，心率 92 次/min，律齐，血压 14.67/9.73 kPa(110/73 mmHg)，双下肢无水肿。**患者拒绝冠脉造影**。

【临床经过】

予阿司匹林肠溶片 100 mg qd po(3 月 15 日—3 月 16 日)、替格瑞洛 90 mg bid po(3 月 15 日)、氯吡格雷 75 mg qd po(3 月 16 日—3 月 20 日)抗血小板聚集，低分子肝素钙 2 000 u q12h ih(3 月 16 日—3 月 20 日)抗凝，阿托伐他汀钙 20 mg qn po(3 月 15 日—3 月 20 日)稳定斑块，美托洛尔 12.5 mg bid po(3 月 15 日—3 月 16 日)，减量为 6.25 mg bid po(3 月 16 日—3 月 17 日)减慢心率，培垛普利 2 mg qd po(3 月 15 日—3 月 17 日)改善重构，呋塞米 20 mg qd po(3 月 16 日)**托拉塞米 10 mg bid po(3 月 16 日—3 月 17 日)**利尿。螺内酯 20 mg bid po(3 月 16 日—3 月 20 日)保钾利尿，泮托拉唑钠 60 mg+NS 50 ml qd iv gtt(3 月 16 日—3 月 20 日)抑酸护胃。

3 月 16 日 8:40 am，心电监护示房颤律 151 次/min，血压 14.27/10.40 kPa(107/78 mmHg)。予去乙酰毛花甙 C 0.2 mg iv，胺碘酮 150 mg iv gtt、300 mg 加 NS 50 ml iv gtt。EF40%。

11:00 am，CRP 45.7 mg/L(0～3 mg/L)，CKMB 203.6 μg/L(0.10～4.94 μg/L)，**尿素氮 7.00 mmol/L**(3.2～7.1 mmol/L)，肌酐 75 μmol/L(58～110 μmol/L)。

11:30 am，患者呕吐。13:00 pm，**予胺碘酮 200 mg qd po(3 月 16 日—3 月 20 日)**。14:00 pm，**予托拉塞米 20 mg 加 NS 50 ml iv gtt**。19:00 pm，予硝酸甘油 15 mg＋NS 50 ml iv gtt。20:00 pm，**予托拉塞米 40 mg＋NS 50 ml iv gtt**。

3 月 17 日 8:00 am—10:00 am，心率 92 次/min，血压 11.47～11.87/6.27～8.40 kPa(86～89/47～63 mmHg)。意识清，精神可，左下肺闻及湿啰音。肌钙蛋白 9.55 μg/L(0.000～0.014 μg/L)，CKMB 124.8 μg/L(0.10～4.94 μg/L)。**床边胸片示两肺炎症，右肺明显。停美托洛尔、培垛普利**。予硝酸异山梨酯 5 mg bid po(3 月 17 日—3 月 20 日)扩冠。

13:00 pm—14:00 pm，心率 88～97 次/min，血压 10.53～10.93/6.53～7.33 kPa(79～82/49～55 mmHg)。19:00 pm，心率 90 次/min，血压 11.73/7.20 kPa(88/54 mmHg)，予多巴胺 180 mg 加 NS 50 ml iv gtt。21:00 pm，心率 92 次/min，血压 11.87/7.33 kPa(89/55 mmHg)。23:00 pm，心率 93 次/min，血压 11.87/7.47 kPa(89/56 mmHg)，**予托拉塞米 20 mg＋NS 50 ml iv gtt**。

3 月 18 日 10:00 am，患者意识清，精神可，心电监护示心率 82 次/min，血压 11.73/8.13 kPa(88/61 mmHg)，双下肺可闻及湿啰音。BNP 26 608 ng/L(＜450 ng/L)，**尿素氮 16.30 mmol/L**(3.2～7.1 mmol/L)，**肌酐 109 μmol/L(58～110 μmol/L)。10:30 am，予呋塞米 40 mg 加 NS 50 ml iv gtt**。12:10 pm，予硝酸甘油 10 mg 加 NS 50 ml iv gtt。

14:30 pm，CVP 5 cmH_2O，予 8.5%复方氨基酸 250 ml qd iv gtt(3 月 18 日—3 月 20 日)，氯化钾缓释片 1 g bid po(3 月 18 日—3 月 20 日)，10% GS 250 ml＋能量合剂 1 支＋10%氯化钾 5 ml qd iv gtt(3 月 18 日—3 月 20 日)。

18:00 pm，予多巴胺 180 mg 加 NS 50 ml iv gtt。**21:00 pm，CVP 2 cmH_2O。23:10 pm，予托拉塞米 50 mg＋NS 50 ml iv gtt**。

3 月 19 日 6:00 am，**CVP 1 cmH_2O**。7:35 am，予 NS 250 ml iv gtt。9:00 am，心率 83 次/min，血压(83/51 mmHg)。

10:35 am，患者食欲缺乏，心率 80 次/min，血压 11.07/6.67 kPa(83/50 mmHg)。双下肺可闻及湿啰音。血红蛋白 123.0 g/L(115～150 g/L)，中性粒细胞百分率 81.9%(50%～70%)，白细胞计数 9.85×10^9/L(3.69×10^9～9.16×10^9/L)。

11:00 am—12:00 am，心率 84 次/min，血压 11.07～11.60/6.67～6.93 kPa(83～87/50～52 mmHg)。

14:25 pm，予莫西沙星氯化钠 0.4 g(250 ml)qd iv gtt。

16:00 pm—22:00 pm，心率 88～96 次/min，血压 10.80～11.87/6.13～7.47 kPa(81～89/46～56 mmHg)。

3 月 20 日 00:00 am—5:00 am，心率 84～91 次/min，血压 11.07～12/7.20～7.60 kPa(83～90/54～57 mmHg)。6:00 am，CVP 1.23 kPa(12.5 cmH_2O)。**查 GPT 1 082 U/L(11～72 U/L)**。

7:31 am，患者仍有胸闷气促，无创呼吸机支持，意识清，精神可，双肺可闻及湿啰音，心率 88 次/min，律齐，血压 11.73/6.67 kPa(88/50 mmHg)。

8:25 am，患者突发心搏骤停，血压测不到，经抢救无效，8:55 am 死亡。

【病例用药分析】

一、患者发生容量不足的主要原因

3 月 15 日尿素氮 5.00 mmol /L，肌酐 64 μmol /L，尿素氮/肌酐＝78。16 日尿素氮 7.00 mmol/L，肌酐 75 μmol /L，尿素氮/肌酐＝0.093。18 日尿素氮 16.30 mmol /L，肌酐 109 μmol/L，尿素氮/肌酐比值为 0.014 9。尿素氮/肌酐比值正常值＞0.08。增高提示容量不足。因容量不足时肾小管对尿素氮重吸收增加，使血尿素氮升高，而肌酐重吸收不增加[1]。3 月 18 日 21:00 pm CVP 2 cmH_2O，3 月 19 日 6:00 am CVP 1 cmH_2O。发生容量不足的主要可能原因：

(1) 患者因严重疾病摄入不足、食欲缺乏、呕吐、因心力衰竭肺部感染而呼吸频率加快、因急性心肌梗死、心绞痛而出汗增多，可导致容量不足[1]。

(2) 3 月 16 日予 NS 200 ml iv gtt，3 月 17 日予 NS 100 ml iv gtt，静脉入量不足。

(3) 3 月 16 日口服托拉塞米 20 mg，14:00 pm 予托拉塞米 20 mg iv gtt，20:00 pm 予托拉塞米 40 mg iv gtt，共予托拉塞米 80 mg。3 月 17 日出现低血压，停培哚普利和美托洛尔，予多巴胺 180 mg 静脉推泵升压，而药品说明书规定应用多巴胺前必须先纠正低血容量(见远大医药有限公司药品说明书)，实际上没有及时纠正低血容量，致使升压效果不明显，患者血压仍偏低。3 月 17 日 23:00 pm 血压 89/56 mmHg，予托拉塞米 20 mg iv gtt。3 月 18 日 21:00 pm CVP 0.20 kPa(2 cmH_2O)，23:10 pm 予托拉塞米 50 mg iv gtt。3 月 19 日 6:00 am CVP 0.10 kPa(1 cmH_2O)。对心力衰竭而肾功能正常所致水肿，托拉塞米每天最大剂量 40 mg(见南京海辰药业股份有限公司药品说明书)。因此托拉塞米剂量偏大是引发血容量不足的重要原因。

二、患者发生严重肝功能损害的主要原因

3 月 15 日 GPT 17 IU /L，3 月 20 日 GPT 1 082 U /L，发生严重肝功能损害的主要可能原因：

(1) 患者急性前壁心肌梗死、心功能Ⅱ级(Killip)，因患者放弃 CAG 加 PCI 术而未能开通罪犯血管，还因发生血容量不足而加重心肌缺血，使心力衰竭加重而发生肝淤血[2]。

(2) 3 月 17 日床边胸片示两肺炎症，但未及时使用强力抗菌药控制感染，可加重心力衰竭，且细菌毒素可引发肝功能损害[2]。

(3) 3 月 16 日予胺碘酮 450 mg iv gtt、胺碘酮 200 mg qd po(3 月 16 日—3 月 20 日)，胺碘酮主要通过肝脏代谢，开始静脉给药即可能出现急性肝损害，尤其是与他汀类药物合用时。规定当 GPT 超过正常上限 3 倍时，应减少胺碘酮的剂量或停药(见赛诺菲制药有限公司药品说明书)。建议对有肝功能损害患者可改用索他洛尔。

(4) 3 月 19 日予莫西沙星氯化钠 0.4 g(250 ml)qd iv gtt，莫西沙星属于喹诺酮类，常见 GPT 上升，规定当 GPT 高于正常值上限 5 倍时禁用(见拜耳医药保健有限公司药品说明书)。

三、患者发生心搏骤停的主要原因

3 月 20 日 8:25 am 突发心搏骤停主要可能原因：

(1) 患者急性 ST 段抬高型前壁心肌梗死、心功能Ⅱ级(Killip)、直肠癌术后、高血压 3 级(极高危),并因拒绝 PCI 术而未能及时开通罪犯血管,有引发严重心力衰竭、致死性心律失常的疾病基础[3]。

(2) 入院后 CVP 最低仅 0.10 kPa(1 cmH_2O),存在容量不足(与托拉塞米大剂量使用有相关性),可增加血黏度,并使血压降低。可减少冠脉血供,加重心肌缺血坏死,成为心力衰竭加重和致死性心律失常的诱因[3]。建议在使用大剂量利尿剂的同时适当补充容量。

(3) 患者发生较严重的肝功能损害,可能造成心肌电生理不稳,增加严重心律失常的风险[3]。

(4) 3 月 17 日床边胸片示两肺炎症,右肺明显,结合严重基础疾病,应及时使用强力抗菌药控制感染。实际上 3 月 19 日才予莫西沙星,可使感染得不到控制并且加重,增加心脏负荷,增加致死性心律失常的风险[3]。

(5) 将胺碘酮与莫西沙星合用,两药均可延长 Q-T 间期,增加室性心律失常风险(见拜耳医药保健有限公司药品说明书)。患者有比较严重的肝功能损害,可能造成胺碘酮和莫西沙星在体内的蓄积,进一步增加包括心搏骤停在内的致死性心律失常的风险(见赛诺菲制药有限公司药品说明书)。

【病例总结】

应用多巴胺前必须先纠正低血容量(见远大医药有限公司药品说明书)。

对心力衰竭而肾功能正常所致水肿,托拉塞米每天最大剂量 40 mg(见南京海辰药业股份有限公司药品说明书)。

当 GPT 超过正常上限 3 倍时,应减少胺碘酮的剂量或停药(见赛诺菲制药有限公司药品说明书)。

当 GPT 高于正常值上限 5 倍时莫西沙星禁用(见拜耳医药保健有限公司药品说明书)。

未遵守上述用药注意事项,不排除与患者病情恶化有相关性。

参 考 文 献

[1] 王礼振.临床输液学[M].北京:人民卫生出版社,1998,8-21.
[2] 吴在德,吴肇汉.外科学[M].第 7 版.北京:人民卫生出版社,2010,62-64.
[3] 葛均波,徐永健.内科学[M].第 8 版.北京:人民卫生出版社. 2013,174-176,200-204.

60. 低血容量休克

(2015 年 3 月 17 日)

【概述】

一例合并多种基础疾病的高龄患者，此次因高热、咳嗽咳痰、胸闷气促，动态心电图提示间歇性Ⅲ度房室传导阻滞，交接性逸搏心律、多源性室性早搏而入院。治疗过程中，患者精神萎靡，气促较明显，血压 69/33 mmHg。9:00 am，考虑低血容量性休克。通过此病例分析，主要探讨此患者发生低血容量休克的主要原因。

【病史介绍】

患者 84 岁，高龄男性，有慢性支气管炎病史 20 年，高血压病史 10 多年，冠心病病史 15 年，于 2000 年—2009 年先后植入支架 3 枚。2015 年 2 月因高热、咳嗽咳痰、胸闷气促住院，动态心电图(2 月 3 日)提示间歇性Ⅲ度 AVB，交接性逸搏心律、多源性室性早搏。经哌拉西林他唑巴坦钠＋莫西沙星抗感染等治疗，2 月 12 日症状略好转后出院。

因冠心病 PCI 术后、心功能Ⅲ级(NYHA)、慢性支气管炎伴感染于 2 月 22 日收治心内科。查体神清气平，血压 14.53/9.33 kPa(109/70 mmHg)，房颤心律 120 次/min，双下肺闻及干湿啰音，双下肢轻度水肿。EF35%。BNP 8 258 ng /L(＜450 ng /L)，**钠 131 mmol/L(137～145 mmol/L)**，尿素氮 5 mmol/L(3.2～7.1 mmol/L)，肌酐 57 μmol/L(58～110 μmol/L)，白细胞计数 15.79×10^9/L(3.69×10^9～9.16×10^9/L)，中性粒细胞百分比 88.5%(50%～70%)，**红细胞比积 32%(40%～50%)**。

【临床经过】

2 月 22 日予阿司匹林肠溶片 100 mg qd po(2 月 22 日—2 月 25 日)抗血小板，阿托伐他汀钙 20 mg qn po(2 月 22 日—2 月 25 日)稳定斑块，硝酸异山梨酯 5 mg bid po(2 月 22 日—3 月 11 日)扩冠，头孢哌酮舒巴坦钠 3 g＋NS 100 ml bid iv gtt(2 月 22 日—2 月 27 日)抗感染，二羟丙茶碱 0.5 g＋NS 50 ml qd 静脉推泵(2 月 22 日—2 月 25 日)平喘，螺内酯 20 mg bid po(2 月 22 日—2 月 27 日)，加量为 20 mg tid po(2 月 27 日—3 月 9 日)，又减量为 20 mg bid po(3 月 9 日—3 月 11 日)保钾利尿，呋塞米 20 mg bid po(2 月 23 日—2 月 27 日)利尿。**小便量 1 500 ml。**

2 月 23 日，小便量 1 200 ml。

2 月 25 日，**小便量 2 500 ml**。停阿司匹林肠溶片、二羟丙茶碱、**阿托伐他汀钙**，予氯吡格雷 50 mg qd po(2 月 25 日—3 月 12 日)，低分子肝素钙 4 000 u qd ih(2 月 25 日—3 月 5 日)。

2 月 26 日，**小便量 500 ml**。白细胞计数 15.82×10^9/L(3.69×10^9～9.16×10^9/L)，中性粒细胞百分比 86.2%(50%～70%)，BNP 7 110 ng/L(<450 ng/L)，血红蛋白 139.0 g/L(115～150 g/L)，**红细胞比积 36.7%(40%～50%)**。GPT 138 U/L(9～50 U/L)，尿素氮 3.8 mmol/L(2.86～8.21 mmol/L)，肌酐 73 μmol/L(59～104 μmol/L)。

2 月 27 日，**小便量 1 500 ml**。抗感染效果不佳，停头孢哌酮舒巴坦钠，予**亚胺培南西司他丁钠 1 g 加 NS 100 ml q12h iv gtt(2 月 27 日—3 月 9 日)**，予还原型谷胱甘肽 1.2 g 加 **5% GS 250 ml qd iv gtt(2 月 27 日—3 月 3 日)**，**托拉塞米 20 mg qd po(2 月 27 日—2 月 28 日)，加量为 20 mg bid po(2 月 28 日—3 月 9 日)，又减量为 10 mg qd po(3 月 9 日—3 月 11 日)**。

2 月 28 日，**小便量 1 200 ml**。3 月 1 日，**小便量 900 ml**。

3 月 2 日，患者咳嗽咳痰明显好转，胸闷气促减轻。神清气平，房颤心室率 134 次/min，血压 13.07/8.53 kPa(98/64 mmHg)。双下肺少量干湿啰音，双下肢无水肿。因痰培养出白色念珠菌，**予氟康唑 50 mg qd po(3 月 2 日—3 月 10 日)**。

3 月 3 日，**小便量 800 ml**。**钠 128 mmol/L(137～145 mmol/L)**，钾 3.3 mmol/L(3.5～5.3 mmol/L)，GPT 60 U/L(9～50 U/L)。予 10%**氯化钠** 10 ml tid po(3 月 3 日—3 月 10 日)，氯化钾缓释片 1 g bid po(3 月 3 日—3 月 6 日)，多烯磷脂酰胆碱 15 ml+**5% GS 250 ml qd iv gtt(3 月 3 日—3 月 13 日)**。

3 月 4 日，**小便量 900 ml**。3 月 5 日，**小便量 1 100 ml**。

3 月 6 日，患者**小便量 1 100 ml**。仍有咳嗽咳痰胸闷气促，精神欠佳。血气分析示 pH 7.502(7.35～7.45)，钠 135 mmol/L(137～145 mmol/L)，GPT 50 U/L(21～72 U/L)，**尿素氮 15 mmol/L(3.2～7.1 mmol/L)，肌酐 100 μmol/L(58～110 μmol/L)**。白细胞计数 13.90×10^9/L(3.69×10^9～9.16×10^9/L)，中性粒细胞百分比 89.7%(50%～70%)，**红细胞比积 39.5%(40%～50%)**。BNP 8 488 ng/L(<450 ng/L)。**予地高辛 0.13 mg qd po(3 月 5 日—3 月 9 日)，减量为 0.13 mg qod po(3 月 9 日—3 月 11 日)**。

3 月 7 日，患者**小便量 800 ml**。出现右侧耳鸣，耳痛难忍。五官科会诊予**复方对乙酰氨基酚(Ⅱ)1 片 bid po(3 月 7 日—3 月 8 日)**、甲钴胺 0.5 mg tid po(3 月 7 日—3 月 11 日)。

3 月 8 日，患者**小便量 900 ml**。CT 示纵隔气肿，右半卵圆中心及双侧基底节区腔梗。

3 月 9 日 8:00 am，患者**小便量 1 200 ml**。咳嗽咳痰较前好转，稍有胸闷气促，精神萎靡，房颤心室率 86 次/min，**血压 11.73/8.53 kPa(88/64 mmHg)**，双下肺少量干湿啰音。白细胞计数 6.69×10^9/L(3.69×10^9～9.16×10^9/L)，中性粒细胞百分比 66.4%(50%～70%)，**红细胞比积 45.3%(40%～50%)。停亚胺培南西司他丁钠，予吡拉西坦氯化钠 100 ml qd iv(3 月 9 日—3 月 13 日)**，阿托伐他汀钙 20 mg qn po(3 月 8 日—3 月 9 日)，**甲磺酸倍他司汀 6 mg tid po(3 月 9 日—3 月 10 日)**，芪苈强心胶囊 2 粒 tid po(3 月 9 日—3 月 12 日)。14:00 pm，房颤心室率 80 次/min，**血压 10.40/6.93 kPa(78/52 mmHg)**。

3 月 10 日，患者**小便量 1 100 ml**。

3 月 11 日 8:00 am，精神萎靡，气促较明显，房颤心室率 100 次/min，血压 9.20/4.40 kPa(69/33 mmHg)。9:00 am，考虑低血容量性休克，予深静脉穿刺，多巴胺 120 mg+NS 50 ml iv

gtt，乳酸林格氏液 500 ml 加 10%氯化钾 10 ml iv gtt，呋塞米 20 mg iv。

10:20 am，**予泮托拉唑钠 40 mg+NS 50 ml iv gtt(3 月 11 日—3 月 13 日)，8.5%复方氨基酸 250 ml qd iv gtt(3 月 11 日—3 月 13 日)**。

13:24 pm，患者纳差、嗜睡中，气促较明显。查钾 5.6 mmol/l(3.5～5.5 mmol/L)，**钠 156 mmol/L(135～145 mmol/L)**，二氧化碳分压 7.82 kPa[58.7 mmHg(4.67～6 kPa，35～45 mmHg)]，氧分压 10 kPa[75 mmHg(10.67～13.33 kPa，80～100 mmHg)]。21:30 pm，血压 8.67/5.33 kPa(65/40 mmHg)，予 10% GS 500 ml 加水溶性维生素 1 瓶 iv gtt。

3 月 12 日 1:30 am，血压 11.47/5.33 kPa(86/40 mmHg)，予多巴胺 120 mg 加 NS 50 ml iv gtt。**6:00 am，体温 38℃。10:00 am，体温 37.7℃，点头样呼吸嗜睡中**。15:15 pm，血压 9.47/5.20 kPa(71/39 mmHg)，予多巴胺 120 mg 加 NS 50 ml iv gtt。予尼可刹米 2 250 mg+NS 40 ml iv gtt。21:45 pm，血压 9.33/3.87 kPa(70/29 mmHg)，予多巴胺 180 mg 加 NS 50 ml iv gtt。**小便量 500 ml**。

3 月 13 日 1:00 am，血压 9.6/6 kPa(72/45 mmHg)，予尼可刹米 2 250 mg 加 NS 40 ml iv gtt。3:00 am，血压 10.27/5.33 kPa(77/40 mmHg)，予多巴胺 180 mg 加 NS 50 ml iv gtt。**6:00 am，体温 37.8℃**。7:40 am，房颤心室率 122 次/min，血压 6.80/3.33 kPa(51/25 mmHg)，呼吸 33 次/min，予多巴胺 180 mg 加 NS 50 ml iv gtt。8:10 am，患者呼之不应，予尼可刹米 2 250 mg 加洛贝林 18 mg 加 NS 50 ml iv gtt。

9:56 am，血压心率氧饱和度测不出，呼吸骤停，宣告死亡。

【病例用药分析】

3 月 11 日发生低血容量性休克的主要可能原因：

(1) 患者因严重疾病摄入不足、食欲缺乏、呕吐、因心力衰竭肺部感染而呼吸频率加快、出汗增多，可导致容量不足[1]。

(2) 2 月 22 日—2 月 25 日，每天静脉滴注 NS 250 ml iv gtt。2 月 25 日—2 月 27 日，每天静脉滴注 NS 200 ml iv gtt。2 月 27 日—3 月 9 日，每天静脉滴注 NS 200 ml iv gtt，5% GS 250 ml。3 月 10 日，静脉滴注 NS 100 ml iv gtt，5% GS 250 ml。而每天尿量约 1 000 ml，若不能在饮水进食中得到补充，则易引发脱水低血容量。

(3) 因容量不足时肾小管对尿素氮重吸收增加，使血尿素氮升高，而肌酐重吸收不增加[1]。2 月 22 日入院时尿素氮 5 mmol/L，肌酐 57 μmol/L，尿素氮/肌酐比值为 0.09，大于 0.08，已经提示血容量不足。2 月 22 日钠 131 mmol/L，考虑到心力衰竭稀释性低钠血症，予呋塞米 20 mg bid po(2 月 23 日—2 月 27 日)，托拉塞米 20 mg qd po(2 月 27 日—2 月 28 日)，20 mg bid po(2 月 28 日—3 月 9 日)。3 月 6 日尿素氮 15 mmol/L，肌酐 100 μmol/L，尿素氮/肌酐比值为 0.15，比 2 月 22 日的 0.09 有上升，提示血容量不足加重[1]。2 月 22 日入院时红细胞比积 32%，3 月 6 日红细胞比积 39.5%，假定 2 月 22 日刚入院时 Ht 为正常 Ht，则可估算出与 2 月 22 日刚入院时相比，体液缺失量=体重(kg)×0.6×(1－正常 Ht/脱水后 Ht)=70×0.6×(1－0.32/0.395)=8 L[1]。实际上未能及时补足容量。

(4) 3 月 9 日红细胞比积 45.3%，同理可估算出与 2 月 22 日刚入院时相比，体液缺失量=70×0.6×(1－0.32/0.453)=12 L[1]。假定 3 月 6 日 Ht 为正常 Ht，则可估算出与 3 月 6 日相比，体液缺失量＝体重(kg)×0.6×(1－Ht/脱水后 Ht)＝70×0.6×(1－0.395/0.453)＝5 L。但仍未能引起医师关注，未予补足容量。

(5) 3 月 11 日发生低血容量性休克后，未监测血常规，没有 Ht 数据。3 月 11 日查钠 156 mmol/L，可估算出缺水量＝体重(kg)×0.5×(PNa÷140－1)＝70×0.5×(156÷140－1)＝4 L。实际情况是，3 月 11 日静脉补充 NS 200 ml＋乳酸钠林格氏液 500 ml＋5% GS 250 ml＋10% GS 500 ml＋8.5%复方氨基酸 250 ml＝1 800 ml。3 月 12 日静脉补充 NS 350 ml＋5% GS 250 ml＋8.5%复方氨基酸 250 ml＝850 ml。此时患者已经完全不能进水进食，完全依靠静脉输入，显然静脉入量是不足的。为维持血压，予大剂量多巴胺静脉推泵，而药品说明书规定应用多巴胺前必须先纠正低血容量(见远大医药有限公司药品说明书)。患者血容量得不到纠正，则多巴胺升压效果不明显。

(6) 3 月 9 日因血象正常而停亚胺培南西司他丁钠，3 月 12 日 6:00 am 体温 38℃，10:00 am 体温 37.7℃，3 月 13 日 6:00 am 体温 37.8℃。提示患者感染复发，而医师未能及时加用强力抗菌药如亚胺培南西司他丁钠加万古霉素(或利奈唑胺)以控制感染，可能引发感染性休克，可使患者血压、低血容量得不到纠正。

【病例总结】

尿素氮/肌酐比值大于 0.08 提示容量不足，红细胞比积上升、血钠上升提示脱水。可根据公式估算体液缺失量＝体重(kg)×0.6×(1－正常 Ht/脱水后 Ht)[1]；可根据公式估算出缺水量＝体重(kg)×0.5×(PNa÷140－1)[1]。

应用多巴胺前必须先纠正低血容量(见远大医药有限公司药品说明书)。

当感染复发时应及时予抗菌药控制。

未遵守上述用药注意事项，不排除与患者病情恶化有相关性。

参考文献

[1] 王礼振.临床输液学[M].北京：人民卫生出版社，1998，8－21，46－48，317－321.

61. 严重低血容量不足肾衰竭

（2015 年 4 月 1 日）

【概述】

一例脑梗死史合并脑萎缩史患者，此次因冠心 PCI 术后、房颤起搏器植入术后、心功能Ⅲ级（NYHA）、慢性支气管炎伴感染、肺部感染而入院。入院时患者不存在血容量不足，之后尿素氮/肌酐比值不断升高，提示血容量不足；患者肾功能不全进行性加重，最终发生肾功能衰竭。通过此病例分析，主要探讨以下几点：1. 患者入院后发生血容量不足的主要原因；2. 患者发生肾功能衰竭的主要原因。

【病史摘要】

患者 76 岁，男性，有脑梗死病史 10 年，脑萎缩病史 7 年，有慢性支气管炎、肺气肿、肾功能不全病史。因冠心 PCI 术后、房颤起搏器植入术后、心功能Ⅲ级（NYHA）、慢性支气管炎伴感染、肺部感染于 2015 年 3 月 16 日入院。

查体神清气平，血压 13.60/10.13 kPa(102/76 mmHg)，房颤心律 78 次/min，双下肺未闻及干湿啰音，双下肢不肿。总胆红素 59.2 μmol/L(0～21 μmol/L)，直接胆红素 29.8 μmol/L (0～5 μmol/L)，EF29%。BNP＞35 000 ng/L(＜450 ng/L)，白细胞计数 11.17×10^9/L (3.69×10^9～9.16×10^9/L)，中性粒细胞百分比 78.8%(50%～70%)，**红细胞比积 49.4% (40%～50%)，血红蛋白 171 g/L(130～175 g/L)**。钠 136 mmol/L(137～145 mmol/L)，尿素氮 14.7 mmol/L(3.2～7.1 mmol/L)，肌酐 271 μmol/L(58～110 μmol/L)。

【临床经过】

予氯吡格雷 50 mg qd po(3 月 16 日—3 月 26 日)抗血小板，先予瑞舒伐他汀钙 5 mg qn po (3 月 16 日—3 月 19 日)、后换成阿托伐他汀钙 20 mg qn po(3 月 19 日—3 月 26 日)稳定斑块，地高辛 0.13 mg qd po(3 月 16 日—3 月 26 日)强心，亚胺培南西司他丁钠 1 g+NS 100 ml q8h iv gtt(3 月 16 日—3 月 24 日)抗感染，泮托拉唑钠 60 mg+NS 50 ml qd 静脉推泵(3 月 16 日—3 月 24 日)抑酸护胃，螺内酯 20 mg bid po(3 月 16 日—3 月 24 日)，后减量为 20 mg qd po(3 月 24 日—3 月 26 日)保钾利尿，肾衰宁 4 粒 tid po(3 月 17 日—3 月 26 日)改善肾功能。**予托拉塞米 40 mg+NS 100 ml iv gtt。**

3 月 17 日 7:00 am，**24 小时入量(补液 300 ml 加口服 450 ml)，尿量 1 000 ml**。予门冬氨酸

钾镁 10 ml tid po(3月17日—3月26日)补钾镁,胺碘酮 0.2 g qd po(3月17日—3月26日)抗心律失常。**予托拉塞米 20 mg 加 NS 50 ml iv gtt。**

3月18日 7:00 am,**24小时入量(补液 400 ml+口服 800 ml),尿量 3 000 ml。**白细胞计数 9.47×10^9/L(3.69×10^9~9.16×10^9/L),中性粒细胞百分比 79.6%(50%~70%),**红细胞比积 53.2%(40%~50%),血红蛋白 178 g/L(130~175 g/L)。尿素氮 19.2 mmol/L(3.2~7.1 mmol/L),肌酐 282 μmol/L(58~110 μmol/L)。**予美托洛尔 6.25 mg bid po(3月18日—3月19日)减慢心率。

3月19日 7:00 am,**24小时入量(补液 350 ml 加口服 800 ml),尿量 900 ml。**8:30 am,双肺可闻及中量湿啰音,有咳嗽痰不易咳出,予氨溴索化痰(3月19日—3月26日)。**予托拉塞米 60 mg 加 NS 100 ml iv gtt。**

3月20日 7:00 am,**24小时入量(补液 500 ml+口服 1 100 ml),尿量 1 600 ml。8:30 am,**双肺可闻及中量湿啰音,有咳嗽痰不易咳出。**予托拉塞米 30 mg 加 NS 30 ml qd 静脉推泵(3月20日—3月24日)。予呋塞米 50 mg+NS 50 ml iv gtt。**

3月21日 7:00 am,**24小时入量(补液 450 ml+口服 850 ml),尿量 1 300 ml。**

9:00 am,BNP 27 862 ng/L(<450 ng/L),**钠 147 mmol/L(137~145 mmol/L),尿素氮 21.8 mmol/L(3.2~7.1 mmol/L),肌酐 271 μmol/L(58~110 μmol/L)。**白细胞计数 11.38×10^9/L(3.69×10^9~9.16×10^9/L),中性粒细胞百分比 74.4%(50%~70%),**红细胞比积 63.3%(40%~50%),血红蛋白 206 g/L(130~175 g/L)。予托拉塞米 40 mg+NS 50 ml iv gtt。**

3月22日 7:00 am,**24小时入量(补液 450 ml 加口服 800 ml),尿量 1 100 ml。8:30 am,精神欠佳,予托拉塞米 40 mg+NS 50 ml iv gtt,呋塞米 60 mg+NS 50 ml iv gtt。**

3月23日 7:00 am,**24小时入量(补液 550 ml 加口服 1 000 ml),尿量 1 200 ml。**予 8.5%复方氨基酸 250 ml qd iv gtt(3月23日—3月26日)。**患者神志欠清,气促。**

12:14 pm,**红细胞比积 60.3%(40%~50%),血红蛋白 198 g/L(130~175 g/L),尿素氮 29.5 mmol/L(3.2~7.1 mmol/L),肌酐 301 μmol/L(58~110 μmol/L)。**

3月24日 7:00 am,**24小时入量(补液 650 ml 加口服 950 ml),尿量 1 800 ml。9:00 am,患者神志欠清,双肺闻及中等量湿啰音,房颤心室率 112 次/min,血压(108/72 mmHg),予呋塞米 20 mg qd po(3月24日—3月26日)。**

14:00 pm,患者因肺部感染,请呼吸内科会诊**停亚胺培南西司他丁钠,予头孢噻肟钠 2 g 加 NS 100 ml bid iv(3月24日—3月26日)。**

3月25日 7:00 am,**24小时入量(补液 650 ml 加口服 950 ml),尿量 1 600 ml。**予乳果糖 15 ml tid po(3月25日—3月26日),**呋塞米 50 mg 加 NS 50 ml iv gtt,托拉塞米 50 mg+NS 50 ml iv gtt。**

3月26日 7:00 am,**24小时入量(补液 600 ml 加口服 700 ml),尿量 900 ml。**皮肤低温伴发绀。

8:50 am,BNP>35 000 ng/L(<450 ng/L),**尿素氮 42.8 mmol/L(3.2~7.1 mmol/L),肌酐 438 μmol/L(58~110 μmol/L)。钠 157 mmol/L(137~145 mmol/L),**白细胞计数 $1,8.69\times10^9$/L(3.69×10^9~9.16×10^9/L),中性粒细胞百分比 85.2%(50%~70%),**红细胞比积 70.9%(40%~50%),血红蛋白 228 g/L(130~175 g/L)。**患者神志不清,查体不合作,**双肺可**

闻及大量痰鸣音及湿啰音，房颤心室率 111 次/min，血压 14/8.13 kPa(105/61 mmHg)。

9:30 am，吸出黄浓痰。14:00 pm，体温 38.5℃。22:49 pm 死亡。

【病例用药分析】

一、患者入院后发生血容量不足的主要原因

3 月 16 日红细胞比积 49.4%，血红蛋白 171 g /L。尿素氮 14.7 mmol /L，肌酐 271 μmol/L，尿素氮/肌酐比值为 0.05，小于 0.08，提示血容量不存在不足[1]。

3 月 18 日，24 小时入量 1 200 ml，尿量 3 000 ml。红细胞比积 53.2%，血红蛋白 178 g/L。尿素氮 19.2 mmol/L，肌酐 282 μmol/L，尿素氮/肌酐比值为 0.07，小于 0.08，提示血容量有减少[1]。

3 月 21 日，24 小时入量 1 300 ml，尿量 1 300 ml。钠 147 mmol/L，红细胞比积 63.3%，血红蛋白 206 g/L。尿素氮 21.8 mmol/L，肌酐 271 μmol/L，尿素氮/肌酐比值为 0.08，提示血容量继续减少[1]。

3 月 23 日，24 小时入量 1 550 ml，尿量 1 200 ml。红细胞比积 60.3%，血红蛋白 198 g/L，尿素氮 29.5 mmol/L，肌酐 301 μmol/L。尿素氮/肌酐比值为 0.10，大于 0.08，提示血容量进一步减少，已有容量不足[1]。

3 月 26 日，24 小时入量 1 300 ml，尿量 900 ml。钠 157 mmol/L，红细胞比积 70.9%，血红蛋白 228 g /L。尿素氮 42.8 mmol /L，肌酐 438 μmol /L。尿素氮/肌酐比值为 0.10，大于 0.08，提示血容量进一步减少，存在血容量不足[1]。

患者除 3 月 18 日尿量 3 000 ml，远大于入量 1 200 ml 外，其余时间入量与尿量基本平衡，导致容量不足的主要可能原因有：

(1) 正常呼吸频率每天经呼吸道排出水分约 400 ml，患者因肺部感染、心力衰竭而使呼吸急促，可能超过 1 000 ml[1]。体温正常时每天经皮肤蒸发水分 500 ml，体温每升高 1.5℃，皮肤蒸发量增加 500 ml。3 月 26 日，患者体温由 36.5℃飙升至 38.5℃，经皮肤蒸发量增加 500 ml 以上[2]。若患者出汗则蒸发的水分更多。加上经粪便排出水分约 200 ml，患者每天经非肾脏途径排出的水分在 2 000 ml 以上。

(2) 患者因严重疾病而饮食很少，食欲缺乏，故每天食物中的水分(正常情况下约 800 ml)可不计入，每天补液量加饮水量 1 300～1 500 ml。故尽管患者因肾功能衰竭而尿量少，仍有可能引发脱水。

(3) 水分可能进入第三间隙积聚，如胸水、腹水[2]。

3 月 16 日入院时红细胞比积 50%，3 月 22 红细胞比积 60.3%，假定刚入院时 Ht 为正常 Ht，则可估算出与 3 月 22 日刚入院时相比，体液缺失量＝体重(kg)×0.6×(1－正常 Ht/脱水后 Ht)＝70×0.6×(1－0.5/0.6)＝7 L[1]。实际上因担忧加重心力衰竭而未能及时补足容量。

3 月 26 日红细胞比积 70.9%，同理可估算出与 3 月 16 日刚入院时相比，体液缺失量＝70×0.6×(1－0.5/0.709)＝12 L[1]，但因担忧尿量少而仍未予补足容量。

二、患者发生肾功能衰竭的主要原因

患者肾功能不全进行性加重，最终发生肾功能衰竭，其主要原因：

(1) 因冠心 PCI 术后、心功能Ⅲ级(NYHA)等基础疾病,可导致肾血液灌流量降低[2]。

(2) 因未能补足容量而引发了比较严重的脱水、低血容量,导致肾血液灌流量和肾小球滤过率(GFR)显著降低[2]。

(3) 3 月 24 日呼吸内科会诊停亚胺培南西司他丁钠,改用头孢噻肟钠。3 月 26 日体温飙升至 38.5℃,双肺大量痰鸣音,提示肺部感染及全身感染加重,可引发肾血管强烈收缩,诱发肾功能衰竭[2]。

患者为慢性支气管炎伴感染、肺部感染,合并心力衰竭、肾功能不全等基础疾病,在细菌培养及药敏结果出来之前,按规定首选 β-内酰胺类/β-内酰胺酶抑制剂(头孢哌酮舒巴坦钠、哌拉西林他做巴坦钠等)+呼吸喹诺酮类,或碳青霉烯类+呼吸喹诺酮类,如怀疑有 MDR 球菌感染可联合万古霉素(或利奈唑胺)[3]。头孢噻肟钠属于第三代头孢菌素,对大肠埃希菌等肠杆菌科革兰阴性菌有强大抗菌活性,但对铜绿假单胞菌无抗菌活性,对革兰阳性球菌抗菌活性相对于第一二代头孢菌素差。故一般不作为严重肺部感染或院内感染的选择[3]。患者感染迅速加重与 3 月 24 日改用头孢噻肟钠可能有相关性。

3 月 26 日患者感染迅速恶化,当时应迅疾更换头孢哌酮舒巴坦钠+利奈唑胺以控制感染。感染恶化可使患者低血容量得不到纠正,引发休克,导致肾功能衰竭以及其他脏器衰竭。

【病例总结】

尿素氮/肌酐比值大于 0.08 提示容量不足,红细胞比积上升、血钠上升提示脱水。可根据公式估算体液缺失量=体重(kg)×0.6×(1−正常 Ht/脱水后 Ht)[1]。

头孢噻肟纳一般不作为严重肺部感染或院内感染的选择[3]。

未遵守上述用药注意事项,不排除与患者病情恶化有相关性。

参考文献

[1] 王礼振.临床输液学[M].北京:人民卫生出版社,1998,8-21,46-48,317-321.

[2] 王建枝,殷莲华.病理生理学[M].第 8 版.北京:人民卫生出版社,2013,15-21,246-259.

[3] 葛均波,徐永健.内科学[M].第 8 版.北京:人民卫生出版社,2013,21-27,41-45.

62. 低血容量低血压

(2015 年 6 月 3 日)

【概述】

一例高血压史合并 COPD 史患者，此次因心包积液、右侧第五肋骨肿瘤性占位、心功能Ⅲ级(NYHA)而入院。入院后全身麻醉下行肋骨肿瘤切除术及心包开窗术。治疗过程中，患者出现意识淡漠，血压 10.66/5.33 kPa(80/40 mmHg)，心率 120 次/min，肌酐持续升高。通过此病例分析，主要探讨以下两点：1. 患者意识淡漠血压低的主要原因；2. 患者肾功能不全进行性加重的主要原因。

【病史介绍】

患者 72 岁，女性，有高血压病 3 级(极高危组)及 COPD 病史。因心包积液、右侧第五肋骨肿瘤性占位、心功能Ⅲ级(NYHA)于 2015 年 3 月 20 日入胸外科。查体双下肢凹陷性水肿。3 月 27 日，肌酐 92 μmol/L(58～110 μmol/L)。BNP 12 720 ng/L(＜125 ng/L)。4 月 1 日，**红细胞比积 37.7%(35.0%～45.0%)，血红蛋白 118 g/L(115～150 g/L)**。4 月 4 日，诉有恶心、呕吐胃内容物。

【临床经过】

4 月 15 日，全麻下行肋骨肿瘤切除术＋心包开窗术。

4 月 16 日，予头孢呋辛钠 3 g 加 NS 100 mlbidiv gtt(4 月 16 日—4 月 30 日)。

4 月 17 日，予多巴胺 160 mg～320 mg＋NS 50 ml iv gtt(4 月 17 日—5 月 3 日)。

4 月 20 日，予地高辛 0.13 mg qd po(4 月 20 日—5 月 14 日)。

4 月 23 日，**双肺可闻及哮鸣音**，胸片示两肺散在炎症。白细胞计数 11.52×10^9/L(3.69×10^9～9.16×10^9/L)，中性粒细胞百分比 71.6%(50%～70%)，红细胞比积 40.6%(35.0%～45.0%)，血红蛋白 129 g/L(115～150 g/L)。尿素氮 7.3 mmol/L(3.2～7.1 mmol/L)，肌酐 103 μmol/L(58～110 μmol/L)。

4 月 24 日，**予美托洛尔 12.5 mg bid po(4 月 24 日—4 月 28 日)，呋塞米 20 mg bid po(4 月 25 日—5 月 3 日)**，10% GS 500 ml 加维生素 C 2 g＋10%氯化钾 15 ml 加门冬氨酸钾镁 20 ml＋复合辅酶 1 支＋胰岛素 8 u qd iv gtt(4 月 25 日—5 月 3 日)。

4 月 25 日，**双肺可闻及哮鸣音**。

4月28日，两肺可闻及哮鸣音，停美托洛尔，**予比索洛尔 5 mg qd po(4月28日—5月3日)，托拉塞米 10 mg qd iv(4月28日—5月2日)**。

4月29日，患者精神较差，胸闷气急，血压12/6.67 kPa(90/50 mmHg)，心率110次/min，两肺可闻及哮鸣音。白细胞计数 11.8×10^9/L(3.69×10^9～9.16×10^9/L)，中性粒细胞百分比75.1%(50%～70%)，**红细胞比积 42.7%(35.0%～45.0%)，血红蛋白 136 g/L(115～150 g/L)**。尿素氮10.4 mmol/L(3.2～7.1 mmol/L)，**肌酐 147 μmol/L(58～110 μmol/L)**。

4月30日，**予地尔硫䓬缓释片 90 mg qd po(4月30日—5月3日)**，停头孢呋辛，予**莫西沙星氯化钠** 0.4 g qd iv gtt(4月30日—5月3日)。

5月1日，患者一般情况较差，血压11.33/6.67 kPa(85/50 mmHg)，心率100次/min，两肺闻及哮鸣音。

5月3日 11:00 am，患者突发心慌、胸闷，出冷汗，意识淡漠，血压10.67/5.33 kPa(80/40 mmHg)，心率120次/min。加快多巴胺滴速无好转。

13:20 pm，白细胞计数 12.2×10^9/L(3.69×10^9～9.16×10^9/L)，中性粒细胞百分比71.8%(50%～70%)，**红细胞比积 45.3%(35.0%～45.0%)，血红蛋白 145 g/L(115～150 g/L)**。尿素氮12.2 mmol/L(3.2～7.1 mmol/L)，**肌酐 167 μmol/L(46～92 μmol/L)**。

转ICU，予泮托拉唑钠40 mg加NS 100 ml q12h iv gtt(5月3日—5月13日)，10% GS 500 ml加水溶性维生素1瓶＋三磷酸腺苷辅酶胰岛素2支＋10%氯化钾15 ml ＋胰岛素4 u qd iv gtt(5月3日—5月13日)，米力农5 mg＋NS 50 ml bid iv gtt(5月3日—5月13日)。

5月4日，白细胞计数 14.0×10^9/L(3.69×10^9～9.16×10^9/L)，中性粒细胞百分比75.1%(50%～70%)，**红细胞比积 39.6%(35.0%～45.0%)，血红蛋白 128 g/L(115～150 g/L)**。予二丁酰环磷腺苷钙40 mg加NS 100 ml qd iv gtt(5月4日—5月13日)。

5月5日，予呋塞米20 mg bid po(5月6日—5月13日)，螺内酯20 mg bid po(5月6日—5月13日)。

5月11日，床旁胸片示右肺炎症，右侧胸腔少量积液。白细胞计数 14.30×10^9/L(3.69×10^9～9.16×10^9/L)，中性粒细胞百分比85.1%(50%～70%)，**红细胞比积 36.8%(35.0%～45.0%)，血红蛋白 120 g/L(115～150 g/L)**。

5月12日，心超示肺动脉压12.40 kPa(93 mmHg)，右房右室增大，大量三尖瓣反流，左室收缩功能正常。

5月13日 2:00 am，**体温 37.9℃**，予冰袋物理降温。

15:00 pm转心内科。予托拉塞米10 mg bid po(5月13日—5月24日)，螺内酯20 mg bid po(5月13日—5月14日)，氯化钾0.25 g bid po(5月13日—5月14日)，呋塞米60 mg加NS 50 ml qd iv gtt(5月13日—5月21日)，8.5%复方氨基酸250 ml qd iv gtt(5月13日—5月27日)，**莫西沙星氯化钠 0.4 g qd iv gtt(5月13日—5月14日)**，伊洛前列素溶液10 ugq 4 h雾化吸入(5月13日—6月2日)。

5月14日 7:30 am，血气分析示 PCO_2 2.40 kPa[18 mmHg(4.67～6 kPa，35～45 mmHg)]，PO_2 6.45 kPa[48.4 mmHg(10.67～13.33 kPa，80～100 mmHg)]。

9:30 am，体温39℃，伴全身大汗，神志淡漠，谵妄状态，对答不能，伴胸闷气促，咳嗽咳黄脓痰。血压18.40/12.00 kPa(138/90 mmHg)，呼吸25次/min，心率105次/min，双下肺可闻及湿啰音，双下肢重度水肿。钠 127 mmol/L（137～147 mmol/L），氯 89.3 mmol/L（99～110 mmol/L），尿素氮 18.3 mmol/L（3.2～7.1 mmol/L），**肌酐 211 μmol/L（46～92 μmol/L）。BNP＞35 000 ng/L（＜125 ng/L）。**

11:50 am，予他达拉非 5 mg qd po（5 月 14 日—5 月 27 日）10 mg qd po（5 月 27 日—6 月 2 日）。15:00 pm，予多巴胺 160 mg 加 NS 50 ml iv gtt。

17:00 pm，体温 38.6℃，谵妄状态，予地塞米松 5 mg iv。**呼吸内科会诊停莫西沙星，改用亚胺培南西司他丁钠 1 g 加 NS 100 ml bid iv gtt（5 月 14 日—5 月 20 日）。**

患者右侧颈内静脉置管已一月余，需考虑置管诱发加重感染之可能性，予拔除，改用外周静脉补液。

5 月 15 日，血培养出陆邓葡萄球菌，对替加环素、万古霉素、利奈唑胺敏感。（5 月 19 日出报告）。

5 月 16 日，患者体温正常，精神佳，痰量减少，双下肺湿啰音较前减少。

5 月 20 日，予螺内酯 20 mg bid po（5 月 20 日—6 月 2 日）。

5 月 21 日，予呋塞米 40～80 mg 加 NS 50 ml qd iv gtt（5 月 21 日—6 月 2 日）。

5 月 22 日，予艾司唑仑 1 mg qn po（5 月 22 日—6 月 2 日）。

5 月 24 日，予头孢曲松钠 2 g 加 NS 100 ml qd iv gtt（5 月 24 日—5 月 27 日）。

5 月 27 日，予呋塞米 40 mg bid po（5 月 27 日—6 月 2 日），地高辛 0.13 mg qd po（5 月 27 日—6 月 2 日）。

5 月 28 日，**BNP＞35 000 ng/L（＜125 ng/L）**，尿素氮 27.6 mmol/L（3.2～7.1 mmol/L），肌酐 158 μmol/L（46～92 μmol/L）。“第 2 肋骨”肿瘤活检＋免疫组化提示浆细胞骨髓瘤，累及肋骨旁软组织。6 月 2 日自动出院。

【病例用药分析】

一、患者意识淡漠血压低的主要原因

5 月 3 日患者意识淡漠，血压 10.66/5.33 kPa（80/40 mmHg），心率 120 次/min，其主要原因：

（1）存在容量不足。4 月 23 日红细胞比积 40.6%[1]；4 月 29 日红细胞比积 42.7%，提示血容量有下降[1]；5 月 3 日红细胞比积 45.3%，提示血容量不足加重。假定 4 月 23 日红细胞比积 40.6%为正常 Ht，4 月 29 日红细胞比积上升至 42.7%，可估算出体液缺失量＝体重（kg）×0.6×（1－正常 Ht/脱水后 Ht）＝70×0.6×（1－0.406/0.427）＝2L[1]。5 月 3 日红细胞比积进一步上升至 45.3%，可估算出体液缺失量＝体重（kg）×0.6×（1－正常 Ht/脱水后 Ht）＝70×0.6×（1－0.406/0.453）＝4.4L[1]。实际上因担忧加重心力衰竭而未能及时补足容量。正常呼吸频率每天经呼吸道排出水分约 400 ml，患者因肺部感染、心力衰竭而使呼吸急促，可能超过 1 000 ml[1]。患者因出汗可蒸发较多水分。故每天经非肾脏途径排出的水分在 2 000 ml。患者因严重疾病而饮食很少，食欲缺乏，故每天食物中的水分（正常情况下约 800 ml）摄入减少，加上每天饮水量少。可能引发脱水。另外患者严重右心力衰竭水分可进入第三间隙积聚，如胸水、腹水[2]。还有予托拉塞米 10 mg qd V（4 月 28 日—5 月 2 日）。上述原因引发了容量不足。

(2) 予比索洛尔 5 mg qd po(4 月 28 日—5 月 3 日)+地尔硫䓬缓释片 90 mg qd po(4 月 30 日—5 月 3 日),两药均有负性肌力作用和负性转导作用,并且均有降压作用,合用可显著降低心肌收缩力,导致血压显著下降,引发严重低血压,因此地尔硫䓬一般不宜与 β 受体阻滞剂合用(见上海信谊万象药业股份有限公司药品说明书)。

(3) 予美托洛尔 12.5 mg bid po(4 月 24 日—4 月 28 日),4 月 28 日停 25 mg 美托洛尔,予比索洛尔 5 mg qd po(4 月 28 日—5 月 3 日)。25 mg 美托洛尔与 2.5 mg 比索洛尔疗效相当,因此予比索洛尔 5 mg qd po 相当于予美托洛尔 50 mg qd po(见北京华素制药股份有限公司药品说明书)。患者两肺可闻及哮鸣音,心力衰竭比较严重,故不宜增加 β 受体阻滞剂剂量。增加剂量可加重心力衰竭、加重支气管痉挛而引发呼吸衰竭,从而引发低血压(见北京华素制药股份有限公司药品说明书)。

二、患者肾功能不全进行性加重的主要原因

3 月 27 日肌酐 92 μmol/L,4 月 29 日肌酐 147 μmol/L,5 月 3 日肌酐 167 μmol/L,5 月 14 日肌酐 211 μmol/L。患者肾功能不全进行性加重的主要原因:

(1) 因高血压病 3 级(极高危组)、COPD、心功能Ⅲ级(NYHA)、肋骨肿瘤切除术及心包开窗术后、浆细胞骨髓瘤等基础疾病,可导致肾血液灌流量降低[2]。

(2) 因未能补足容量而引发了比较严重的脱水、低血容量,导致肾血液灌流量和 GFR 显著降低[2]。

(3) 5 月 11 日床旁胸片示右肺炎症,5 月 13 日体温 37.9℃,5 月 14 日体温飙升至 39℃,双肺哮鸣音湿啰音,提示肺部感染及全身感染加重,可引发肾血管强烈收缩,诱发肾功能不全[2]。

患者有 COPD、肺部感染合并心力衰竭、肾功能不全、浆细胞骨髓瘤等基础疾病,在细菌培养及药敏结果出来之前,按规定首选 β-内酰胺类/β-内酰胺酶抑制剂(头孢哌酮舒巴坦钠、哌拉西林他唑巴坦钠等)+呼吸喹诺酮类,或碳青霉烯类+呼吸喹诺酮类,如怀疑有 MDR 球菌感染可联合万古霉素(或利奈唑胺)[3]。院内获得性肺炎一般首选碳青霉烯类±呼吸喹诺酮类[3]。

5 月 13 日 2:00 am 体温 37.9℃,15:00 pm 转心内科后予莫西沙星氯化钠 0.4 g qd iv(5 月 13 日—5 月 14 日)。若当时立即予亚胺培南西司他丁钠,可能减轻患者病情。

【病例总结】

红细胞比积上升提示脱水。可估算出体液缺失量=体重(kg)×0.6×(1-正常 Ht/脱水后 Ht)[1]。

地尔硫䓬一般不宜与 β 受体阻滞剂合用(见上海信谊万象药业股份有限公司药品说明书)。

院内获得性肺炎一般首选碳青霉烯类±呼吸喹诺酮类[3]。

未遵守上述用药注意事项,不排除与患者病情恶化有相关性。

参 考 文 献

[1] 王礼振.临床输液学[M].北京：人民卫生出版社，1998，8－21，46－48，317－321.
[2] 王建枝，殷莲华.病理生理学[M].第 8 版.北京：人民卫生出版社，2013，15－21，246－259.
[3] 葛均波，徐永健.内科学[M].第 8 版.北京：人民卫生出版社，2013，21－27，41－45.

63. 低血容量低血压阿-斯综合征发作

（2015 年 12 月 3 日）

【概述】

一例糖尿病患者，此次因急性前壁心肌梗死、心功能Ⅰ级（Killip）而入院。患者 11 月 20 日晚入院，25 日突发阿斯综合征，26 日再发两次急性心肌梗死，入院后一直低血容量和低血压。通过此病例分析，主要探讨低血容量、低血压与此患者突发阿-斯综合征的联系。

【病史介绍】

患者 87 岁，高龄女性，有 2 型糖尿病病史 10 多年，1 天前突发剧烈胸痛**伴大汗淋漓**，因急性前壁心肌梗死、心功能Ⅰ级（Killip）11 月 20 日 20:50 pm 入院。**红细胞比积 36%（35.0%～45.0%），血红蛋白 119 g/L（115～150 g/L）**。22:51 pm 行 CAG 及 PCI 术。

【临床经过】

11 月 21 日 9:22 am，胸痛明显好转，双肺闻及湿啰音，心率 74 次/min，血压 12.27/7.07 kPa（92/53 mmHg），24 小时尿量为 1 600 ml。**尿素氮 10.94 mmol/L（2.9～8.2 mmol/L），肌酐 68 μmol/L（45～84 μmol/L）**。予阿司匹林 100 mg qd po（11 月 21 日—11 月 30 日），替格瑞洛 90 mg bid po（11 月 21 日—），低分子肝素钙 2 000 u q12h ih（11 月 21 日—11 月 27 日），阿卡波糖 50 mg bid po（11 月 21 日—11 月 24 日），格列吡嗪控释片 5 mg qd po（11 月 21 日—11 月 24 日），阿托伐他汀钙 20 mg qn po（11 月 21 日—），泮托拉唑钠 40 mg＋NS 50 ml qd iv gtt（11 月 21 日—11 月 23 日）80 mg 加 NS 50 ml qd iv gtt（11 月 23 日—11 月 30 日）80 mg 加 NS 50 ml bid iv gtt（11 月 30 日—），**托拉塞米 10 mg bid po（11 月 22 日—11 月 30 日）**10 mg qd po（11 月 30 日—），螺内酯 20 mg bid po（11 月 22 日—11 月 30 日）20 mg qd po（11 月 30 日—），乳果糖 15 ml bid po（11 月 22 日—），10%**氯化钠** 10 ml tid po（11 月 22 日—11 月 24 日），10%**氯化钾** 10 ml tid po（11 月 22 日—11 月 24 日），10%**氯化钾** 10 ml tid iv gtt（11 月 22 日—11 月 24 日）。

10:00 am，予呋塞米 20 mg iv。11:30 am，心率 65 次/min，血压 10.66/6～6.66 kPa（80/45～50 mmHg），双下肺闻及中小湿啰音。予多巴胺 140 mg 加 NS 50 ml 3 ml/h iv gtt，硝酸异山梨酯 10 mg 加 NS 50 ml 5 ml/h iv gtt，**托拉塞米 20 mg 加 NS 50 ml iv gtt**。18:00 pm **予呋塞米 60 mg 加 NS 50 ml iv gtt**。19:00 pm 予多巴胺 140 mg 加 NS 50 ml iv gtt。

11月23日7:00 am，予多巴胺140 mg加NS 50 ml iv gtt。9:22 am，心率75次/min，血压11.87/7.20 kPa(89/54 mmHg)，24小时尿量为1 700 ml。双肺可闻及湿啰音。**红细胞比积36.4%(35.0%～45.0%)，血红蛋白121 g/L(115～150 g/L)，天门冬氨酸氨基转移酶227 U/L(13～35 U/L)，谷丙转氨酶44 U/L(7～40 U/L)。尿素氮14.35 mmol/L(2.9～8.2 mmol/L)，肌酐104 μmol/L(45～84 μmol/L)。**

10:00 am，**托拉塞米20 mg＋NS 50 ml iv gtt**。16:00 pm，予多巴胺280 mg＋NS 100 ml iv gtt。

11月24日9:15 am，患者诉气促乏力，心率78次/min，血压10.93/6.13 kPa(82/46 mmHg)，24小时尿量为3 320 ml，双肺闻及湿啰音。**予呋塞米20 mg iv**，硝酸异山梨酯10 mg加NS 50 ml iv gtt。15:00 pm，予多巴胺140 mg加NS 50 ml iv gtt，**托拉塞米20 mg＋NS 50 ml iv gtt**。20:00 pm，予多巴胺140 mg iv gtt。

11月25日6:58 am，患者突发呼之不应，双眼直视，全身抽搐，伴出冷汗，心率67次/min，**血压8/5.33 kPa(60/40 mmHg)**，立即予心外按压，去甲肾上腺素10 mg加NS 50 ml iv gtt，多巴胺140 mg加NS 50 ml iv gtt。约3 s后自行恢复意识，复测血压在15.20/9.33 kPa(114/70 mmHg)，心率73次/min。

9:43 am，24小时尿量2 250 ml，CVP 0.59 kPa(6 cmH_2O)。**予呋塞米20 mg iv，氢氯噻嗪25 mg po**，5% GS 250 ml＋能量合剂1支iv gtt。11:00 am予去甲肾上腺素10 mg＋NS 50 ml iv gtt。13:00 pm，予NS 500 ml＋10%氯化钾10 ml iv gtt。17:00 pm—21:00 pm，三次予多巴胺140 mg＋NS 50 ml iv gtt。

11月26日9:00 am，患者诉胸闷胸痛气促，伴大汗，**予吗啡3 mg ih**，硝酸异山梨酯10 mg＋NS 50 ml iv gtt，硝酸甘油0.5 mg舌下含服。心率80次/min，**血压46/35 mmHg**，24小时尿量2 660 ml，**CVP 0.29 kPa(3 cmH_2O)**。

10:00 am，床旁心电图提示再发心肌梗死可能，予多巴胺5 mg iv，多巴胺140 mg＋NS 50 ml iv gtt。患者血压升至21.33/9.33 kPa(160/70 mmHg)。予硝酸甘油20 mg加NS 50 ml iv gtt，硝酸甘油0.5 mg2次舌下含服，血压维持在14.67/8.67 kPa(110/65 mmHg)，予NS 250 ml加10%氯化钾7.5 ml iv gtt。

查尿素氮16.77 mmol/L(2.9～8.2 mmol/L)，肌酐146 μmol/L(45～84 μmol/L)，红细胞比积36.9%(35.0%～45.0%)，血红蛋白126 g/L(115～150 g/L)，钠134 mmol/L(137～145 mmol/L)。

11:14 am，患者持续胸痛伴出冷汗，查心电图考虑再次心肌梗死可能，心肌梗死三项较前有所升高。予呋塞米20 mg iv。13:00 pm，予呋塞米60 mg加NS 50 ml iv gtt。14:00 pm—20:00 pm，四次予多巴胺140 mg＋NS 50 ml iv gtt。

11月27日，**尿素氮19.49 mmol/L(2.9～8.2 mmol/L)，肌酐152 μmol/L(45～84 μmol/L)。**

11月29日，患者仍诉胸闷气促不适，伴出汗，血压波动明显，反复有一过性降低，考虑心源性休克，予多巴胺强心升压。

11月30日9:23 am，又出现一过性血压偏低，血压最低5.07/2.93 kPa(38/22 mmHg)，予去甲肾上腺素1 mg联合多巴胺升压。

【病例用药分析】

患者因急性前壁心肌梗死于11月20日晚入院，25日突发阿斯综合征，26日再发两次急性心肌梗死，除与原发疾病有关外，入院后低血容量和血压降得过低是重要因素。

11月20日红细胞比积36%，血红蛋白119 g/L。11月21日尿素氮10.94 mmol/L，肌酐68 μmol/L，尿素氮/肌酐比值为0.161，大于0.08。一般情况下，血尿素氮/肌酐比值为0.04，当血容量不足时，肾小管重吸收钠和水的同时，对尿素氮的重吸收也显著增多，而肌酐不被重吸收，这样就使血尿素氮/肌酐比值大于0.08[1]。11月21日血压降至80/45～50 mmHg，需要多巴胺静脉推泵维持，也提示存在容量不足。

11月23日，在多巴胺静脉推泵维持下，患者血压89/54 mmHg。尿素氮14.35 mmol/L，肌酐104 μmol/L，尿素氮/肌酐比值为0.138，大于0.08，提示容量不足[1]。红细胞比积36.4%(20日为36%)，血红蛋白121 g/L(20日为119 g/L)，有上升趋势，提示容量不足可能加重。患者入院时红细胞比积36%，当时已有容量不足，故患者平时正常红细胞比积应该小于36%，现假设为35%，则可计算出23日体液缺失量＝体重(kg)×0.6×(1－正常Ht/脱水后Ht)＝60×0.6×(1－0.35/0.364)＝1.4 L[1]。患者输液量为维持输液量1 500～2 000 ml＋丢失量1 000 ml＞2 500 ml。实际上因担忧加重心力衰竭一天仅静脉输入300 ml。11月24日尿量3 320 ml，正常呼吸频率每天经呼吸道排出水分约400 ml，患者因心力衰竭等使呼吸急促，可能超过1 000 ml[1]；因急性心肌梗死心绞痛而大汗淋漓可蒸发较多水分，每天经非肾脏途径排出的水分可在2 000 ml以上。故患者一天通过肾脏和非肾脏途径排出的水分可在5 000 ml以上。患者若能从胃肠道摄入足量的食物(正常情况下每天摄入的食物含水量约800 ml)和水，则即使静脉输入量很少，也可能维持容量平衡，但患者因严重疾病而食欲缺乏，每天饮水量少，可能引发脱水。另外患者右心力衰竭水分可进入第三间隙积聚，如胸水、腹水[2]。还有每天予托拉塞米40 mg，加上予呋塞米(11月21日—11月24日)。上述原因引发了容量不足。

11月25日6:58 am，患者心率67次/min，血压8/5.33 kPa(60/40 mmHg)，阿-斯综合征发作，经抢救好转。当天尿量2 250 ml，静脉输液量增加至1 100 ml。

11月26日9:00 am，患者诉胸闷胸痛气促伴大汗，予吗啡3 mgH，硝酸异山梨酯10 mg＋NS 50 ml iv，硝酸甘油0.5 mg舌下含服。血压降至6.13/4.67 kPa(46/35 mmHg)，CVP仅0.29 kPa(3 cmH_2O)，之后再次发生了急性心肌梗死。尿素氮16.77 mmol/L，肌酐146 μmol/L，尿素氮/肌酐比值为0.115，大于0.08，提示容量不足[1]。红细胞比积上升至36.9%(20日为36%，23日为36.4%)。有进一步上升趋势，提示容量不足可能进一步加重。可计算出26日体液缺失量＝体重(kg)×0.6×(1－正常Ht/脱水后Ht)＝60×0.6×(1－0.35/0.369)＝1.85 L。患者输液量应为维持输液量1 500～2 000 ml＋丢失量1 850 ml＞3 350 ml。实际上静脉输入600 ml。

对心功能不全合并血容量不足并有食欲缺乏的患者，建议予肠内营养液补充容量。包括肠内营养乳剂(TPF－T)(瑞能)，若有糖尿病则推荐肠内营养混悬液(SP)(百普力)。

吗啡休克尚未纠正控制前禁用，严重肝功能不全禁用(见东北制药集团沈阳第一制药有限公司药品说明书)。患者存在肝功能损害，存在明显的血容量不足，需要多巴胺等提升血压，26

日 9:00 am 患者因胸闷胸痛予吗啡 3 mg ih，可能导致血压显著下降，加上予硝酸甘油静脉滴注及舌下含服，可引发血压进一步下降。

【病例总结】

尿素氮/肌酐比值大于 0.08 提示容量不足，红细胞比积上升、血钠上升提示脱水。可估算出体液缺失量＝体重(kg)×0.6×(1－正常 Ht/脱水后 Ht)[1]。

吗啡休克尚未纠正控制前禁用，严重肝功能不全禁用(见东北制药集团沈阳第一制药有限公司药品说明书)。

未遵守上述用药注意事项，不排除与患者病情恶化有相关性。

参考文献

[1] 王礼振.临床输液学[M].北京：人民卫生出版社，1998，8－21，46－48，317－321.
[2] 王建枝，殷莲华.病理生理学[M].第 8 版.北京：人民卫生出版社，2013，15－21，246－259.

64. 阿-斯综合征迅速发作

（2015年10月27日）

【概述】

一例因扩张性心肌病、CRTD起搏器植入术后、短阵室速、心功能Ⅳ级（NYHA）、甲状腺功能减退而入院的患者，入院时神志清楚；入院当天下午患者突发呼之不应，四肢抽搐小便失禁，经抢救后心率、血压正常；4小时后患者再次出现呼之不应，血压4/2.67 kPa（30/20 mmHg），心率持续减慢，氧饱和度持续下降。经抢救无效死亡。通过此病例分析，主要探讨该患者阿-斯综合征发作的主要原因。

【病史介绍】

患者61岁，女性，因扩张性心肌病、CRTD起搏器植入术后、短阵室速、心功能Ⅳ级（NYHA）、甲状腺功能减退于2015年10月25日12:47 pm入院。神志清楚，精神萎靡，心率70次/min，血压8.93/5.33 kPa（67/40 mmHg），两下肺闻及湿啰音，双下肢轻度水肿。BNP ＞35 000 ng/L（＜125 ng/L），总胆红素27 μmol/L（3～22 μmol/L），肌酐271 μmol/L（46～92 μmol/L），尿素氮25.4 mmol/L（2.5～6.1 mmol/L），钾5.5 mmol/L（3.5～5.1 mmol/L），钠124 mmol/L（137～145 mmol/L）。

【临床经过】

2015年10月25日予左甲状腺素钠25 ug qd po，胺碘酮0.2 g qd po，曲美他嗪20 mg tid po，**西洛他唑50 mg bid po**，氯吡格雷75 mg qd po。

13:35 pm，心率87次/min，血压10.13/5.60 kPa（76/42 mmHg）。予泮托拉唑钠80 mg＋NS 50 ml iv gtt，**予多巴胺130 mg＋NS 50 ml iv gtt(5 ml/h)**。

14:00 pm，心率75次/min，血压8.93/5.60 kPa（67/42 mmHg），将多巴胺推泵速度升至8 ml/h。予10%氯化钠30 ml＋NS 250 ml iv gtt。

14:50 pm，CVP 26 cmH_2O。15:00 pm，心率72次/min，血压10.13/5.87 kPa（76/44 mmHg）。将多巴胺推泵速度升至10 ml/h，予10% GS 250 ml＋生物合成人胰岛素6u iv gtt。

15:43 pm，心率57次/min，血压10.13/5.89 kPa（76/44 mmHg），患者突发呼之不应，四肢抽搐小便失禁。予胸外按压，心电监护示起搏心律。

15:48 pm，心率 67 次/min，血压 15.47/5.87 kPa(116/44 mmHg)。患者呼之能应，对答切题。钾 6.0 mmol/L(3.5～5.5 mmol/L)，钠 124 mmol/L(135～145 mmol/L)。予 5%碳酸氢钠 125 ml iv gtt，呋塞米 20 mg iv。

16:00 pm，心率 64 次/min，血压 13.07/6.93 kPa(98/52 mmHg)，患者四肢冰冷。予呋塞米 100 mg 加 NS 50 ml iv gtt。

18:30 pm，心率 78 次/min，血压 10.93/6 kPa(82/45 mmHg)，氧饱和度 80%。患者气促，大汗淋漓，两肺满布湿啰音。予无创呼吸机辅助通气，多巴胺 140 mg+NS 50 ml iv gtt(8 ml/h)，多巴酚丁胺 140 mgl 加 NS 50 ml iv gtt(5 ml/h)。

19:40 pm，患者再次出现呼之不应，心电监护示有创血压 4/2.67 kPa(30/20 mmHg)，心率持续减慢，氧饱和度持续下降。经抢救无效，20:16 pm 死亡。

【病例用药分析】

患者心功能Ⅳ级(NYHA)，刚入院 13:35 pm 心率 87 次/min，血压 10.13/5.6. kPa(76/42 mmHg)。予多巴胺 130 mg+NS 50 ml iv gtt(5 ml/h)。患者体重约 60 kg，相当于予多巴胺 3.6 ug/(kg・min)。14:00 pm 心率 75 次/min，血压 8.93/5.60 kPa(67/42 mmHg)，将多巴胺推泵速度升至 8 ml/h，相当于予多巴胺 5.7 ug/(kg・min)。15:00 pm 心率 72 次/min，血压 10.13/5.87 kPa(76/44 mmHg)，将多巴胺推泵速度升至 10 ml/h，相当于予多巴胺 7.2 ug/(kg・min)。按照药品说明书规定，危重病例多巴胺可先予 5 ug/(kg・min)滴注，然后以 5～10 ug/(kg・min)增至 20～50 ug/(kg・min)，以达到满意效应。若疗效不满意，应改用更强的血管收缩药(见远大医药中国有限公司药品说明书)。未能及时纠正严重低血压可能与15:43 pm 患者阿-斯发作有相关性。

患者严重心力衰竭，予西洛他唑 50 mg bid po。西洛他唑通过抑制血小板及血管平滑肌内的环腺苷酸磷酸二酯酶活性，从而发挥抗血小板作用及血管扩张作用。西洛他唑和其代谢产物都是 PDEⅢ的抑制剂，国外有报道，Ⅲ～Ⅳ级心力衰竭患者服用具有该药理作用的其他药物后，有使病情加重的可能。该药可能使患者长时间出现血压心率积明显升高，使心率加快而诱发心绞痛，可能使心力衰竭加重(见浙江大冢制药有限公司药品说明书)。有口服西洛他唑后发生充血性心力衰竭、心肌梗死、心绞痛、室性心动过速的报道(见浙江大冢制药有限公司药品说明书)。关于西洛他唑是否增加死亡率，各家报道不一，有报道周围血管疾病患者长期口服西洛他唑可使心血管事件死亡率和全因死亡率增加(比值比为 1.88)[1]，但也有不增加心力衰竭患者死亡率的报道[2]。

患者肌酐 271 μmol/L，总胆红素 27 μmol/L，存在严重肾功能不全及肝功能损害，可能使西洛他唑及其代谢产物在体内蓄积，从而使血管扩张而诱发低血压(见浙江大冢制药有限公司药品说明书)。另外未及时纠正高钾血症也可能使心率减慢，心肌收缩力下降而诱发低血压。

【病例总结】

休克危重病例多巴胺可先予 5 ug/(kg・min)滴注，然后以 5～10 ug/(kg・min)增至20～50 ug/min，以达到满意效应。若疗效不满意，应改用更强的血管收缩药(见远大医药中国有限公司药品说明书)。

西洛他唑心功能Ⅲ级以上患者禁用(见浙江大家制药有限公司药品说明书)。

未遵守上述用药注意事项,不排除与患者病情恶化有相关性。

参 考 文 献

[1] William RH, Sanuel RM, Eric PB, et al. Long-term safety of cilostazol in patients with peripheral artery disease: The CASTLE study(Cilostazol: A Study in Long-term effects). J Vasc Surg,2008,47: 330-336.

[2] Nicholas JL, Anna BM, Srinivasan VL, et al. Practice-based evidence: profiling the safety of cilostazol by text-mining of clinical Notes. PLOS ONE,2013,8(5): 1-8.

65. 严重高钠血症

（2015 年 4 月 11 日）

【概述】

一例高血压史合并腰椎骨折史的脑出血患者，此次因肥厚型肺梗阻性心肌病、室性期前收缩、心功能Ⅲ级、肺部感染、电解质紊乱而入院。入院第二天 CVP 3.5 cmH_2O 提示容量不足，第三天尿量仅 200 ml。通过此病例分析，主要探讨以下几点：1. 患者发生容量不足的主要原因；患者肾功能不全进行性加重主要原因。

【病史介绍】

患者 78 岁，男性，有高血压病史 30 多年，脑出血 4 次，遗留构音障碍、吞咽困难等后遗症。有腰椎 L_1 压缩性骨折 4 月。因肥厚性肺梗阻性心肌病、室性早搏、心功能Ⅲ级、肺部感染、电解质紊乱于 2015 年 4 月 3 日 14:30 pm 入院。查体神清气促，血压 18.40/13.33 kPa（138/100 mmHg），心率 138 次/min，双肺可闻及广泛干湿啰音，双下肢无水肿。查 CRP67 mg/L（0～3 mg/L），肌酐 110 μmol/L（58～110 μmol/L），白细胞计数 25.15×10^9/L（3.69×10^9～9.16×10^9/L），中性粒细胞百分比 91.0%（50%～70%），钾 1.9 mmol/L（3.5～5.1 mmol/L），BNP＞35 000 ng/L（＜450 ng/L）。

【临床经过】

2015 年 4 月 3 日予亚胺培南西司他丁钠 1 g 加 NS 100 ml q8h iv gtt（4 月 3 日—4 月 6 日）、莫西沙星氯化钠 0.2 g qd iv gtt（4 月 3 日—4 月 6 日）抗感染，泮托拉唑钠 60 mg 加 NS 50 ml bid 静脉推泵（4 月 3 日—4 月 4 日）、泮托拉唑钠 60 mg＋NS 50 ml qd 静脉推泵（4 月 4 日—4 月 6 日）抑酸，氯化钾缓释片 1 g bid po（4 月 3 日—4 月 6 日）补钾，氨氯地平 5 mg qd po（4 月 3 日—4 月 5 日）降压。

17:40 pm，转入 CCU。呼之不应、呼吸急促，体温 38.9℃，心率 101 次/min，血压 26.00/13.47 kPa（195/101 mmHg），呼吸 30 次/min，SpO_2 79%。予面罩吸氧（4 月 3 日—4 月 5 日）。

18:00 pm，予呋塞米 20 mg iv。23:30 pm，心率 96 次/min，血压 17.47/8.40 kPa（131/63 mmHg），呼吸 33 次/min，予 8.5%复方氨基酸 250 ml iv gtt。

4 月 4 日 7:00 am，14 小时补液量 700 ml，尿量 800 ml。予 10%氯化钾 30 ml 加 NS 50 ml 静脉推泵。查 CRP119 mg/L（0～3 mg/L），BNP＞35 000 ng/L（＜450 ng/L），钠 153 mmol/L

(137～145 mmol/L)，钾 2.7 mmol/L(3.5～5.1 mmol/L)。尿素氮 10.4 mmol/L(3.2～7.1 mmol/L)，肌酐 156 μmol/L(58～110 μmol/L)。降钙素原 3.35 μg/L(0.051～0.5 μg/L)，PCO_2 8.59 kPa[64.4 mmHg(4.67～6 kPa，35～45 mmHg)]。

10:00 am，予肠内营养混悬液(能全力)1 000 ml qd po(4月4日—4月5日)、500 ml qd po(4月5日—4月6日)。

19:00 pm，心率104次/min，血压15.07/9.07 kPa(113/68 mmHg)，呼吸32次/min，CVP 0.34 kPa(3.5 cmH_2O)。予10%氯化钾20 ml加NS 50 ml静脉推泵。

4月5日6:00 am，**体温38.1度**，心率108次/min，血压12.40/8.13 kPa(93/61 mmHg)，呼吸26次/min，CVP 0.59 kPa(6 cmH_2O)。

7:15 am，24小时入量为补液1 000 ml加鼻饲850 ml，尿量750 ml及大便4次。

8:45 am，予托拉塞米20 mg加NS 50 ml静脉推泵。予螺内酯20 mg bid po(4月5日—4月6日)保钾利尿。

10:30 am，白细胞计数 23.15×10^9/L(3.69×10^9～9.16×10^9/L)，中性粒细胞百分比89.8%(50%～70%)，血红蛋白109 g/L(130～175 g/L)，红细胞比积36%(40%～50%)。**钠158 mmol/L(137～145 mmol/L)**，钾3.7 mmol/L(3.5～5.1 mmol/L)。**尿素氮20.7 mmol/L(3.2～7.1 mmol/L)，肌酐190 μmol/L(58～110 μmol/L)。**

11:30 am，心率100次/min，血压10.53/5.33 kPa(79/40 mmHg)，SpO_2 79%。予无创呼吸机辅助通气，多巴胺180 mg加NS 50 ml静脉推泵。

12:00 am—15:00 pm，心率100～121次/min，血压9.33～10.80/4.93～7.47 kPa(70～81/37～56 mmHg)，SpO_2 75%～87%。

15:00 pm 患者四肢湿冷，血气分析示 pH 7.178(7.35～7.45)，PO_2 5.12 kPa[38.4 mmHg(10.67～13.33 kPa，80～100 mmHg)]，PCO_2 11.72 kPa[87.9 mmHg(4.67～6 kPa，35～45 mmHg)]，钾4.4 mmol/L(3.5～5.5 mmol/L)，**钠160 mmol/L(135～145 mmol/L)**。予甲泼尼龙琥珀酸钠40 mg iv，**8.5%复方氨基酸250 ml iv gtt，5%碳酸氢钠250 ml iv gtt**，多巴胺180 mg加NS 50 ml静脉推泵。

15:30 pm，血压10.13/6.67 kPa(76/50 mmHg)，CVP 10.79 kPa(11 cmH_2O)，予去甲肾上腺素4 mg加5% GS 50 ml静脉推泵。

16:00 pm，血压8.67/5.87 kPa(65/44 mmHg)，心率127次/min，SpO_2 42%，予多巴胺360 mg加NS 50 ml静脉推泵。

19:00 pm，入量为补液1 300 ml加鼻饲1 000 ml，尿量200 ml。

20:00 pm，心率134次/min，血压(59/48 mmHg)，SpO_2 66%。予去甲肾上腺素4 mg加NS 50 ml静脉推泵，多巴胺360 mg加NS 50 ml静脉推泵。

4月6日1:30 am，予去甲肾上腺素4 mg加5% GS 50 ml静脉推泵，多巴胺360 mg加NS 50 ml静脉推泵。

6:00 am，体温38.4℃，心率137次/min，血压(85/60 mmHg)。予多巴胺360 mg加NS 50 ml静脉推泵。

6:42 am，出现逸搏心律，血压、氧饱和度测不出，经抢救无效死亡。

4月9日，血培养出革兰阳性菌(4月4日抽血)。

【病例用药分析】

一、患者发生容量不足的主要原因

4月4日7:00 am，14小时补液量700 ml，尿量800 ml。钠153 mmol/L，尿素氮10.4 mmol/L，肌酐156 μmol/L。尿素氮/肌酐比值为0.067，<0.08，提示血容量不存在不足[1]。缺水量(L)=患者体重(kg)×0.6×(1−140/153)=3.6 L(以70 kg体重计)，加上生理需求量1.5 L，共需入量为5 L[3]。实际予NS 700 ml+肠内营养混悬液(能全力)1 000 ml共1 700 ml，显然入量不足。4月4日19:00 pm，CVP 3.5 cmH_2O 提示容量不足。

4月5日10:30 am，尿素氮20.7 mmol/L，肌酐190 μmol/L，钠158 mmol/L。尿素氮/肌酐比值为0.11，大于0.08，提示血容量不足加剧[1]。缺水量(L)=患者体重(kg)×0.6×(1−140/158)=4.8 L(以70 kg体重计)，加上生理需求量1.5 L，共需入量为6.3 L[1](不需要在一天内补足)。实际予NS 550 ml加NS 250 ml加5% GS 50 ml加5%碳酸氢钠250 ml加8.5%复方氨基酸250 ml加鼻饲1 000 ml，总计2 350 ml，显然入量不足。4月5日15:30 pm，CVP 10.79 kPa(11 cmH_2O)，提示容量不足，心力衰竭可能加重。

患者4月5日8:45 am −19:00 pm尿量仅200 ml，有医师可能担心增加补液量会加重心力衰竭。

正常呼吸频率每天经呼吸道排出水分约400 ml，患者因肺部感染、心力衰竭而使呼吸急促(呼吸频率30次/min以上及使用呼吸机)，可超过1 000 ml[1]。体温正常时每天经皮肤蒸发水分500 ml，体温每升高1.5℃，皮肤蒸发量增加500 ml。患者高热达由38.9℃，经皮肤蒸发量增加500 ml以上[1]。若患者出汗则蒸发的水分更多。加上经粪便排出水分约500 ml(排便次数多)，患者每天经非肾脏途径排出的水分在2 500 ml以上。另外水分可能进入第三间隙积聚，如胸水、腹水[2]。故尽管尿量很少，仍有可能发生容量不足。

患者发生浓缩性高钠血症与补充容量不足有关，还可能与患者4次脑出血影响下丘脑和垂体的内分泌功能，导致肾脏排钠减少有关[1]。另外，肠内营养混悬液(能全力)含纤维素，可因排泄而带走水分，应保证足够的液体摄入(见牛迪西亚制药有限公司药品说明书)；5%碳酸氢钠为血渗透压的3倍，相当于9 g氯化钠包含的钠离子，可能引发高钠血症，使脑脊液压力下降甚至诱发颅内出血(见上海长征富民金山制药有限公司药品说明书)；8.5%复方氨基酸为血渗透压的3倍，属于高渗液(见华瑞制药有限公司药品说明书)。浓缩性高钠血症可诱发震颤，抽搐，以至昏迷甚至因脑组织不可逆转性损害而死亡，患者有4次脑出血史，可诱发颅内出血[1]。

综上所述，对于浓缩性高血钠应采取措施制止水分继续的丢失，以使过高血渗得以下降，尽量口服为宜。静脉注射等渗糖水可快速使血渗下降，但过快纠正严重高钠血症也可能导致严重并发症，一般希望在48小时以内将血钠降至接近正常水平。补液种类根据基本病因而异，单纯失水引起者用5%葡萄糖水，必要时注射少量胰岛素。如果同时合并有失盐，可将补液总量的3/4补充5%葡萄糖水，其余1/4生理盐水[1]。

二、患者肾功能不全加重的主要原因

患者肾功能不全进行性加重主要原因：

(1) 因肥厚型肺梗阻性心肌病、室性期前收缩、心功能Ⅲ级、电解质紊乱、高血压 3 级(极高危),脑出血后遗症,腰椎压缩性骨折基础上并发严重肺部感染,可导致肾血液灌流量降低[3]。

(2) 因未能补足容量而引发了比较严重的脱水、低血容量,导致肾血液灌流量和 GFR 显著降低[3]。

(3) 予亚胺培南西司他丁钠+莫西沙星抗感染疗效不佳,未能及时更换对革兰阳性球菌如 MRSA 有效的利奈唑胺等,使感染加重,可引发肾血管强烈收缩,诱发肾功能衰竭[3]。

【病例总结】

尿素氮/肌酐比值大于 0.08 提示容量不足,红细胞比积上升、血钠上升提示脱水。可估算出体液缺失量=体重(kg)×0.6×(1-正常 Ht/脱水后 Ht)[1];可根据公式估算出缺水量=体重(kg)×0.6×(1-140/PNa)[1]。

5%碳酸氢钠为血渗透压的 3 倍,可能引发高钠血症,使脑脊液压力下降甚至诱发颅内出血(见上海长征富民金山制药有限公司药品说明书);8.5%复方氨基酸为血渗透压的 3 倍,属于高渗液(见华瑞制药有限公司药品说明书)。高钠血症患者不宜使用。

严重感染患者抗感染效果不佳应及时调整抗菌药。

未遵守上述用药注意事项,不排除与患者病情恶化有相关性。

参 考 文 献

[1] 王礼振.临床输液学[M].北京:人民卫生出版社,1998,8-21,46-48,317-321.
[2] 王建枝,殷莲华.病理生理学[M].第 8 版.北京:人民卫生出版社,2013,15-21,246-259.
[3] 葛均波,徐永健.内科学[M].第 8 版.北京:人民卫生出版社,2013,21-27,41-45.

66. 可能西替利嗪相关的肾功能严重损害猝死
（2015年4月30日）

【概述】

一例高血压史合并糖尿病史患者，此次因冠心病、房颤、心功能Ⅲ－Ⅳ级（NYHA）、肾功能不全而入院。入院第三天患者房颤心室率160次/min，意识丧失，血压测不出，心率下降，经抢救无效死亡。通过此病例分析，主要探讨患者发生猝死的主要原因。

【病史介绍】

患者76岁，女性，有高血压病史10多年，糖尿病病史10年，予阿卡波糖50 mg tid po，3年前行DDD永久起搏器植入术，术后行房颤射频消融术。因冠心病、房颤、心功能Ⅲ—Ⅳ级（NYHA）、肾功能不全于2015年4月26日9:36 am入院。查体神清气平，血压11.87/7.73 kPa（89/58 mmHg），房颤心室率151次/min，双肺未闻及干湿啰音。BNP＞35 000 ng/L（＜450 ng/L），白细胞计数6.82×10^9/L（3.69×10^9～9.16×10^9/L），中性粒细胞百分比84.1%（50%～70%），红细胞比积32.4%（40%～50%），血红蛋白99 g/L（115～150 g/L），血小板计数117×10^9/L（125×10^9～350×10^9/L），**尿素氮28 mmol/L（2.5～6.1 mmol/L），肌酐197 μmol/L（46～92 μmol/L），总胆红素28.3 μmol/L（3～22 μmol/L），直接胆红素7.7 μmol/L（0～5 μmol/L）**，D-二聚体2.25 mg/L（＜0.555 mg/L），钠138 mmol/L（137～145 mmol/L）。

【临床经过】

2015年4月26日**予阿卡波糖50 mg tid po（4月26日—27日）**控制血糖，曲美他嗪20 mg tid po（4月26日—28日）营养心肌，地高辛0.13 mg qd po（4月26日—28日）强心，华法林1.25 mg qd po（4月26日—28日）抗凝，硝酸异山梨酯5 mg bid po（4月26日—27日）扩冠，托拉塞米10 mg bid po（4月26日—28日）利尿，螺内酯20 mg qd po（4月26日—28日）保钾利尿，比索洛尔5 mg qd po（4月26日—27日），减量为2.5 mg qd po（27日—28日）减慢心率，肾衰宁4粒tid po（4月26日—28日）保肾。

11:30 am，予呋塞米40 mg iv gtt。15:00 pm，予多巴胺120 mg iv gtt。15:30 pm，予去乙酰毛花甙C 0.2 mg iv。**18:00 pm，予托拉塞米40 mg iv gtt。20:30 pm，予托拉塞米40 mg iv gtt。**

4月27日6:00 am，**血糖3.8 mmol/L（4.56～6.38 mmol/L）**。

7:30 am,**予托拉塞米** 40 mg iv gtt,多巴胺 120 mg iv gtt。9:44 am,头孢哌酮舒巴坦钠 1.5 g 加 NS 100 ml bid iv gtt(4月27日—28日)抗感染。

10:00 am,患者尿量少,血压 11.87/6.80 kPa(89/51 mmHg),两肺闻及散在湿啰音,房颤心室率130次/min,双下肢明显水肿。肌酐清除率 22.7 ml/min,为慢性肾脏疾病(CKD)4期。CRP 182 mg/L(0~3 mg/L),**血糖 2.13 mmol/L(4.56~6.38 mmol/L)**。停阿卡波糖。

13:00 pm,患者因右下肢脚踝部破溃,请皮肤科会诊,建议予西替利嗪口服。

14:00 pm,血压 11.87/6.80 kPa(89/51 mmHg),房颤心室率125次/min。

15:00 pm,予托拉塞米 40 mg iv,去乙酰毛花甙 C 0.4 mg iv,硝酸甘油 10 mg iv gtt。**16:00 pm**。**予呋塞米 200 mg iv gtt,40 mg iv**。18:00 pm,**予西替利嗪 10 mg po** 抗过敏。

20:00 pm,予多巴胺 180 mg iv gtt。**23:00 pm**,予硝酸甘油 10 mg iv gtt,**托拉塞米 40 mg iv gtt**,阿普唑仑 0.4 mg po。

4月28日 4:00 am,房颤心室率139次/min。5:00 am,房颤心室率160次/min。

5:45 am,患者出现意识丧失,血压测不出,心率下降。经抢救无效。7:03 am 心电图一直线,宣告死亡。

【病例用药分析】

患者发生猝死的主要原因有:

(1) 存在冠心病、房颤、心功能Ⅲ—Ⅳ级(NYHA)、肾功能不全、2型糖尿病、高血压2级(极高危)等诱发致死性心律失常的疾病基础[1]。

(2) 可能肺部感染,感染可能未得到有效控制,可能加重心脏负荷和心力衰竭,诱发致死性心律失常[2]。

(3) 4月27日 6:00 am,血糖 3.8 mmol/L,10:00 am 血糖 2.13 mmol/L。低血糖可加重心肌缺血,脑缺血,使猝死风险增加[2]。予阿卡波糖 50 mg tid po(4月26日—27日),抑制各种α葡萄糖苷酶如麦芽糖酶、异麦芽糖酶、葡萄糖淀粉酚及蔗糖酶的活性,使淀粉分解成寡糖如麦芽糖(双糖)、麦芽三糖及糊精(低聚糖)进而分解成葡萄糖的速度减慢,使蔗糖分解成葡萄糖和果糖的速度减慢,因此造成肠道葡萄糖的吸收减缓,从而缓解餐后高血糖,达到降低血糖的作用。阿卡波糖很少引发低血糖,但剂量过大可能引发低血糖。严重肾功能不全患者,阿卡波糖血药峰浓度及药时曲线下面积较正常者分别高5~6倍。因此规定肌酐清除率小于 25 ml/min 患者阿卡波糖禁用(见拜耳医药保健有限公司药品说明书)。

(4) 4月27日 18:00 pm 予西替利嗪 10 mg po,为第二代H1受体阻滞剂,相对安全,心脏毒副反应小,但大剂量使用有引起心脏猝死的报道[3]。西替利嗪的60%以上由肾脏以原型经药物排出,中度肾功能不全的患者血浆半衰期增加3倍,药物清除率降低70%,故剂量应减半。严重肾功能损害患者禁用(见 UCB Pharm S. p. A 药品说明书)。大剂量的H1受体阻滞剂可作用于心脏H1受体,刺激心脏肥大细胞直接释放组胺,而组胺可以抑制房室传导,促使心室细胞后除极从而诱发室性心律失常;可阻滞心室细胞膜的钾离子通道.导致心室细胞动作电位复极延迟,心电图示校正后 Q-T 间期(Q-Tc)延长,且增加心室细胞在易损期对期前除极的敏感性.尤其是浦肯野纤维区,导致各种心律失常,如室性心动过速、心室颤动、心搏骤停、尖端扭转型室性心动过速、房室传导阻滞、心动过缓等,少数甚至死亡[3]。

(5) 4 月 27 日 20:00 pm 予多巴胺 180 mg iv gtt。患者是在多巴胺 40 mg 静脉推泵过程中发生猝死。多巴胺在低浓度时与多巴胺受体结合，使 cAMP 水平提高而导致血管舒张。高浓度时作用于心脏 β1 受体，使心肌收缩力增强，心排出量增加，可增加收缩压和脉压，也可使心率加快，有可能增加心肌耗氧量并引发严重心律失常[4]。因此药品说明书规定：当患者心率增快时，多巴胺滴速必须减慢或暂停滴注(见上海禾丰制药有限公司药品说明书)。实际情况是，4 月 28 日 4:00 am 房颤心室率 139 次/min。5:00 am 房颤心室率加至 160 次/min，而医师可能未将多巴胺减量或暂停，可能引发致死性心律失常。

【病例总结】

肌酐清除率小于 25 ml/min 患者阿卡波糖禁用(见拜耳医药保健有限公司药品说明书)。

西替利嗪严重肾功能损害患者禁用(见 UCB Pharm S. p. A 药品说明书)。

当患者心率增快时，多巴胺滴速必须减慢或暂停滴注(见上海禾丰制药有限公司药品说明书)。

未遵守上述用药注意事项，不排除与患者猝死有相关性。

参 考 文 献

[1] 葛均波，徐永健.内科学[M].第 8 版.北京：人民卫生出版社，2013，272 - 277.
[2] 金惠铭，王建枝.病理生理学[M].第 7 版.北京：人民卫生出版社，2011，199 - 201.
[3] 任耘，崔琳.西替利嗪的临床应用进展及安全性[J].中国医院用药评价与分析，2003，3(6)：369 - 371.
[4] 杨宝峰.药理学[M].第 7 版.北京：人民卫生出版社，2011，91 - 94.

67. 严重低容量不纠正肾衰竭

（2015 年 6 月 9 日）

【概述】

一例患者因冠心病、房颤、心功能Ⅲ级（NYHA）、慢性支气管炎、2 型糖尿病、高血压 3 级（极高危）、脑梗死后而入院。入院后，患者的尿素氮/肌酐比值一直大于 0.08，提示容量可能存在不足，并且数值有增大趋势，提示容量不足进一步恶化；患者入院时肌酐 61 μmol/L，肾功能正常，治疗过程中肌酐飙升至 437 μmol/L，最终发生肾功能衰竭。通过此病例分析，主要探讨以下两点：1. 患者容量不足的主要原因；2. 患者发生肾功能衰竭的主要原因。

【病史介绍】

患者 86 岁，高龄女性，因冠心病、房颤、心功能Ⅲ级（NYHA）、慢性支气管炎、2 型糖尿病、高血压病 3 级（极高危）、脑梗死后于 2015 年 5 月 13 日入急危重病科病房。查体神清气平，血压 13.60/10.13 kPa（102/76 mmHg），房颤心律 88 次/min，双下肺可闻及少量湿啰音，双下肢水肿。白细胞计数 5.35×10^9/L（3.69×10^9～9.16×10^9/L），中性粒细胞百分比 70%（50%～70%），降钙素原 0.085 μg/L（0.051～0.5 μg/L），CRP35 mg/L（0～3 mg/L），尿素氮 6.3 mmol/L（2.9～8.2 mmol/L），肌酐 61 μmol/L（45～84 μmol/L）。

【临床经过】

考虑患者有肺部感染，曾多次使用抗菌药，予万古霉素 0.5 g bid iv gtt（5 月 13 日—5 月 15 日）、亚胺培南西司他丁钠 1 g q8h iv gtt（5 月 13 日—5 月 15 日）抗感染，另外予阿司匹林、法舒地尔、地高辛、阿托伐他汀钙、格列齐特等治疗。

5 月 15 日，降级为哌拉西林他唑巴坦钠 4.5 g q8h iv gtt（5 月 15 日—5 月 19 日）、环丙沙星 0.4 g qd iv gtt（5 月 15 日—5 月 19 日）。

5 月 19 日，患者气促咳痰，双下肺可闻及明显湿啰音，白细胞计数 9.53×10^9/L（3.69×10^9～9.16×10^9/L），中性粒细胞百分比 86%（50%～70%），**红细胞比积 44%（35%～45%），血红蛋白 143 g/L（115～150 g/L）**。尿素氮 6.6 mmol/L（2.9～8.2 mmol/L），肌酐 61 μmol/L（45～84 μmol/L）。考虑感染加重，改用亚胺培南西司他丁钠 1 g q8h iv gtt（5 月 19 日—5 月 29 日）、莫西沙星 0.4 g qd iv gtt（5 月 19 日—5 月 25 日）。

5 月 25 日，白细胞计数 14.75×10^9/L（3.69×10^9～9.16×10^9/L），中性粒细胞百分比

82%(50%～70%),**红细胞比积 49%(35%～45%),血红蛋白 164 g/L(115～150 g/L)**。CRP62 mg/L(0～3 mg/L)。尿素氮 9.7 mmol/L(2.9～8.2 mmol/L),肌酐 65 μmol/L(45～84 μmol/L)。停莫西沙星,**予万古霉素 1 g bid iv gtt(5 月 25 日—5 月 27 日)**。

5 月 27 日,白细胞计数 14.33×10^9/L(3.69×10^9～9.16×10^9/L),中性粒细胞百分比 81%(50%～70%),**红细胞比积 45%(35%～45%),血红蛋白 148 g/L(115～150 g/L)**。CRP120 mg/L(0～3 mg/L)。尿素氮 14.7 mmol/L(2.9～8.2 mmol/L),**肌酐 248 μmol/L(45～84 μmol/L)**。停万古霉素,予替加环素 50 mg q12h iv gtt(5 月 28 日—5 月 29 日)。

5 月 29 日转心内科,胸闷气促较前明显好转,无明显咳嗽咳痰,房颤率 86 次/min,血压 16.53/10.67 kPa(124/80 mmHg),双下肺可闻及湿啰音。予氯吡格雷 50 mg qd po(5 月 29 日—6 月 7 日),地高辛 0.125 mg qd po(5 月 29 日—6 月 7 日),亚胺培南西司他丁钠 1 g 加 NS 100 ml q8h iv gtt(5 月 29 日—6 月 2 日),泮托拉唑钠 60 mg 加 NS 100 ml qd iv gtt(5 月 29 日—6 月 3 日),**二羟丙茶碱 0.5 g 加地塞米松磷酸钠 5 mg 加 NS 50 ml qd iv gtt(5 月 29 日—6 月 6 日)**,单硝酸异山梨酯 25 mg 加 NS 100 ml qd iv gtt(5 月 29 日—6 月 3 日),精蛋白生物合成人胰岛素(诺和灵 30R)14u 早餐前 ih、8u 晚餐前 ih(5 月 29 日—6 月 7 日),呋塞米 20 mg bid po(5 月 29 日—6 月 5 日),螺内酯 20 mg bid po(5 月 29 日—6 月 4 日),8.5%复方氨基酸 250 ml qd iv gtt(5 月 29 日—6 月 4 日)qd iv gtt。

5 月 31 日 10:00 am,患者仍有恶心感,精神较萎靡,听力下降,双肺可闻及湿啰音,房颤率 86 次/min。19:00 pm,血糖 20.6 mmol/L(<7.8 mmol/L)。

6 月 1 日 10:00 am,白细胞计数 11.42×10^9/L(3.69×10^9～9.16×10^9/L),中性粒细胞百分比 87%(50%～70%),**红细胞比积 46%(35%～45%),血红蛋白 159 g/L(115～150 g/L)**。尿素氮 36.9 mmol/L(2.9～8.2 mmol/L),肌酐 256 μmol/L(45～84 μmol/L)。19:00 pm,血糖 19.4 mmol/L(<7.8 mmol/L)。

6 月 2 日,患者食欲缺乏,反复干呕,两肺闻及湿啰音。血糖 14.3～21.6 mmol/L(<7.8 mmol/L)。**停亚胺培南西司他丁钠**,予莫西沙星 0.4 g qd po(6 月 2 日—6 月 7 日),精蛋白生物合成人胰岛素 8 u ih(6 月 2 日—6 月 7 日)。

6 月 4 日,白细胞计数 12.68×10^9/L(3.69×10^9～9.16×10^9/L),中性粒细胞百分比 86%(50%～70%),**红细胞比积 51.5%(35%～45%),血红蛋白 177 g/L(115～150 g/L)**。尿素氮>40 mmol/L(2.9～8.2 mmol/L),肌酐 312 μmol/L(45～84 μmol/L)。钾 6.6 mmol/L(3.5～5.1 mmol/L),血糖 16.4～22.8 mmol/L(<7.8 mmol/L)。**停用所有静脉输液**,予雷贝拉唑钠 10 mg qd po(6 月 4 日—6 月 7 日)。

6 月 5 日,**予呋塞米 20 mgbidV(6 月 5 日—6 月 7 日)**,二羟丙茶碱 0.5 g 加 NS 50 ml qd iv gtt(6 月 6 日—6 月 7 日)。

6 月 6 日,血糖 17.2～29.9 mmol/L(<7.8 mmol/L)。予温开水 1 000 ml 加安素 bid 胃管内注入(6 月 6 日—6 月 7 日)。

6 月 7 日,体温 38.2℃。谷丙转氨酶 88 U/L(9 052 U/L),血糖 12.6～22.9 mmol/L(<7.8 mmol/L)。白细胞计数 18.31×10^9/L(3.69×10^9～9.16×10^9/L),中性粒细胞百分比 90.4%(50%～70%),**红细胞比积 58.1%(35%～45%),血红蛋白 198 g/L(115～150 g/L)**。尿素氮 65.3 mmol/L(2.9～8.2 mmol/L),肌酐 437 μmol/L(45～84 μmol/L),尿

比重1.02(1.003～1.03),钾 5.3 mmol/L(3.5～5.1 mmol/L),钠 152 mmol/L(137～145 mmol/L)。患者高血糖高渗状态,精神状态差,呼吸急促25次/min。予补液后未见明显排尿,查肾功能处于尿毒症期。予出院转ICU。

【病例用药分析】

一、患者容量不足的主要原因

5月19日红细胞比积44%,血红蛋白143 g/L,尿素氮6.6 mmol/L,肌酐61 μmol/L。尿素氮/肌酐比值为0.108,大于0.08,提示容量可能存在不足[1]。6月1日红细胞比积46%,血红蛋白159 g/L。尿素氮36.9 mmol/L,肌酐256 μmol/L。尿素氮/肌酐比值为0.144,大于0.08,提示容量不足加重[1]。6月4日红细胞比积51.5%,血红蛋白177 g/L,尿素氮>40 mmol/L,肌酐312 μmol/L。尿素氮/肌酐比值为0.128,大于0.08,提示容量不足进一步加重[1]。6月7日红细胞比积58.1%,血红蛋白198 g/L,尿素氮65.3 mmol/L,肌酐437 μmol/L。尿素氮/肌酐比值为0.149,大于0.08,提示容量不足进一步恶化[1]。

导致患者容量不足的主要原因有:

(1) 正常呼吸频率每天经呼吸道排出水分约400 ml,患者因肺部感染、心力衰竭而使呼吸急促,可能超过1 000 ml[1]。患者出汗蒸发的水分较多。加上经粪便排出水分约200 ml,患者每天经非肾脏途径排出的水分可达到2 000 ml。

(2) 患者因严重疾病而饮食很少,纳差,故每天食物中的水分(正常情况下约800 ml)可不计入或计入较少,患者饮水也较少;加上6月3日之后停用所有静脉补液;再加上呋塞米20 mg bid po(5月29日—6月5日),6月5日为降血钾,予呋塞米20 mg bid iv(6月5日—6月7日),可引发脱水。

(3) 水分可能进入第三间隙积聚,如胸水、腹水[2]。

5月19日红细胞比积44%,6月4日红细胞比积51.5%,假定5月19日Ht为正常,则可估算出与5月19日相比,体液缺失量=体重(kg)×0.6×(1－正常Ht/脱水后Ht)=70×0.6×(1－0.44/0.515)=6 L[1]。实际上因担忧加重心力衰竭而未能及时补足容量。

6月7日红细胞比积58.1%,同理可估算出与5月19日刚入院时相比,体液缺失量=70×0.6×(1－0.44/0.581)=10 L[1]。但因担忧尿量少而仍未予补足容量,直到6月7日才予胃管内注入水分。

二、患者发生肾功能衰竭的主要原因

2015年5月13日肌酐61 μmol/L,肾功能正常,予万古霉素0.5 g bid iv gtt(5月13日—5月15日)。5月25日肌酐65 μmol/L,予万古霉素1 g bid iv gtt(5月25日—5月27日),5月27日肌酐上升至248 μmol/L。6月7日肌酐飙升至437 μmol/L。患者肾功能不全进行性加重,最终发生肾功能衰竭,其主要原因:

(1) 因冠冠心病、房颤、心功能Ⅲ级(NYHA)、慢性支气管炎、2型糖尿病、高血压病3级(极高危)、脑梗死后等疾病,可导致肾血液灌流量降低[2]。

(2) 因未能补足容量而引发了比较严重的脱水、低血容量,导致肾血液灌流量和GFR显著降低[2]。

(3) 患者入院后感染反复。6 月 7 日体温 38.2℃，双肺湿啰音，血象再次上升，提示肺部感染及全身感染加重，可引发肾血管强烈收缩，诱发肾功能衰竭[2]。

(4) 5 月 25 日肌酐 65 μmol/L，予万古霉素 1 g bid iv gtt(5 月 25 日—5 月 27 日)，5 月 27 日肌酐上升至 248 μmol/L。患者 86 岁高龄，即使肌酐正常肌酐清除率仍约为 50 ml/min 左右，按规定万古霉素最多予 0.5 g bid iv gtt，实际予 1 g bid iv gtt，剂量过大可诱发肾功能损害以及发生暂时性或永久性耳毒性(见浙江医药股份有限公司新昌制药厂药品说明书)。患者听力受损不排除与万古霉素剂量过大有关。

患者收入心内科病房后血糖极高，最高近 30 mmol/L，与静脉滴注地塞米松磷酸钠 5 mg(5 月 29 日—6 月 6 日)有相关性。

胰岛素一天用量为体重(kg)×0.3～0.5(U)=70×0.3～0.5(U)[3]，至少 21 U。处于急性应激状态适宜使用短效胰岛素，早上 9 U、中午 5 U、晚上 7 U。待血糖达标后，改用预混胰岛素，早晚餐前两次注射。餐后血糖高于 10 mmol/L，每增高 2 mmol/L 加胰岛素 1 单位，但一次加量不超过 4 单位[3]。患者餐后血糖达 28 mmol/L 以上，应增加 9 U，因此患者至少应给予胰岛素 30 U。实际予精蛋白生物合成人胰岛素(诺和灵 30R)22 IU。

【病例总结】

尿素氮/肌酐比值大于 0.08 提示容量不足，红细胞比积上升提示脱水。可估算出体液缺失量=体重(kg)×0.6×(1−正常 Ht/脱水后 Ht)[1]。

肌酐清除率 50 ml/min 左右，按规定万古霉素最多予 0.5 g bid iv gtt(见浙江医药股份有限公司新昌制药厂药品说明书)。

血糖极高时应及时调整胰岛素控制血糖。

未遵守上述用药注意事项，不排除与患者病情恶化有相关性。

参考文献

[1] 王礼振.临床输液学[M].北京：人民卫生出版社，1998，8-21，46-48，317-321.
[2] 王建枝，殷莲华.病理生理学[M].第 8 版.北京：人民卫生出版社，2013，15-21，246-259.
[3] 葛均波，徐永健.内科学[M].第 8 版.北京：人民卫生出版社，2013，21-27，41-45，784-793.

68. 两次 INR 飙升、地高辛中毒、多器官衰竭

（2015 年 7 月 23 日）

【概述】

一例高血压史合并二尖瓣三尖瓣置换成形术史患者，此次因二尖瓣关闭不全、心功能Ⅳ级（NYHA）、房早室早伴短阵室速、肺部感染而入院。入院第二天，国际标准化比率（INR）3.61；入院第三天，地高辛浓度 4.36 μg/L，INR4.78；经过控制，INR 下降至正常范围后又飙升至 6.86；最终患者因严重感染脓毒血症得不到有效控制而诱发多器官衰竭而死亡。通过此病例分析，主要探讨以下几点：1. 患者发生地高辛中毒的主要原因；2. 患者 INR 偏高的主要原因；3. 患者 INR 正常后又飙升的主要原因；4. 患者发生多器官衰竭的主要原因。

【病史介绍】

患者 60 岁，男性，有高血压史 20 多年，9 年前因风湿性心脏病行二尖瓣置换及三尖瓣成形术，术后长期口服华法林、地高辛、螺内酯、呋塞米等。因三尖瓣关闭不全、心功能Ⅳ级（NYHA）、房早室早伴短阵室速、肺部感染于 2015 年 6 月 30 日入院。查 INR3.32（0.8～1.5），肌酐 117 μmol/L（58～110 μmol/L），EF20%，B 超示腹腔积液。神清气促，皮肤巩膜黄染，双肺闻及湿啰音，双下肢Ⅱ度水肿，房颤率 119 次/min，血压 12.67/9.60 kPa（95/72 mmHg），CVP 2.94 kPa（30 cmH_2O）。

【临床经过】

2015 年 6 月 30 日予**地高辛 0.13 mg qd po（6 月 30 日—7 月 2 日）**，呋塞米 20 mg bid po（6 月 30 日—7 月 1 日），**螺内酯 20 mg bid po（6 月 30 日—7 月 2 日）**，亚胺培南西司他丁钠 1 g＋NS 100 ml q12h iv gtt（6 月 30 日—7 月 14 日），**胺碘酮 300 mg iv gtt**。

7 月 1 日，予**胺碘酮共 900 mg iv gtt**，托拉塞米共 90 mg iv gtt，呋塞米共 440 mg iv gtt，多巴胺共 300 mg iv gtt。**胺碘酮 0.2 g bid po（7 月 1 日—7 月 6 日）**，10%氯化钠 10 ml tid po（7 月 1 日—7 月 7 日），**华法林 0.63 mg qd po（7 月 1 日—7 月 2 日）**，氢氯噻嗪 25 mg qd po（7 月 2 日—7 月 10 日），加量为 25 mg bid po（7 月 10 日—7 月 19 日）。心率 68 次/min，可及早搏，血压 13.33/9.07 kPa（100/68 mmHg）。镜检红细胞＋＋＋＋，**INR3.61（0.8～1.5）**。CVP 2.94 kPa（30 cmH_2O）。

7 月 2 日，房颤率 64～80 次/min，总胆红素 110 μmol/L（3～22 μmol/L），尿素氮

15.8 mmol/L(3.2～7.1 mmol/L),肌酐 175 μmol/L(58～110 μmol/L),**地高辛浓度 4.36 μg/L(0.9～2.0 μg/L)**,INR4.78(0.8～1.5)。**停地高辛和华法林**。予托伐普坦 15 mg qd po(7月2日—7月19日)。

7月3日,INR4.09(0.8～1.5)。予氯化钾片 1 g tid po(7月3日—7月7日)。

7月4日,INR3.18(0.8～1.5),7月5日,INR2.5(0.8～1.5)。

7月6日,INR1.96(0.8～1.5),**予华法林 0.63 mg qd po(7月6日—7月9日),将胺碘酮减量为 0.2 g qd po(7月6日—7月17日)**,予乳果糖 15 ml tid po(7月6日—7月15日),加量为 30 ml tid po(7月15日—7月17日)。

7月7日,INR1.71(0.8～1.5)。7月8日,INR1.54(0.8～1.5)。

7月9日,**将华法林加量为 1.25 mg qd po(7月9日—7月13日)**。

7月10日,INR1.32(0.8～1.5),BNP 9 944 ng/L(<125 ng/L)。7月11日,BNP 12 369 ng/L(<125 ng/L),INR1.13(0.8～1.5)。

7月13日,白细胞计数 11.18×10^9/L(3.5×10^9～9.5×10^9/L),中性粒细胞百分率 79.3%(40%～75%),血小板计数 226×10^9/L(125×10^9～350×10^9/L),尿素氮 15.7 mmol/L(3.2～7.1 mmol/L),肌酐 182 μmol/L(58～110 μmol/L),INR1.78(0.8～1.5)。BNP 16 809 ng/L(<125 ng/L),**将华法林加量为 1.88 mg qd po(7月13日—7月18日)**。

7月14日,患者食欲稍改善,高枕卧位可休息,咳嗽咳痰气促较前减轻。白细胞计数 9.15×10^9/L(3.5×10^9～9.5×10^9/L),中性粒细胞百分率 79.9%(40%～75%),血小板计数 211×10^9/L(125×10^9～350×10^9/L),尿素氮 18.6 mmol/L(3.2～7.1 mmol/L),肌酐 164 μmol/L(58～110 μmol/L),**降钙素原 2.4 μg/L(0.051～0.5 μg/L)。停亚胺培南西司他丁钠,予莫西沙星 400 mg qd po(7月14日—7月19日)**。

7月15日,BNP 5 720 ng/L(<125 ng/L),总胆红素 70.5 μmol/L(3～22 μmol/L),尿素氮 16.8 mmol/L(3.2～7.1 mmol/L),肌酐 121 μmol/L(58～110 μmol/L)。

7月17日,患者胸闷气促加重,夜间不能平卧,心电监护示窦性心动过缓 48～55 次/min,INR2.10(0.8～1.5)。**停胺碘酮**。

7月18日,白细胞计数 11.74×10^9/L(3.5×10^9～9.5×10^9/L),中性粒细胞百分率 78.6%(40%～75%),血小板计数 180×10^9/L(125×10^9～350×10^9/L),尿素氮 19.9 mmol/L(3.2～7.1 mmol/L),肌酐 279 μmol/L(58～110 μmol/L),钾 5.5 mmol/L(3.5～5.1 mmol/L)。INR3.46(0.8～1.5),PT41.4 s(9.0～13.0 s),APTT55.3 s(20.0～40.0 s),**D-二聚体 4.34 mg/L(<0.55 mg/L),纤维蛋白原 1.876 g/L(1.8～3.5 g/L),纤维蛋白原降解产物 49.4 mg/L(<5.0 mg/L),镜检红细胞 4～6/高倍视野 HPF(0～3)**。

7月19日 8:33 am,患者气促不能平卧,精神萎靡,心率 70 次/min。总胆红素 68.1 μmol/L(3～22 μmol/L),尿素氮 23.2 mmol/L(3.2～7.1 mmol/L),肌酐 319 μmol/L(58～110 μmol/L),钾 5.3 mmol/L(3.5～5.1 mmol/L)。INR6.86(0.8～1.5),PT82.5 s(9.0～13.0 s),APTT67 s(20.0～40.0 s),**D-二聚体 6.69 mg/L(<0.55 mg/L),纤维蛋白原 1.852 g/L(1.8～3.5 g/L),纤维蛋白原降解产物 58 mg/L(<5.0 mg/L)**。白细胞计数 16.95×10^9/L(3.5×10^9～9.5×10^9/L),中性粒细胞百分率 80.0%(50%～70%),血小板计数 153×10^9/L(125×10^9～350×10^9/L)。**降钙素原 5.1 μg/L(0.051～0.5 μg/L)**。BNP>

35 000 ng/L(<125 ng/L)。CVP 30 cmH_2O。

10:00 am,予亚胺培南西司他丁钠 1 g iv gtt。11:50 am,予维生素 K_1 5 mg iv gtt。

14:30 pm,患者无尿不能平卧,BiPAP 辅助通气。

19:20 pm,患者昏迷,点头样呼吸,血压和氧饱和度测不出。

20:56 pm,心电图一直线死亡。

21:00 pm,INR2.93(0.8～1.5),PT34.9 s(9.0～13.0 s),APTT21 s(20.0～40.0 s),D－二聚体 8.74 mg/L(<0.55 mg/L),纤维蛋白原 1.48 g/L(1.8～3.5 g/L),纤维蛋白原降解产物 81 mg/L(<5.0 mg/L)。

【病例用药分析】

一、患者地高辛中毒的主要原因

7 月 2 日(入院第三天)地高辛浓度 4.36 μg/L(0.9～2.0 μg/L),其主要原因:

(1) 患者瓣膜术后长期口服地高辛,2015 年 6 月 30 日入院时肌酐 117 μmol/L,7 月 2 日肌酐上升至 175 μmol/L。患者肾功能不全加重,而地高辛主要从肾脏排泄,故容易在体内蓄积(见上海信谊药厂有限公司药品说明书)。

(2) 患者瓣膜术后长期口服螺内酯,入院后继续口服。螺内酯可使地高辛半衰期延长,与地高辛合用时使地高辛血药浓度增加 2～3 倍,故规定地高辛用量应减半(见上海信谊药厂有限公司药品说明书)。

(3) 6 月 30 日予胺碘酮 300 mg iv gtt,7 月 1 日予胺碘酮共 900 mg iv gtt,胺碘酮 0.2 g bid po(7 月 1 日—7 月 6 日)。胺碘酮可使与组织结合的地高辛释放到血液中,还可使地高辛肾脏及肾外排泄减少,使地高辛血药浓度增加 70%以上(见上海信谊药厂有限公司药品说明书)。

二、患者 INR 偏高的主要原因

7 月 1 日予华法林 0.63 mg qd po(7 月 1 日—7 月 2 日),INR3.61(0.8～1.5)。7 月 2 日 INR4.78(0.8～1.5),其主要原因:

(1) 胺碘酮与华法林合用可抑制华法林在肝脏代谢并减少其肾脏清除,使出血风险增加 3.2 倍,是引发华法林出血的极高危因素。合用时应将华法林减量 50%并密切观察[1]。胺碘酮每日维持剂量为 400、300、200 和 100 mg 时,华法林每日剂量降幅分别约为 40%、35%、30% 和 25%。因此两药的相互作用与胺碘酮的剂量呈显著相关性[2]。6 月 30 日予胺碘酮 300 mg iv gtt,7 月 1 日予胺碘酮共 900 mg iv gtt,胺碘酮 0.2 g bid po(7 月 1 日—7 月 6 日)。7 月 1 日—7 月 2 日予较大剂量胺碘酮也可进一步增加华法林抗凝作用。

(2) 患者存在肝功能损害和肾功能不全,可抑制华法林代谢,增加其抗凝作用(见上海信谊九福药业有限公司药品说明书)。

在 7 月 2 日停用华法林后,7 月 6 日 INR 降至 1.96(0.8～1.5),重新予华法林 0.63 mg qd po(7 月 6 日—7 月 9 日),并将胺碘酮减量为 0.2 g qd po(7 月 6 日—7 月 17 日),但 7 月 8 日 INR 降至 1.54(0.8～1.5),7 月 9 日将华法林加量为 1.25 mg qd po(7 月 9 日—7 月 13 日),但 7 月 11 日 INR 进一步降至 1.13(0.8～1.5)。

7 月 13 日将华法林进一步加量为 1.88 mg qd po(7 月 13 日—7 月 18 日)。在增加华法林剂量的情况下 INR 反而不断降低,其主要原因是:

(1) 胺碘酮每日维持剂量为 400、300、200 和 100 mg 时,华法林每日剂量降幅分别约为 40%、35%、30%和 25%。因此两药的相互作用与胺碘酮的剂量呈显著相关性[2]。7 月 6 日将胺碘酮减量为 0.2 g qd po(7 月 6 日—7 月 17 日)。胺碘酮剂量大幅度减少,使其对华法林的增加抗凝作用大大降低。

(2) 经过抗心力衰竭、抗感染等治疗,患者肝功能有改善(胆红素下降),可增加对华法林的代谢。

三、患者 INR 再次飙升的主要原因

7 月 13 日将华法林加量为 1.88 mg qd po(7 月 13 日—7 月 18 日),在 7 月 17 日停胺碘酮后,7 月 19 日 INR 飙升至 6.86(0.8～1.5),其主要原因:

(1) 患者 INR 飙升的同时,血小板进行性下降,7 月 13 日血小板计数 226×10^9/L,7 月 14 日 211×10^9/L,7 月 18 日 180×10^9/L,7 月 19 日 153×10^9/L。APTT 延长了 10 s 以上,PT 显著延长,D—二聚体进行性上升,已经符合 DIC 实验室诊断标准[3]。结合患者发生了较为严重的感染[7 月 14 日降钙素原 2.4 μg/L(0.051～0.5 μg/L),7 月 19 日降钙素原 5.1 μg/L(0.051～0.5 μg/L),白细胞中性粒细胞计数不断上升,心力衰竭不断加重,精神萎靡],患者有 DIC 倾向[3]。

(2) 7 月 15 日肌酐 121 μmol/L,7 月 18 日肌酐 279 μmol/L,7 月 19 日肌酐 319 μmol/L,并出现无尿。患者发生肾功能衰竭,加上肝功能严重损害,可在较大程度上抑制华法林代谢,大大增加其抗凝作用(见上海信谊九福药业有限公司药品说明书)。

(3) 曾有报道患者同时服用抗凝剂和包括莫西沙星在内的抗生素抗凝活性升高。其危险因素包括感染(及其炎症过程),年龄和患者的一般情况。尽管莫西沙星和华法林的相互作用在临床试验中未经证实,但应监测 INR,如有必要应调整口服抗凝剂的剂量(见拜耳医药保健有限公司药品说明书)。

四、患者发生多器官衰竭的主要原因

患者发生多器官衰竭(multiple organ failure, MOF)的主要原因是严重感染脓毒血症得不到有效控制,加上原先已有肾功能不全、肝功能损害,心功能Ⅳ级(NYHA)等[4],而通常 MODS 最常见诱发因素是严重感染脓毒血症[1]。严重感染脓毒血症时,炎症反应异常放大或失控对机体的作用从保护性转变为损害性,炎症细胞激活和炎症介质的异常释放、组织缺氧和自由基、肠道屏障功能破坏和细菌和(或)毒素移位均是机体炎症反应失控的表现,构成了 MODS 的炎症[4]。

患者为严重疾病基础上并发严重感染,应及早开始正确的经验性抗生素治疗(通常应在入院后 5 小时之内开始抗生素治疗),早若不能覆盖所有可能致病菌,显著增加死亡率。为保证早期抗生素治疗的正确性,需要联合应用广谱抗生素,覆盖耐药革兰阴性杆菌和革兰阳性球菌。该患者常见致病菌可能有铜绿假单胞菌、耐甲氧西林金黄色葡萄球菌(MRSA)、不动杆菌、肠杆菌属细菌和厌氧菌等。可选择氟喹诺酮类或氨基糖苷类联合头孢菌素类或广谱 β-内

酰胺类/β-内酰胺酶抑制药或碳青霉烯类。估计金黄色葡萄球菌感染可能者联合应用万古霉素、替考拉宁、利奈唑胺，估计真菌感染可能者联合应用抗真菌药物如氟康唑、伏立康唑、伊曲康唑、米卡芬净等。抗感染 2～3 天效果不佳应及时更换抗生素[5]。

实际情况是，7 月 14 日降钙素原 2.4 μg/L（0.051～0.5 μg/L），停亚胺培南西司他丁钠，予莫西沙星 400 mg qd po（7 月 14 日—7 月 19 日）。7 月 17 日患者心力衰竭加重，精神萎靡，肾功能不全进行性加重，血象上升，但未能及时调整抗菌药，致使感染进一步加重。

【病例总结】

螺内酯与地高辛合用可使地高辛半衰期延长（见上海信谊药厂有限公司药品说明书）。

胺碘酮可使地高辛血药浓度增加 70％以上（见上海信谊药厂有限公司药品说明书）。

胺碘酮与华法林合用时，胺碘酮剂量越大引发出血的风险越大[1]。

严重疾病基础上并发严重感染，应及早开始正确的经验性抗生素治疗，抗感染 2～3 天效果不佳应及时调整抗菌药[5]。

未遵守上述用药注意事项，不排除与患者病情恶化有相关性。

参 考 文 献

[1] 苏恒海，母光妍，向倩等.心血管内科患者华法林与其他药物联用相关的出血发生情况分析[J].药物不良反应杂志，2014，16(1)：15－21.

[2] Hirsh J，Fuster V，Ansell J，et al. American Heart Association/American College of Cardiology Foundation guide to Warfarin therapy [J]. Circulation，2003，107：1692－1711.

[3] 葛均波，徐永健.内科学.第八版[M].北京：人民卫生出版社，2014，518－523，634－637.

[4] 陈孝平，汪建平.外科学[M].第 8 版.北京：人民卫生出版社，2013，30－39.

[5] 刘洋，孟彦苓，杜斌.呼吸机相关肺炎[J].协和医学杂志，2010，1(1)：103－107.

69. 地高辛中毒 INR 偏高

(2015 年 6 月 3 日)

【概述】

一例高血压史 90 岁高龄女性，此次因急性冠脉综合征、持续性房颤、心功能Ⅱ级(Killip)、带状疱疹、脑栓塞而入院。入院当天尿素氮 32.5 mmol/L，肌酐 166 μmol/L，尿素氮/肌酐比值为 0.196，大于 0.08，提示血容量不足；入院第三天地高辛浓度 3.39 μg/L；患者的 INR 从 2.53 上升到 6.11。通过此病例分析，主要探讨以下几点：1. 患者容量不足的主要原因；2. 患者地高辛中毒的主要原因；3. 患者 INR 持续偏高的主要原因。

【病史介绍】

患者 90 岁，高龄女性，有高血压史 10 多年，2015 年 4 月 14 日胸闷气促加重于沪东中华造船集团职工医院诊断为快房颤，予阿司匹林、氯吡格雷、阿托伐他汀钙、**地高辛**、美托洛尔、呋塞米、**螺内酯**口服(4 月 14 日—5 月 14 日)。

5 月 11 日开始食欲明显减少，出现少动懒语。因急性冠脉综合征、持续性房颤、心功能Ⅱ级(Killip)、带状疱疹、脑栓塞？于 2015 年 5 月 14 日入院。查体不合作，双肺闻及少量湿啰音，房颤心室率 90 次/min，血压 12/7.07 kPa(90/53 mmHg)。尿素氮 32.5 mmol/L(2.5～6.1 mmol/L)，肌酐 166 μmol/L(46～92 μmol/L)。心电图示异位心律、房颤(快室率)伴长 R-R 间期。

【临床经过】

2015 年 5 月 14 日予阿司匹林肠溶片 100 mg qd po(5 月 14 日—5 月 17 日)抗血小板，阿托伐他汀钙 20 mg qn po(5 月 14 日—5 月 28 日)稳定斑块，美托洛尔缓释片 23.75 mg qd po(5 月 14 日—5 月 22 日)减慢心率，单硝酸异山梨酯缓释片 40 mg qd po(5 月 14 日—5 月 28 日)扩冠，泮托拉唑钠 60 mg 加 NS 50 ml qd iv gtt(5 月 14 日—5 月 28 日)抑酸，伐昔洛韦 0.3 g bid po(5 月 14 日—5 月 22 日)抗疱疹病毒，**地高辛 0.13 mg qd po(5 月 14 日—5 月 17 日)**强心，低分子肝素钙 2 000 u qd ih(5 月 14 日—5 月 17 日)抗凝，甲钴胺 0.5 mg tid po(5 月 14 日—5 月 28 日)营养神经，吡拉西坦氯化钠 100 ml qd iv(5 月 14 日—5 月 28 日)营养脑神经。

5 月 15 日 9:00 am，患者食欲缺乏，表情淡漠，精神萎靡，房颤心室率 110～130 次/min。予呋塞米 20 mg qd po(5 月 15 日—5 月 21 日)，**螺内酯 20 mg qd po(5 月 15 日—5 月 28 日)**。

10:50 am，红细胞比积 51%(40%～50%)，血红蛋白 167 g/L(115～150 g/L)，血小板 75×10^9/L(125×10^9～350×10^9/L)。予深静脉穿刺，测 CVP 0.34 kPa(3.5 cmH_2O)。予肠内营养混悬液(能全力)250 ml qid po(5 月 15 日—5 月 28 日)，10% GS 250 ml 加三磷酸腺苷辅酶胰岛素 1 支＋10%氯化钾 5 ml qd iv gtt(5 月 15 日—5 月 28 日)，8.5%复方氨基酸 250 ml qd iv gtt(5 月 15 日—5 月 28 日)。

5 月 16 日，头颅 CT 示双侧半卵圆中心、侧脑室旁及左侧小脑半球多发缺血灶。尿素氮 25.5 mmol/L(2.5～6.1 mmol/L)，肌酐 110 μmol/L(46～92 μmol/L)。**地高辛浓度 3.39 μg/L(0.9～2.0 μg/L)**。

5 月 17 日，**停地高辛**、阿司匹林、低分子肝素钙，**予华法林 2.5 mg qd po(5 月 17 日—5 月 21 日)**。

5 月 18 日，PT12.2 s(9～13 s)，APTT33.0 s(20～40 s)，纤维蛋白原 4.7 g/L(1.8～3.5 g/L)，D-二聚体 19.23 mg/L(<0.55 mg/L)。尿隐血 4＋，镜检红细胞 3～6/HPF。尿素氮 16.8 mmol/L(2.5～6.1 mmol/L)，肌酐 85 μmol/L(46～92 μmol/L)。右肺闻及粗大湿啰音，房颤心室率 118 次/min。**予莫西沙星氯化钠 0.4 g qd iv gtt(5 月 18 日—5 月 21 日)**。

5 月 19 日，患者嗜睡状态，较多黄黏痰。

5 月 20 日，9:35 am，患者嗜睡状态，较多黄黏痰，房颤心室率 160 次/min，**予去乙酰毛花苷 C 0.2 mg iv**，呋塞米 50 mg＋NS 50 ml iv gtt。**予地高辛 0.13 mg qd po(5 月 20 日—5 月 22 日)**。

15:00 pm，PT30.1 s(9～13 s)，APTT39.7 s(20～40 s)，纤维蛋白原 5.8 g/L(1.8～3.5 g/L)，D-二聚体 7.9 mg/L(<0.55 mg/L)，INR2.53(0.8～1.5)。血小板 68×10^9/L(125×10^9～350×10^9/L)。**地高辛浓度 2.82 μg/L(0.9～2.0 μg/L)**。

21:20 pm，房颤心室率 156 次/min，**予去乙酰毛花苷 C 0.2 mg iv**。

5 月 21 日，体温 37.9℃。INR2.96(0.8～1.5)，红细胞比积 44%(40%～50%)，血红蛋白 141 g/L(115～150 g/L)，血小板 50×10^9/L(125×10^9～350×10^9/L)。GPT 87 U/L(9～52 U/L)，天门冬氨酸氨基转移酶 148 U/L(14～36 U/L)。停莫西沙星，**改用头孢哌酮舒巴坦钠 1.5 g＋NS 100 mlbidiv(5 月 21 日—5 月 24 日)，将华法林减量为 1.25 mg qd po(5 月 21 日—5 月 24 日)**。

17:45 pm，房颤心室率 150 次/min，**予去乙酰毛花苷 C 0.2 mg iv**。

5 月 22 日 5:05 am，体温 38.8℃，予吲哚美辛栓 30 mg 纳肛。13:06 pm，体温 37.8 度。GPT 140 U/L(9～52 U/L)，天门冬氨酸氨基转移酶 191 U/L(14～36 U/L)。尿素氮 19.0 mmol/L(2.5～6.1 mmol/L)，肌酐 103 μmol/L(46～92 μmol/L)。**PT43.6 s(9～13 s)，APTT45.5 s(20～40 s)**，纤维蛋白原 5.8 g/L(1.8～3.5 g/L)，D-二聚体 7.6 mg/L(<0.55 mg/L)，**INR3.65(0.8～1.5)**。血小板 69×10^9/L(125×10^9～350×10^9/L)。**停地高辛，予胺碘酮 0.2 g bid po(5 月 22 日—5 月 28 日)**。

9:00 am—23:00 pm，房颤心室率 90～120 次/min。

5 月 23 日，**体温 38.8℃**。较多黄黏痰，闻及痰鸣音。

5 月 24 日 8:47 am，**停头孢哌酮舒巴坦钠，改用亚胺培南西司他丁钠 1 g 加 NS 100 ml q12h iv gtt(5 月 24 日—5 月 28 日)**。

11:00 am,体温 37.4℃。白细胞计数 11.28×10^9/L(3.69×10^9～9.16×10^9/L),中性粒细胞百分比 74%(50%～70%),**血小板**<11×10^9/L(125×10^9～350×10^9/L)。PT73.4 s(9～13 s),APTT50.5 s(20～40 s),纤维蛋白原 4.5 g/L(1.8～3.5 g/L),D—二聚体 8.5 mg/L(<0.55 mg/L),INR6.11(0.8～1.5)。BNP 13 875 ng/L(<450 ng/L)。**停华法林**。

5 月 25 日,体温 36.6 度。白细胞计数 12.14×10^9/L(3.69×10^9～9.16×10^9/L),中性粒细胞百分比 75%(50%～70%),**血小板** 36×10^9/L(125×10^9～350×10^9/L)。PT75 s(9～13 s),APTT52 s(20～40 s),纤维蛋白原 4.6 g/L(1.8～3.5 g/L),D-二聚体 5.5 mg/L(<0.55 mg/L),INR6.23(0.8～1.5)。

5 月 26 日,PT18.6 s(9～13 s),APTT30.8 s(20～40 s),纤维蛋白原 4.8 g/L(1.8～3.5 g/L),D—二聚体 8.4 mg/L(<0.55 mg/L),INR1.57(0.8～1.5)。**血小板** 40×10^9/L(125×10^9～350×10^9/L),GPT 67 U/L(9～52 U/L)。

5 月 28 日,患者无发热咳嗽咳痰,双肺湿啰音明显减少,房颤心室率 123 次/min,血压 110/68 mmHg。白细胞计数 14.13×10^9/L(3.69×10^9～9.16×10^9/L),中性粒细胞百分比 87%(50%～70%),**血小板** 64×10^9/L(125×10^9～350×10^9/L)。PT24 s(9～13 s),APTT38 s(20～40 s), INR2.03(0.8～1.5)。GPT 49 U/L(9～52 U/L),天门冬氨酸氨基转移酶 80 U/L(14～36 U/L)。尿素氮 8.9 mmol/L(2.5～6.1 mmol/L),肌酐 57 μmol/L(46～92 μmol/L)。予出院。

【病例用药分析】

一、患者容量不足的主要原因

2015 年 5 月 14 日尿素氮 32.5 mmol/L,肌酐 166 μmol/L。尿素氮/肌酐比值为 0.196,大于 0.08,提示血容量不足[1]。5 月 15 日 10:50 am,红细胞比积 51%,血红蛋白 167 g/L。可估算出体液缺失量=体重(kg)×0.6×(1－正常 Ht/脱水后 Ht)=50×0.6×(1－0.45/0.51)=3.5 L。予深静脉穿刺,测 CVP 0.34 kPa(3.5 cmH_2O),证实存在容量不足。立即予肠内营养混悬液(能全力)1 000 ml(5 月 15 日—5 月 28 日)口服,静脉补充 10% GS 250 ml qd iv gtt 以及 8.5%复方氨基酸 250 ml qd iv gtt(5 月 15 日—5 月 28 日)。5 月 21 日红细胞比积降至 44%,血红蛋白降至 141 g/L,CVP 恢复正常。在容量补足后,肌酐从 5 月 14 日的 166 μmol/L 降至 5 月 18 日的 85 μmol/L,说明患者肌酐上升与容量不足有关,属于肾前性肾功能不全[2]。

二、患者发生地高辛中毒的主要原因

5 月 16 日地高辛浓度 3.39 μg/L 主要原因:

(1) 4 月 14 日—5 月 16 日予地高辛 0.125 mg qd po,5 月 14 出现肾功能不全,而地高辛主要从肾脏排泄,故容易在体内蓄积(见上海信谊药厂有限公司药品说明书)。

(2) 予螺内酯 20 mg qd po(4 月 14 日—5 月 28 日),螺内酯可使地高辛半衰期延长[3],与地高辛合用时使地高辛半衰期延长,故规定地高辛用量应减半(见上海信谊药厂有限公司药品说明书)。

(3) 予阿托伐他汀钙 20 mg qn po(4 月 14 日—5 月 28 日),可使地高辛稳态血药浓度增加

20%(见辉瑞制药有限公司药品说明书)。

(4) 予阿司匹林肠溶片 100 mg qd po(4 月 14 日—5 月 17 日),可减少地高辛的肾脏清除而增加地高辛血药浓度(见拜耳医药保健有限公司药品说明书)。

(5) 予泮托拉唑钠 60 mg qd iv gtt(5 月 14 日—5 月 28 日),能显著提高地高辛的药效及生物利用度,通过提高胃内 pH,抑制胃酸对地高辛的破坏(见上海信谊药厂有限公司药品说明书)。

5 月 17 日停地高辛,5 月 20 日予去乙酰毛花甙 C 0.2 mg iv,予地高辛 0.13 mg qd po(5 月 20 日—5 月 22 日),测地高辛浓度仍有 2.82 μg/L。主要原因除螺内酯、阿托伐他汀钙、泮托拉唑钠可增加地高辛浓度外,还有予莫西沙星氯化钠 0.4 g qd iv gtt(5 月 18 日—5 月 21 日),可将地高辛浓度增加 30%(见拜耳医药保健有限公司药品说明书)。

因房颤心室率加快,5 月 20 日 21:20 pm 予去乙酰毛花甙 C 0.2 mg iv,5 月 21 日 17:45 pm 予去乙酰毛花甙 C 0.2 mg iv,5 月 22 日 5:05 am 体温 38.8℃,予吲哚美辛栓 30 mg 纳肛(吲哚美辛可减少地高辛的清除),当日停地高辛。患者房颤心室率加快可能与肺部感染相关性更大(咳较多黄色黏痰闻及痰鸣音),及时控制感染为上策。在 5 月 20 日地高辛浓度仍有 2.82 μg/L 的情况下,继续予地高辛口服并 3 次予去乙酰毛花甙 C 0.2 mg iv 存在风险。

三、患者 INR 持续偏高的主要原因

5 月 17 日予华法林 2.5 mg qd po(5 月 17 日—5 月 21 日),5 月 20 日 PT30.1 s(9~13 s),APTT39.7 s(20~40 s),纤维蛋白原 5.8 g/L(1.8~3.5 g/L),D-二聚体 7.9 mg/L(<0.55 mg/L),INR2.53(0.8~1.5)。血小板 68×10^9/L(125×10^9~350×10^9/L)。5 月 21 日将华法林钠减量为 1.25 mg qd po(5 月 21 日—5 月 24 日)。5 月 22 日 PT43.6 s(9~13 s),APTT45.5 s(20~40 s),纤维蛋白原 5.8 g/L(1.8~3.5 g/L),D-二聚体 7.6 mg/L(<0.55 mg/L),INR3.65(0.8~1.5)。血小板 69×10^9/L(125×10^9~350×10^9/L)。5 月 24 日 PT73.4 s(9~13 s),APTT50.5 s(20~40 s),纤维蛋白原 4.5 g/L(1.8~3.5 g/L),D-二聚体 8.5 mg/L(<0.55 mg/L),INR6.11(0.8~1.5),血小板<11×10^9/L(125×10^9~350×10^9/L)。停华法林。

在华法林剂量不大且已减量的情况下 5 月 24 日 INR 达到 6.11,其主要原因:

(1) 患者 INR 飙升的同时,血小板进行性下降,APTT 延长了 10 s 以上,PT 显著延长,血浆纤维蛋白进行性下降至小于 11×10^9/L,D-二聚体进行性上升,已经符合弥散性血管内凝血(DIC)的实验室诊断标准。结合患者发生了较为严重的肺部感染(大量黄黏痰闻及痰鸣音并出现高热),患者有 DIC 倾向[2]。5 月 24 日改用亚胺培南西司他丁钠 1 g 加 NS 100 ml q12h iv gtt(5 月 24 日—5 月 28 日),5 月 28 日感染被控制后,INR 恢复。

(2) 予胺碘酮 0.2 g bid po(5 月 22 日—5 月 28 日),胺碘酮与华法林合用可抑制华法林在肝脏代谢并减少其肾脏清除,使出血风险增加 3.2 倍,是引发华法林出血的极高危因素。合用时应将华法林减量 50%并密切观察[4]。

(3) 予头孢哌酮舒巴坦钠 1.5 g bid iv gtt(5 月 21 日—5 月 24 日),可因影响维生素 K 吸收而使凝血酶原合成减少,与华法林合用可能使凝血时间显著延长并有出血倾向[4]。

(4) 予阿托伐他汀钙 20 mg qn po(5 月 14 日—5 月 28 日),可抑制华法林的代谢使其血药

浓度增高[4]。

(5) 患者存在肝功能损害可抑制华法林代谢(见上海信谊九福药业有限公司药品说明书)。

(6) 其他与华法林联合使用的呋塞米、托拉塞米、螺内酯有抑制华法林的抗凝作用[4]。

【病例总结】

尿素氮/肌酐比值大于0.08提示容量不足,红细胞比积上升提示脱水。可估算出体液缺失量=体重(kg)×0.6×(1−正常Ht/脱水后Ht)[3]。

螺内酯可使地高辛半衰期延长,故规定地高辛用量应减半(见上海信谊药厂有限公司药品说明书)。

阿托伐他汀钙可使地高辛稳态血药浓度增加20%(见辉瑞制药有限公司药品说明书)。

阿司匹林可减少地高辛的肾脏清除(见拜耳医药保健有限公司药品说明书)。

泮托拉唑钠能显著提高地高辛的药效及生物利用度(见上海信谊药厂有限公司药品说明书)。

莫西沙星可将地高辛浓度增加30%(见拜耳医药保健有限公司药品说明书)。

吲哚美辛可减少地高辛的清除(见上海信谊药厂有限公司药品说明书)。

胺碘酮与华法林合用使出血风险增加3.2倍[4]。

头孢哌酮舒巴坦钠与华法林合用可能使凝血时间显著延长并有出血倾向[4]。

阿托伐他汀钙可抑制华法林的代谢使其血药浓度增高[4]。

未遵守上述用药注意事项,不排除与患者病情恶化有相关性。

参 考 文 献

[1] 王礼振.临床输液学[M].北京:人民卫生出版社,1998,8-21,46-48,317-321.

[2] 葛均波,徐永健.内科学[M].第8版.北京:人民卫生出版社,2014,518-523,634-637.

[3] 任红心,韩雷,赵宁民等.影响地高辛血药浓度的因素分析[J].中国医药科学,2012,2(19):33-35.

[4] 苏恒海,母光妍,向倩等.心血管内科患者华法林与其他药物联用相关的出血发生情况分析[J].药物不良反应杂志,2014,16(1):15-21.

70. 突发急性脑梗死

（2015 年 8 月 14 日）

【概述】

一例因扩张型心肌病、持续性心房颤动、室性期前收缩、短阵室速、心功能Ⅱ级（NYHA）、高血压病 3 级（极高危）、2 型糖尿病反复住院的患者，此次心力衰竭加重而入院。治疗过程中，患者突发意识不清伴小便失禁，心电图示室性逸搏，心率 48 次/min，进行紧急抢救。患者仍意识不清，浅昏迷，右侧肢体活动障碍，肌力 0 级，右侧巴氏征阳性，诊断急性脑梗死。通过此病例分析，主要探讨此患者突发急性脑梗死的主要原因。

【病史介绍】

患者 60 岁，男性，因扩张型心肌病、持续性心房颤动、室性期前收缩、短阵室速、心功能Ⅱ级（NYHA）、高血压病 3 级（极高危）、2 型糖尿病反复住院。2015 年 5 月 21 日—5 月 29 日住院期间予华法林 2.5 mg qd po，缬沙坦 80 mg qd po，比索洛尔 5 mg qd po，阿托伐他汀钙 20 mg qn po，单硝酸异山梨酯缓释片 40 mg qd po，胺碘酮 0.2 g qd po，呋塞米 20 mg qd po，螺内酯 20 mg qd po，阿卡波糖 50 mg tid po，二甲双胍 850 mg bid po，格列齐特缓释片 30 mg qd po。出院后继续口服上述药物。5 月 21 日 INR0.98（0.8～1.5），5 月 27 日 INR1.63（0.8～1.5）。

患者因心力衰竭等加重于 2015 年 8 月 2 日再次入院。查体血压 22.26/13.60 kPa（167/102 mmHg），意识清，精神可，两肺未闻及湿啰音，心率 104 次/min，律绝对不齐，双下肢无水肿。肌酐 123 μmol/L（58～110 μmol/L），尿素氮 8.5 mmol/L（3.2～7.1 mmol/L）。

【临床经过】

继续予华法林 2.5 mg qd po（8 月 2 日—8 月 11 日），缬沙坦 80 mg qd po（8 月 2 日—8 月 5 日），加量为 80 mg bid po（8 月 5 日—8 月 12 日），比索洛尔 5 mg qd po（8 月 2 日—8 月 12 日），阿托伐他汀钙 20 mg qn po（8 月 2 日—8 月 12 日），单硝酸异山梨酯缓释片 40 mg qd po（8 月 2 日—8 月 12 日），胺碘酮 0.2 g qd po（8 月 2 日—8 月 12 日），呋塞米 20 mg qd po（8 月 3 日—8 月 12 日），螺内酯 20 mg qd po（8 月 3 日—8 月 12 日），阿卡波糖 50 mg tid po（8 月 2 日—8 月 12 日），二甲双胍 850 mg bid po（8 月 2 日—8 月 12 日），格列齐特缓释片 30 mg qd po（8 月 2 日—8 月 12 日）。

8月3日，患者偶有胸闷、胸痛，血压 13.47/9.60 kPa(101/72 mmHg)，心率 105 次/min，律绝对不齐。查D-二聚体 2.520 mg/L(<0.55 mg/L)，INR 1.21(0.8～1.5)。

8月4日，动态心电图示异位心律，平均心率 77 次/min(45～118 次/min)，房颤，伴室内差异性传单，长R-R间隙(最长 2.2 s 大于 2.0 s，共8次)；频发多源室早，共 2 230 次，成对 117 次，成串1次。aVF、V5：T波倒置。

8月5日，**因腹泻予蒙脱石散剂 6 g po**，小檗碱 0.3 g po。

8月6日，血压 18/11.87 kPa(135/89 mmHg)，心率 84 次/min，双下肢Ⅰ度凹陷性水肿。

8月8日，血压 23.87/13.73 kPa(179/103 mmHg)，心率 74 次/min，律绝对不齐，双下肢Ⅰ°凹陷性。

8月10日，血压 19.20/11.20 kPa(144/84 mmHg)，心率 62 次/min，律绝对不齐，双下肢无水肿。查 INR1.39(0.8～1.5)。将华法林加量为 3.75 mg qd po(8月10日—8月12日)。

8月11日，意识清，精神可，血压 16.93/10.27 kPa(127/77 mmHg)，心率 82 次/min，律绝对不齐，双下肢无水肿。符合出院标准，予明日出院。

8月12日 5:18 am，分突发意识不清伴小便失禁，血压 21.60/14.53 kPa(162/109 mmHg)，心率 52 次/min。5:22 am 心电图示室性逸搏，心率 48 次/min，紧急予以胸外按压，静脉注射异丙肾上腺素、尼可刹米，静脉滴注 5%碳酸氢钠。5:40 am 恢复房颤心律，心率 104 次/min，血压 22.13/11.07 kPa(166/83 mmHg)，意识较前好转，血钾 3.0 mmol(3.5～5.1 mmol/L)。查体右侧肢体活动障碍，肌力0级，右侧巴氏征阳性，转入监护室进一步治疗。

9:30 am，患者仍意识不清，心电监护提示心率 66～76 次/min，血压 16.67～17.33/9.33～10.67 kPa(125～130/70～80 mmHg)，呼吸 20 次/min，血氧饱和度 79%～98%。浅昏迷，右侧肢体活动障碍，肌力0级，右侧巴氏征阳性。诊断急性脑梗死。

【病例用药分析】

患者发生急性脑梗死的主要原因：

(1) 患者扩张型心肌病、持续性心房颤动，左心房收缩性降低，血流缓慢瘀滞，易导致附壁血栓，栓子脱落可引发脑栓塞[1]。

(2) 患者长期高血压病3级(极高危)，可能存在脑动脉粥样硬化，使脑动脉形成血栓的风险增加。

(3) 患者房颤，CHA2DS2VAS 评分＝心力衰竭(1分)＋高血压(1分)＋糖尿病(1分)＝3分，应予华法林治疗，INR 因控制在 2～3 之间[2]。实际上长期小于 2，未能达标，可增加包括脑栓塞在内的各种栓塞的风险[2]。

5月21日—5月29日住院期间，阿托伐他汀钙、胺碘酮、阿卡波糖、二甲双胍、格列齐特可增加华法林抗凝作用[3]；而呋塞米、螺内酯可抑制华法林抗凝作用[3]。5月21日 INR0.98，5月27日 INR1.63 未能达标。出院后继续使用上述药物且剂量未变。2015年8月2日再次入院，继续使用上述药物且剂量未变。8月3日 INR1.21，未达标。此时应考虑增加华法林剂量但未增加。8月5日因腹泻予蒙脱石散剂 6 g po，在肠黏膜形成屏障，能提高黏膜屏障的防御功能，并且吸附能力较强，可影响其他药物的吸收，包括华法林，进而减弱华法林抗凝疗效。建议其他药物最好选在服蒙脱石散1小时前或2小时后再用。另外，患者腹泻也可影响华法林吸收，进而减弱华法林抗凝疗效[3]。因此应加强 INR 的监测，并及时调整华法林的剂量，而实际未能做到。直到 8 月 10 日查 INR1.39 才将华法林加量为 3.75 mg qd po。另外，腹泻和予蒙脱石散剂也可能影响降压药的吸收，这可能是患者血压控制不稳的重要原因。8 月 6 日血压 135/89 mmHg，8 月 8 日血压 179/103 mmHg，8 月 10 日血压 144/84 mmHg。这可增加脑卒中的风险。

【病例总结】

蒙脱石散剂在肠黏膜形成屏障，可影响华法林，减弱华法林抗凝疗效[3]。未及时根据 INR 调整华法林剂量，不排除与患者发生脑梗死有相关性。

参考文献

[1] 贾建平，陈生弟.神经病学[M].第 7 版.北京：人民卫生出版社，2013，179-186.
[2] 马长生.心房颤动抗凝治疗的新观点和新指南[J].中国循环杂志，2011，26(5)：325-327.
[3] 苏恒海，母光妍，向倩等.心血管内科患者华法林与其他药物联用相关的出血发生情况分析[J].药物不良反应杂志，2014，16(1)：15-21.

71. 可能血压过低引发脑梗死

(2015 年 2 月 10 日)

【概述】

一例高血压史 94 岁高龄女性，此次因冠心病、急性 ST 段抬高型下壁及后壁心肌梗死 、心功能Ⅰ级（Killip）而入院。入院后患者血压 8.4～11.86/4.93～6.66 kPa（63～89 /37～50 mmHg）；入院第五天，患者突发左侧肢体不能活动，查体神欠清，左侧肢体肌力 0 级，左侧巴氏征阳性，MRI 示右侧颞叶急性梗死。通过此病例分析，主要探讨血压过低与脑梗死之间的关系。

【病史介绍】

患者 94 岁，高龄女性，有高血压病史 40 年，最高血压达 24/12 kPa(180/90 mmHg)，平素口服贝那普利，自述血压控制可。因冠心病、急性 ST 段抬高型下壁及后壁心肌梗死 、心功能Ⅰ级(Killip)于 2015 年 1 月 31 日 19:22 pm 入院。查体神清气平，双肺未闻及干湿啰音，心率 70 次/min，律齐，双下肢无水肿。肌酐 150 μmol/L(46～92 μmol/L)。

【临床经过】

1 月 31 日予阿司匹林肠溶片 100 mg qd po(1 月 31 日—)、氯吡格雷 50 mg qd po(1 月 31 日)抗血小板聚集，阿托伐他汀钙 20 mg qn po(1 月 31 日—2 月 3 日)瑞舒伐他汀钙 5 mg qn po(2 月 3 日—)稳定斑块，美托洛尔 6.25 mg bid po(1 月 31 日—2 月 3 日)减慢心率，**坎地沙坦酯 4 mg qd po(1 月 31 日—2 月 2 日)降压，单硝酸异山梨酯缓释片 40 mg qd po(1 月 31 日—2 月 2 日)**扩冠，泮托拉唑钠 60 mg＋NS 50 ml qd iv gtt(1 月 31 日—2 月 5 日)抑酸护胃。

2 月 1 日 8:30 am，患者仍有胸闷症状，胸痛较前好转，心电监护示心率 70 次/min，血压 11.86/8.53 kPa(89/64 mmHg)。12:00 am，**予硝酸甘油 10 mg＋NS 50 ml iv gtt**。

2 月 2 日 9:00 am，患者仍略有胸闷，有恶心呕吐症。心电监护示心率 73 次/min，血压 86/48 mmHg。昨日尿量 1350 ml。钠 144.0 mmol /L(137～145 μmol /L)，**肌酐 141 μmol/L (46～92 μmol/ L)，尿素氮 12.4 mmol/ L(3.2～7.1 mmol/ L)**。予 8.5％复方氨基酸 250 ml qd iv(2 月 2 日—2 月 5 日)静脉营养，**停坎地沙坦酯，改用培垛普利 2 mg qd po(2 月 2 日—2 月 3 日)**，予 NS 250 ml 加维生素 C 2 g 加维生素 B_6 200 mg 加 10％氯化钾 7.5 ml iv gtt 补充容量。19:00 pm—23:00 pm，心率 70～88 次/min，**血压 74～87/ 40～47 mmHg**。

2月3日00:00 am—21:00 pm，心率70～80次/min，**血压63～89/37～50 mmHg**。昨日尿量1 300 ml。9:00 am，予5% GS 250 ml加能量合剂1支加10%氯化钾7.5 ml iv gtt。**将培垛普利加量为4 mg qd po(2月3日)**。21:00 pm，予多巴胺120 mg加NS 50 ml iv gtt。

2月4日8:00 am，心电监护示心率73次/min，血压89/45 mmHg。昨日尿量1 200 ml。查体下肺可闻及少量湿性啰音，四肢肌力V级，钠134 mmol/L(137～145 mmol/L)，**肌酐173 μmol/L(46～92 μmol/L)，尿素氮24.27 mmol/L(3.2～7.1 mmol/L)**。停培垛普利，予多巴胺120 mg加NS 50 ml iv gtt。

13:00 pm，血压10.67/5.33 kPa(80/40 mmHg)。14:00 pm，血压10.40/5.60 kPa(78/42 mmHg)。15:00 pm，血压11.47/5.73 kPa(86/43 mmHg)。19:00 pm，血压10.80/5.73 kPa(81/43 mmHg)。

19:30 pm，患者突发左侧肢体不能活动，查体神欠清，左侧肢体肌力0级，左侧巴氏征阳性，10分钟后，左侧下肢肌力恢复至4级。

2月5日15:44 pm，MRI示右侧颞叶急性梗死。

【病例用药分析】

患者发生脑梗死主要原因：

(1) 患者94岁高龄女性，有高血压病史40年，其脑动脉、颈动脉可能已有粥样硬化，有脑血栓形成的疾病基础[1]。

(2) 患者急性心肌梗死，有慢性心功能不全，可能导致血循环瘀滞形成附壁血栓，栓子脱落形成脑栓塞[1]。

(3) 患者95岁高龄，认知能力差，加上因严重疾病而饮食很少，食欲缺乏，故每天食物中的水分(正常情况下约800 ml)以及钠的摄入可不计入或计入较少，患者饮水也较少，可引发低血容量。2月2日尿素氮12.4 mmol/L，酐酐141 μmol/L，尿素氮/肌酐比值为0.088，大于0.08，提示低血容量。2月4日尿素氮24.27 mmol/L，肌酐173 μmol/L，尿素氮/肌酐比值为0.140，提示低血容量进一步加剧。使血压降得过低而引发脑梗死[3]。

(4) 予坎地沙坦酯4 mg qd po(1月31日—2月2日)、单硝酸异山梨酯缓释片40 mg qd po(1月31日—2月2日)、培垛普利2 mg qd po(2月2日—2月3日)、硝酸甘油10 mg+NS 50 ml iv gtt(2月1日12:00 am)，使血压降得更低，从而诱发脑梗死[1]。

患者94岁高龄女性，2月4日肌酐173 μmol/L，体型瘦小(50 kg)，可估算出肌酐清除率为14 ml/min。坎地沙坦酯应从2 mg qd po开始(见广州白云山天心制药股份有限公司药品说明书)，培垛普利应从1 mg qd po开始(见施维雅制药有限公司药品说明书)。实际上予坎地沙坦酯4 mg qd po(1月31日—2月2日)培垛普利2 mg qd po(2月2日—2月3日) 2月3日将培垛普利加量为4 mg qd po，加上予硝酸脂类，使血压降得过低而引发脑梗死[3]。

【病例总结】

尿素氮/肌酐比值大于0.08，提示低血容量，比值上升提示低血容量进一步加剧[3]。

肌酐清除率小于30 ml/min，坎地沙坦酯应从2 mg qd po开始(见广州白云山天心制药股份有限公司药品说明书)，培垛普利应从1 mg qd po开始(见施维雅制药有限公司药品说明书)。

未遵守上述用药注意事项,不排除与患者发生脑梗死有相关性。

参 考 文 献

[1] 贾建平,陈生弟.神经病学[M].第7版.北京:人民卫生出版社. 2014,170-186.

[2] 中华医学会心血管病学分会,中华心血管病杂志编辑委员会,中国循环杂志编辑委员会.急性心肌梗死诊断和治疗指南[J].中华心血管杂志 2001,29(12):705-720.

[3] 苏庆杰,陈志斌,蔡美华等.院内降压过度诱发急性脑梗死7例分析[J].中国误诊学杂志,2007,7(1):174-175.

72. 泰能剂量不足抗感染治疗

（2015 年 8 月 31 日）

【概述】

一例因冠心病、急性前壁心肌梗死、陈旧性下壁心肌梗死、心功能Ⅱ级（Killip）、高血压 3 级（极高危）、陈旧性脑梗死、慢性支气管炎、肺占位性病变？肺部感染而入院的患者，在住院 40 余天中，感染一直都没有得到控制。通过此病例分析，主要探讨此患者抗感染治疗中的不合理处置。

【病史介绍】

患者 75 岁，男性，因冠心病、急性前壁心肌梗死、陈旧性下壁心肌梗死、心功能Ⅱ级（Killip）、高血压病 3 级（极高危）、陈旧性脑梗死、慢性支气管炎、肺占位性病变？肺部感染于 2015 年 7 月 15 日 11:16 am 入院。神清气平，双肺闻及湿啰音，心率 110 次/min，血压 15.6/9.33 kPa（117/70 mmHg）。肌酐 105 μmol /L（58～110 μmol /L），肝功能正常，血红蛋白 142 g/L（130～175 g/L），白细胞 9.26×10^9/L（3.5×10^9～9.5×10^9/L），中性粒细胞百分率 67.1%（40%～75%）。17:00 pm，行 CAG＋IVUS＋PCI 术。

【临床经过】

2015 年 7 月 15 日予阿司匹林肠溶片 100 mg qd po（7 月 15 日—7 月 25 日），氯吡格雷 75 mg qd po（7 月 15 日—7 月 25 日），低分子肝素钙 2 000 u q12h ih（7 月 16 日—7 月 20 日），阿托伐他汀钙 20 mg qn po（7 月 15 日—8 月 26 日），比索洛尔 1.25 mg qd po（7 月 15 日—7 月 26 日），呋塞米 20 mg bid po（7 月 15 日—7 月 16 日）托拉塞米 10 mg bid po（7 月 17 日—8 月 26 日），螺内酯 20 mg bid po（7 月 15 日—7 月 23 日），培哚普利 2 mg qd po（7 月 15 日—7 月 17 日），单硝酸异山梨酯缓释片 40 mg qd po（7 月 15 日—7 月 16 日），**亚胺培南西司他丁钠 0.5 g q12h iv gtt（7 月 15 日—7 月 17 日）**。

7 月 16 日 6:39 am，肌酐 91 μmol /L（58～110 μmol /L），白细胞 11.88×10^9/L（3.5×10^9～9.5×10^9/L），中性粒细胞百分率 79.3%（40%～75%）。BNP 7 021 ng/L（<450 ng/L）。

10:45 am，全身乏力，食欲缺乏，有干咳，心率 88 次/min，血压 13.87/9.07 kPa（104/68 mmHg），两肺闻及中等量湿啰音。

14:00 pm，患者突发剧烈咳嗽，咳少量白色痰，胸闷气促，呼吸困难，烦躁。心电监护示心率 130 次/min，血压 13.33/8 kPa(100/60 mmHg)，氧饱和度 86%。双肺可闻及中等量湿啰音和哮鸣音。立即予无创呼吸机辅助通气(7 月 16 日—8 月 26 日)，高流量吸氧。予呋塞米 40 mg iv，二羟丙茶碱 0.25 g iv，甲泼尼龙琥珀酸钠 40 mg iv，托拉塞米 50 mg iv，二羟丙茶碱 0.5 g iv gtt，患者呼吸逐渐平稳。

16:47 pm，肌酐 129 μmol/L(58～110 μmol/L)。白细胞 18.83×10^9/L(3.5×10^9～9.5×10^9/L)，中性粒细胞百分率 65.2%(40%～75%)。

7 月 17 日 8:06 am，白细胞 16.77×10^9/L(3.5×10^9～9.5×10^9/L)，中性粒细胞百分率 79.9%(40%～75%)，BNP 5335 ng/L(<450 ng/L)。**将亚胺培南西司他丁钠加量为 1 g q12h iv gtt(7 月 17 日—7 月 23 日)**。7 月 18 日，肌酐 133 μmol/L(58～110 μmol/L)。

7 月 19 日 14:20 pm，患者突发意识丧失，心电图示室颤。予双向波 200 J 除颤成功。予胺碘酮 300 mg iv gtt，0.2 g tid po(7 月 19 日—7 月 21 日)。

22:01 pm，再次出现意识丧失，室颤。予电除颤、气管插管，呼吸机辅助通气，肾上腺素、多巴胺升压等抢救成功。

7 月 20 日，白细胞 15.98×10^9/L(3.5×10^9～9.5×10^9/L)，中性粒细胞百分率 79.7%(40%～75%)，体温 37.8℃。患者发生室颤诱因不明，考虑室壁瘤可能性大。

7 月 22 日 11:18 am，患者体温 38.2℃，精神仍较差，白细胞 17.29×10^9/L(3.5×10^9～9.5×10^9/L)，中性粒细胞百分率 80.2%(40%～75%)。

20:00 pm，患者出现呼吸困难，血氧饱和度降至 80%，呼吸机阻力明显增加，可见大量黏稠痰，为痰多浓稠堵塞管道引发。

7 月 23 日，转 ICU。停亚胺培南西司他丁钠，**予美洛西林钠舒巴坦钠 2.5 g q8h iv gtt(7 月 23 日—8 月 4 日)**。

7 月 24 日，血气分析示 PCO_2 9.32 kPa[69.9 mmHg(4.67～6 kPa，35～45 mmHg)]。

7 月 25 日 19:35 pm，出现心搏骤停，予胸外按压、肾上腺素等静脉推注。患者气管插管不畅，予重新气管插管、呼吸及辅助通气。气管插管内可吸出鲜红色液体，考虑气道内出血可能。停阿司匹林、氯吡格雷。

7 月 26 日 5:00 am，气管插管内吸出鲜红色液体，氧饱和度测不出，考虑气管插管阻塞。予更换气管插管，吸痰，**予蛇毒血凝酶 2 u q8h iv(7 月 26 日—7 月 31 日)**，**予垂体后叶素 12 u～36 u qd iv gtt(7 月 26 日—8 月 2 日)**。体温 38.4℃。

7 月 29 日，患者反复气道出血，纤支镜检查见肺泡弥漫性渗血。**予肾上腺色腙 5 mg tid po(7 月 29 日—8 月 11 日)**。7 月 30 日，肌酐 110 μmol/L(59～104 μmol/L)。

8 月 4 日，体温 38.6℃。白细胞 18.16×10^9/L(3.5×10^9～9.5×10^9/L)，中性粒细胞百分率 78.1%(40%～75%)。停美洛西林钠舒巴坦钠，重**予亚胺培南西司他丁钠 1 g q8h iv gtt(8 月 4 日—8 月 10 日)**。

8 月 10 日，体温 38℃，床旁胸片示两肺弥漫性炎症。白细胞 12.68×10^9/L(3.5×10^9～9.5×10^9/L)，中性粒细胞百分率 71.1%(40%～75%)。痰培养出鲍曼不动杆菌(40%)和铜绿假单胞菌(60%)，对碳青霉烯类、替加环素、喹诺酮类、β-内酰胺类－β-内酰胺酶抑制剂均耐药；其中**鲍曼不动杆菌仅对氨基糖苷类敏感**。停亚胺培南西司他丁钠，**予头孢哌酮舒巴坦钠 3 g q12h iv gtt(8 月 10 日—8 月 20 日)**，**氟康唑 200 mg qd iv gtt(8 月 10 日—8 月 17 日)**。

8月17日，体温38.4℃，**予磷霉素钠4 g q8h iv gtt(8月17日—8月26日)**。

8月20日，体温38.2℃。床旁胸片示两肺弥漫性炎症，较前未见明显吸收。家属拒绝超量使用替加环素50 mg q8h iv gtt，**将头孢哌酮舒巴坦钠加量为3 g q8h iv gtt(8月20日—8月26日)**。

8月20日—8月24日，体温<37.5℃。8月24日，白细胞10.61×10^9/L(3.5×10^9～9.5×10^9/L)，中性粒细胞百分率64.3%(40%～75%)，血红蛋白75 g/L(130～175 g/L)

8月26日，体温39.4℃。21:30 pm，心跳呼吸停止死亡。

【病例用药分析】

患者75岁高龄，因急性前壁心肌梗死、陈旧性下壁心肌梗死、心功能Ⅱ级(Killip)、高血压病3级(极高危)、陈旧性脑梗死、慢性支气管炎肺占位性病变？合并肺部感染入院，属于严重疾病基础上并发肺部感染，应及早开始正确的经验性抗生素治疗(通常应在入院后5小时之内开始抗生素治疗)，早期治疗若不能覆盖所有可能致病菌，显著增加死亡率。为保证早期抗生素治疗的正确性，需要联合应用广谱抗生素，覆盖耐药革兰阴性杆菌和革兰阳性球菌。该患者常见致病菌可能有铜绿假单胞菌、抗甲氧西林金黄色葡萄球菌(MRSA)、不动杆菌、肠杆菌属细菌和厌氧菌等。可选择氟喹诺酮类或氨基糖苷类联合头孢菌素类或广谱β-内酰胺类/β-内酰胺酶抑制药或碳青霉烯类。估计金黄色葡萄球菌感染可能者联合应用万古霉素、替考拉宁、利奈唑胺，估计真菌感染可能者联合应用抗真菌药物如氟康唑、伏立康唑、伊曲康唑、米卡芬净等，并且要足量和足疗程[1]。抗感染2～3天效果不佳应及时更换抗生素[1]。

实际上予亚胺培南西司他丁钠0.5 g q12h iv gtt(7月15日—7月17日)抗感染，抗菌药选择符合原则，但剂量不足。患者7月16日肌酐91 μmol/L，体重以70 kg计算，可得出肌酐清除率为61 ml/min。按照药品说明书规定，严重敏感菌感染至少予亚胺培南500 mg q8h iv，相当于亚胺培南西司他丁钠1 g q8h iv gtt(见杭州默沙东制药有限公司药品说明书)。可见予0.5 g q12h iv gtt剂量明显不足，可大大降低抗感染疗效，并且可能筛选出耐药菌。7月15日白细胞9.26×10^9/L，中性粒细胞百分率67.1%；7月16日6:39 am白细胞11.88×10^9/L，中性粒细胞百分率79.3%。14:00 pm突发急性呼吸衰竭氧饱和度86%。感染加重可能是重要原因，急性心肌梗死心力衰竭加重的可能性也不除外。

7月16日16:47 pm肌酐上升至129 μmol/L，可计算出肌酐清除率为43 ml/min，按照药品说明书规定，严重敏感菌感染至少予亚胺培南500 mg q8h iv gtt，相当于亚胺培南西司他丁钠1 g q8h iv gtt(见杭州默沙东制药有限公司药品说明书)。7月17日白细胞16.77×10^9/L，中性粒细胞百分率79.9%。提示感染加重，将亚胺培南西司他丁钠加量为1 g q12h iv gtt(7月17日—7月23日)，剂量仍然不足，可降低抗感染疗效。

7月19日两次突发室颤，可能与急性心肌梗死、心力衰竭加重、室壁瘤形成等有关，但感染得不到控制甚至加重的可能性也不除外。7月20日体温37.8℃，7月22日11:18 am，体温38.2℃，20:00 pm血氧饱和度降至80%，因大量黏稠痰堵塞管道而引发，均提示感染加重。

7月23日转ICU。停亚胺培南西司他丁钠，予美洛西林钠舒巴坦钠2.5 g q8h iv gtt(7月23日—8月4日)。美洛西林钠舒巴坦钠属于广谱青霉素，对肠杆菌科细菌、部分不发酵葡萄糖革兰阴性杆菌(如铜绿假单胞菌)作用强大，对肠球菌、凝固酶阴性葡萄球菌有效。亚胺培南西司他丁钠属于碳青霉烯类抗生素，抗菌谱极广，对绝大多数革兰阳性与阴性菌、需氧菌与厌氧菌均具有良好的抗菌作用，仅对抗甲氧西林金黄色葡萄球菌、嗜麦芽窄食单胞菌、黄杆菌耐药[2]。因此美洛西林钠舒巴坦钠与亚胺培南西司他丁钠比较，其抗菌谱没有任何优势，予亚胺培南西司他丁钠抗感染效果不佳，改用美洛西林钠舒巴坦钠是不适宜的，可能使感染加重。

7 月 26 日 5:00 am，氧饱和度测不出，气管插管内吸出鲜红色液体，考虑气管插管阻塞。予更换气管插管并吸痰，予蛇毒血凝酶 2 u q8h iv（7 月 26 日—7 月 31 日），予垂体后叶素 12 u～36 u qd iv gtt（7 月 26 日—8 月 2 日）。

蛇毒血凝酶一般出血成人 1～2 单位。紧急出血需立即静脉注射 0.25～0.5 单位，同时肌内注射 1 单位。咯血每 12 小时皮下注射 1 单位，必要时，开始时再加静脉注射 1 单位。异常出血剂量加倍，间隔 6 小时肌内注射 1 单位，至出血完全停止。有血栓病史者禁用（见兆科药业（合肥）有限公司药品说明书）。可见予蛇毒血凝酶 2u q8h iv（7 月 26 日—7 月 31 日）剂量过大，可能加重栓塞，加重心肌缺血和坏死。垂体后叶素可促进肺动脉、冠状动脉收缩，可加重心肌缺血及坏死。垂体后叶素高血压、冠状动脉疾病、心力衰竭、肺源性心脏病患者忌用（见南京新百药业有限公司药品说明书）

7 月 29 日纤支镜检查见肺泡弥漫性渗血，感染加重是重要原因。

8 月 4 日体温 38.6℃，停美洛西林钠舒巴坦钠，重予亚胺培南西司他丁钠 1 g q8h iv gtt（8 月 4 日—8 月 10 日）。根据 7 月 30 日肌酐 110 μmol/L，可计算出肌酐清除率为 51 ml/min。按照药品说明书规定，严重敏感菌感染至少予亚胺培南 500 mg q8h iv gtt，相当于亚胺培南西司他丁钠 1 g q8h iv gtt（见杭州默沙东制药有限公司药品说明书）。可见予亚胺培南西司他丁钠 1 g q8h iv gtt（8 月 4 日—8 月 10 日）计量适宜，但还可考虑加量至 1 g q6h iv gtt。

8 月 10 日体温 38℃，床旁胸片显示两肺弥漫性炎症，感染加重。停亚胺培南西司他丁钠，予头孢哌酮舒巴坦钠 3 g q12h iv gtt（8 月 10 日—8 月 20 日），氟康唑 200 mg qd iv gtt（8 月 10 日—8 月 17 日）。亚胺培南西司他丁钠仅对抗甲氧西林金黄色葡萄球菌、嗜麦芽窄食单胞菌、黄杆菌耐药，而头孢哌酮舒巴坦钠对嗜麦芽窄食单胞菌敏感，因此改用头孢哌酮舒巴坦钠是适宜的，在治疗严重过感染性感染时，每日剂量可增加至 12 g，肌酐清除率＜30 ml/min 时舒巴坦钠应减量（见辉瑞制药有限公司药品说明书）。因此予 3 g q12h iv gtt 剂量偏小。另外可考虑予针对抗甲氧西林金黄色葡萄球菌的抗菌药如万古霉素、利奈唑胺等。实际上未给予。

8 月 17 日体温 38.4℃，予磷霉素钠 4 g q8h iv gtt（8 月 17 日—8 月 26 日）。磷霉索与多种 β-内酰胺类、氨基糖苷类、喹诺酮类、碳青霉烯类联用，有很好的协同抗菌作用，可在较大程度上提高疗效，适用于严重的顽固性感染[3]。

8 月 20 日床旁胸片显示两肺弥漫性炎症，将头孢哌酮舒巴坦钠加量为 3 g q8h iv gtt（8 月 20 日—8 月 26 日）。8 月 20 日—8 月 24 日，体温小于 37.5℃，血象有改善，提示抗感染可能有效。8 月 26 日体温 39.4℃，21:30 pm 死亡。严重感染若不能使用有效抗菌药予以较快控制，可对机体造成较大损害，即使最后使用了有效抗菌药，可能也不能挽回。因此若进入 ICU 就予磷霉素钠 4 g q8h iv gtt＋头孢哌酮舒巴坦钠加量为 3 g q8h iv gtt，结果可能会好些。

【病例总结】

严重疾病基础上并发肺部感染，抗菌药应足量足疗程。对体重大于 70 kg、肌酐清除率在

40～70 ml/min 的患者，应至少予亚胺培南 500 mg q8h iv，相当于亚胺培南西司他丁钠 1 g q8h iv gtt（见杭州默沙东制药有限公司药品说明书）。

美洛西林钠舒巴坦钠与亚胺培南西司他丁钠比较，其抗菌谱没有任何优势，予亚胺培南西司他丁钠抗感染效果不佳，改用美洛西林钠舒巴坦钠不适宜。

蛇毒血凝酶有血栓病史者禁用，予蛇毒血凝酶 2u q8h iv 剂量过大[见兆科药业（合肥）有限公司药品说明书]。

垂体后叶素对高血压、冠状动脉疾病、心力衰竭患者忌用（见南京新百药业有限公司药品说明书）。

头孢哌酮舒巴坦钠在治疗严重过感染性感染时，每日剂量可增加至 12 g，肌酐清除率小于 30 ml/min 时舒巴坦钠应减量（见辉瑞制药有限公司药品说明书）。

未遵守上述用药注意事项，不排除与患者感染未被控制有相关性。

参考文献

[1] 刘洋，孟彦苓，杜斌.呼吸机相关肺炎[J].协和医学杂志，2010，1(1)：103-107.

[2] Sanford JP，王爱霞.桑德福抗微生物治疗指南[M].北京：中国协和医科大学出版社，2011，15-16，35-41.

[3] 连家建，唐青云.磷霉素钠与其他抗菌药联用的协同作用及其临床应用[J].国外医药抗生素分册，2003，24(1)：44-46.

本书中的医学常用缩略词

A

ACEI　angiotensin-converting enzyme inhibitors　血管紧张素转化酶抑制剂
ACS　acute coronary syndrome　急性冠脉综合征
ADP　aortic diastolic pressure　主动脉舒张压
AMI　acute myocardial infarction 急性心肌梗死
APTT　activate partial thromboplastin time　激活部分凝血原时间
ARB　angiotensin Ⅱ receptor blocker　血管紧张素Ⅱ受体拮抗剂
ARDS　acute respiratory distress syndrome　急性呼吸窘迫综合征
AT-Ⅲ　antithrombin-Ⅲ　抗血凝酶-Ⅲ
AUC　area under the concentration time curve　浓度-时间曲线下面积

B

BE　base excess　剩余碱
BiPAP　bi-phasic positive airway pressure　双气道正压通气
BNP　brain natriuretic peptide　脑钠肽

C

CABG　coronary artery bypass grafting　冠脉旁路移植术(冠脉搭桥术)
CAG　coronary angiogram　冠脉造影
CCB　calcium channel blocker　钙离子通道阻滞
CCU　coronary heart disease intensive care unit　冠心病重症监护治疗病房
CHA_2DS_2-VASc　congestive heart failure, hypertension, age ≥ 75y (doubled), diabetes mellitus, stroke(doubled)— vascular disease, age 65 - 74 and sex category (female)　《欧洲心脏病协会(ESC)心房颤动处理指南》(2010 年版)提出的评分系统,项目包括充血性心力衰竭,高血压,血管疾病(包括心肌梗死、复杂主动脉斑块、周围血管疾病),年龄(65～74 岁)及性别(女性)
CKD　chronic kidney disease　慢性肾脏疾病
CK-MB　MB isoenzyme of creatine kinase　肌酸激酶同工酶

COPD chronic obstructive pulmonary disease 慢性阻塞性肺疾病
CRP C-reactive protein C 反应蛋白
CRRT continuous renal replacement therapy 持续性肾替代治疗
CRTD cardiac resynchronization therapy and implantable cardioverter defibrillator 心脏再同步化治疗及埋藏式心脏自动除颤器
CTA CT Computed Tomography angiography 非创伤性血管成像技术
CVP central venus pressure 中心静脉压

D

DIC disseminated or diffuse intravascular coagulation 弥散性血管内凝血

E

EF ejection fraction 射血分数

F

FT_3 free 3;5;3′- triiodothyronine 游离三碘甲腺原氨酸
FT_4 free thyroxine 游离甲状腺素

G

GFR glomerular filtration rate 肾小球滤过率
GPT glutamic-pyruvic transaminase 谷丙转氨酶
GS Glucose 葡萄糖

H

HOCM hypertrophic obstructive cardiomyopathy 肥厚性梗阻性心肌病
HPF high power field 高倍视野
Ht hematocrit 血球容积比

I

IABP intra-aortic ballon pump 主动脉内球囊反搏
ICU intensive care unit 重症监护病房
INR international normalized ratio 国际标准化比率
IPA 胸膜间局部镇痛
IPB interpleuralblock 胸膜间阻滞
Ito transient outward potassium current 瞬时外向钾电流
IVUS intravascular ultrasound 血管内超声心动图

L

LAD	left anterior descending	左前降支
LCX	left circumflex	左回旋支

M

MRI	magnetic resonance imaging	磁共振成像
MRSA	methicillin resistant Staphylococcus aureus	抗甲氧西林金黄色葡萄球菌
MRSE	methicillin resistant Staphylococcus epidermidis	抗甲氧西林表皮葡萄球菌

N

NO		一氧化氮
NS	normal saline	生理盐水(0.9%氯化钠注射液)
NSTEMI	non-ST-elevation myocardial infarction	非 ST 段抬高型心肌梗死

P

PCI	percutaneous coronary intervention	经皮冠状动脉介入治疗
PCO_2	partial pressure of carbon dioxide	二氧化碳分压
PCT	prothrombin consumption test	凝血酶原消耗试验
PDE3	phosphodiesterase 3	3 型磷酸二酯酶
PEA	pulseless electrical activity	无脉性电活动
PO_2	partial pressure of oxygen	氧分压
PT	prothrombin time	凝血酶原时间

R

RI	Regular Insulin	普通胰岛素

S

SM	systolic murmur	收缩期杂音
SpO_2	pulse oxygen saturation	血氧饱和度

T

TIA	transient ischemic attack	短暂性脑缺血发作
TSH	thyroid stimulating hormone	促甲状腺激素
T2DM	type 2diabetes mellitus	2 型糖尿病
T_3	3;5;3′- triiodothyronine	三碘甲腺原氨酸
T_4	thyroxine	甲状腺素

U

UA unstable angina 不稳定心绞痛

V

VVI R波抑制型心室起搏器

用药缩略语

am	上午
bid	每日 2 次
ih	皮下注射
im	肌内注射
iv	静脉注射
iv gtt	静脉滴注
pm	下午
po	口服
qd	每日 1 次
qn	每晚 1 次
qod	隔日 1 次
qw	每周 1 次
q8h	每 8 小时 1 次
q12h	每 12 小时 1 次
tid	每日 3 次
tiw	每周 3 次